高等院校放射医学专业系列教材

肿瘤放射治疗学

(第二版)

苏州大学出版社

图书在版编目（CIP）数据

肿瘤放射治疗学/许昌韶主编. —2版. —苏州：苏州大学出版社，2005.2（2016.7重印）
（高等院校放射医学专业系列教材）
ISBN 978-7-81090-445-2

Ⅰ.肿… Ⅱ.许… Ⅲ.肿瘤-放射治疗学-高等学校-教材 Ⅳ.R730.55

中国版本图书馆CIP数据核字（2005）第011336号

内 容 简 介

全书共分上、下两篇。上篇为总论，包括绪论（肿瘤放射治疗学的发展历史和任务，放射治疗的目的、适应证和禁忌证等）、临床肿瘤学简介、放射治疗的核物理基础、放射治疗的剂量单位和有关术语、临床放射生物学和临床放射生物学研究的主要方法、外照射治疗机、三维立体定向放射治疗、近距离放射治疗、正常组织放射反应和损伤及其处理原则，以及放射治疗计划的设计和实施等。下篇为各论，按系统分别叙述各肿瘤病种的临床和放射治疗方法等。

本书以基础理论教学为主，并尽可能多地引入国内外成熟的最新研究成果，适量介绍一些本专业的最新技术和新进展及有争议性的学术动态。是高等学校放射医学专业、核医学专业、影像医学专业五年制本科生及放射医学专业七年制本硕连读生的必修课教材，也可作为临床医学专业的选修课教材，并可供肿瘤放疗科、肿瘤科以及其他临床各科医师治疗肿瘤时参考之用。

肿瘤放射治疗学（第二版）
许昌韶　主编
责任编辑　陈林华

苏州大学出版社出版发行
（地址：苏州市十梓街1号　邮编：215006）
常熟高专印刷有限公司印装
（地址：常熟市东山路19号　邮编：215500）

开本 787mm×1092mm　1/16　印张 33.5　字数 831千
2005年2月第1版　2016年7月第4次印刷
ISBN 978-7-81090-445-2　定价：65.00元

苏州大学版图书若有印装错误，本社负责调换
苏州大学出版社营销部　电话：0512-65225020
苏州大学出版社网址 http://www.sudapress.com

主　编　许昌韶　　　**审　校**　殷蔚伯
副主编　田　野　周菊英

参加编写人员（按姓氏笔画排序）
田　野　教　授　主任医师　　　苏州大学附属第二医院
许昌韶　教　授　主任医师　　　苏州大学附属第一医院
张军宁　副教授　副主任医师　　苏州大学附属第一医院
周菊英　副教授　副主任医师　　苏州大学附属第一医院
俞志英　副主任医师　　　　　　苏州大学附属第一医院
高耀明　主任医师　　　　　　　苏州大学附属第一医院

第一版 前 言

放射治疗是恶性肿瘤的主要治疗手段之一。肿瘤放射治疗学是研究与放射治疗有关的肿瘤临床、核物理基础和照射区的放射剂量分布、放射生物学以及放疗方法学的一门科学，是放射医学的重要组成部分。

本书是根据1991年核工业部第2届教材委员会第1次会议通过的选题、1991年11月召开的专家审定会审定的编写提纲编写的，作为高等学校放射医学专业和核医学专业的试用教材。

全书共分上、下两篇。上篇（总论）共9章，第一章绪论主要介绍肿瘤放射治疗学的发展历史和任务、放疗的目的、适应证和禁忌证等，第二章介绍有关肿瘤的基本知识，第三章为放射治疗核物理基础，第四章介绍与放射治疗有关的剂量单位和临床术语，第五章介绍肿瘤放疗的基本原则、临床放射生物学基础和提高放疗疗效的方法，第六章和第七章分别介绍外照射放射治疗机和近距离放射治疗，第八章为正常组织放射反应和损伤及其处理原则，第九章介绍放射治疗计划的设计和实施方法。下篇（各论）中第一章至第十三章按系统分别介绍各肿瘤病种的应用解剖、扩散规律、病理分型、分期和临床表现，并强调放射治疗在该肿瘤病治疗中的地位和适应证以及放疗方法学。以放疗为主要治疗手段的肿瘤病种详细描写，其余的则简略叙述。第十四章扼要介绍非肿瘤性疾患放射治疗的基本原则、作用机制和放疗方法。

本书由苏州医学院许昌韶教授主编，高耀明、俞志英二人参加编写。具体分工为：上篇（总论）中第一至第七章及第九章由许昌韶编写，第八章由高耀明编写；下篇（各论）中第一章的第一、二节以及第五、六、八、九、十三章和第十四章由许昌韶编写，第三、四、十章和第十一章由高耀明编写，第二章由高耀明和许昌韶共同编写，第一章的第三至第十二节、第七章和第十二章由俞志英编写。许昌韶并对全书进行了修改补充、文字修饰和统稿工作，同时绘制或复制了全书的插图。

本书稿经上海医科大学肿瘤医院刘泰福教授、中国医学科学院肿瘤医院殷蔚伯教授、中日友好医院钟毓斌教授、北京市肿瘤研究所申文江教授、原子能出版社崔朝晖编审以及苏州医学院苏燎原、李延义、李士骏教授等专家书面评审，提出了许多宝贵的修改意见。殷蔚伯教授是本书的主审者，对全书的编写更给予了悉心而具体的指导。苏州医学院的院、系和附属第一医院的领导及有关部门也给予了热情的支持和帮助。在此，我们一并表示衷心的感谢。

由于我们的水平有限，错误及不当之处在所难免，敬请读者批评指正。

许昌韶
1993年10月

第二版 前 言

高等教育教材《肿瘤放射治疗学》(初版)自1993年编写,至1995年出版以来,在苏州大学放射医学专业已使用将近10年,作为放射医学学科群的主干课程之一,对放射医学本科生的培养起到了一定的作用。但这十年来,在放射治疗的各个领域都得到了空前的发展,与放射治疗有关的外围学科同样得到了长足的进步,同时国内外各著名专家也撰写、出版了不少有关体现当今放射治疗最新进展的专著。显然,原来的教材已不能适应时代的发展和临床教学的需要。同时,从2001年起,苏州大学开始招收七年制的放射医学专业本硕连读生,也需要一本较为适用的教材。

由于本教材将用于放射医学专业、核医学专业以及影像医学专业五年制或(和)七年制学生的教学,也可以作为肿瘤放疗科低年资医师和其他临床科医师的参考用书,作为放射治疗的入门教育,故本教材仍以基础理论教学为主要目标,力求做到深入浅出,并尽可能多地引入国内外成熟的最新成果,适量介绍一些本专业的最新技术和新进展及有争议性的学术动态。

编写时仍按初版的框架,在各章节中去除了一些过时的和不适宜的内容,增加了一些较成熟的最新进展和技术,并在总论中增加了"三维立体定向放射治疗"和"临床放射生物学研究的主要方法"两章。另外,由于各论中的头颈部肿瘤章节内容较多,特将原第一章分为3章撰写。对于不同的学习对象可以取舍使用,根据需要可参阅最新的专业参考书。为了全书的完整性和系统性,内容中难免与放射医学学科群中的一些课程有或多或少的重复,但本书更侧重于临床。

本教材仍由我们的老师,中国医学科学院、协和医科大学肿瘤医院殷蔚伯教授审校,他对本书的编写提纲和全书的编写都给予了热情的指导和具体的帮助,在此表示衷心感谢。本书初版由殷蔚伯教授主审,刘泰福教授等多位专家参加审校,为第二版的编写奠定了基础,因此将初版前言同时付印,以表示再次的感谢。另外,还要感谢苏州大学校部、苏州大学放射医学与公共卫生学院、苏州大学附属第一医院和附属第二医院的各级领导及一切给予我们帮助的人们。

本书的编写者都是临床一线的医师,均利用业余时间撰写文稿,由于时间仓促,水平有限,更受教学课时数限制等原因,不妥和疏漏之处难免,敬请读者批评指正。

许昌韶　田　野　周菊英
2004年8月

目录

上篇 总论

第一章 绪论

- 第一节 肿瘤放射治疗学的发展历史和任务 ·· (1)
  - 一、肿瘤放射治疗的历史 ··· (1)
  - 二、我国放射治疗的发展概况 ·· (2)
  - 三、我国放射治疗存在的主要问题 ·· (2)
- 第二节 当前的任务 ·· (3)
- 第三节 放射治疗在肿瘤治疗中的地位 ·· (4)
  - 一、放射治疗在肿瘤治疗中的重要性 ··· (4)
  - 二、肿瘤放射治疗的疗效 ··· (4)
- 第四节 肿瘤放射治疗学与相邻学科的关系 ·· (5)
  - 一、放射物理学 ··· (5)
  - 二、临床放射生物学 ··· (6)
  - 三、临床肿瘤学 ··· (6)
  - 四、放射治疗技术学（方法学） ·· (6)
- 第五节 肿瘤放射治疗的目的和适应证 ·· (6)
  - 一、根治性放射治疗 ··· (6)
  - 二、姑息性放射治疗 ··· (7)
  - 三、综合治疗 ·· (7)
  - 四、急诊放射治疗 ·· (9)
- 第六节 放射治疗禁忌证 ·· (10)
  - 一、绝对禁忌证 ··· (11)
  - 二、相对禁忌证 ··· (11)
- 第七节 放射治疗的注意事项 ·· (11)
  - 一、放射治疗前的注意事项 ·· (11)
  - 二、放射治疗中的注意事项 ·· (11)
  - 三、放射治疗后的注意事项 ·· (11)

第二章　临床肿瘤学简介

第一节　恶性肿瘤的流行病学与病因学 ……………………………………………… (13)
　　一、肿瘤流行病学 …………………………………………………………………… (13)
　　二、病因学 …………………………………………………………………………… (14)
第二节　恶性肿瘤的发生与发展 ………………………………………………………… (17)
　　一、恶性肿瘤的发生 ………………………………………………………………… (17)
　　二、恶性肿瘤的侵袭与转移 ………………………………………………………… (18)
第三节　肿瘤病理学 ……………………………………………………………………… (22)
　　一、肿瘤的基本特点 ………………………………………………………………… (22)
　　二、肿瘤的分类和命名原则 ………………………………………………………… (22)
　　三、肿瘤的基本组织学形态 ………………………………………………………… (24)
第四节　恶性肿瘤的诊断 ………………………………………………………………… (25)
　　一、影像学诊断 ……………………………………………………………………… (25)
　　二、肿瘤标记物的检测 ……………………………………………………………… (27)
第五节　恶性肿瘤的分期与患者的状况 ………………………………………………… (27)
　　一、肿瘤的分期原则 ………………………………………………………………… (27)
　　二、患者的全身状况评价 …………………………………………………………… (28)
第六节　恶性肿瘤的治疗与疗效 ………………………………………………………… (29)
　　一、综合治疗与疗效 ………………………………………………………………… (29)
　　二、肿瘤的外科治疗 ………………………………………………………………… (31)
　　三、肿瘤的内科治疗 ………………………………………………………………… (31)
　　四、介入治疗 ………………………………………………………………………… (32)
　　五、癌症疼痛的治疗 ………………………………………………………………… (32)
第七节　肿瘤的三级预防 ………………………………………………………………… (33)

第三章　放射治疗的核物理基础

第一节　放射线的基本特性与放射治疗 ………………………………………………… (35)
　　一、物理效应 ………………………………………………………………………… (35)
　　二、化学效应 ………………………………………………………………………… (36)
　　三、生物效应 ………………………………………………………………………… (36)
第二节　X线的产生及其与放射治疗的关系 …………………………………………… (36)
　　一、X线的产生 ……………………………………………………………………… (36)
　　二、连续X线的能谱分布 …………………………………………………………… (38)
　　三、放射治疗中X线质的改善 ……………………………………………………… (38)
第三节　射线与物质的相互作用 ………………………………………………………… (39)
　　一、电子与物质的相互作用 ………………………………………………………… (39)
　　二、光子与物质的相互作用 ………………………………………………………… (39)
　　三、中子与物质的相互作用 ………………………………………………………… (40)

四、射线与物质相互作用的临床意义 (41)

第四章 放射治疗的剂量单位和有关术语

第一节 放射治疗的剂量单位 (44)
一、照射量单位 (44)
二、吸收剂量 (44)
三、照射量与吸收剂量的相互转换 (45)
四、"生物剂量"的概念 (46)
五、时间-剂量-分割数学模式 (46)
六、线性二次方程公式（α/β） (49)
七、外推反应剂量(extrapolated response dose, ERD)D_{ER}概念 (51)

第二节 放射治疗的有关术语 (51)
一、照射方式 (51)
二、外照射治疗中射线质的划分 (52)
三、放射治疗中的物理条件 (52)
四、临床常用术语 (53)

第五章 肿瘤临床放射生物学概论

第一节 肿瘤放射治疗的生物学基础 (58)
一、放射杀伤细胞的基本机制 (58)
二、机体受照射后的变化过程 (59)
三、细胞的辐射效应 (59)
四、细胞存活曲线 (60)
五、与放射生物学效应有关的几个指标 (64)

第二节 氧效应 (65)
一、细胞辐射敏感性与氧效应的关系 (66)
二、氧增强比 (67)
三、肿瘤及其瘤床血管的意义 (67)
四、低氧放射疗法的原理 (68)

第三节 正常组织放射效应分类 (68)
一、早反应组织 (68)
二、晚反应组织 (69)
三、早反应组织、晚反应组织与总疗程时间 (69)

第四节 放射生物学中的"4R"概念 (70)
一、细胞放射损伤的修复 (70)
二、肿瘤组织的再生或增殖 (70)
三、肿瘤乏氧细胞再氧合 (70)
四、肿瘤细胞的再分布（或同步化） (71)

第五节 低剂量和低剂量率照射 (71)

一、辐射耐受性的临床现象和实验结果 …………………………………………(72)
二、辐射耐受性可能的分子生物学机制及其对策 ………………………………(72)
三、低剂量超敏反应 ………………………………………………………………(73)
四、剂量率效应和低剂量率(LDR)照射 …………………………………………(73)

第六节 放射化学修饰剂 ……………………………………………………………(74)
一、放射治疗和放射化学修饰剂联合应用的效应 ………………………………(74)
二、放射增敏剂 ……………………………………………………………………(75)
三、放射保护剂 ……………………………………………………………………(75)

第七节 三维立体定向放射治疗中的放射生物学问题 ……………………………(76)

第八节 肿瘤放射治疗的基本原则 …………………………………………………(76)
一、照射范围应包括肿瘤 …………………………………………………………(77)
二、要达到基本消灭肿瘤的目的 …………………………………………………(77)
三、保护邻近正常组织和器官 ……………………………………………………(77)
四、保护全身情况及精神状态良好 ………………………………………………(77)

第九节 提高肿瘤放射敏感性的措施 ………………………………………………(78)
一、放射源的选择 …………………………………………………………………(78)
二、利用时间-剂量-分割关系 ……………………………………………………(78)
三、使肿瘤细胞再分布 ……………………………………………………………(82)
四、利用氧效应 ……………………………………………………………………(83)

第十节 临床因素与肿瘤放射敏感性的关系 ………………………………………(85)
一、肿瘤种类 ………………………………………………………………………(85)
二、病期的早晚及肿瘤大小 ………………………………………………………(86)
三、以往治疗情况 …………………………………………………………………(86)
四、全身及局部情况 ………………………………………………………………(86)
五、瘤床情况 ………………………………………………………………………(86)
六、肿瘤外观形态 …………………………………………………………………(87)

第十一节 肿瘤放射敏感性的实验室预测 …………………………………………(87)
一、肿瘤细胞内在放射敏感性 ……………………………………………………(87)
二、肿瘤细胞的增殖动力学及 DNA 含量测定 …………………………………(88)
三、氧含量测定 ……………………………………………………………………(88)
四、"慧星"分析(comet assay) …………………………………………………(89)
五、肿瘤细胞多相性测定 …………………………………………………………(90)

第十二节 基因治疗联合放射治疗 …………………………………………………(90)
一、恶性脑肿瘤基因治疗策略和常用的基因治疗方案 …………………………(91)
二、基因治疗联合放射治疗的增效原理和常用方法及现状 ……………………(92)
三、恶性脑肿瘤基因治疗联合放射治疗展望 ……………………………………(94)

第六章 临床放射生物学研究的主要方法

第一节 细胞存活的测定方法 ………………………………………………………(97)

一、辐射所致细胞死亡的定义 …………………………………………………… (97)
　　二、离体细胞存活实验 …………………………………………………………… (97)
　　三、细胞培养 ……………………………………………………………………… (100)
　　四、离体培养细胞的照射 ………………………………………………………… (100)
　　五、克隆培养的细胞计数、稀释和接种 ………………………………………… (100)
　　六、制备同步化细胞群的几种方法 ……………………………………………… (101)
　第二节　实验肿瘤模型及其分析方法 ……………………………………………… (102)
　　一、实验肿瘤模型的选择 ………………………………………………………… (102)
　　二、动物肿瘤和人体肿瘤的可比性 ……………………………………………… (102)
　　三、实体瘤接种的部位 …………………………………………………………… (102)
　　四、实体瘤的接种方法 …………………………………………………………… (102)
　　五、影响肿瘤对射线反应性的因素 ……………………………………………… (103)
　　六、实体瘤照射方法 ……………………………………………………………… (103)
　　七、照射后肿瘤体积的改变 ……………………………………………………… (104)
　　八、实体瘤整体内原位分析 ……………………………………………………… (104)
　第三节　肿瘤的离体模型 …………………………………………………………… (107)

第七章　外照射放射治疗机

　第一节　外照射放射治疗的核物理基础 …………………………………………… (109)
　　一、外照射射线的主要特性 ……………………………………………………… (109)
　　二、X线的产生 …………………………………………………………………… (109)
　　三、射线与人体组织的相互作用 ………………………………………………… (110)
　　四、线性能量转换（LET） ……………………………………………………… (111)
　　五、照射方式 ……………………………………………………………………… (111)
　第二节　理想外照射放射源条件 …………………………………………………… (112)
　　一、理想的剂量分布 ……………………………………………………………… (112)
　　二、能杀灭乏氧细胞 ……………………………………………………………… (112)
　　三、能杀灭非增殖期（G_0期）细胞 …………………………………………… (113)
　第三节　千伏级X线治疗机 ………………………………………………………… (113)
　　一、X线机的一般结构 …………………………………………………………… (113)
　　二、X线球管阴极电子与靶作用后的能量转换 ………………………………… (114)
　　三、X线质的改进 ………………………………………………………………… (114)
　第四节　钴-60治疗机 ………………………………………………………………… (115)
　　一、^{60}Co源的物理性质及其意义 …………………………………………… (115)
　　二、$^{60}Co\gamma$线的优缺点 ………………………………………………… (116)
　　三、钴治疗机的一般结构和防护要求 …………………………………………… (117)
　　四、钴治疗机的半影种类 ………………………………………………………… (118)
　　五、几何半影的计算和消减 ……………………………………………………… (118)
　　六、^{60}Co垂直照射相邻照射野的设计 ……………………………………… (119)

七、穿射半影的消减 (120)
八、影响散射半影的因素 (120)
第五节　医用加速器 (120)
一、医用加速器的分类 (120)
二、电子直线加速器 (121)
第六节　高 LET 射线 (123)
一、高 LET 射线的物理和生物学特性 (123)
二、快中子 (125)
三、质子 (126)
四、负 π 介子 (127)
五、重离子 (127)
第七节　外照射治疗机的配套设备 (128)
一、影像数据采集系统 (128)
二、定位系统 (128)
三、体位固定装置 (129)
四、三维治疗计划系统(3D-TPS) (130)
五、剂量保证系统 (130)
六、其他 (130)

第八章　三维立体定向放射治疗

第一节　γ 刀和 X 刀 (132)
一、X(γ)线 SRT(SRS)的实现方式 (133)
二、X(γ)线立体定向治疗系统的主要结构 (135)
三、SRT/SRS 治疗肿瘤的适应证 (135)
四、X(γ)线立体定向治疗的剂量分布特点 (135)
第二节　三维适形和三维调强适形放射治疗 (136)
一、三维适形调强放射治疗的适应证 (136)
二、三维适形和三维调强放射治疗的设备要求 (137)
三、实现三维适形和三维调强的步骤 (141)
四、定位技术 (144)
五、四维调强适形放射治疗与影像引导放射治疗(IGRT) (144)
第三节　精确放射治疗时要考虑的放射生物学问题 (146)
一、采用分割放射治疗的依据 (146)
二、等效照射总剂量的换算 (146)
三、剂量评估 (146)
四、PTV 外周边剂量 (147)
五、辐射耐受性与可能的分子生物学机制 (147)
六、低剂量超敏反应 (147)
七、三维立体定向放射治疗中涉及的放射生物学问题小结 (148)

第四节 三维适形和三维调强放射治疗的临床价值 (148)
　一、适形放射治疗的优点 (148)
　二、适形放射治疗存在的问题 (149)
　三、总结 (149)

第九章 近距离放射治疗

第一节 近距离放射治疗的历史 (151)
第二节 近距离放射治疗的分类 (152)
　一、照射技术分类 (152)
　二、剂量率分类 (153)
第三节 近距离放射治疗的特点 (153)
　一、近距离放射治疗的特点 (153)
　二、与其他治疗方法的优缺点比较 (154)
　三、外照射和近距离放射治疗临床剂量学基本概念的异同 (154)
第四节 现代近距离放射治疗常用的放射性核素 (155)
　一、近距离放射治疗的放射源选用原则 (155)
　二、近距离放射治疗的常用核素 (155)
第五节 后装放射治疗 (156)
第六节 近距离放射治疗剂量计算的基本方法 (159)
　一、点辐射源的剂量计算 (159)
　二、线状辐射源的剂量计算(Sievert 积分法) (159)
　三、巴黎系统 (161)
第七节 近距离放射治疗的临床结果 (163)
　一、鼻咽癌 (164)
　二、脑瘤 (164)
　三、口腔癌 (164)
　四、肺癌 (165)
　五、食管癌 (165)
　六、乳腺癌 (165)
　七、前列腺癌 (165)
　八、胰腺癌 (165)
第八节 血管腔内近距离放射治疗 (166)
　一、血管成形术后再狭窄的机制 (166)
　二、血管腔内近距离放射治疗的方法 (166)
　三、血管腔内近距离放射治疗抑制 RS 的机制及防治效果 (166)

第十章 正常组织反应和损伤及其处理原则

第一节 正常组织和肿瘤对分割照射的不同辐射反应 (169)
　一、早反应正常组织 (169)

二、晚反应正常组织···(169)
　　三、肿瘤组织···(170)
　　四、双重辐射理论···(170)
第二节　影响正常组织反应和损伤的有关因素···(171)
第三节　各组织器官的放射反应···(173)
　　一、皮肤黏膜反应···(173)
　　二、中枢神经系统···(174)
　　三、对神经内分泌系统的影响··(176)
　　四、头颈部器官··(177)
　　五、骨骼系统···(179)
　　六、心血管系统··(180)
　　七、呼吸系统···(182)
　　八、消化系统···(184)
　　九、泌尿系统···(187)
　　十、性腺···(188)
　　十一、全身性放射反应···(189)

第十一章　放射治疗计划的设计和实施

第一节　放射治疗计划设计的基本原理··(192)
　　一、临床剂量学的基本原则··(192)
　　二、外照射靶区剂量学的规定··(192)
　　三、治疗计划设计步骤···(194)
　　四、治疗体位及体位固定技术··(195)
　　五、体位参考标记···(196)
　　六、模拟机与CT的应用···(196)
　　七、治疗计划系统（TPS）··(198)
第二节　照射野设计的主要内容···(201)
　　一、体外照射技术···(201)
　　二、高能光子的剂量学特点··(201)
　　三、电子束的剂量学特征··(201)
　　四、光子束照射的射野安排与剂量特征···(203)
　　五、射线与射野的改造···(205)
第三节　几种特殊外照射技术的方法与应用··(210)
　　一、全淋巴结照射（INI）···(210)
　　二、乳腺癌切线野照射···(211)
　　三、全脑全脊髓照射··(211)
　　四、全身照射···(212)
第四节　放射治疗的质量保证和质量控制··(213)
　　一、质量保证和质量控制的意义··(213)

二、部门 QA 的主要内容 …………………………………… (213)
三、国家 QA 的主要内容 …………………………………… (213)
四、临床 QA 的主要内容 …………………………………… (214)
五、剂量不准确性的原因 …………………………………… (215)
六、物理技术方面的质量保证 ……………………………… (215)

下篇　各　论

第十二章　头颈部肿瘤放射治疗总论

一、头颈部肿瘤的特点 ……………………………………… (218)
二、扩散规律 ………………………………………………… (218)
三、放射治疗适应证 ………………………………………… (221)
四、放射治疗前的准备 ……………………………………… (222)
五、放射治疗方法学 ………………………………………… (223)
六、原发灶不明的颈部淋巴结转移癌的处理 ……………… (224)
七、肿瘤残留或复发的处理 ………………………………… (225)
八、综合治疗 ………………………………………………… (226)
九、常见的放射反应与损伤 ………………………………… (227)
十、预后 ……………………………………………………… (227)

第十三章　鼻咽癌

第一节　解剖和淋巴引流 …………………………………… (231)
　　一、鼻咽腔 ……………………………………………… (231)
　　二、咽旁间隙 …………………………………………… (232)
　　三、淋巴引流 …………………………………………… (232)
第二节　病理分型 …………………………………………… (233)
　　一、大体分型 …………………………………………… (233)
　　二、组织学分型 ………………………………………… (233)
第三节　扩散方式 …………………………………………… (234)
　　一、直接扩展 …………………………………………… (234)
　　二、颈部淋巴结转移 …………………………………… (235)
　　三、血行转移 …………………………………………… (235)
第四节　临床表现、诊断与分期 …………………………… (236)
　　一、临床表现 …………………………………………… (236)
　　二、诊断 ………………………………………………… (238)
　　三、分期 ………………………………………………… (240)
第五节　治疗原则 …………………………………………… (241)
第六节　放射治疗方法 ……………………………………… (241)

一、放射治疗原则 ……………………………………………………………………… (241)
　　二、照射设野 …………………………………………………………………………… (242)
　　三、照射剂量 …………………………………………………………………………… (246)
　　四、分割照射方法 ……………………………………………………………………… (246)
　　五、近距离放射治疗 …………………………………………………………………… (247)
　　六、调强适形放射治疗(IMRT) ……………………………………………………… (247)
　　七、立体定向放射治疗(SRT) ………………………………………………………… (248)
第七节　肿瘤残留或复发的处理 …………………………………………………………… (249)
　　一、局部加量 …………………………………………………………………………… (249)
　　二、化学治疗 …………………………………………………………………………… (249)
　　三、手术治疗 …………………………………………………………………………… (249)
　　四、再程放射治疗 ……………………………………………………………………… (249)
第八节　综合治疗 …………………………………………………………………………… (250)
　　一、鼻咽癌常用的化学治疗药物 ……………………………………………………… (250)
　　二、常用的联合化学治疗方案 ………………………………………………………… (250)
　　三、计划性化学治疗、放射治疗的综合方式 ………………………………………… (251)
第九节　预后 ………………………………………………………………………………… (252)
　　一、疗效 ………………………………………………………………………………… (252)
　　二、影响预后的因素 …………………………………………………………………… (252)
第十节　放射反应及损伤 …………………………………………………………………… (253)
　　一、早期反应 …………………………………………………………………………… (253)
　　二、晚期反应及损伤 …………………………………………………………………… (253)
第十一节　鼻咽癌放射治疗后的随诊 ……………………………………………………… (255)
　　一、随诊频率 …………………………………………………………………………… (255)
　　二、随诊项目 …………………………………………………………………………… (255)

第十四章　其他头颈部肿瘤

第一节　口腔癌 ……………………………………………………………………………… (259)
　　一、舌癌 ………………………………………………………………………………… (260)
　　二、口底癌 ……………………………………………………………………………… (262)
　　三、齿龈癌 ……………………………………………………………………………… (263)
　　四、颊黏膜癌 …………………………………………………………………………… (264)
　　五、硬腭癌 ……………………………………………………………………………… (265)
第二节　口咽癌 ……………………………………………………………………………… (265)
　　一、扁桃体癌 …………………………………………………………………………… (267)
　　二、舌根癌 ……………………………………………………………………………… (269)
　　三、咽壁癌 ……………………………………………………………………………… (270)
　　四、会厌谿癌 …………………………………………………………………………… (270)
　　五、软腭癌 ……………………………………………………………………………… (270)

第三节 下咽癌 …………………………………………… (271)
　一、解剖与淋巴引流 ………………………………… (271)
　二、病理类型 ………………………………………… (272)
　三、临床表现 ………………………………………… (272)
　四、诊断依据 ………………………………………… (272)
　五、临床分期 ………………………………………… (272)
　六、治疗原则 ………………………………………… (273)
　七、放射治疗技术 …………………………………… (274)
　八、预后 ……………………………………………… (274)

第四节 喉癌 …………………………………………… (275)
　一、解剖与淋巴引流 ………………………………… (275)
　二、病理 ……………………………………………… (276)
　三、诊断 ……………………………………………… (276)
　四、临床分期 ………………………………………… (277)
　五、治疗原则 ………………………………………… (278)
　六、放射治疗原则 …………………………………… (278)
　七、不同部位喉癌的临床特点和治疗 ……………… (278)
　八、复发性喉癌的治疗 ……………………………… (281)
　九、与化学治疗的综合治疗 ………………………… (281)
　十、放射治疗前、中、后的注意事项 ………………… (282)

第五节 鼻腔和副鼻窦癌 ……………………………… (282)
　一、鼻腔和筛窦癌 …………………………………… (282)
　二、上颌窦癌 ………………………………………… (285)

第六节 外耳道癌和中耳癌 …………………………… (289)
　一、应用解剖 ………………………………………… (289)
　二、临床特点 ………………………………………… (289)
　三、治疗原则 ………………………………………… (290)
　四、放射治疗 ………………………………………… (290)
　五、预后 ……………………………………………… (291)

第七节 涎腺癌 ………………………………………… (291)
　一、应用解剖 ………………………………………… (291)
　二、临床表现及诊断 ………………………………… (292)
　三、分期 ……………………………………………… (292)
　四、治疗原则 ………………………………………… (293)
　五、放射治疗适应证 ………………………………… (293)
　六、放射治疗技术 …………………………………… (293)
　七、预后 ……………………………………………… (294)

第八节 甲状腺癌 ……………………………………… (295)
　一、应用解剖 ………………………………………… (295)

二、治疗原则 …………………………………………………………………… (295)
三、TNM 分类及分期 ………………………………………………………… (295)
四、分类和治疗方法 …………………………………………………………… (297)
五、辅助治疗 …………………………………………………………………… (298)
六、预后 ………………………………………………………………………… (298)
第九节 眼部肿瘤 ………………………………………………………………… (299)
一、眼睑癌 ……………………………………………………………………… (299)
二、结膜癌 ……………………………………………………………………… (300)
三、眼眶肿瘤 …………………………………………………………………… (300)

第十五章 中枢神经系统肿瘤

第一节 中枢神经系统肿瘤放射治疗总论 …………………………………… (306)
一、病理分类 …………………………………………………………………… (306)
二、分期 ………………………………………………………………………… (307)
三、放射治疗在脑肿瘤治疗中的地位 ………………………………………… (308)
四、放射治疗的有利条件和不利条件 ………………………………………… (309)
五、治疗方法的选择 …………………………………………………………… (309)
六、肿瘤放射敏感性 …………………………………………………………… (310)
七、放射治疗方法 ……………………………………………………………… (310)
八、放射反应 …………………………………………………………………… (311)
第二节 星形细胞瘤 ……………………………………………………………… (312)
一、星形细胞瘤Ⅰ、Ⅱ级 ……………………………………………………… (312)
二、星形细胞瘤Ⅲ、Ⅳ级 ……………………………………………………… (313)
三、视神经及视交叉胶质瘤 …………………………………………………… (313)
第三节 少枝胶质细胞瘤 ………………………………………………………… (314)
第四节 室管膜瘤 ………………………………………………………………… (314)
第五节 髓母细胞瘤 ……………………………………………………………… (314)
第六节 脑干肿瘤 ………………………………………………………………… (315)
第七节 脑膜瘤 …………………………………………………………………… (316)
第八节 松果体瘤 ………………………………………………………………… (316)
一、病理类型 …………………………………………………………………… (316)
二、放射治疗方法 ……………………………………………………………… (316)
三、疗效 ………………………………………………………………………… (317)
第九节 颅咽管瘤 ………………………………………………………………… (317)
第十节 脉管源性肿瘤 …………………………………………………………… (317)
一、脑血管瘤 …………………………………………………………………… (317)
二、血管母细胞瘤 ……………………………………………………………… (318)
第十一节 脊索瘤 ………………………………………………………………… (318)
第十二节 颅内肉瘤 ……………………………………………………………… (318)

第十三节　原发性中枢神经系统淋巴瘤…………………………………………………(319)
第十四节　中枢神经细胞瘤………………………………………………………………(319)
第十五节　脉络膜丛乳头状瘤……………………………………………………………(320)
第十六节　脑垂体腺瘤……………………………………………………………………(320)
　一、组织学分类…………………………………………………………………………(320)
　二、治疗方法选择………………………………………………………………………(321)
　三、放射治疗技术………………………………………………………………………(321)
　四、疗效分析……………………………………………………………………………(321)
　五、放射治疗并发症……………………………………………………………………(322)
第十七节　椎管内肿瘤……………………………………………………………………(322)
　一、髓内肿瘤……………………………………………………………………………(322)
　二、髓外肿瘤……………………………………………………………………………(323)

第十六章　胸部肿瘤

第一节　食管癌……………………………………………………………………………(326)
　一、概述…………………………………………………………………………………(326)
　二、临床特征与诊断……………………………………………………………………(327)
　三、治疗原则与放射治疗………………………………………………………………(329)
　四、放射治疗的实施……………………………………………………………………(329)
第二节　肺癌………………………………………………………………………………(331)
　一、概述…………………………………………………………………………………(331)
　二、应用解剖及病理学…………………………………………………………………(332)
　三、肿瘤侵袭与转移的特点……………………………………………………………(333)
　四、临床特征、诊断与分期……………………………………………………………(334)
　五、治疗原则……………………………………………………………………………(337)
　六、放射治疗的作用与方法……………………………………………………………(338)
　七、肺的放射性反应与损伤……………………………………………………………(341)
第三节　纵隔肿瘤…………………………………………………………………………(341)
　一、概述…………………………………………………………………………………(341)
　二、诊断与治疗…………………………………………………………………………(343)
　三、胸腺瘤………………………………………………………………………………(344)

第十七章　腹部消化系统肿瘤

第一节　胃癌………………………………………………………………………………(346)
　一、概述…………………………………………………………………………………(346)
　二、应用解剖与肿瘤的特点……………………………………………………………(346)
　三、临床特征与诊断……………………………………………………………………(347)
　四、治疗原则与疗效……………………………………………………………………(347)
　五、放射治疗适应证与方法……………………………………………………………(349)

第二节 原发性肝癌 (350)
一、概述 (350)
二、临床特征 (350)
三、治疗原则与方法 (350)
四、放射治疗的作用与方法 (351)

第三节 胰腺癌 (351)
一、概述 (351)
二、应用解剖与临床特征 (351)
三、治疗原则与疗效 (352)
四、放射治疗适应证与方法 (353)

第四节 胆囊和肝外胆管癌 (354)
一、概述 (354)
二、临床特征与治疗 (355)
三、放射治疗 (355)

第五节 大肠癌 (356)
一、概述 (356)
二、临床特征与诊断 (357)
三、治疗原则与放射治疗适应证 (357)
四、放射治疗方法 (358)
五、肠道的放射性反应与损伤 (359)

第六节 肛管癌 (360)
一、概述 (360)
二、临床特征与诊断 (360)
三、治疗原则 (360)
四、放射治疗方法 (361)

第十八章 血液系统肿瘤

第一节 霍奇金病（HD） (363)
一、病理分型 (363)
二、临床特点 (364)
三、临床分期 (364)
四、Ⅰ～Ⅱ期（早期）HD 的预后因素及其治疗分组 (365)
五、HD 治疗 (365)
六、放射治疗技术 (368)
七、放射治疗反应 (368)

第二节 非霍奇金淋巴瘤（NHL） (369)
一、NHL 病理分类 (369)
二、NHL 治疗 (371)

第三节 白血病 (375)

  一、急性白血病 …………………………………………………………………………（375）
  二、慢性白血病 …………………………………………………………………………（377）
 第四节 其他血液病 ………………………………………………………………………（379）
  一、浆细胞肿瘤 …………………………………………………………………………（379）
  二、郎罕组织细胞增多症 ………………………………………………………………（379）
  三、脾脏照射治疗其他血液系统疾病 …………………………………………………（379）

第十九章 泌尿系统肿瘤

 第一节 肾肿瘤 ……………………………………………………………………………（382）
  一、病理类型 ……………………………………………………………………………（382）
  二、扩散途径 ……………………………………………………………………………（383）
  三、放射治疗适应证 ……………………………………………………………………（383）
  四、放射治疗方法 ………………………………………………………………………（384）
  五、预后 …………………………………………………………………………………（385）
 第二节 膀胱癌 ……………………………………………………………………………（386）
  一、放射治疗适应证 ……………………………………………………………………（386）
  二、放射治疗技术 ………………………………………………………………………（387）
  三、放射治疗并发症与预后 ……………………………………………………………（387）

第二十章 男性生殖系统肿瘤

 第一节 睾丸肿瘤 …………………………………………………………………………（389）
  一、病理 …………………………………………………………………………………（389）
  二、淋巴引流 ……………………………………………………………………………（389）
  三、临床表现 ……………………………………………………………………………（389）
  四、治疗原则 ……………………………………………………………………………（390）
  五、预后 …………………………………………………………………………………（392）
 第二节 前列腺癌 …………………………………………………………………………（393）
  一、临床特点 ……………………………………………………………………………（393）
  二、局部解剖和肿瘤扩展 ………………………………………………………………（393）
  三、临床分期 ……………………………………………………………………………（393）
  四、治疗 …………………………………………………………………………………（393）
  五、预后 …………………………………………………………………………………（395）

第二十一章 女性生殖系统肿瘤

 第一节 子宫颈癌 …………………………………………………………………………（397）
  一、病理 …………………………………………………………………………………（397）
  二、蔓延和转移 …………………………………………………………………………（398）
  三、临床表现 ……………………………………………………………………………（398）
  四、诊断和分期 …………………………………………………………………………（398）

五、放射治疗适应证 ……………………………………………… (399)
　　六、放射治疗方法 ………………………………………………… (400)
　　七、放射治疗反应 ………………………………………………… (403)
　　八、放射治疗结果与预后因素 …………………………………… (404)
第二节　子宫内膜腺癌 ……………………………………………… (405)
　　一、病理 …………………………………………………………… (405)
　　二、扩散途径 ……………………………………………………… (406)
　　三、诊断和分期 …………………………………………………… (406)
　　四、放射治疗适应证 ……………………………………………… (407)
　　五、放射治疗方法 ………………………………………………… (407)
　　六、预后因素 ……………………………………………………… (408)
第三节　卵巢恶性肿瘤 ……………………………………………… (409)
　　一、病理分类 ……………………………………………………… (409)
　　二、蔓延和转移 …………………………………………………… (410)
　　三、临床表现和诊断 ……………………………………………… (410)
　　四、分期 …………………………………………………………… (410)
　　五、治疗及放射治疗适应证 ……………………………………… (411)
　　六、放射治疗方法 ………………………………………………… (412)
　　七、预后 …………………………………………………………… (413)
第四节　原发性输卵管癌 …………………………………………… (413)
第五节　阴道恶性肿瘤 ……………………………………………… (413)
第六节　外阴癌 ……………………………………………………… (414)
第七节　滋养细胞肿瘤 ……………………………………………… (415)
　　一、放射治疗适应证 ……………………………………………… (415)
　　二、放射治疗技术 ………………………………………………… (415)

第二十二章　乳腺癌

第一节　病理分类 …………………………………………………… (418)
第二节　应用解剖和淋巴引流 ……………………………………… (419)
　　一、应用解剖 ……………………………………………………… (419)
　　二、淋巴引流 ……………………………………………………… (419)
第三节　临床表现及诊断 …………………………………………… (420)
　　一、临床表现 ……………………………………………………… (420)
　　二、诊断 …………………………………………………………… (421)
第四节　临床分期 …………………………………………………… (422)
　　一、T（原发肿瘤） ………………………………………………… (422)
　　二、N（区域淋巴结） ……………………………………………… (422)
　　三、M（远处转移） ………………………………………………… (422)
　　四、分期组合 ……………………………………………………… (423)

第五节　治疗方案和放射治疗方法……………………………………………(423)
　　　一、乳腺癌根治术/改良根治术加放射治疗………………………………(423)
　　　二、乳腺癌保守性手术加术后放射治疗…………………………………(427)
　　　三、术前放射治疗加乳腺癌根治术………………………………………(428)
　　　四、单纯放射治疗……………………………………………………………(429)
　　　五、复发患者的放射治疗……………………………………………………(429)
　　　六、放射去势…………………………………………………………………(429)
　　　七、放射治疗并发症…………………………………………………………(430)
　　　八、与放射治疗有关的预后因素……………………………………………(430)
　　第六节　内科治疗………………………………………………………………(430)
　　　一、化学药物治疗……………………………………………………………(431)
　　　二、内分泌治疗………………………………………………………………(432)

第二十三章　皮肤癌

　　一、病理分型………………………………………………………………………(436)
　　二、放射治疗适应证………………………………………………………………(437)
　　三、放射治疗方法…………………………………………………………………(437)
　　四、放射治疗反应…………………………………………………………………(438)
　　五、放射治疗疗效…………………………………………………………………(438)

第二十四章　软组织肉瘤

　　第一节　治疗原则………………………………………………………………(440)
　　　一、放射治疗适应证…………………………………………………………(441)
　　　二、放射治疗方法……………………………………………………………(441)
　　第二节　纤维肉瘤………………………………………………………………(442)
　　第三节　脂肪肉瘤………………………………………………………………(442)
　　第四节　恶性纤维组织细胞瘤…………………………………………………(443)
　　第五节　滑膜肉瘤………………………………………………………………(443)
　　第六节　黏液肉瘤………………………………………………………………(444)
　　第七节　多发性出血性肉瘤……………………………………………………(444)
　　第八节　血管源性肉瘤…………………………………………………………(444)
　　第九节　恶性黑色素瘤…………………………………………………………(445)
　　　一、放射治疗目的与适应证…………………………………………………(445)
　　　二、低(大)分割放射治疗的原理……………………………………………(445)
　　　三、放射治疗方法……………………………………………………………(446)
　　　四、预后………………………………………………………………………(446)
　　第十节　横纹肌肉瘤……………………………………………………………(446)

第二十五章　骨肿瘤

第一节　骨血管瘤 (449)
　一、临床表现 (449)
　二、治疗 (449)
第二节　骨巨细胞瘤 (450)
　一、临床表现 (450)
　二、治疗方法 (450)
　三、预后 (451)
第三节　脊索瘤 (451)
　一、治疗 (451)
　二、预后 (452)
第四节　骨非霍奇金淋巴瘤 (452)
　一、临床表现 (452)
　二、治疗与预后 (452)
第五节　骨肉瘤 (452)
　一、临床表现 (453)
　二、治疗 (453)
　三、预后 (454)
第六节　尤文肉瘤 (454)
　一、临床表现 (454)
　二、治疗 (454)
　三、预后 (455)
第七节　骨髓瘤 (455)
第八节　郎罕组织细胞增多症 (456)
　一、分型 (456)
　二、治疗 (456)
　三、预后 (457)

第二十六章　儿童期肿瘤

第一节　儿童期肿瘤的一般情况 (459)
　一、发病率和死亡率 (459)
　二、儿童期肿瘤的特点 (461)
第二节　儿童期肿瘤放射治疗的注意事项 (461)
第三节　肾母细胞瘤(Wilms瘤) (462)
　一、流行病学 (462)
　二、临床表现 (463)
　三、分期 (463)
　四、病理分型 (464)

五、治疗原则和放射治疗适应证 ………………………………………………… (464)
　六、预后 ……………………………………………………………………………… (465)
第四节　神经母细胞瘤 …………………………………………………………………… (466)
　一、病理 ……………………………………………………………………………… (466)
　二、临床表现和分期 ………………………………………………………………… (467)
　三、治疗 ……………………………………………………………………………… (468)
　四、放射治疗方法 …………………………………………………………………… (468)
　五、预后 ……………………………………………………………………………… (468)
第五节　视网膜母细胞瘤 ………………………………………………………………… (469)
　一、发病率 …………………………………………………………………………… (469)
　二、分期 ……………………………………………………………………………… (470)
　三、肿瘤的生长扩展和临床表现 …………………………………………………… (471)
　四、治疗原则和放射治疗适应证 …………………………………………………… (471)
　五、放射治疗方法 …………………………………………………………………… (471)
　六、放射治疗并发症 ………………………………………………………………… (472)
　七、预后 ……………………………………………………………………………… (472)
第六节　嗅神经母细胞瘤 ………………………………………………………………… (473)
　一、病理 ……………………………………………………………………………… (473)
　二、临床特点 ………………………………………………………………………… (473)
　三、临床分组 ………………………………………………………………………… (473)
　四、治疗 ……………………………………………………………………………… (473)
　五、预后 ……………………………………………………………………………… (474)

第二十七章　非肿瘤性疾患的放射治疗

第一节　非肿瘤性疾患放射治疗总论 …………………………………………………… (476)
　一、对非肿瘤性疾患放射治疗的认识 ……………………………………………… (476)
　二、对非肿瘤性疾患放射治疗的调查报告 ………………………………………… (477)
　三、非肿瘤性疾患（良性病）的放射治疗原则 ……………………………………… (478)
　四、治疗方法 ………………………………………………………………………… (478)
　五、疗效 ……………………………………………………………………………… (478)
第二节　非肿瘤性疾患放射治疗的作用机制和照射方法 ……………………………… (479)
　一、脱毛作用 ………………………………………………………………………… (479)
　二、抑制外分泌作用 ………………………………………………………………… (479)
　三、止痒、止痛作用 ………………………………………………………………… (480)
　四、抑制组织增生作用 ……………………………………………………………… (480)
　五、消炎作用 ………………………………………………………………………… (481)
　六、致血管闭塞作用 ………………………………………………………………… (482)
　七、抑制和调节内分泌作用 ………………………………………………………… (482)
　八、免疫抑制作用 …………………………………………………………………… (483)

第三节　非肿瘤性疾患放射治疗后的潜在危害性…………………………（484）

附表……………………………………………………………………………………（487）

附录　肿瘤放射治疗学课时分配参考表………………………………………（508）

上篇 总 论

第一章 绪 论

第一节 肿瘤放射治疗学的发展历史和任务

放射治疗（简称放疗）学研究的对象分为良性疾患和恶性肿瘤两大方面。由于对良性疾患的放疗在学术界持有不同的看法，一度在放疗中退居次要地位，而将放疗的重点放在了恶性肿瘤的治疗上。因此，放射治疗学改称为肿瘤放射治疗学或肿瘤放射学（radiation oncology）。肿瘤放射学与肿瘤外科学、肿瘤内科学一起成为肿瘤治疗的主要支柱。近年来，放疗在良性病治疗中的地位再度受到学术界的重视。

一、肿瘤放射治疗的历史

自 1895 年伦琴发现 X 线，1896 年居里夫妇发现天然放射元素镭（Ra）后，遂为科学界开辟了新的领域。1899 年，公布了第 1 例用放疗治愈的患者，开始了放射线治疗肿瘤的临床实践。但此以后，直至 20 世纪 20 年代初，放疗经历了漫长而痛苦的成长过程。在这期间，虽然取得了一些有意义的和重要的进展，但由于认识上的原因和设备条件的限制以及在技术上的极为混乱，因而无法得到进一步的提高。1922 年，200 kV X 线治疗机的问世，同时 Coutard 等人用放射线治愈了 1 例晚期喉癌患者而未发生严重的并发症，使放疗出现了新的转机。1922 年在巴黎召开的国际肿瘤学会议上确立了临床放射治疗学的地位。在此以后，对放疗的技术、肿瘤和正常组织对射线的效应以及严重放射并发症的防治等方面的认识逐渐趋于成熟。Coutard 在 1934 年奠定的每天 1 次的连续分割放疗方案，至今仍是现代放射治疗学的基础。

1910 年以来，用镭盒、镭针和镭管的近距离放疗在各个部位的恶性肿瘤治疗中得到了广泛应用，现已发展到用 ^{60}Co、^{137}Cs、^{192}Ir 和 ^{125}I 等放射性核素作近距离放疗。在 1950 年，获得了人工放射性核素 ^{60}Co 强源；1953 年，英国 Hammer Smith 医院最早安装了直线加速器。这些高能射线的外照射机问世，使肿瘤放疗的疗效较前提高了 1 倍。

随着放射物理学、放射生物学、实验肿瘤学和临床肿瘤学等学科的不断进展，以及超声、CT、MRI 等影像诊断与实验室诊断技术和模拟定位机（simulator）、计算机的广泛应用，放疗设备的功能和精度大大提高,为精确放疗的实现提供了条件,当今的肿瘤放疗已取得了长足的发展。同时,一切与肿瘤诊断、防治有关的相邻学科亦同样取得了很大进步,将与放疗一起,互为补充,为最终攻克癌症这个顽固堡垒而发挥各自的作用。

二、我国放射治疗的发展概况

我国的放疗始于20世纪30年代,始建于1931年的上海镭锭医院(现上海复旦大学附属肿瘤医院)和1932年的北京协和医院(拥有200 mg镭针以及200 kV、120 kV X线治疗机各1台),开展了我国最早的放疗。苏州大学附属第一医院的前身博习医院也在1934年开始进行X线治疗,1948年开展了用镭管腔内和镭针组织间插入的近距离放疗。新中国成立后,在1953年至1959年,在北京、上海、天津、广州等地重点建立了放疗基地。1985年后,中国核工业总公司(部)苏州医学院及其附属第一医院和附属第二医院(现归属苏州大学)放射医学专业在军转民的指导思想下,拓宽了专业方向,与上述各大肿瘤中心一起,在治疗肿瘤患者的同时,培养了大量各个层次的放疗技术骨干,为我国放射肿瘤临床、教学、科研事业的发展作出了重要贡献。

在20世纪50年代后期,我国引进了第1台高能射线装置——^{60}Co远距离外照射治疗机,1968年引进了第1台电子感应加速器,1975年引进第1台直线加速器,1986年成立中华医学会放射肿瘤学会,出版了中华放射肿瘤学杂志,使我国的放射肿瘤事业又掀开了新的一页。特别最近几年来更得到了空前的发展,开展了包括三维立体定向放疗(γ刀、X刀、适形放疗、调强适形放疗)在内的各种放疗新技术,肿瘤放射物理学、放射生物学的研究也取得了丰硕的成果。到2001年底,我国放疗单位有715个,放疗床位23571张,每天治疗患者32989例,每年收治新患者282937例,开展X刀科室202个,开展γ刀科室24个,开展三维适形放疗科室195个,开展调强放疗科室44个。放疗专业人员14000余人,其中医生5113人,物理师619人,技术员2465人,工程师932人,护士5002人。放疗设备有加速器542台,^{60}Co治疗机454台,深部X射线机171台,后装机379台,剂量仪517台,模拟机577台,TPS 381台。在全国实行了上岗考试制度(医师、物理师、技术员)。同时能生产高能加速器、远距离^{60}Co治疗机、近距离遥控后装治疗机、X刀、γ刀、剂量仪、模拟定位机和TPS等。近几年来,增设放疗的医院在各省市、地级和县级市,甚至乡镇医院也越来越多,购置的设备也越来越先进。

三、我国放射治疗存在的主要问题

1. 放疗在肿瘤治疗中的地位在社会上、甚至在医疗卫生队伍中尚未完全确立。在2001年,我国应放疗的新患者约130万例,但仅收治了28.3万例。

2. 物理师极端缺乏。我国医生与物理师之比为8:1,发达国家为3:1,香港为2:1。不但对放疗计划设计的精度和科室发展的后劲造成不利的影响,而且还存在着医疗上的潜在危险。

3. 放疗设备严重不足。WHO建议每百万人口有加速器2~3台,在英国有3.4台,美国为8.2台,法国为4台,我国仅0.43台,加速器+^{60}Co机也仅0.79台(到2001年底),而且布局不合理,一是太集中在某几个地区;二是在某一个地区虽集中了太多的机器,却出现你有我也有、你没有我也没有的怪现象,造成设备既不能充分利用,又不能开展技术含量更高的工作。

4. 人才素质发展不平衡。特别是在一些新建的放疗单位,很多从业人员是刚参加工作或从其他临床科室调入的医务人员,经短期培训或进修即从事放疗工作,没有经过系统的放射医学和肿瘤放疗的专业培养,甚至一开始就在无任何常规放疗的经验下开展精确放疗的工作,这将可能埋下严重的隐患。

第二节 当前的任务

根据放疗在目前肿瘤治疗中的重要地位,以及上述尚存在的主要问题,我国肿瘤放疗依旧是任重而道远,亟需解决的主要问题有以下几点:

(一) 提高放疗队伍的整体水平

根据笔者曾对普通高等医学院校临近毕业的本科医学生所作的调查,他们对放射治疗及其在肿瘤治疗中的地位几乎是一无所知或知之甚少。因而提出建议:在医学本科教学中将《肿瘤放射治疗学》列为正式课程。同时对在职的放疗专职医师、物理师、技师进行严格的培训,完善并严格执行上岗资格审查和考核制度。

(二) 进一步加强行政执法管理和检测制度

严格审核医疗资源的合理布局和从业人员的资质审查,以及定期对每台治疗机进行执法检测。

(三) 建立和完善质量保证(QA)和质量控制(QC)制度

根据循证医学的原则,建立和完善行业统一的技术标准;在各科室则应在不断提高业务素质的基础上,严格执行各项规章制度和技术标准;完善和保存好各种医疗文件,在有条件的单位实行计算机网络化管理。

(四) 不断总结经验,加强科学研究

在日常的临床工作中,要有意识地、有计划地进行随机的、前瞻性的临床研究,不断总结经验,提高基础理论和临床业务水平;在有条件的科室,开展与肿瘤放疗有关的基础科学研究工作,跟上和超过国内、国际水平。

(五) 提高与普及相结合,加强继续教育工作

建议在各种学术会议和继续教育学习班上,不仅要有本专业前沿知识的更新课程,同时要兼顾基础教学,如各种专业基础理论讲座、经验教训交流、回顾性的行业内情况通报等。

第三节 放射治疗在肿瘤治疗中的地位

一、放射治疗在肿瘤治疗中的重要性

恶性肿瘤是一种多发病、常见病,严重威胁着人类的生命健康。我国 2000 年发现恶性肿瘤约 200 万例,死亡约 140 万例,每年有 130 万新患者需进行放疗。在手术、放疗和化学药物治疗(简称化疗)3 种主要治疗手段中,放疗因其适应证宽、疗效较好而有着不可置疑的重要地位。据国内各大肿瘤防治中心统计,经诊治的肿瘤患者约有 65%～75%需用放疗。同样在国外,放疗也是治疗肿瘤的主要手段之一。在日本,1978 年共有 7.7 万例癌症患者接受放疗,约占当年新发现癌症患者的 50%;美国 1984 年全年新诊断的肿瘤患者有 132 万例,其中 50%～60%采用放疗,另有往年治疗的 17.5 万例肿瘤患者因复发而用放疗。

二、肿瘤放射治疗的疗效

有的恶性肿瘤可单独用放疗治愈,某些则可用手术或(和)化疗+放疗综合治疗治愈,对一些晚期肿瘤可以用放疗取得较满意的姑息疗效。当前,对于恶性肿瘤的治疗,倾向于多种方法的综合治疗。但据目前的情况,以放疗为主的治疗结果,在各种疗法中还是比较满意的。特别是 20 世纪 60 年代初使用了 ^{60}Co、加速器等高能射线后,放疗疗效提高了 1 倍。1999 年 WHO 确认 1992 年 Tubiana 的报道:恶性肿瘤约 45%可以治愈,其中手术治疗 22%,放疗 18%,化疗和其他疗法约 5%。Brady 等综合了一些常见肿瘤,对用千伏 X 线和兆伏射线治疗的结果进行了比较(见表 1-1)。我国原武汉医学院附属第二医院 1981 年统计该院经放疗的 33 种恶性肿瘤患者 5468 例,5 年生存率达 44.9%,10 年生存率达 33.5%。分列的各种肿瘤,在国内外也有较好的疗效(表 1-2)。

表 1-1 用兆伏射线前后的常见肿瘤 5 年生存率比较(%)

病　种	千伏 X 线(1955 年)	兆伏射线(1970 年)
霍奇金病	30～35	70～75
子宫颈癌	30～35	55～65
前列腺癌	5～15	55～60
鼻咽癌	20～25	45～60
膀胱癌	0～5	25～35
卵巢癌	15～20	50～60
视网膜母细胞瘤	30～40	80～85
睾丸精原细胞瘤	55～70	90～95
睾丸胚胎癌	20～25	55～70
扁桃体癌	25～30	40～50

据 Brady 等. Cancer,1985,55(Suppl):2037

表 1-2 国内外部分肿瘤放射治疗的 5 年生存率*

肿瘤种类	5 年生存率(%)	报道来源
食管癌(中晚期)	20 以下	国内外
宫颈癌(各期)	68.7	北京
（Ⅰ期）	93.4	北京
鼻咽癌(各期)	50～60	国内各地
（Ⅰ、Ⅱ期）	76～90	国内各地
上颌窦鳞癌 $T_{3～4}N_0$(晚期)	综合治疗 53～67	国内各地
	单放 27～39	
	单术 20～30	
鼻腔、筛窦癌	单放 43～45	国内各地
	术＋放 50～76	
扁桃体癌(平均)	59.2	北京
舌癌	50.0 左右	国内各地
舌根癌	40～60	国内各地
声门癌(早期)	80～90	国内外
中耳癌	40～60	国内各地
涎腺癌	50～80	国内外
脑脊髓肿瘤(总)	30.3～31.6	国内
视神经及视交叉胶质瘤	94(常规外照射)	国外
脑干(包括丘脑)肿瘤	17～39	国内外
松果体生殖细胞瘤	93.1～95	国内外
霍奇金病(预后良好组早期)	80 以上	国内外
前列腺癌(T_1)	单放 90	美国
膀胱癌(A～B_1 期)	26～73	国内外
直肠癌(早期)	80 以上	法国
皮肤癌	90 以上	国内外

* 表内病种内容详见本书各有关章节

第四节　肿瘤放射治疗学与相邻学科的关系

　　肿瘤放射治疗学是建立在放射物理学、临床放射生物学、临床肿瘤学和放疗技术学基础上的学科。作为一名肿瘤放疗医师除应具备必需的普通医学基础知识(如生理、解剖、病理、药理等)和一般的临床医学知识(如内科、外科、妇科等)外，还必须具备上述四个方面的基本知识，并以此来指导临床实践。

一、放射物理学

　　放射物理学主要研究各种放射源的射线性能和剂量分布特点，包括临床剂量学等有关方面的问题。根据临床医师要求的肿瘤和邻近正常组织的放射耐受量，选择合适的放射源和线能,进行人体曲面和组织不均匀校正或通过特殊的滤过装置,设计出最佳的治疗方案,以保证肿瘤得到计划中的要求剂量,又能保护重要正常组织不超过耐受量。近年来,随着三维适形放疗(3D-CRT)和适形调强放疗(IMRT)的广泛开展,放射物理师的工作内涵将更为精细和复杂。放疗医师也应该全面了解和比较熟悉放射物理学,以便与放射物理师相互配合,共同设计出最优化的治疗方案。特别在我国,由于放射物理师极端缺乏,很多放射物理的工作需要由放疗医师来完成。

二、临床放射生物学

研究射线对机体正常组织和肿瘤组织的基本作用机制,以及如何人为地改变正常组织和肿瘤对电离辐射的反应性,从而提高肿瘤的放疗敏感性和降低正常组织的反应和损伤。如采用各种分割治疗方案,选择适当的放射源,与药物、热疗等综合治疗,改变乏氧环境等方法都是为了达到上述目的。近年来,开展了预测肿瘤放疗敏感性的研究工作,期望能分别对个体化的肿瘤情况,作出更为合理的治疗计划。最为形象的说法是,肿瘤放射生物学就是肿瘤放疗的药理学。

三、临床肿瘤学

临床肿瘤学包括流行病学、病因学、发病机制、组织病理学、肿瘤分子生物学、诊断学、与其他治疗方案的配合、预后和转归等更为广泛的问题。依据对临床肿瘤学知识的了解,可以选择最合理、最有效的治疗方案,需要综合治疗的不要用某种单一的治疗方法,而可以用单一治疗的不必强求用综合治疗。对外科治疗的术式或内科的化疗方案和疗效,也要有充分的了解,以便与放疗相互取长补短,相互配合。当今,综合治疗是肿瘤治疗的总趋向。

四、放射治疗技术学(方法学)

广义的放疗技术学包括从病情了解、影像采集、计划设计到治疗实施的全过程。而狭义的放疗技术学是研究怎样具体运用各种射线源于不同病种的患者,包括照射野设置、定位技术、体位固定、摆位操作等实际问题。计划设计得再好,但若操作不慎或失误,则将前功尽弃,或者不是肿瘤得不到控制,就是发生严重的晚期并发症。

第五节 肿瘤放射治疗的目的和适应证

一、根治性放射治疗

根治性放疗是以放疗为主要治疗手段,达到治愈肿瘤的目的。但在放疗过程中,若有病情变化(如出现血行转移)、治疗反应过重或与预计的放疗敏感性不符时,可改用综合治疗或姑息性放疗方案。

根治性放疗主要用于皮肤癌、鼻咽癌、声门癌、较早期的食管癌和非小细胞肺癌、霍奇金病、子宫颈癌和某些脑肿瘤等。正因为是根治性放疗,在计划的设计和治疗的实施时更应精益求精,以达到最大限度地杀灭肿瘤,又保证生存质量的良好。

二、姑息性放射治疗

姑息性放疗分高度姑息和低度姑息两种。前者是为了延长生命,经治疗后可能带瘤存活多年甚至正常工作。后者主要是为了减轻痛苦,往往达不到延长生命的目的,用于消除或缓解压迫症状(如上腔静脉压迫症、脊髓压迫等)、梗阻(如食管癌)、出血(如宫颈癌出血)、骨转移性疼痛以及脑转移的定位症状等。

在放疗过程中根据情况可将姑息方案改为根治方案,如霍奇金病的上腔静脉压迫症状经放疗后缓解,可改为根治性放疗达到治愈的目的。但对某些晚期癌症患者,若估计放疗不能减轻症状,反可增加痛苦甚至加速死亡时,则不应勉强照射。如广泛的肺和(或)胸膜癌症转移,大面积照射可导致急性呼吸衰竭而加速死亡。

三、综合治疗

综合治疗必须有计划地进行,对能用放疗或手术、化疗单独根治的,则不应勉强综合治疗,因有时反可导致疗效降低或发生不应发生的并发症,对综合治疗的最佳方案目前还正在不断探索和总结之中。

(一) 与手术的综合治疗

1. 术前放疗

以往对术前放疗大致有3种顾虑:(1) 照射后免疫功能降低,促使转移;(2) 延误手术时间;(3) 造成手术困难,增加手术并发症。

根据大量的实验资料和临床观察,上述的顾虑是不必要的。术前放疗可以提高切除率,降低远处转移率和降低局部复发率,并可提高生存率。大量的临床和实验研究证明:(1) 术前放疗使肿瘤缩小,形成假性包膜使手术易于进行,从而提高切除率,肿瘤缩小也使怒张的静脉压力减小,术中出血减少。但若放疗后间隔时间过长,可造成放射区内纤维化,粘连加重而致手术困难;剂量过大也可使创口愈合时间延迟甚至难以愈合。因此需掌握放疗与手术的间隔时间,一般以2~4周为宜。辐射剂量以根治量的2/3左右(约40~50Gy/4~5周)为好。(2) 在放疗过程中,有时出现其他部位的转移,这可能是在诊断前早已存在的隐匿性转移病灶继续增大的缘故。因通过X线片分析,发现肺癌肿块直径平均倍增时间为68d,鳞癌肺转移倍增时间为51d,腺癌为90d。另有人通过实验证明一个细胞倍增到2cm直径的结节平均需8年(2.5~14.5年)。因此,在短短的术前放疗期间内出现的转移灶事实上是早已潜在的了。(3) 对于较小面积的低剂量放射,大量实验和临床资料证明不会引起免疫功能的明显下降,我们的研究证明机体的免疫功能随放疗的剂量增加而逐渐降低,在40Gy左右(术前剂量)影响并不太大。(4) 术前放疗可使肿瘤细胞的活力降低,据我们的研究证明,用每周20Gy/5~6次的剂量对直肠癌行术前照射,手术标本经电镜观察超微结构显示有70%的患者出现重度破坏(Ⅱ级),20%的患者出现极度破坏(Ⅲ级)。瘤细胞活力降低可使手术过程中的局部种植率降低,并降低了因手术操作挤压引起的血行播散率,术前照射也可杀灭大部分亚临床病灶。(5) 有不少临床研究证明了以上结论,如中国医学科学院肿瘤医院对418例食管癌患者的随机临床研究结果表明,术前放疗能降低病理淋巴结转移率,能缩小肿瘤并明显降低分期,降低局部和区域复发率,能提高手术切除率而并不增加手术后并发症,并明显提高了长期生存率。

术前放疗常用于食管癌、中晚期的头颈部肿瘤、子宫体癌、直肠癌和局部晚期的乳腺癌等。

2. 术后放疗

从放射生物学角度来说,肿瘤切除后,局部疤痕形成,血运不佳,放疗敏感性变差,原则上不主张用术后放疗。但若有明显的残留肿瘤或手术可能不彻底者,又具有一定放疗敏感性的则可考虑行术后放疗,但应在术后尽早进行,最好不要超过2~4周。术后及早放疗,一是赶在术区纤维疤痕形成之前;二是为了避免因残留细胞再增殖而发生肉眼可见的肿瘤复发,术后照射对残留的亚临床病灶效果远比临床可检出的复发肿瘤为佳。有些情况下,要求放疗与手术的间隔时间比较严格:如肾母细胞瘤术后不要超过10d放疗,最好在48h内;一些良性病如疤痕疙瘩要求手术后拆线当天起放疗,预防骨关节创伤或手术后的异位骨化应在术后1~2d开始,最迟不超过4d。

术后放疗适用于脑瘤、肺癌、胸腺癌、软组织肉瘤、直肠癌和肾癌等。而对于乳腺癌、睾丸精原细胞瘤等的术后照射范围是引流淋巴区而非手术区,从概念上讲不能算是真正的术后放疗,但疗效却是十分肯定的。

3. 术中放疗

在手术过程中一次性大剂量照射,受照靶区有相对高的放射生物学效应而又可将对正常组织的损伤减低到最小限度。但本方法要求有一定的设备条件(机器输出剂量率高)。关于照射剂量,根据1993年6月在日本京都召开的国际放疗会议建议,一次照射剂量为15~20Gy,对敏感性差者,可在照射20Gy后缩野加10Gy。绝不能用以往通用的一次照射30~35Gy(鳞癌)或30~40Gy(腺癌)。开展了三维立体定向放疗后,术中放疗的地位有所下降。

(二) 与药物的综合治疗

1. 化疗药物

与化疗药物的配合主要有两方面:(1) 增强局部作用,即动脉插管介入化疗加区域性放疗,如用于头颈部肿瘤、肺癌和消化道肿瘤等;(2) 全身化疗和放疗,可在放疗前(新辅助化疗)、放疗中、放疗后(辅助化疗)或交替进行,用于恶性淋巴瘤、头颈部肿瘤、肺癌等。抗癌药物一方面与放疗起协同抗瘤作用,另一方面某些药物有放射增敏作用。

放疗前(新辅助化疗)化疗的目的是缩小肿瘤、提高放疗敏感性,也可消除潜在的远处转移灶,但放疗前的化疗一般仅给1~3个周期,一旦未发现的远处潜在转移灶未能消除,则有可能激发细胞周期的正反馈再分布而加速增殖,放疗疗程中的化疗(同期放、化疗)也可能发生这种现象。因此,建议凡行新辅助化疗或同期放、化疗者,在放疗后应予以正规化疗。放、化疗联合应用还需注意毒性反应,除了全身反应外,特别要尽量避免使用对照射靶区内器官毒性较强的化疗药物,如易发生心脏毒性的阿霉素,易造成肺纤维化的博莱霉素、环磷酰胺等。

放疗并用化疗除加重组织、器官的毒性作用外,还可有致癌作用。常见的脏器和组织有骨髓、黏膜和皮肤、性腺(睾丸和卵巢)、甲状腺、神经系统、肺、肾脏及心脏等。

2. 放射增敏剂

放射增敏剂包括乏氧细胞增敏剂、期相特异性细胞毒药物(杀伤对放疗不敏感的细胞群)等(见本书第五章)。

3. 生物反应调节剂

其作用有3点:(1)增强抗肿瘤作用;(2)提高肿瘤细胞的分化程度,向低恶性或良性转化;(3)提高宿主的免疫功能和对放、化疗副作用的耐受能力。主要药物有重组细胞因子的白细胞介素、干扰素、肿瘤坏死因子(TNF)等;过继转移的免疫细胞如淋巴因子活化杀伤细胞(LAK细胞)、肿瘤浸润淋巴细胞(TIL)和γ-干扰素活化的单核细胞等,以及单克隆抗体与导向药物、肿瘤分子疫苗等。

4. 中医中药

与中医中药配合治疗现正方兴未艾,但仍在探索之中。其主要研究方向为:(1)增强放疗敏感性;(2)减轻放疗反应;(3)与放疗的协同抗肿瘤作用。

(三) 与加温治疗(热疗)配合

高温(≥43℃)可杀伤肿瘤细胞,对放射较不敏感的S期细胞对加温最为敏感,且高温也能杀伤对放射抗拒的乏氧细胞,故可与放疗协同治癌,用加温与放疗的综合治疗可使肿瘤完全缓解率增加1倍左右,并可使放疗剂量减少(表1-3)。加温的主要作用机制是抑制瘤细胞的DNA和RNA的合成,降低瘤细胞放射亚致死性损伤及潜在致死性损伤的修复能力。因肿瘤内的血流量仅为周围正常组织的2‰~22‰而不易散热,故加温时,瘤体内的温度可高于周围组织5℃~9.5℃,不致造成正常组织的过热损伤。

表1-3 放疗加热疗与单纯放疗的随机临床试验结果

病 种	肿瘤数	全部消失率(%)		2年局部控制率(%)	
		HT+RT	RT	HT+RT	RT
头颈肿瘤(Ⅲ~Ⅳ期)	65	46.0	12.0	26.0	8.0
头颈肿瘤(Ⅳ期加淋巴结)	44	83.0	41.0	69.0	24.0
黑色素瘤	134	62.0	32.0	46.0	28.0
乳腺癌(原发和复发)	396	59.0	41.0	45.0	29.0
乳腺癌(放疗后复发)	210	57.0	31.0		
盆腔肿瘤	360	56.0	39.0		

注:HT+RT为热疗加放疗;RT为单纯放疗

四、急诊放射治疗

在肿瘤患者的病程中,有时出现的一些急性情况必须立即予以处理,在某些情况下放疗是最有效的方法之一。用放疗来紧急处理临床问题的方法称急诊放疗。器官移植的急性排斥反应也曾用急诊放疗。此时,不能按常规预约登记、择期照射,而应即时予以治疗。

(一）出血

因肿瘤坏死引起的出血，常不能用药物或压迫法有效地止血，只有在肿瘤退缩后才能自然止血。例如宫颈癌、肺癌、头颈部癌（如扁桃体癌的大出血），在暂时性压迫止血的同时，用外照射或近距离照射大剂量数次后即能止血。

(二）上腔静脉压迫症

肺癌或纵隔淋巴瘤等引起的上腔静脉压迫症，患者就诊时面颈部肿胀，颈静脉、胸壁皮下静脉怒张，呼吸困难。对肺癌，可首先给予高剂量冲击放疗3~4次，每次肿瘤量D_T 4 Gy，临床表现可明显改善，以后改为常规分割剂量，总量达50~60 Gy，症状缓解率达97%，5年生存率与无上腔静脉压迫症的肺癌相仿。纵隔淋巴瘤纵隔放疗后的显效时间更快，症状缓解后，甚至可改为根治性放疗方案。

(三）肺不张

因肺癌而致的大范围肺不张，用急诊放疗也可使呼吸困难明显改善，随后按常规照射方法进行放疗，肺不张的复张率高达87.5%。

(四）颅内或椎管内高压

因原发性或转移性肿瘤所致的颅内高压或脊髓压迫症，有时放疗可立即显效。特别是对放疗敏感的白血病、淋巴瘤或朗罕组织细胞增多症（Langer-hans cell histiocytosis，LCH）（原称组织细胞增生症X）及良性血管瘤，小剂量照射即可见效。但应注意两点：（1）当有截瘫发生时，应在2周内予以照射，因截瘫时间过长，恢复较为困难；（2）当有颅内或椎管内高压时，因放疗初期可引起一过性的脑和脊髓的充血水肿，加重颅内及椎管内高压，严重者可使轻瘫即刻成为全瘫或脑疝形成甚至死亡，故最好先行手术去骨瓣减压，或放疗初期先用小剂量照射，同时并用皮质激素或脱水剂。

(五）止痛

因肿瘤直接侵犯或骨转移性癌引起的剧烈疼痛，用大分割照射数次即可使疼痛缓解，缓解率高达80%以上。

(六）解除肿块压迫或梗阻

如食管癌引起吞咽困难、髓外浆细胞瘤引起的咽喉部阻塞、淋巴瘤或白血病浸润性肿块造成的脏器压迫等均可用放疗缓解。

(七）肾移植排斥反应

宿主对移植肾的排斥反应，当用免疫抑制剂或大剂量皮质激素无效时，立即用局部照射移植肾的方法可使排斥现象迅速逆转。其作用机制是放疗杀灭了浸润到移植肾内的致敏淋巴细胞。方法为隔天1次，每次照射的最大参考剂量D_T为150 cGy，共3~4次。现也有报道适用于心脏移植。

第六节 放射治疗禁忌证

放疗的绝对禁忌证很少，即使经选择的极晚期患者仍适于行低度姑息放疗（如止痛）。

一、绝对禁忌证

严重恶液质的濒死患者、伴高热或肿瘤所在脏器有穿孔或合并大量胸水或腹水者。

二、相对禁忌证

1. 放疗不敏感性肿瘤,如骨肉瘤、某些软组织肉瘤及胃肠道癌等。
2. 放疗中等敏感肿瘤,如肺癌、头颈部癌、宫颈癌等已有远处转移者。
3. 放疗中等敏感的肿瘤经足量照射后,有局部复发者。
4. 大面积照射可能严重影响脏器功能者,如肺癌伴肺功能不全时。
5. 有其他疾病不能立即放疗者,如伴急性炎症或严重心肺功能或肝肾功能不全时。
6. 血象过低者,需待恢复后再行放疗。

第七节 放射治疗的注意事项

一、放射治疗前的注意事项

做好患者思想疏导工作,讲清放疗中可能出现的反应和治疗后可能发生的并发症,并签署放疗知情书;改善全身情况,纠正贫血;做好必要的物理及实验室检查;治疗伴发病及控制肿瘤区的局部感染;局部保持清洁卫生,头颈部肿瘤预先拔除患牙;对术后放疗者,除特殊情况外,一般须待伤口愈合后进行。

二、放射治疗中的注意事项

疗程中加强支持疗法;保障患者身心健康;保持照射区的皮肤干燥;避免对照射区的强烈理化刺激;照射野包括口腔者要保持口腔卫生;定期检查血象,严密观察放射反应,并予以对症处理;注意病史的收集和完善,进行疗效观察并妥善记录。

三、放射治疗后的注意事项

继续予以支持疗法,增强免疫功能和骨髓功能;因受照区皮肤在多年后仍可发生放射性溃疡,故应一直注意照射区皮肤的保护,避免磨擦和强烈理化刺激;口腔受照射后3～4年内不能拔牙,特别是当出现放射性龋齿在茎部断裂时,牙根亦不能拔除,平时可用含氟类牙膏预防,出现炎症时予以止痛消炎;加强照射区的功能锻炼,如头颈部肿瘤放疗后练习张口,乳腺癌放疗后进行抬臂锻炼等;对脊髓或其他重要脏器受照射后的远期反应进行观察和处理;

需要配合化疗的可择时进行。

同时应坚持随访制度和疗效总结。一般疗后 1 个月应随诊检查 1 次,以后每 3 个月 1 次,1 年后无特殊情况可半年 1 次。放疗结束后一般至少需要休息 2～3 个月。

复习思考题

1. 放疗在肿瘤治疗中的地位。
2. 肿瘤放疗的目的有几种?
3. 术前放疗的意义。
4. 放疗前、中、后的注意事项。

参 考 文 献

[1] 谷铣之,刘泰福,潘国英主编.肿瘤放射治疗学.北京:人民卫生出版社,1983
[2] 殷蔚伯,谷铣之主编.肿瘤放射治疗学.第 3 版.北京:中国协和医科大学出版社,2002
[3] 徐燮渊,俞受程,曾逖闻,等主编.现代肿瘤放射治疗学.北京:人民军医出版社,2000
[4] 许昌韶主编.高等教育教材:肿瘤放射治疗学.北京:原子能出版社,1995
[5] 殷蔚伯,田凤华.2001 年全国放射治疗人员及设备调查保告.中华放射肿瘤学杂志 2002,11(3):145～147
[6] 许昌韶.建议把放射肿瘤学列入医学教学的正式课程.医学教育,1987,(7):38～41
[7] 许昌韶,俞志英,姚德元,等.10-羟基癸烯酸在肿瘤放疗病人中的免疫保护及升白细胞作用.中华放射医学与防护杂志,1987,7(1):40～42
[8] 邢春根,唐养泉,许昌韶,等.直肠癌术前辅助治疗的临床研究.实用肿瘤杂志,1996,(3):139～142
[9] 汪 楣,谷铣之,黄国俊,等.食管癌术前放射治疗的前瞻性临床研究.中华放射肿瘤学杂志,2001,10(3):168～172
[10] 许昌韶,吴万春.肾移植排斥反应的局部放射治疗.中华器官移植杂志,1984,5(2):72～73
[11] Tubiana M. The role of local tyeatment in the cure of cancer. Eur J Cancer,1992,28A:2061～2069
[12] International congress of radiation oncology. 1993(ICRO'93). Kyoto,Japan,1993
[13] Horsman MR,Murata R,Overgard J, *et al*. Improving local tumor control by combining vascular targeting drugs,mild hypethermia and radiation. Acta Oncol,2001,40(4):497～503

(许昌韶)

第二章 临床肿瘤学简介

第一节 恶性肿瘤的流行病学与病因学

一、肿瘤流行病学

肿瘤流行病学研究是肿瘤学研究工作的重要内容,其主要的内容包括掌握各种肿瘤在人群中的分布规律、探讨肿瘤的发病原因、提出预防肿瘤发生的措施以及考核预防措施的效果等。它的研究对象是人群总体,往往需要收集大量的资料,观察对象不仅限于临床的显性肿瘤患者和隐性肿瘤患者,还包括处于癌前状态的高危人群。因此,通过流行病学的观察能掌握肿瘤发展的全过程(即肿瘤的自然史)。

近半个多世纪以来恶性肿瘤在全世界范围内呈不断上升的趋势,已经成为人类死亡的主要原因而受到人们的广泛重视。据世界卫生组织报告,目前每年全世界约有 700 万人死于癌症,估计到 2015 年每年可达 900 万人,而发病者可达 1500 万。尽管与一些发达国家相比,我国恶性肿瘤的死亡率及占总死亡的比例相对较低,但我国在 1980 年发病数约为 117 万,1985 年以后发病数增加到 152 万,每年死亡数达 130 万。从 20 世纪 70 年代到 90 年代,死亡率由 84/10 万上升至 108/10 万,是同期发达国家的几倍甚至 10 倍以上。全国肿瘤防治研究办公室在 10 个地区最新的抽样调查资料显示:在 1993 年到 1997 年间,按世界标准人口我国恶性肿瘤死亡率发病调整率在城市地区男性为 99~161/10 万,女性为 68~92/10 万;农村地区男性为 165~285/10 万,女性为 48~158/10 万。男女性别之比为 1.34:1~3.20:1。城市地区男性死亡率前 5 位的肿瘤为肺、肝、胃、食管、结/直肠,其他有胰、脑、膀胱、淋巴瘤、白血病等;女性前 5 位为肺、胃、肝、结/直肠和乳腺,其他有胰、食管、脑、卵巢、子宫等。农村地区男性胃、肝、肺、食管、结/直肠排前 5 位,其他有白血病、脑、胰、膀胱、淋巴瘤;女性胃、肝、肺、结/直肠或乳腺排前 5 位,其他为白血病、脑、胰、子宫、鼻咽等。

我国与美国等发达国家相比,恶性肿瘤导致死亡方面的情况见表 2-1。从表 2-1 中可以看到两国有以下不同:(1)我国总的恶性肿瘤死亡率还是低于美国。(2)肿瘤种类构成存在明显的差别,我国排在前面的主要还是胃癌、肝癌及食管癌,而美国主要为男性前列腺癌、女性乳腺癌、肺癌及结、直肠癌。(3)但随着经济的发展和生活方式的变化,我国的发病趋势也在变化。从 20 世纪 70 年代到 90 年代,宫颈癌从女性恶性肿瘤死亡率中的第 3 位降至第 6 位,而肺癌则呈大幅度增长趋势,20 年间死亡率上升了 1 倍多。在一些经济较发达地区如上海市,从1972年至1974年到1993年至1994年间上升最为明显的肿瘤有大肠癌、肺癌和乳腺癌,而下降最为明显的是食管癌、胃癌、肝癌和宫颈癌,已经与西方发达国家基本相似。

流行病学研究表明,我国恶性肿瘤的上升与吸烟、环境污染、饮食中高脂肪、硝酸盐/亚硝酸盐摄入、黄曲霉毒素和藻类毒素污染以及乙型肝炎病毒感染等有关,另外城市老龄化、营养膳食不当和不良生活方式亦有一定关系。

表 2-1　中国(1990~1992)与美国(1987~1991)恶性肿瘤死亡率比较(1/10万)

	中国		美国	
	男	女	男	女
恶性肿瘤	122.5	67.6	220.2	141.1
胃癌	30.8	14.5	7.0	3.1
肝癌	25.7	9.6	3.5	1.5
肺癌	21.7	9.0	74.9	30.5
食管癌	20.2	10.3	6.0	1.5
结直肠与肛门癌	5.1	3.7	23.6	16.0
白血病	3.9	3.2	8.3	4.9
子宫颈癌	—	3.2	—	3.0
乳腺癌	0.1	2.9	0.2	27.2
脑肿瘤	2.0	1.5	5.0	3.4
鼻咽癌	1.6	0.8	—	—
胰腺癌	1.5	1.1	10.0	7.2
前列腺癌	0.6	—	25.6	—
卵巢癌		0.4		7.8
黑色素瘤	0.1	0.1	3.1	1.5

二、病　因　学

癌的病因是指癌瘤发生的原始动力,没有它癌瘤就不会发生,但与一般的感染性疾病不同,肿瘤的恶性表型是多种因素相互作用导致正常细胞恶变的结果。与肿瘤发病相关的因素根据其来源、性质与作用方式的差异可以分为内源性与外源性两大类。外源性因素来自外界环境,与自然环境和生活条件密切相关,包括化学因素、物理因素、致瘤性病毒、霉菌毒素等;内源性因素则包括机体的免疫状态、遗传素质、激素水平以及DNA损伤修复能力等。

(一) 外源性因素

1. 主要的化学病因

(1) 亚硝胺类　它是目前研究最多的致癌物质之一,动物实验证明链式或环式亚硝胺诱发肝、食管、鼻咽等癌瘤。亚硝胺主要通过烷化DNA诱发突变,也能活化许多原癌基因而致癌变。有些亚硝胺类不经酶代谢本身就具有烷化能力,属直接致癌物质。亚硝基化合物及其前体广泛存在于周围环境与食品中,环境中的亚硝胺主要来源于工业废气与汽车尾气;而食品中的亚硝胺则主要分布于腌制肉、鱼及腌制菜中。众所周知,烟草为人类的肯定致癌物,现已从中检出4个致癌物,其主要的致癌物质是在烟草加工过程中,由烟碱和新烟碱类化合物被亚硝化和还原而产生的亚硝胺类化合物。

(2) 多环芳烃类　多环芳烃化合物主要来源于工业废气、汽车废气及家庭烟道气等。烧烤肉、鱼食品亦含较高量的多环芳烃。此类致癌物主要诱发肺癌和皮肤癌。

(3) 芳香胺和偶氮染料类　芳香胺及偶氮燃料类是印染工业的基本原料,主要致膀胱癌、肝癌等。芳香胺类化合物在动物体内常在远隔部位诱发癌瘤(肝、膀胱、乳腺或结肠等部位)。偶氮燃料分子结构中含有可致癌的偶氮基(—N=N—)的化合物。这类化合物的代表物是奶油黄。

(4) 其他化学致癌物　某些抗癌药物如氮芥、环磷酰胺可诱发膀胱癌,马利兰可致肺癌和乳腺癌,氯霉素、环磷酰胺、溶肉瘤氨甲喋呤等可诱发白血病,非那西丁诱发肾盂癌等。而农药应用的日益广泛,其致癌性问题已引起了关注。

2. 主要的物理因素

(1) 电离辐射　电离辐射能使染色体发生断裂、易位和点突变,导致癌基因激活或者抑癌基因的灭活。长期接触射线的放射工作者,如果缺乏有效的防护措施,其皮肤癌和白血病的发生率远高于一般人群。例如,过去医学放射学工作者慢性皮肤放射损伤后所发生的皮肤癌;捷克铀矿工人中由于α辐射剂量达1~2Gy,他们面部原发性基底细胞癌增多;国际放射防护委员会估计,成年人群全身照射每年1cGy情况下,在10万人口中可诱发2例白血病和2例其他恶性肿瘤;甲状腺接受0.2Gy照射可能导致滤泡性腺癌。更直接的证据是广岛、长崎的原子弹爆炸幸存者,接受X射线治疗的强直性脊柱炎患者以及接受氡照射的铀矿工人的流行病学资料。

(2) 紫外线　阳光中的紫外线可引起皮肤鳞状细胞癌、基底细胞癌和恶性黑色素细胞瘤,但只限于270~340 nm波长的光谱范围。紫外线可使DNA中相邻的两个嘧啶形成二聚体,造成DNA的复制错误,从而致癌。

3. 肿瘤病毒

肿瘤病毒是指能引起机体发生肿瘤,或使细胞恶性转化的一类病毒。根据所含核酸类型分RNA和DNA两类与人类相关的肿瘤病毒。肿瘤病毒与宿主细胞的相互作用引起细胞恶性转化,关键在于有致癌作用的病毒基因与细胞DNA整合,病毒基因就成为细胞DNA的一个组成部分,可干扰宿主细胞分化、分裂和生长的控制,从而导致恶性转化。据估计人类肿瘤的20%与病毒有关,对于有些肿瘤如肝癌和宫颈癌等,病毒感染则是主要因素。与人类肿瘤发病相关的致癌性DNA和RNA病毒主要有乳头状瘤病毒、乙型肝炎病毒、EB病毒、人类T细胞白血病病毒等,它们分别与人类宫颈癌、肝癌、鼻咽癌、Burkitt淋巴瘤、人类T细胞白血病或成人T细胞白血病有关。

4. 霉菌毒素

在目前已知的200余种霉菌毒素中,主要的致癌性霉菌毒素有黄曲霉毒素、杂色曲霉素、灰黄菌素等。黄曲霉毒素是一类致癌性极强的化合物,其基本结构都含有二呋喃环。黄曲霉毒素广泛存在于霉变的食物中,并有许多种,其中黄曲霉毒素B_1是致癌性最强的。黄曲霉毒素进入人体内可形成环氧化合物,然后水解,与DNA等大分子结合诱发肿瘤。流行病学调查表明,大部分肝癌高发区,当地粮油食品,特别是花生、玉米、花生油等均含有高量的黄曲霉毒素B_1,可达1~8μg/kg(L)。

(二) 内源性因素

作为恶性肿瘤发生的内在原因目前仍未明了，一般认为与机体的遗传、免疫等因素有重要关系。例如，在中国人中广东省的鼻咽癌发生率最高，而在新加坡的中国人、马来西亚人和印度人的鼻咽癌发生率之比为 13.3∶3.2∶0.4，提示遗传背景差别的严重性。胃癌、膀胱癌、肝癌、乳腺癌、白血病和何杰金病等常见肿瘤都有家族聚集现象。恶性肿瘤的种族分布差异、家族积聚现象、遗传性缺陷易致肿瘤形成等提示遗传因素在肿瘤发生中起重要作用，而肿瘤流行病学调查、家系分析、细胞遗传学与分子遗传学研究进展为人们了解肿瘤的遗传机制提供了新的证据，特别是 20 世纪 80 年代以来，癌基因及抑癌基因的相继发现，使肿瘤发生的遗传机制从染色体水平进入到分子水平。

机体免疫功能与肿瘤发生的关系主要有 Burnet 的免疫监视学说，机体通过免疫活化性细胞(T 细胞、NK 细胞、K 细胞和巨噬细胞等)识别肿瘤细胞，其作用为在肿瘤的早期就可杀灭异常细胞，当机体免疫功能低下或受抑制时肿瘤发生率增高。同时肿瘤细胞也有逃脱这种免疫监视的能力，因此它妨碍了机体的免疫监视功能。

目前普遍认为绝大多数肿瘤是外源性因素与人体内源性因素相互作用引起的，虽然外界因素是肿瘤发生的始动因素，但宿主自身因素(如遗传特性、年龄、性别、健康和营养状况等)在肿瘤的发生和发展过程中起重要作用。因此同样暴露于特定的致癌物中，有些人发生肿瘤，而另一些人则不发生肿瘤。例如，在吸烟者中只有少部分人发生肿瘤，而大多数人却能活过正常寿命期；同在一个特定的肿瘤的高危险地区也只有某些个体发病，只是总的发生率较高罢了。这些事实以及越来越多的研究资料表明，大多数肿瘤是基因与环境相互作用的结果，恶性肿瘤形成的基本模式如图 2-1 所示。

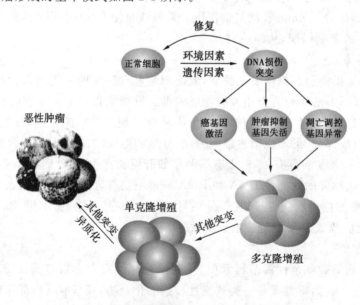

图 2-1 恶性肿瘤形成的基本模式

第二节 恶性肿瘤的发生与发展

一、恶性肿瘤的发生

　　一个多世纪的研究已经证明,恶性肿瘤的发病是涉及到多种因素、多个步骤的病理过程。无论是在自然还是在实验条件下,绝大多数肿瘤的发生都是一个受多因素作用、表现为多阶段的复杂过程。从致癌因素作用于正常细胞到形成临床上可检测的肿瘤往往需要经过一个很长的潜伏期,从而提示一个正常细胞转化为恶性表型之前必须经历多种变化。目前认为肿瘤的发生与发展过程大致可分为激发、促进、进展和转移等几个阶段,癌变的这种多阶段性在实验性肿瘤以及肿瘤病理演变过程中均已得到证实。

　　由于分子生物学的发展,肿瘤研究已进入分子肿瘤学的时代。在肿瘤病因学研究中有许多新的、重要的概念,其中癌基因(原癌基因)、抑癌基因(抗癌基因)等最为常见。所谓原癌基因是指在自然或实验条件下正常细胞中携带的内在基因,它们具有潜在的诱导细胞恶性转化的能力,它们在基因水平的突变导致其功能的异常活化,从而促使细胞持续生长和增殖,而使细胞发生转化。但在正常条件下,这些基因编码的蛋白大多参与细胞内信号的传递,有许多本身就具有激酶或转录因子的特性,在正常细胞的各种生理活动中起着非常重要的作用。至今已分离的癌基因有 100 多种,其中研究较多的有 ras 基因、myc 基因、neu 基因、c-met 基因、bcl-2 基因和 mdm-2 基因等。抑癌基因是指正常细胞中存在的能抑制肿瘤形成、发展的基因,抑癌基因也都参与细胞的信号传递,在正常情况下,对 DNA 的复制、细胞的生长和增殖起监控作用,它们在基因水平上的突变和因此导致其编码蛋白质功能的丧失是肿瘤细胞生长失控的重要原因。目前已经证实的有 Rb 基因、p53 基因、INK4 基因家族、CIP-KIP 基因家族、PTEN 基因、FHIT 基因和 BRCA 基因等。目前已经较为肯定的与人类肿瘤的发生有密切关系的常见癌基因与抑癌基因见表 2-2 和表 2-3 所示。

　　20 世纪末,随着人类基因组计划的突破性进展,为人类认识和研究癌症开辟了新的途径。虽然人类对肿瘤的发生与发展的研究已经上升到蛋白与分子水平,但肿瘤的发生和发展是一个非常复杂的多因素相互作用的过程,目前仍然处于摸索阶段。研究相对较为深入的人类结肠肿瘤的发生与发展过程中所发生的分子事件,可为理解癌基因与抑癌基因的协同致癌作用提供一个很重要的模型。由于结肠肿瘤的演进具有很明确的形态学时相,就有可能确定这种类型的肿瘤中基因突变发生的顺序。Vogelstein 等研究了无癌变和有癌变的腺瘤以及结肠癌标本中抑癌基因与癌基因的变化,发现腺瘤中有 ras 基因突变和抑癌基因 APC 及 DCC 丢失,在癌中有 ras 基因突变以及抑癌基因 APC、DCC 与 p53 丢失。结肠肿瘤的发生似乎是由于抑癌基因 APC 的杂合性丢失而开始的,导致良性腺瘤逐渐增大,在良性腺瘤中常常有其中一个细胞发生 ras 癌基因突变而导致进一步的克隆性发展,随后发生的抑癌基因 DCC 和 p53 缺失促进了从良性到恶性的发展过程,从腺瘤到癌演进的多基因参与、多步骤过程模式见图 2-2。

表 2-2 与人类肿瘤相关的常见原癌基因

分 类	原癌基因	活化机制	相关人类肿瘤
生长因子			
PDGF-β 链	sis	过度表达	星型细胞瘤,骨肉瘤
生长因子受体			
EGF 受体家族	erb-B2	扩增	乳腺癌,卵巢癌,肺癌,胃癌
信号传导蛋白			
G 蛋白	ras	点突变	肺癌,结肠癌,胰腺癌,白血病
非受体酪氨酸激酶	abl	异位	慢粒与急淋
转录因子			
	myc	异位	Burkitt 淋巴瘤
	N-myc	扩增	神经母细胞瘤,小细胞肺癌
	L-myc	扩增	小细胞肺癌

表 2-3 与人类肿瘤相关的主要抑癌基因

基因	功能	相关体细胞肿瘤	与遗传型突变相关的肿瘤
APC	抑制信号传导	胃癌,结肠癌,胰腺癌,黑色素瘤	家族性腺瘤性息肉瘤,结肠癌
Rb	调节细胞周期	视网膜母细胞瘤,骨肉瘤	视网膜母细胞瘤,骨肉瘤
p53	调节细胞周期和转录	大多数人类肿瘤 DNA 损伤所致的凋亡	Li-Fraumeni 综合征,多发性癌和肉瘤
WT-1		肾母细胞瘤	肾母细胞瘤
p16	周期素依赖激酶抑制物(CKI)	胰腺癌,食管癌	恶性黑色素瘤
NF-1	间接抑制 ras	神经鞘瘤	Ⅰ型神经纤维瘤病,恶性神经鞘瘤
BRCA-1	DNA 修复		女性家族性乳腺癌和卵巢癌
BRCA-2	DNA 修复		男性和女性乳腺癌

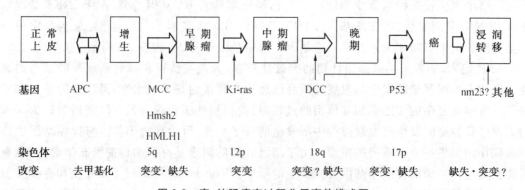

图 2-2 直、结肠癌变过程分子事件模式图

二、恶性肿瘤的侵袭与转移

(一) 肿瘤的生长方式

肿瘤的生长方式一般分为 3 种,但有时可以以一种方式为主而兼有其他种生长方式:

(1) 外突性生长：常见于皮肤、黏膜和空腔性器官的肿瘤，肿瘤向外突起呈结节状、息肉状、乳头状、绒毛状或菜花状；(2) 膨胀性生长：位于较深部组织的肿瘤，生长时将周围组织推开和挤压，同时在肿瘤周围常引起纤维组织增生或形成完整包膜；(3) 浸润性生长：瘤细胞沿组织间隙或淋巴管，连续地向周围组织伸展，破坏原有组织，常可引起纤维组织增生。

（二）肿瘤的扩散

恶性肿瘤不仅可以在原发部位浸润生长、累及邻近的组织器官，还可以通过多种途径扩散到身体其他部位。这是恶性肿瘤的生物学特征，也是导致肿瘤患者死亡的主要原因。肿瘤的扩散方式有直接蔓延和远处转移两种：(1) 直接蔓延（包括淋巴转移）是指瘤组织直接通过组织间隙、淋巴管、血管或神经束连续地浸润生长，破坏邻近的组织和器官。例如，晚期子宫颈癌可直接蔓延到直肠或膀胱。直接蔓延生长出的肿瘤与原发瘤相连。(2) 远处转移是指恶性肿瘤细胞脱离原发肿瘤，通过淋巴管、血管或腔隙等途径到达继发组织或器官得以继续增殖生长，形成与原发肿瘤相同性质的继发肿瘤的全过程。肿瘤局部浸润的主要步骤与相关参与分子机制的图解见图 2-3。

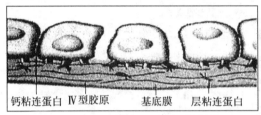
A. 细胞间连接松动

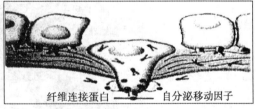
B. 附着

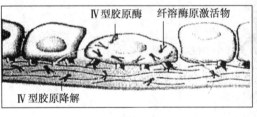
C. 降解

D. 移出

图 2-3 恶性肿瘤局部浸润机制

1. 肿瘤的多步骤转移机制

肿瘤转移包括多个步骤，可被形象地称为多阶段瀑布过程，各种肿瘤转移的基本过程是相似的，肿瘤浸润蔓延则是肿瘤转移的基础与前提，它们一般被分为以下几个步骤：(1) 早期原发癌生长：在原发肿瘤生长早期，肿瘤细胞生长所需的养料是通过邻近组织器官微环境渗透提供，这足以使微小原发肿瘤生长和扩展。(2) 肿瘤血管形成：当细胞突变，即产生血管内皮生长因子(VEGF)而使肿瘤血管生长。肿瘤直径达到或超过 1~2 mm 时，微环境渗透提供的营养物质已不能保证肿瘤细胞的生长。此时，向肿瘤提供养料的血管迅速形成。这种有宿主组织血循环形成的毛细血管网最终进入肿瘤组织，整个形成过程是在各种血管形成因子和相应的抑制因子相互作用共同调控下进行的。(3) 肿瘤细胞脱落并侵入基质：部分肿瘤能分泌一种物质，抑制黏附因子的表达，增加肿瘤细胞的活动能力，脱离原发病灶成为游离的肿瘤细胞。这些游离的肿瘤细胞可以分泌多种蛋白溶解酶破坏细胞外基质，从而导致肿瘤细胞突破结缔组织形成的屏障。(4)进入脉管系统：肿瘤诱导形成的毛细血管网不仅为原发肿瘤的生长提供了养料，而且也为侵入基质的游离肿瘤细胞进入循环系统提供了基本的条件。新生毛细血管基底膜本身存在缺陷，薄壁小静脉的壁也有缝隙，加上微小淋巴管道等脉管结构为肿瘤细胞进入循环系统都提供了便利条件。(5)癌栓形成：进入血循环的肿瘤细胞在运送过程中大多数都被杀死破坏。只有极少数转移倾向极强的细胞相互聚集形成微小的癌栓并在血循环中存活下来。(6)继发组织器官定位生长：在血循环幸存的肿瘤细胞到达特定的继发组织或器官时，通过黏附作用特异性地锚定在毛细血管壁上，并穿透血管壁进入周围组织。这些肿瘤细胞逃避宿主的非特异性免疫杀伤作用，并在各种生长因子的作用下增殖生长，最终形成转移肿瘤灶。(7)转移癌继续扩散：当转移癌灶直径超过1~2mm时，新生毛细血管形成并与肿瘤连通。肿瘤细胞通过上述机制，可以再形成新的转移病灶。肿瘤转移过程的基本模式如图2-4所示。

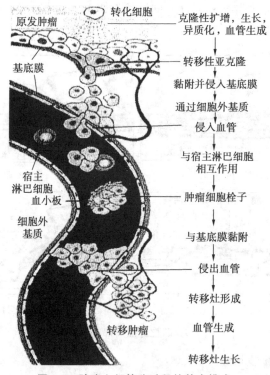

图2-4 肿瘤血行转移过程的基本模式

2. 肿瘤扩散的主要途径

(1) 局部直接蔓延 肿瘤细胞可沿组织间隙、肌肉、筋膜面、神经周围间隙、骨髓腔等扩散，但骨、软骨、致密结缔组织有一定的屏障作用。有些器官的肿瘤有其蔓延特征，如胃癌很少向十二指肠扩展，结肠、直肠癌沿肠壁向下扩展很少超过1.5cm。

(2) 淋巴道转移 作为常见的扩散渠道，有转移的淋巴结通常变大变硬，穿破包膜可使之固定。区域淋巴结转移一般在原发瘤同侧（中线病变可向两侧），但有时也可通过淋巴管的交通支到对侧。淋巴结被瘤细胞充塞后，另外的瘤细胞可绕过被阻塞的淋巴结到其他淋巴结，偶可逆行或跳跃式转移。有学者认为，对区域淋巴结阳性者，不能简单认为淋巴结内有癌细胞就是曾有癌细胞进入淋巴结，而应看做是播散的癌细胞数目和生物学特性超越了淋巴结破坏瘤细胞的能力,或淋巴结本身的免疫能力降低。反之,淋巴结阴性者,并不说明不曾有过癌细胞的播散,而是因为其有足够的免疫力来消灭扩散的癌细胞,这也就是该患者预后较好的原因。当瘤细胞沿淋巴管扩散到胸导管时,可在左侧颈内静脉和锁骨下静脉汇合处流入血循环,而发生血行转移。左锁骨上淋巴结可收集锁骨以下各器官的淋巴回流。腹腔肿瘤(如肾癌)经腹部淋巴管可直接与下肺韧带淋巴结相通,左肺门下方淋巴结肿大也是肾癌转移的一个指征。

(3) 血行转移　瘤细胞侵入血管,先随血循环到肺,故常可先在肺部出现转移灶。进入肺循环后,经左心室扩散到全身。消化道的肿瘤常侵犯门静脉系统,故先在肝出现转移瘤。椎静脉系统与腰、骶、胸、腹及奇静脉、半奇静脉、支气管静脉、肋间静脉等体循环之间有丰富的侧支循环,这种交通支无瓣膜,且血流缓慢。当胸压、腹压突然增加时,各器官的瘤细胞可不经肺而直接进入椎静脉系统,造成脊椎、盆骨和颅骨等部位的转移,甚至出现一些罕见的转移部位,如耳、鼻、副鼻窦、舌、甲状腺、乳腺、横膈、心脏、脐、胆囊、外生殖器和口角皮肤等。一些常见肿瘤血行转移器官的选择性规律见表 2-4。

表 2-4　一些常见肿瘤血行转移器官的选择性规律

原发肿瘤	常见继发转移器官	原发肿瘤	常见继发转移器官
乳腺癌	骨,脑,肺	甲状腺癌	骨
前列腺癌	骨	肾透明细胞癌	骨,肝,肺
肺小细胞癌	骨,脑,肝	睾丸癌	肝,肺
皮肤黑色素瘤	肺,脑	膀胱癌	脑
眼脉络膜黑色素瘤	肝	神经母细胞瘤	肝,肾上腺

(4) 种植性转移　瘤细胞一般不能在完整的皮肤或黏膜表面种植,但易在胸膜和腹膜表面种植,种植的瘤细胞只有获得充分的条件和克服机体免疫力后才能生存。另外,医源性(如手术、穿刺)种植也常可见到。

3. 影响肿瘤转移的因素

肿瘤细胞向外播散需有一定的条件才能成为一个新的瘤灶(转移灶),影响肿瘤转移的主要因素有以下 4 个方面:(1) 瘤细胞进入播散途径的机会:挤压、呼吸、肠蠕动、侵犯血管和淋巴管的强度以及肿瘤含血管的多少都与肿瘤发生播散、转移的机会有关。在临床上应避免过多过重的检查,手术中应重视"无瘤操作"。(2) 瘤细胞在播散途径中的存活情况:瘤细胞少,可被机体的免疫力消灭,只有在机体免疫力耗竭时,瘤细胞才能在一个新的生长点存活。术前、术后照射或化疗可减少播散途径中的活瘤细胞而降低转移率,但过度的照射或化疗也可抑制机体的免疫力。(3) 瘤细胞的着落因素:瘤细胞进入血循环后,能否形成转移,一个重要的因素是着落处的瘤细胞性血栓形成。近年有人报道用阿斯匹林和消炎痛可阻止血小板积聚及抑制溶酶体酶的释放,并抑制机体产生前列腺素 E,从而改变其他激素的效应,起到抗转移作用。(4) 其他因素:某些因素如肾上腺皮质激素及促肾上腺皮质激素可促使转移(有时也有明确的治疗作用),而某些疾病(乳腺癌、前列腺癌、子宫内膜癌、甲状腺癌等)可用相应的激素抑制转移。另外,精神创伤、机体免疫力的降低、局部器官组织的损伤等均可促进转移。

第三节 肿瘤病理学

一、肿瘤的基本特点

肿瘤是机体细胞在不同致瘤因素作用下,发生过度增生及分化异常而形成的新生物。由正常组织细胞向肿瘤细胞演变,都要经过一个由量变到质变的过程。肿瘤有以下4个基本特征:

1. 肿瘤不是正常的组织块,而是由机体某种或数种组织过度生长而形成,这种组织块在正常机体是没有的。其与正常组织在形态、生理功能和物质代谢等方面均有所不同。但像白血病、弥漫性肺泡细胞癌却不形成明显的肿块。

2. 肿瘤呈过度的不协调生长,当作用因素(致癌或诱发因素)停止后,肿瘤仍能继续生长。但某些肿瘤可自行缩小(如子宫肌瘤在停经后缩小)或自行消退(如绒毛膜上皮癌切除后,其转移灶可自行消失)。

3. 肿瘤细胞不能达到其发源组织的分化成熟程度。

4. 肿瘤细胞能把上述特点传给子代细胞。

良性肿瘤与恶性肿瘤的主要区别见表2-5。

表 2-5 良性肿瘤与恶性肿瘤的区别

	良性肿瘤	恶性肿瘤
分化程度	分化好,异型性小	分化不好,异型性大
核分裂象	无或少,不见病理核分裂象	多,可见病理核分裂象
生长速度	缓慢	较快
生长方式	膨胀性或外生性生长	浸润性或外生性生长
继发改变	少见	常见,如出血、坏死、溃疡等
转移	不转移	可转移
复发	不复发或很少复发	易复发
对机体的影响	较小,主要为局部压迫或阻塞	较大,破坏原发组织或器官;坏死、出血,合并感染;恶液质

二、肿瘤的分类和命名原则

正常细胞由增生发展到癌变有一个从量变到质变的过程,一般的过程是:单纯性增生→不典型增生→原位癌(或称恶性变)。不典型增生,特别是重度不典型增生,已接近于癌。因此,不典型增生也可称为癌前病变。癌前病变主要是病理形态学的改变,临床上一般难以明确癌前病变。有一些疾病,如重度宫颈糜烂、慢性胃溃疡、肠道多发性腺瘤、肝硬变、增生性白斑病等,这些疾病可能发生恶变,但不一定都发生恶变。经适当治疗,形态学改变有可逆性。

(一) 癌前病变的形态特征

1. 单纯性增生 表现为细胞数量增多，但细胞形态及排列结构同正常上皮。

2. 不典型增生 细胞增生活跃，核分裂相增多，出现组织和细胞的不典型性，且细胞排列紊乱，极性消失，细胞形态不增大，但核增大而浓染。以复层鳞状上皮为例，不典型增生从底层开始，随增生程度加重，而逐渐发展到底层以上的层次，可分为两级：(1) 轻度不典型增生(Ⅰ级，即间变Ⅰ级)：所占厚度不超过上皮全层的 1/2。(2) 重度不典型增生(Ⅱ级，即间变Ⅱ级)：厚度超过上皮全层的 1/2，达 2/3。

(二) 原位癌(上皮内癌)

上皮内增生达到了恶性变的早期阶段，癌细胞出现在上皮全层(又称间变Ⅲ级)，但厚度不变。细胞增生的性质已属恶性，但癌细胞仅限于上皮层内，尚未破坏基底膜，故无浸润或转移，故又可称浸润前癌。但有时病理切片并不能反映组织全貌，以致诊断为"原位癌"，但已有浸润或转移。

(三) 恶性肿瘤的病理分级

病理分级系根据肿瘤的分化程度或组织学生长方式等特点而划分的等级。一般级别低者分化高、恶性度低，但应注意取材不一定代表全貌。病理分级多用于癌，偶用于肉瘤。过去习惯用于癌的分级是根据未分化癌细胞在一个显微镜视野内所占有百分数多少而分为 4 级(Broder 分类法)：(1) Ⅰ级：未分化癌细胞占 0%～25%；(2) Ⅱ级：未分化癌细胞占 26%～50%；(3) Ⅲ级：未分化癌细胞占 51%～75%；(4) Ⅳ级：未分化癌细胞占 76%～100%。但是上述分级法的界限有时很难划分，因此也有人以三级法代替，即以癌的综合特点分为Ⅰ、Ⅱ、Ⅲ级或分为高分化、中分化和低分化 3 级。以鳞状上皮癌为例，Ⅰ级：癌细胞较一致，有许多角化珠，核分裂相极少；Ⅱ级：癌细胞大小不太一致，有中量角化，角化珠少，核分裂较少，偶呈丛状生长；Ⅲ级：癌细胞排列紊乱，无角化现象，核分裂相多见，有不规则或不典型的核分裂现象。

(四) 肿瘤的分类

肿瘤的分类和命名原则上根据其组织来源和生物学行为，结合其发生部位和形态学特点(如乳头状、囊性、粘液性等)，少数沿用传统习惯。肿瘤的种类繁多，不同的肿瘤具有不同的生物学行为，有些肿瘤生长缓慢，没有侵袭性或侵袭性较弱，不发生远处转移，该类肿瘤称为良性肿瘤。相反，另一些肿瘤生长迅速，侵袭性强，常常发生远处转移，此类肿瘤称为恶性肿瘤。在临床上，除良性与恶性肿瘤两大类以外，少数肿瘤形态学上属良性，但常浸润性生长，切除后易复发，多次复发者有的可出现转移，从生物学行为上显示良性与恶性之间的类型，故称之为交界性或临界性肿瘤。

(五) 肿瘤的命名原则

人体肿瘤繁多，命名复杂，但为了便于交流、统计，常根据肿瘤组织/细胞类型和生物学行为来命名，命名方法大致可分为：

1. 良性肿瘤 称×××瘤，如脂肪瘤。

2. 恶性肿瘤

(1) 上皮组织(皮肤、黏膜、腺体)肿瘤 称×××癌，如鳞状细胞癌、腺癌等。

(2) 间叶组织(结缔组织、肌肉、脉管、淋巴组织、滑膜、胸膜间皮细胞、脑膜等)肿瘤 称

×××肉瘤,如脂肪肉瘤。

(3) 幼稚组织肿瘤　称××母细胞瘤(对良性者可在前面加良性两字),如肾母细胞瘤、良性骨母细胞瘤。

(4) 不宜称癌、肉瘤或母细胞瘤者　称恶性××瘤,如恶性神经鞘瘤。

(5) 良恶性难分的肿瘤　称××瘤,但附加说明,如生长活跃的软骨瘤。

(6) 神经系统肿瘤　沿用传统名称,如少枝胶质细胞瘤。

(7) 瘤样病变　称瘤样××组织增生或合适的习用名称,如疤痕疙瘩、假肉瘤性筋膜炎等。

(8) 其他特殊的命名方法　以"病"的名称命名的如白血病、蕈样霉菌病;以人名命名的如 Hodgkin 病、Brenner 瘤、Kaposis 肉瘤、Paget 病、Wilms 瘤、Ewing 瘤等;以特殊染色反应命名的如嗜铬细胞瘤、嗜酸性细胞瘤、嗜银细胞瘤等;以多种成分构成命名的如棘腺癌、癌肉瘤、间叶瘤、恶性中胚叶混合瘤等;按间质多少命名的如乳腺癌中间质多的称硬癌,癌细胞多的称髓样癌,两者各半的称单纯癌;以瘤细胞分化程度命名的如未分化癌、中分化鳞癌等;以瘤细胞形态命名的如肺雀麦细胞癌、圆形细胞肉瘤、梭形细胞癌等。

三、肿瘤的基本组织学形态

(一) 肿瘤的实质

肿瘤的性质主要由瘤细胞决定。同型性肿瘤,即瘤细胞的形态、大小、排列与发源组织很相似,是良性肿瘤。所谓分化是指瘤细胞形态与功能和正常组织细胞相似的程度,越相似即越分化,其恶性程度也越低。所谓间变是指瘤细胞形态与功能丧失分化的程度,分化越差,间变越明显,则恶性程度越高。瘤细胞的特点有:恶性肿瘤的细胞大小不一致,核与细胞浆的比例较大,核染色质粗糙,核仁明显,核分裂较多,常出现异常核分裂。良性肿瘤与正常组织的细胞类似。瘤细胞的排列,一般癌组织呈巢状排列,在上皮团块之间有或多或少的间质。肉瘤组织呈弥漫性排列,与间质相互掺杂在一起。当癌组织分化极差时,亦可呈弥漫性排列,此时需结合细胞形态与特殊染色来区别。

(二) 肿瘤的间质

有血管、纤维组织、炎症细胞、淋巴细胞等,另外还可有网织纤维、弹力纤维、神经组织等。它们对肿瘤起着支持与营养作用,同时亦反映机体对肿瘤的局部免疫反应。肿瘤的间质也影响到肿瘤对放疗的敏感性和预后。

(三) 放疗后肿瘤的形态学变化

在早期表现为不同程度的变性,包括混浊肿胀、空泡样变等,进一步的变化为瘤细胞的坏死,放疗后的瘤细胞还常常出现奇特的形态。放疗还可促进瘤细胞的成熟,如鳞状上皮癌的过度角化。放疗后,间质也出现放射反应,在早期可见充血、水肿、血管内皮细胞肿胀和少量中性白细胞浸润,以后出现散在的巨噬细胞、嗜酸性细胞、淋巴细胞、浆细胞等。同时弹力纤维发生肿胀,胶质纤维分散并见断裂现象,小血管壁变性、纤维化以致管腔变狭或闭塞,最后出现广泛的纤维化,或可见纤维组织包绕坏死或残存的瘤细胞。以食管癌术前放疗后的病理变化为例,放疗后的改变可分3级:

Ⅰ级:瘤体轻度缩小。镜下可见明显的癌组织,癌细胞结构完整,核分裂常见,同时癌组织伴有不同程度的变性和坏死。

Ⅱ级：瘤体缩小呈低平状。镜下见大部分癌组织坏死消失，被炎性纤维结缔组织所代替，其间残存少量稀落癌巢，癌细胞有不同程度变性，只有少量癌细胞结构完整，并有生存能力。

Ⅲ级：瘤体消失。镜下经多次切片检查，几乎看不见残存癌，瘤体为增生纤维组织，伴有不同程度的慢性炎细胞浸润，即使有极少量残存癌，细胞亦显著变性、残缺或被巨噬细胞吞噬。

第四节 恶性肿瘤的诊断

恶性肿瘤的诊断从总体上来说是一个多学科的综合诊断，临床医师通过病史、体格检查得出一个初步的印象，然后根据病情的需要进行各种必要的检查，如X线、超声、CT、MRI、内腔镜、生化、核医学（SPECT、PET和放射免疫分析等）、免疫学、流式细胞、脱落细胞乃至细胞病理学检查，通过对各种检查结果的综合分析，然后才能得出一个正确的诊断。为此临床医师必须熟悉各种检查方法的意义、指征和局限性。

肿瘤的诊断包括3个方面，一是定性，即确定疾病的性质是肿瘤还是非肿瘤，或是与肿瘤有关的疾病如癌前期病变、某些增生性疾病等，如果是肿瘤，要确定为良性肿瘤还是恶性肿瘤或是介于良恶性之间的交界性肿瘤，对于恶性肿瘤还需要确定其组织来源、分化程度（恶性程度）、浸润与转移情况等，这就是病理诊断工作的内容，它是所有肿瘤临床工作的第1步。二是定位，即确定肿瘤的原发部位，特别是早期病例和某些原发部位不明的转移性肿瘤。早期病例一般原发灶很小，病灶隐匿不易发现，其诊断较困难，随着诊断技术的发展和改进，临床上已有可能发现直径0.5cm甚至更小的癌。但是也有一些癌瘤早期就发生远处转移，且转移灶生长快，患者常因转移灶的出现才就诊，临床上常发现原发病灶不明的淋巴结转移癌、骨转移、肺转移和肝转移性肿瘤等，常需寻找原发灶。三是定量，即确定肿瘤的大小、浸润程度和范围，以及区域淋巴结转移和远处转移的情况。为此国际上对肿瘤的发生、发展和转移制定了统一的TNM分期系统，对肿瘤进行评估，为肿瘤的治疗、疗效分析等制定客观的科学依据。以下主要讨论在恶性肿瘤诊断中有重要作用的两个方面：

一、影像学诊断

一个世纪尤其是近20多年来，随着计算机技术的日新月异，影像医学发生了革命性的变化。从单一的X线诊断发展为包括CT、超声、MRI、MRS(MR频谱)、SPECT、PET和血管造影（如DSA）、淋巴道造影等先进手段，形成了形态与功能兼顾的综合影像科学。对于临床肿瘤学工作而言，影像诊断的目的包括：恶性肿瘤的定性、肿瘤的分期、疗效的评价、治疗后的随访以发现肿瘤的复发与转移、治疗毒副作用的诊断等多个方面，掌握扎实的影像学知识是做好肿瘤临床工作的基本功。

虽然临床上为我们提供了多种影像检查手段，但每一种检查方法都有其各自的优越性和局限性。因此，临床肿瘤医师必须根据肿瘤的原发部位、起源组织、生物学特征选择更安全、更简便、更准确的检查方法,减轻患者检查时的痛苦,尽可能减少患者的放射线受量,提高费用-效益比,取消不必要的重复检查,用最少的步骤得到最满意的检查结果。美国著名肿瘤学家 Philip Rubin 根据他们的经验将目前临床上常用的几种影像学检查手段的局限性和优越性进行了比较,并且对不同部位肿瘤所选择影像学检查的应用价值进行了分级,相关内容见表 2-6 与表 2-7。

表 2-6　各种影像学检查方法局限性和优越性的比较

检查方法	敏感性	特异性	小结
X 线平片	多样	高	对骨、软组织、肺具有较高的敏感性和特异性,但对原发灶和淋巴结分期不如 CT
CT			
大脑	高	中	对可疑病灶需增强扫描
肺	高	中	是肺部肿块最敏感的检查
腹部	高	中	假阳性率高
MRI	高	高	在 CNS、软组织和头颈部肿瘤优于 CT,对胃肠道、泌尿生殖系统和妇科肿瘤比 CT 更有效,但 CT 更有利于肿瘤分期
超声(腹部)	高	中	无辐射、经济、安全,对操作人员依赖性强,多用于儿童肿瘤的早期诊断
核素扫描			
骨骼	高	低	特异性低,发现病灶后还需 X 线平片或 MRI 来确诊
大脑	中	低	已被 MRI、CT 取代
肝脏	中	低	已被 CT、超声取代
消化道造影	高	高	可用于高危人群的普查,尚需 CT 来判断肿瘤的浸润深度和淋巴结转移情况
动脉造影	高	中	应用受经济、创伤和时间的限制
淋巴道造影	高	中	仅用于 CT 检查后,对盆腔和腹膜后淋巴结可疑患者的补充诊断

表 2-7　影像学检查对不同部位肿瘤诊断和分期的应用价值

部位	CT(增强)	MRI(增强)	超声
中枢神经系统	++	+++	0
头颈部	+++	+++	+
肺	+++	++	0
乳腺	+	+++	++
消化系统			
食管	+++	++	++
胃	+	+	++
结肠	+	+	0
直肠	+	++	++
胰腺	+++	++	++
肝	+++	++	++
泌尿生殖系统			
肾	+++	++	++
膀胱	++	++	++
前列腺	++	+++	+++
肌肉骨骼系统			
骨	+++	+++	0
软组织	++	+++	+
淋巴系统	+++	++	+

二、肿瘤标记物的检测

肿瘤标记物(tumor marker)是指在肿瘤发生和增殖的过程中,由肿瘤细胞合成、释放,或者是宿主对肿瘤反应性产生的一类物质,这种物质在血液、体液及组织中可以定量或定性检测到,以此作为辨别和追踪肿瘤存在和发展的标志。

(一) 肿瘤标记物的分类

1. 由肿瘤细胞分泌的标记物　分化抗原标记物(淋巴瘤标记物等)、胚胎抗原标记物(CEA、AFP、POA、TPA 等)、糖脂或糖蛋白类(CA-199、CA-125、CA-153、CA-50、CA-724、CA-242 等)、同工酶类标记物(NSE、PAP、IRE、PLAP、CK-BB 等)、激素类标记物(HCG、ACTH、CT 等)、肿瘤相关抗原(PSA、SCC、CyFRA21-1)、基因类标记物(p53 基因、RB 基因等)及多胺(PUT)、唾液酸(SA)等。

2. 宿主反应标记物　血清铁蛋白(SF)、$β_2$-微球蛋白($β_2$-MG)、白细胞介素Ⅱ受体(IL-2R)、肿瘤坏死因子(TNF)、新喋呤(Neopterin)等。

3. 不进入循环体液的标记物　肿瘤细胞的细胞膜、细胞浆及细胞核同样也具有强烈表现肿瘤的特性,但不到血液循环中,因此不能从外周血、体液中检测到。只能通过组织块做免疫组织化学、细胞病理学、放射免疫自显影、放射配体及聚合酶链反应(PCR)等检查才能识别。

(二) 常用肿瘤标记物及其临床意义

1. 甲胎蛋白(AFP)　原发性肝癌、卵巢内胚窦癌、恶性畸胎瘤、睾丸非精原细胞瘤均可增高。在我国用于肝癌普查,效果良好。

2. 癌胚抗原(CEA)　在结肠癌、胃癌、肺癌、乳腺癌均可增高。CEA 作为大肠癌术后监测,对预测复发与否有较好的作用。

3. 前列腺特异抗原(PSA)　临床上用做前列腺癌的筛查和早期诊断,也是检测复发的重要指标。

4. 肿瘤相关抗原　抗 EB 病毒抗原的 IgA 抗体(VCA-IgA)是鼻咽癌的特异性标记物,鼻咽癌患者血清 VCA-IgA 阳性率为 90% 左右,而正常人仅为 6%～35%,可用于筛查。

第五节　恶性肿瘤的分期与患者的状况

一、肿瘤的分期原则

恶性肿瘤的分期是指导治疗方针、评价治疗效果和预测预后的重要指标。为了准确地估计病情,详细记录病变范围,制订合理的治疗方案,客观地评价治疗效果,判断预后,以利于肿瘤临床科学研究和国际交往,国际抗癌联盟(UICC)自 1958 年起组织各国肿瘤专家制定各种恶性肿瘤的 TNM 分期法,以后多次修订、定期发表。不同类型的恶性肿瘤,其生长规律、生物学行为、转移规律不同,其 TNM 分期标准也不一样。

(一) TNM 分期法

恶性肿瘤的 TNM 分期方法是肿瘤以 T(tumor)表示,按肿瘤的不同情况又分为:T_{is}:原位癌;T_0:未发现原发肿瘤;$T_{1\sim4}$:按肿瘤的大小和(或)局部侵犯的范围分类;T_X:不能估计的任何肿瘤。N(node):表示区域性转移淋巴结;N_0:未发现区域性转移淋巴结;$N_{1\sim3}$:根据淋巴结的不同大小和受累范围而确定;N_X:指区域淋巴结转移与否不能估计。M(metastasis):表示远处转移;M_0:未发现远处转移;M_1:远处转移;M_X:不能评估有无远处转移。按照 TNM 的不同情况,就可以就某一恶性肿瘤的分期确定下来。

(二) 其他分期方法

根据肿瘤及区域分期,如霍奇金病(非霍奇金淋巴瘤也参照使用);根据肿瘤播散与否分期,如将小细胞肺癌分为局限期和广泛期;根据肿瘤局部浸润范围分期,如美国将前列腺癌分为 A、B、C 3 期,直肠癌的 Dukes 分期(分为 A、B、C 期)等。

二、患者的全身状况评价

在对患者的肿瘤进行诊断的同时,亦需对患者的全身情况进行评估,因为全身状况对肿瘤患者治疗方案的制定、预后的判断有十分重要的作用。卡诺夫斯基(Karnofsky)健康状况评分经过多年的临床应用,被认为是评价肿瘤患者全身状况较简便、可靠、易于操作的系统而被广泛采纳,而在 WHO、美国的 ECOG 组织等也使用 Zubrod 系统,Karnofsky 与 Zubrod 评分标准的详细内容见表 2-8。

表 2-8　Karnofsky 与 Zubrod-ECOG 全身状况评分标准

Karnofsky 评分	分值	Zubrod-ECOG 评分	分值
能进行正常活动,无症状与体征	100	能正常活动	0
能进行正常活动,有轻微症状与体征	90	有症状,能正常活动	1
勉强进行正常活动,有一些症状与体征	80		
生活可自理,不能维持正常生活与工作	70	有时卧床,但白天卧床时间不超过 50%	2
有时需人辅助,大多数时间可自理	60		
常需人照料	50	需要卧床,白天卧床时间超过 50%	3
生活不能自理,常特殊照料	40		
生活严重不能自理	30		
病重,需住院治疗	20	卧床不起	4
病危,临近死亡	10		
死亡	0	死亡	5

第六节 恶性肿瘤的治疗与疗效

一、综合治疗与疗效

对恶性肿瘤的正规治疗始于19世纪末,1882年美国约翰霍普金斯医院Halsted创立了乳腺癌根治术原则,即局部广泛整块切除加区域性淋巴结清扫术。这一手术使当时乳腺癌术后复发率由58%～85%下降到6%,5年生存率达30%。根据这一原则,在20世纪上半期,各部位各类根治手术日渐形成,如颈淋巴结根治性切除术、直肠癌腹会阴联合根治术、支气管肺癌的全肺切除术和胰腺癌根治术等,给肿瘤患者提供了根治的希望。尽管现在治疗肿瘤的手段越来越多,但目前仍有60%以上的肿瘤以手术治疗为主,肿瘤外科对于肿瘤的预防、诊断、分期、治疗、功能的重建与康复都起着十分重要的、无法取代的作用。1895年Roentgen发现X线和1898年Gurie夫妇发现放射性核素镭之后,肿瘤的放疗也逐步兴起,而形成了外科及放疗同时治疗肿瘤的局面。20世纪60年代以后化疗的发展,渐渐在肿瘤治疗上取得了相当的成效。20世纪80年代以后生物治疗及基因治疗改变了肿瘤治疗的概念,取得了有希望的新进展,但目前尚在临床试验探索阶段。肿瘤治疗发展过程中的一些重大事件列于表2-9。

表2-9 肿瘤治疗发展大事记

时间(年)	内容
1882	Halsted首创根治性乳腺癌切除
1895～1898	伦琴发现X线,居里夫妇发现镭,同时有放射性损伤的报道
1908	Miles直肠癌经腹会阴切除术
1922	Coutard用放射线治愈了1例晚期喉癌患者,在巴黎召开的国际肿瘤学会议上确立了临床放射治疗学的地位
1934	Coutard奠定了每天1次的连续分割放疗方案基础
1934	Whipple胰十二指肠切除术
1941～1948	高能射线(^{60}Co、加速器)的生产和临床应用
1943	Rhoads烷化剂治疗恶性淋巴瘤
1957	人工合成环磷酰胺和5-FU
1968	Karnofsky提出肿瘤内科学
……	……

近几十年来外科手术日臻完善,并日益重视外科的生物学概念,注重手术方式对肿瘤和患者比势的影响,提倡保持患者的生活质量。放疗在机制研究、设备和疗效方面均有明显进步,加速器的广泛使用、适形强调放疗技术的开展,使放疗的适应证增加、疗效提高而对正常组织的损伤减少。化疗是肿瘤治疗中发展最快的一个领域,大量的针对不同靶点的新药开始应用于临床,对药物作用机制及药代动力学研究的进展,也使临床给药途径与方式更加适合于杀伤肿瘤细胞、保护正常组织。生物治疗(包括免疫治疗和基因治疗)在近年内蓬勃兴起,尽管其技术本身有待改善,疗效有待提高,但已经看到了希望。

长期的临床实践已经使得越来越多的临床医生接受了综合治疗的观点,关于综合治疗的定义我们采用中国医学科学院肿瘤医院孙燕院士的描述,癌症的综合治疗是:根据患者的机体状况、肿瘤的病理类型、侵犯范围(临床分期)和发展趋向,有计划地、合理地综合应用现有的各种治疗手段(包括手术、放疗、化疗和生物治疗),以期较大幅度地提高治愈率,提高患者的生活质量。关于肿瘤治疗的疗效,早在20世纪90年代初美国癌症协会主席威利斯·泰勒在一次讲话中就向世界宣布,在美国已有50%,如果包括皮肤癌和宫颈癌在内的话,那么有75%的癌症患者可获得治愈,至少有14种不同类型的癌症被认为可获得根治;在10种常见恶性肿瘤中有7种治疗后的生存率与生存质量有了明显的改善。世界卫生组织(WHO)也曾宣布在世界主要国家统计了几十种主要的恶性肿瘤,其总体治疗后5年生存率已超过50%。孙燕院士还总结了一些常见肿瘤在过去近50年治疗方案的变化过程以及其疗效的提高程度,从表2-10与表2-11中我们能够看到肿瘤治疗的发展趋势和所取得的成绩。

很显然,在目前条件下一个理想的综合治疗组需要很多学科的介入,包括诊断、病理、临床医生和护士以及康复部门等,具体组成人员为:(1)临床肿瘤学医生:包括外科医生、肿瘤内科(儿科)医生、放射肿瘤医生等;(2)非肿瘤学医生:包括病理科医生、内科医生(社区医生)、精神科医生、放射科医生、医学物理学人员、麻醉科医生等;(3)其他专业人员:包括护士(肿瘤学专业与一般)、社会工作者、营养师、心理学人员、药学人员、物理治疗人员、语言治疗人员等。

表 2-10 常见肿瘤的治疗原则

肿瘤	1960年的常规治疗	1998年的常规治疗	1998年的新趋向
乳腺癌	根治术(Ⅰ、Ⅱ期)	小手术+放疗+抗雌激素(Ⅰ) 根治术+化疗+放疗(Ⅱ)	
			化疗+手术+放疗(Ⅲ)
睾丸肿瘤	手术	手术+放疗或化疗 化疗+手术+化疗	
小细胞肺癌	手术或放疗	化疗+放疗+手术	
非小细胞肺癌	手术	手术+放疗+化疗	化疗+手术+化疗(ⅢA)
骨肉瘤	手术	化疗+手术+化疗(BRM)	
软组织肉瘤	手术	手术+放疗+化疗	
尤文肉瘤	手术或放疗	放疗+化疗	
肾母细胞瘤	手术+化疗	手术+放疗+化疗	
恶性淋巴瘤	手术	化疗+放疗	化疗+放疗+BRM
脑瘤	手术	手术+放疗	手术+放疗+化疗
头颈部肿瘤	手术+化疗	手术+放疗+化疗	化疗+手术+放疗
绒癌	手术	化疗+BRM	
卵巢癌	化疗	手术+化疗	化疗+手术+放疗
急性淋巴细胞性白血病	化疗	化疗+BRM	
黑色素瘤	手术	手术+放疗	手术+BRM
肾癌	手术	手术+化疗+BRM	
膀胱癌	手术	手术+化疗+BRM	化疗+手术+放疗
食管癌	手术	手术+放疗	化疗+手术+放疗
胃癌	手术	手术+化疗	化疗+手术+化疗+BRM
大肠癌	手术	手术+化疗	手术+化疗+抗雌激素

表 2-11　36 年间 5 年生存率的提高情况(%)

	1960年	1996年
所有部位	28	70
骨、关节肿瘤	20	64
神经母细胞瘤	25	61
脑和其他神经系统肿瘤	35	60
肾母细胞瘤	33	92
霍奇金病	52	92
急性淋巴细胞性白血病	4	78
急性粒细胞性白血病	3	28
非霍奇金淋巴瘤	18	69

二、肿瘤的外科治疗

近 50 年来,在 Halsted 肿瘤根治术原则的基础上,肿瘤外科同样经历了巨大的变化,最主要的是确立了器官功能保全性根治术的概念并逐步得到推广。例如,乳腺癌局部区段切除加放疗、喉癌的部分喉切除术、肺癌的肺叶或段切除术、肝癌的肝段切除术、直肠癌的保肛术、四肢肉瘤的保留肢体的根治术加辅助性放、化疗等。外科根治手术时,应遵循的主要原则有:(1)要重视恶性肿瘤的生物学特性和扩散转移规律。对低分化癌、炎性乳腺癌或近期生长迅速的肿瘤不宜立即手术。(2)选择合适的手术方法,能提供最好的治愈率、最小的手术创伤和功能障碍。(3)无瘤操作。手术时动作轻柔,尽可能不接触肿瘤。如肿瘤暴露在手术野时,应先用纱布覆盖。原则上应先结扎静脉,以防瘤栓进入血循环。(4)切缘干净。应根据肿瘤周围组织的受侵情况,尽可能切尽肿瘤组织。

三、肿瘤的内科治疗

自 1968 年肿瘤内科治疗学成为独立的一门学科以来,发展十分迅速,是当前临床肿瘤学研究中最活跃的一个领域。广义的内科治疗的内容包括化疗、内分泌治疗、免疫治疗与中医中药治疗等。化疗是通过用细胞毒药物杀灭癌细胞的疗法。新药不断涌现及合理有效的联合化疗方案的应用,是内科治疗的主要内容。内分泌治疗是指改变体内内分泌环境以导致某些肿瘤消退。因为有些肿瘤如乳腺癌、前列腺癌、子宫内膜癌、甲状腺癌等对内分泌激素有依赖性,运用相对抗的激素治疗后肿瘤细胞会消退,但内分泌治疗常需与其他治疗手段综合使用,否则不能达到根治的目的。肿瘤免疫治疗的基本理论依据是肿瘤发生、发展过程中机体防御系统与肿瘤细胞之间失去平衡,而目前所应用的生物反应调节剂正是通过调动机体固有能力去抵御肿瘤,主要是指生物体自身的一些分子和细胞。基因工程技术的发展,已能取得各种细胞因子用于免疫抑制或缺损的患者,通过调理机体的免疫功能,不但可以消灭在手术、放疗或化疗后难于解决的体内残存的少量癌细胞以提高治愈率,而且对某些晚期肿瘤也取得了一定疗效,它也是目前基础与临床研究最活跃的领域之一,发展十分迅速。

随着化疗新药的不断涌现和临床经验的逐步积累,内科治疗在肿瘤综合治疗中的地位日益增强,其作用主要表现在以下几个方面:(1)有些肿瘤通过全身化疗就可以治愈,如绒毛膜上皮癌、恶性淋巴瘤、急性白血病等。(2)术后化疗又称辅助化疗,能够消灭可能存在的微小转移灶,提高外科治疗的治愈率。(3)术前化疗又称新辅助化疗,可降低肿瘤负荷,使原来不宜手术的患者,经化疗后变得可以手术,及早控制远处转移灶。(4)病期晚如已有广泛转移的患者或治疗后复发的患者,治疗应以内科化疗为主,延长患者的生存期,提高其生活质量。(5)与放疗同期应用,除了对肿瘤细胞的直接杀伤作用外,还有放射增敏等作用。

当前通过化疗可以治愈的肿瘤有绒毛膜上皮癌、睾丸精原细胞瘤、恶性淋巴瘤、儿童急性白血病、横纹肌肉瘤、神经母细胞瘤、肾母细胞瘤,这些肿瘤对化疗药物敏感,治愈率在30%以上,如病变尚早,治愈率可达90%。通过化疗可延长生存期的肿瘤有:急性粒细胞性白血病、成人急性淋巴细胞性白血病、小细胞肺癌、骨肉瘤,它们的治愈率在5%~30%。有些肿瘤虽然不能被化疗根治,但可使患者症状得到缓解,生活质量得到提高,如乳腺癌晚期、膀胱癌、前列腺癌、多发性骨髓瘤、子宫内膜癌、肾癌、黑色素瘤、头颈部癌及慢性粒细胞性或慢性淋巴细胞性白血病等。

四、介入治疗

自1971年Ansfield报道了经肝动脉灌注5-FU治疗肝癌后,1972年Rosch用选择性动脉栓塞进行永久性止血获得成功,到20世纪70年代后期就有肝、肾等器官肿瘤栓塞化疗的报道。1979年日本Nakakuma等将碘油与化疗药物混合后注入肝癌供血动脉后,再用明胶海绵栓塞该动脉,使得肝癌的介入治疗取得了突破性的进展,已被公认为不能切除肝癌和肝癌术后复发的首选治疗方法。目前,选择性动脉插管灌注化疗和栓塞化疗已广泛应用于头、颈、胸、腹、盆腔、四肢等部位中晚期肿瘤的治疗。局部骨水泥介入治疗在治疗骨肿瘤的同时,还能起到支撑作用,避免病理性骨折的发生。

五、癌症疼痛的治疗

在肿瘤的治疗中,癌症疼痛的控制是治疗过程中需要优先解决的问题。癌症疼痛是癌症患者尤其是中晚期患者的一个主要且重要的症状,据WHO统计,目前全世界肿瘤患者中30%~50%都伴有不同程度的疼痛。因此,控制癌痛显得尤为重要。在临床实践中有以下问题需要注意。

(一)疼痛的评估

疼痛的评估是满意控制癌痛的最关键的一步,主要包括以下几个步骤:(1)相信患者的疼痛主诉;(2)收集疼痛的详细病史,如疼痛的强度、时间、性质和疼痛加重或减轻的因素;(3)评价影响疼痛的心理与社会因素;(4)评价伴随疾病;(5)进行详细的医学检查;(6)申请并评价相应的诊断试验;(7)初次评价后止痛方法因人而异;(8)疼痛处理后的再评价。

(二)WHO三阶梯镇痛法

根据疼痛的不同程度和性质,单独和(或)联合应用以阿司匹林为代表的非甾体类消炎药、以可待因为代表的弱阿片类药物、以吗啡为代表的强阿片类药物,配合其他必要的辅助药物,能使绝大多数疼痛患者(80%~90%)获得满意的疗效。应用这些药物的五大原则是:(1)尽量口服:口服给药最方便,无创伤。(2)按时给药:维持有效血药浓度,使止痛效果持续稳定。(3)按梯度给药:按梯度从低到高,第一梯度:非甾体类消炎药+辅助药物;第二梯度:弱阿片类药物+辅助药物;第三梯度:强阿片类药物+辅助药物。(4)按个体给药:因个体差异,各人的镇痛药物的耐受量不同,应从小剂量开始,逐步增加剂量一直到获得满意的疼痛缓解。因此,初始剂量的确定是成功控制癌痛的关键。(5)注意细节及实际效果:对使用止痛药物的患者可能出现的副作用应予以积极的预防和处理。如胃肠道反应和便秘的预防和处理。

第七节 肿瘤的三级预防

癌症的预防是一个系统工程,它涉及到公共卫生、预防医学、临床医学、肿瘤学等多方面的知识,需要社会和政府全方位、各环节、有步骤、有计划、积极的工作。癌症的预防常被分为三级,其准确的定义、工作内容与存在的缺陷见表2-12。癌症控制的总体目标是降低癌症发病率和死亡率,提高癌症的5年生存率,改善癌症患者的生存质量。由于肿瘤发病的潜伏期很长,各种外在和内部的因素对肿瘤发病的影响也需要相当长的时间才能显示出来,通过各环节的干预和控制,如保护环境、控制吸烟、加强体育锻炼、调节生活习惯、预防病毒感染等,对许多肿瘤的发生完全可能会起到预防作用,这也应当是人类控制肿瘤在目前阶段最有效的方法和最需要努力的工作内容。

表2-12 癌症的三级预防

	一级	二级	三级
定义	鉴别癌的危险因素和病因,提高机体防癌能力,防患于未然	早期发现,早期诊断,早期治疗,防患于开端	提高治愈率,提高生存率和生存质量,康复、姑息、止痛治疗
方法	鉴定环境中致、促癌剂。建立疫苗接种和化学预防方法,改变不良生活方式,合理营养膳食	筛检普查,发现和防治高危人群,根治癌前病变,寻找生物标志物,提高诊治能力	规范化诊治方案,康复指导。进行生理、心理、营养、锻炼指导。对慢性患者开始姑息止痛疗法
问题	病因不清,方法不够先进、不敏感,需要投资	投资持续,对临床前期短的疗效差,筛检方法不敏感,不特异	缺乏有效的治疗方案,各级医院水平差距大

在美国,癌症控制策略从预防和治疗两个方面着手,抓住一级预防(控制吸烟、合理膳食)、普查(乳腺癌和宫颈癌)和治疗(及时推广研究成果)3个关键环节,重点突出控制吸烟,在短期内较成功地遏制了癌症发病率和死亡率的上升趋势。美国成人吸烟率的下降带来了男性肺癌发病率与死亡率的下降。对于女性乳腺癌随着治疗技术的提高(采用乳房保留手术、新的药物和激素治疗)和乳房摄片的广泛应用,使女性乳腺癌死亡率也下降了,而由于早期诊断方法的广泛应用(常规每年检查1次大便隐血)和治疗的改善,结、直肠癌死亡率平均

以每年1%的速度下降。

复习思考题

1. 目前我国恶性肿瘤的流行状况有哪些特点？
2. 恶性肿瘤的病因主要有哪些？请举例说明。
3. 肿瘤的基本特点是哪些？
4. 良恶性肿瘤的鉴别要点有哪些？
5. 正常细胞由增生发展到癌变主要有哪些过程？何谓原位癌？
6. 肿瘤的生长方式和蔓延途径有哪些？
7. 影像学检查在恶性肿瘤的诊断中有哪些作用？
8. 什么叫肿瘤标记物？请举例说明。
9. 肿瘤 TNM 分期的含义是什么？
10. 什么叫癌症的综合治疗？目前总的疗效如何？
11. 肿瘤外科根治性手术的原则是什么？
12. 目前肿瘤内科治疗的作用主要有哪些？其疗效如何？
13. WHO 关于癌症止痛三阶梯法的原则是什么？
14. 什么叫癌症的三级预防？

参 考 文 献

[1] 全国肿瘤防治研究办公室,卫生部卫生统计信息中心编.中国试点市、县恶性肿瘤的发病与死亡(第2卷,1993～1997).北京:中国医药科技出版社,2002
[2] 曾益新主编.肿瘤学.第2版.北京:人民卫生出版社,2003
[3] 李玉林主编.病理学.第6版.北京:人民卫生出版社,2004
[4] 许昌韶主编.高等教育教材:肿瘤放射治疗学.北京:原子能出版社,1995
[5] 孙 燕,周际昌主编.临床肿瘤内科手册.第4版.北京:人民卫生出版社,2003
[6] Rubin P. Clinical oncology: a multidisciplinary approach for physicians and students. 8th ed. Philadelphia: W B Saunders Co., 2002

（田 野）

第三章 放射治疗的核物理基础

放射治疗的进行,依赖于各种放射源(包括放射性核素和放射治疗机)产生的放射线。不同种类和不同能量的放射线,对肿瘤组织和正常组织可有不同的剂量分布和生物效应,在临床上必须掌握其性能并合理地使用。因此,对与放疗有关的核物理基础知识应有必要的了解。

第一节 放射线的基本特性与放射治疗

自 1895 年发现 X 线,1896 年发现放射性核素以来,人们对电离辐射的认识越来越深刻,应用越来越广泛。辐射是不需要介质参与而传递能量的一种自然现象。根据辐射性质的不同,可将辐射分为电磁辐射和粒子辐射两大类。电磁辐射实质上是电磁波。电磁波以互相垂直的电场和磁场,随时间的变化而交变振荡、向前运动、穿过物质和空间而传递能量。X 线、γ 线和紫外线是涉及放射医学和放射生物学的主要电磁辐射线。粒子辐射是一些高速运动的粒子,它们通过消耗自己的动能把能量传递给其他物质。粒子辐射包括电子、质子、中子、α 粒子、β 粒子、负 π 介子和带电重离子等。电磁辐射仅有能量而无静止质量;粒子辐射既有能量,又有静止质量。根据作用原理的不同,辐射又可分为电离辐射和非电离辐射。高速的带电粒子,如 α 粒子、β 粒子、质子等,能直接引起被穿透的物质产生电离,属直接电离粒子;致电离光子(如 X 线和 γ 线)及中子等不带电粒子,是在与物质相互作用时产生带电的次级粒子而引起物质电离,属间接电离粒子。由直接或间接电离或两者混合组成的任何射线所致的辐射,统称为电离辐射。只能引起原子或分子的振动、转动或电子在轨道上能级的改变,不能引起物质电离的辐射,称为非电离辐射。不同种类的电离辐射都有其共同的基本特性,放射治疗是依赖其某些特性进行的。这些特性主要有物理、化学和生物三方面的效应,现分述如下:

一、物 理 效 应

(一)穿透作用

不同种类射线或同一种类但能量不同的射线有不同的穿透能力。应该根据不同的肿瘤深度选择不同种类及不同能量的射线进行治疗。某种放射性核素的能谱分布是固定的。但对于千伏级 X 线或加速器产生的高能 X 线,则其穿透能力与 X 线管或加速器的电压有关。衡量射线穿透能力即质(所谓"硬度")的单位为伏特(V)、千伏(kV)和兆伏(MV)。1 MV = 1000 kV = 1×10^6 V。在用高 LET(高线性能量传递)射线时,"质"常用来表述射线的生物效应。

（二）荧光作用

能使某些化学物质如钨酸镉、硫化锌镉、氰化铂钡等产生荧光。利用这些物质制成的荧光屏、增感屏在X线透视和摄片中广泛使用。

（三）电离作用

物质的原子或分子从射线中吸收能量而导致电子轨道上的一个或几个电子被逐出的现象，称为电离。当射线作用于空气及其他介质时，可产生电离现象，产生的离子数量可通过仪器进行测量。当然，在人体组织中的电离作用更是放疗的基础，这将在下面述及。

二、化学效应

（一）感光作用

可使感光材料感光，用于X线诊断摄影及用黑度计测量射线剂量或照射野均匀度等。

（二）脱水作用

荧光屏及其他物质经放射线长期照射后可发生结晶水的脱失而变色。

三、生物效应

电离辐射作用于机体，在细胞内进行辐射损伤的原初和强化过程。这个原初作用过程包括物理、物理化学和化学3个阶段。在此过程中辐射能量的吸收和传递、分子的激发和电离、自由基的产生和化学键的断裂等，都是在有高度精密组织的生物体内进行的。能量的吸收和传递使细胞中排列有序的生物分子处于激发和电离状态，特殊的生物学结构使电子传递和自由基连锁反应得以进行，这样导致一系列继发反应。由于亚细胞结构的破坏，引起了细胞内水解酶的释放，信号转导网络的改变或破坏，代谢的方向性和协调性的紊乱，促使原始的生物化学损伤进一步发展，引起机体内一系列生理变化，直至发生多种局部的和整体的、近期的和远后期的病理学改变，称为辐射生物效应。按其作用机制可分为确定性效应和随机性效应。按辐射作用对象，又可分为躯体效应和遗传效应。

放射诊断学主要利用放射线的穿透性和使荧光物质产生荧光及使胶片感光的特性，而肿瘤放疗则主要利用放射线的穿透性和使生物细胞电离的特性。

第二节　X线的产生及其与放射治疗的关系

一、X线的产生

众所周知，自然界中的所有物质都由分子组成。分子的基本单位是原子，原子由原子核和核外电子组成。原子核几乎集中了原子的整个质量，占据原子中间极小的空间，由带正电荷的质子和不带电荷的中子组成。核外电子带负电荷,与原子核的正电荷相等,即电子数量与质子的数量相等。电子在核外遵循玻尔理论、泡利不相容原理和最小能量原理的规律成层排列。每个电子在各自的壳层轨道上运行,具有一定的能量,称为能级,越靠近原子核的电子能级越低,受原子核的束缚力越大(结合能越大)。原子核中的核子(质子、中子等)由于核力的作用,也紧密地结合在一起,要使原子核分裂需要有很大的功,原子核一旦分裂,则能释放巨大的能量,即核能。

入射电子和靶物质原子的作用主要有以下两种方式:

(一)弹性散射

弹性散射不改变原子本身的状态,仅改变入射电子的方向,发生电子散射,将入射电子的一部分能量转化为热能。

(二)非弹性散射

非弹性散射是在入射电子的作用下,靶原子本身的状态发生一定变化;同时入射电子的能量和方向也发生变化。可出现 3 种情况(见图 3-1)。

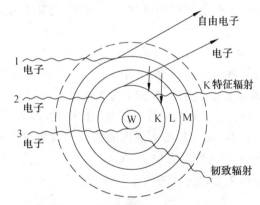

图 3-1　电子非弹性散射示意图

1. 作用在靶原子的外层电子上

使物质的原子或分子激发和电离,将部分能量转化为激发能和电离能。

(1) 使原子的外层轨道电子从低能态跃迁到高能态,但未脱离原子,这个过程称为激发(excitation)。处于激发态的原子不稳定,跃迁到高能轨道上的电子会退激发到原来的基态轨道,并以光和热的方式释放能量。

(2) 把外层电子击离原子,形成自由电子,原来中性的原子变为带正电的离子,这种过程称为电离(ionization)。如果被电离的电子携带的动能足够大,次级电子本身还能电离、激发其他电子,则这种次级电子称为 δ 电子。

2. 作用在靶原子的内层电子上

把内层电子击离轨道,其外层轨道上的电子会立即填补其空穴(跃迁),从而释放光子,称为特征辐射。这种辐射的光子能量取决于靶物质的原子序数和两层相邻轨道电子结合能的差,而与入射电子的能量无关。而各层结合能的大小是取决于靶物质的,是恒定的。因此,特征 X 线的能量可代表靶物质,故又称"标识 X 线"。

3. 作用于原子核

高速的入射电子经过靶物质原子的原子核附近时,使原子核受激,原子核在返回稳态时放出光子。入射电子本身由于核库伦场的作用发生偏转,改变速度,并将其一部分或全部能量转化为电磁辐射,即入射电子损失的能量等于光子的能量,这种现象称轫致辐射(bremsstralung),产生的光子(X线)能谱是连续的,故这种 X 线称为连续 X 线(X 线机球管中电子打靶产生的 X 线就属于这种辐射)。

入射电子的能量大于靶原子核的结合能时,入射电子尚可射入原子核内,击出中子。由此可见,X 线是由于高速运动的电子突然受到物质阻挡而产生的。它是由后两种原子核外的物理过程产生,因此 X 线实际上包括轫致辐射和特征辐射两个部分。

二、连续 X 线的能谱分布

轫致辐射形成的谱线是连续的。原因主要有两个:(1)电子进入原子核附近前要经过无数次碰撞,损失的能量不同,故达到原子核附近的入射电子能量也不同;(2)X 线管电压在整流时,从零到最高电压之间在不断波动,电子在绕过原子核时所受的核电场作用不相同。因此,不同能量的入射电子,在不同核电场的作用下,能量损失也不同。不同的能量损失则产生不同波长。

连续 X 线的波长和强度分布与下列因素有关:

1. 电流 以毫安(mA)表示。电流改变,各波长强度分布的形式不变,但每个波长强度按比例增加或减少。也即当电流改变时,X 线的量发生变化,而质不变。

2. 电压 以千伏(kV)表示。波长的分布随电压而变化,即 X 线的质发生变化,而量不变。电压增加,界限波长和射线谱中具最大强度的波长均向更短波长的方向移动。治疗深部肿瘤时,应增高电压,使 X 线的穿透力加强。

界限波长(λ_0)与电压的关系以公式表达:

$$\lambda_0 = \frac{12.345}{V}$$

式中,λ_0 的单位为纳米(nm),V 为 X 线机的管电压,以 kV 为单位。从式中可看出,电压越高,则产生的 X 线波长愈短,穿透力越强。最大强度的 X 线波长 $\lambda_{max} = \frac{3}{2}\lambda_0$。

3. 阳极靶物质的原子序数 原子序数增加,X 线强度增加(量增大),但波长强度分布的形式不变,故质不变。

三、放射治疗中 X 线质的改善

当用 X 线治疗时,用的是连续 X 线,连续 X 线中波长长的穿透力弱,在肿瘤放疗中达不到肿瘤浓度,对肿瘤剂量贡献不大,但对正常组织却有损伤。因此,在放疗中应设法去除这种穿透力弱的"软线"以提高 X 线的质,一般可根据 X 线的管电压,选择不同厚度及不同材料制成的过滤板进行过滤(见下述)。用不同材料及厚度的过滤板,虽电压相同,但进入人体内的 X 线的质是不同的。此时,显然不能用电压来表示质,故临床上常用半值层(HVL)来衡量质。HVL 的含义是使射线的强度减小一半所需的某一种吸收物质的厚度,常用铜或铝的厚度(mm)表示。一般光子经 7 个 HVL 屏蔽后,其强度可减至 0.1%。测量 HVL 时可用一定厚度的铜或铝板遮挡入射线,连续 X 线中波长较长的软线被过滤;出射线即为波长较短的硬线。使入射线量减少一半的遮蔽物质原子量越大和(或)厚度越厚,说明原射线的质越硬,穿透力越强。但用于测量 HVL 的铜板或铝板,绝不能在治疗时当做过滤板使用。

在放疗时,特别在用千伏级 X 线治疗时,使用某种物质制成一定厚度的过滤板(filter)后,X 线硬度可提高,深度量增加,组织反应减轻。用某一种过滤板,测深度量时应注意照射条件,如源皮距、照射野面积、电压等因素。电压20 kV 以下时过滤板的材料一般选用胶板,20～120 kV 选用铝,120～180 kV 选用铜,再高的电压则选用铜或锡。如200 kV X 线时,若不用过滤板时的 HVL 为0.35 mm 铜,经1 mm 铜过滤板过滤后,其 HVL 提高到1.3 mm 铜。使用的过滤板愈厚,原子量愈高,则射线的 HVL 愈高,但强度(线量)相应下降,故也不能无限加厚过滤板。因原射线透过过滤板时,可使过滤板的材料本身产生特征辐射,为把特征 X 线减到最小,一般在高原子序数的过滤板下面再加一薄层铝以滤掉上层高原子序数物质产生的特征 X 线,在治疗时应注意绝对不能将过滤板上下面反插。

第三节 射线与物质的相互作用

一、电子与物质的相互作用

电子与被照射物质(组织)作用的结果是发生电离与激发或产生特征辐射与韧致辐射,如上述"X 线的产生"节中所述。利用医用电子加速器产生的电子束治疗即属此类。入射电子以电离、激发的方式损失能量总称碰撞损失。入射 X 线以韧致辐射方式损失能量称为辐射损失。放疗常用的电子束,即使是高能电子束的能量损失主要是电离损失。

二、光子与物质的相互作用

光子(X 线、γ 线)穿过物质时,使物质发生电离,同时本身的能量部分或全部消耗。光子与物质相遇时,主要发生以下几种情况:

1. 光子不与被照射物质原子的轨道电子相遇。
2. 光子与被照射物质原子的内层电子相遇,并把能量全部传递给该电子,电子从轨道上飞出,外层电子向内补充,产生特征辐射。这种现象称为"光电效应",飞出的电子称为"光电子",而该原子本身变为正离子(图 3-2)。
3. 光子将其部分能量转移给外层电子,电子被击出,击出的电子称反冲电子或康普顿电子,

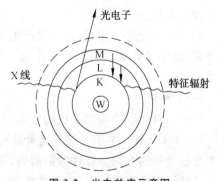

图 3-2 光电效应示意图

光子本身以其残余能量向另一方向运动(此时的光子称为"散射线",同样能使靶物质的轨道电子发生光电效应和康普顿效应)。这种现象称康普顿效应(图3-3)。

4. 当光子能量>1.02 MeV,在其通过原子核附近时,受到原子核电场影响,突然消失而变成一个负电子和正电子组成的电子对。这种现象称为电子对效应(图3-4)。正、负电子有动能时可产生电离作用。形成的正电子能量耗尽而慢化时,最终与负电子结合转变为能量各为0.51 MeV的2个光子。新出现的2个光子代替了原来消失的γ光子,称湮没辐射(或称光化辐射)。

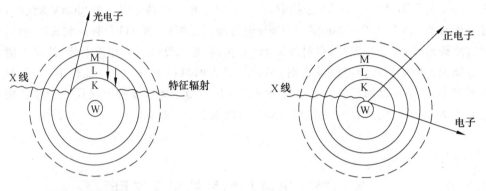

图3-3 康普顿效应示意图　　　　图3-4 电子对效应示意图

当电子从被照射组织的原子轨道上脱落,则原子本身变为带正电而呈不稳定状态。外层电子向内补充,释放光子,称"二次射线"(为特征X线),它亦能产生光电子、反冲电子等,并依次可产生"三次射线"、"四次射线"等;光子在康普顿吸收时产生反冲电子,本身消耗部分能量而改变方向,形成"散射光子"(散射线);丢失电子的原子带正电(正离子),脱离轨道的电子带负电,这些次级射线、散射线、正离子及光电子、反冲电子等均可直接产生电离作用,并能重复发生击落其他原子轨道电子的作用。此过程重复多次,可产生大量的正、负离子,它们在肿瘤治疗中起电离作用。在一定时间内产生的离子数量,可用仪器测出。

三、中子与物质的相互作用

中子是质量为1.009的不带电荷的中性粒子,它属高LET射线,以其优良的生物学特性在放疗中显示了优越性。快中子能量在10 KeV~10 MeV,国外应用快中子治疗肿瘤已有多年。在国内,北京市中子放疗协作组经一系列基础实验研究后,已在临床中实际使用,取得了较好效果。

中子与γ光子一样,都是通过产生带电的次级粒子引起电离,但γ光子是与核外电子发生作用,而中子只与原子核发生作用。中子与物质的相互作用过程分两种类型,即散射和吸收。

(一) 散射

中子与被照射物质原子核的性质不变。此过程有3种方式:

1. **弹性散射** 中子一部分能量转变为介质原子核的动能,该原子核即称为反冲核,中子本身改变运动方向。弹性散射前后,中子与原子核两者的总动能保持不变。原子核越轻,中子转移给它的能量越多,故反冲质子(氢核)得到的能量最多。

2. 非弹性散射 中子一部分能量用于激发原子核,而后它离开相互作用点;被激活的原子核放出光子后又回到基态,因此,中子的部分能量变成了γ辐射能。

3. 去弹性散射 中子与原子核作用后,可出现多个中子,如氮核受中子轰击时能放出两个中子,而原子核的性质仍保持不变。

(二) 吸收

此过程发生后,使中子与介质原子核的性质都发生了变化。

1. 俘获 中子被原子核俘获,该原子核随即释放出多余的能量,即发出带电粒子或γ光子。如氮原子核俘获1个中子后,放出1个质子,其本身变成了碳原子核;氢原子核俘获中子后变成氘核,同时放出1个光子。特别把放出γ光子的俘获过程称做辐射俘获。

2. 散裂 能量极高的中子能引起原子核的散裂,吸收了高能中子的原子核会释放出带电粒子或核碎片,如碳原子核散裂成1个中子和3个α粒子,氧原子核散裂成4个α粒子。

以上这些反应发生的概率取决于中子的能量和靶核的质量。弹性散射和中子俘获是最常见的反应。对于快中子和1KeV以上的中能中子来说,弹性散射是主要的;但1KeV以下的中能中子,只是轻核才以弹性散射为主,重核则以中子俘获为主。对于热中子,则以中子俘获为主。

四、射线与物质相互作用的临床意义

(一) 电子

高能电子束照射到人体组织,除电子本身的电离能力外,尚可与肿瘤和正常组织发生作用后引起弹性散射和非弹性散射。后者可产生特征辐射和韧致辐射,一方面有利于肿瘤治疗,另一方面对正常组织也增加了辐射损伤。另外,相对于X线而言,电子束在介质中能进入的距离较短,电子束的这个特性决定了它适合于治疗浅表肿瘤。

(二) 光子

当几千电子伏到几兆电子伏能量的光子与人体组织相互作用,能发生光电效应、康普顿效应和电子对效应。不同能量的光子,3种效应的重要性不同,在临床上应加以注意。光子与被照射物质发生上述三种相互作用时,都有一定的概率。概率大小用原子截面来衡量。所谓原子截面即是表示1个入射光子与单位面积上1个靶原子发生作用的概率,用σ代表截面,截面单位为靶恩(b)。1靶恩$=10^{-28}$ m^2。光电效应、康普顿效应和电子对效应分别有3种独立的作用截面,分别以σ_{ph}、σ_e和σ_p表示。光子与物质相互作用的总截面σ应是这三部分截面之和,截面的大小与光子的能量和靶物质性质有关。在光子能量较低时,光电效应起主导作用;当光子能量达到1MeV时,则康普顿效应占优势;光子能量超过1.02MeV时,开始出现电子对效应,能量越大,该效应越显著。

1. 光电效应时,截面大小(发生概率)与射线能量及物质原子序数的关系如下式(以σ_{ph}表示光电效应的原子截面,Z代表物质原子序数,$h\nu$代表光子能量):

$$\sigma_{ph} \propto Z^4/h\nu^3$$

从式中可见,光电效应的截面大小(作用概率)与被照射组织的原子序数和光子能量关系十分密切。在能量很大时,这种效应几乎不发生;低能光子在高Z值的介质中时,光电效应出现的概率大,并以此为主要吸收方式;低能光子在低Z值物质中光电效应并不重要。

被照射物质的原子序数越大,吸收射线的能力越大。在放疗时,骨吸收明显增加,影响了骨组织后面的肿瘤剂量,而骨损伤加重。故照射深部肿瘤,特别当肿瘤前有骨骼遮挡时,不宜采用低能光子照射。

2. 康普顿效应时,电子截面大小与射线能量及原子序数的关系为:

$$\sigma_e \propto Z/h\nu$$

σ_e(电子截面)与 Z 成正比,近似地与光子能量成反比。在中等能量($\geqslant 1\,\mathrm{MeV}$)光子的情况下,Z 值影响不大,以康普顿效应为主。与光电效应相比,康普顿效应截面随光子能量增加而下降的速率显然要慢得多。因康普顿过程主要是光子与照射物质的外层电子相互作用,而各种物质单位质量所含电子数几乎相同,因此在放疗时,用以康普顿吸收为主的光子能量范围,则骨、软组织对光子能量的吸收情况大致相仿,在设计治疗计划时,不用过多考虑不同组织的吸收差异,这在临床上就十分方便了。

3. 电子对效应时,人体组织原子的电子对效应截面(σ_p)随光子能量和组织的原子序数而变化:

$$\sigma_p \propto Z^2 \cdot (h\nu - 1.02)$$

当光子能量超过 1.02 MeV 后,σ_p 大小随光子能量的增加而增加,并与原子序数 Z 的二次方成正比。也就是说,高能光子($\geqslant 1.02\,\mathrm{MeV}$)在高 Z 值物质中时,电子对形成是主要的;而在低 Z 介质中,只有在光子能量极高时,电子对形成才比较明显。在放疗时,骨组织对光子能量的吸收又开始增加,但吸收程度不像光电效应时严重。

根据上述,当光子能量在几千电子伏到几兆电子伏范围内,按能量不同,3 种吸收过程的重要性不同,图 3-5 是说明各种能量光子在人体组织(骨、肌肉、软组织)相对吸收的示意图。

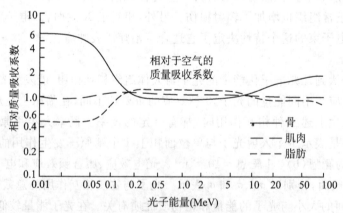

图 3-5 各种能量 X 线在骨骼、肌肉、脂肪中的相对吸收

从图 3-5 可归纳成以下几点:

(1) 低能时(单能 50 kV 以下——相当于 X 线管电压峰值 150 keV)以光电效应为主,在单能 10 kV 时,骨吸收比肌肉吸收多 6 倍能量。光子能量升高时,逐渐出现康普顿效应,在单能达 60~90 kV(即管电压 180~300 keV)时光电效应和康普顿效应同等重要。

(2) 中能时(单能 2 MV X 线、^{60}Co、^{137}Cs 等)以康普顿效应为主,>2 MV 的 X 线几乎全部为康普顿效应,骨与软组织吸收相近。

(3) 高能时(单能 5 MV 以上)逐步出现电子对效应,骨吸收又有增高。单能 50 MV 以上时主要为电子对吸收,骨比软组织吸收多 2 倍。

复习思考题

1. 放射线有哪些基本特性？肿瘤放疗利用其何种特性？
2. X 线是如何产生的？何谓特征辐射和韧致辐射？
3. 韧致辐射的 X 线能谱为什么是连续的？怎样来改善 X 线的质？
4. 半值层与过滤板有什么关系？
5. 电子与物质相互作用有哪两种主要方式？有何临床意义？
6. 光子与物质的相互作用有哪几种吸收形式？对放疗有何临床意义？

参 考 文 献

[1] 谷铣之,刘泰福,潘国英主编.肿瘤放射治疗学.北京：人民卫生出版社,1983
[2] 许昌韶主编.高等教育教材：肿瘤放射治疗学.北京：原子能出版社,1995
[3] 于孝忠编.核辐射物理学.北京：原子能出版社,1986
[4] 李士骏编.电离辐射剂量学.第 2 版.北京：原子能出版社,1986
[5] 吴德昌主编.放射医学.北京：军事医学科学出版社,2001

（张军宁）

第四章 放射治疗的剂量单位和有关术语

第一节 放射治疗的剂量单位

关于放疗剂量单位在其他课程如辐射剂量学中已详细讲授,但因其与肿瘤放射治疗学的密切关系,有必要进行复述。

一、照射量单位

照射量是度量辐射场的一种物理量,反映光子辐射本身的性质,即在某点空气中产生电离的能力。照射量的定义为:X 线或 γ 线在单位质量空气中释放出的所有次级电子,当它们完全被阻止在空气中时,在空气中产生的同一种符号的离子的总电荷量。

照射量的单位以库仑/千克(C/kg)表示。1C/kg 表示 X 线或 γ 线照射 1kg 质量空气后产生的同一种符号的离子的总电荷量为 1C 的照射量。$1C=6.25×10^{18}$ 个电子所带的电荷量。1986 年以前,照射量以伦琴(R)为单位,现虽规定废弃不用,但为方便起见,有时仍沿袭使用。它与 C/kg 的关系是:

$$1C/kg=3.877×10^3 R$$
$$1R=2.58×10^{-4} C/kg$$

照射量一般用于说明放射源的输出量,原则上不能作为临床剂量使用。但若知道光子的能量和被照射组织,可通过公式换算成临床惯用的吸收剂量单位。

二、吸 收 剂 量

吸收剂量是度量射线能量在介质中被吸收的物理量。它不仅反映射线的性质(能量、线质种类),也反映了射线与物质相互作用的程度。所谓吸收剂量就是单位质量受照物质所吸收的辐射能量。其大小取决于吸收介质的性质,不同种类的物质吸收辐射能量的能力不同,用相同的照射量照射不同的物质,其吸收剂量不同。

吸收剂量单位为焦耳/千克(J/kg),其专用名称为戈瑞(Gy),1Gy 表示射线传递给 1kg 介质的辐射能量为 1J。实际工作中,因以往用拉德(rad)单位时常用千位数来说明放射量,为方便起见,现常用 cGy(Gy 的百分单位)表示。

1986 年前,吸收剂量单位以 rad 表示,现已废弃不用,但在以往文献中常可见到。1 rad 表示电离辐射传递给每克质量介质的能量为 100 尔格。

$$1\,\text{Gy} = 100\,\text{cGy} = 100\,\text{rad}$$

三、照射量与吸收剂量的相互转换

若在文献中沿用照射量单位"R"的,可根据射线能量和需求知吸收剂量的组织,按 R-cGy 转换公式算出。以下是在照射量定义适用的能量范围内的 X、γ 线的转换公式。

$$D_\text{m} = 0.873 \cdot \frac{(\mu\text{en}/\rho)_\text{m}}{(\mu\text{en}/\rho)_\text{a}} \cdot X$$

式中,D_m 为吸收剂量,以 cGy 为单位;$(\mu\text{en}/\rho)_\text{m}$ 为某种组织(m)中 ρ 点的质能吸收系数;$(\mu\text{en}/\rho)_\text{a}$ 为在空气(a)中 ρ 点的质能吸收系数;X 为照射量(R)。

以空气为介质时,则 $(\mu\text{en}/\rho)_\text{m}/(\mu\text{en}/\rho)_\text{n} = 1$。

因此 $D_\text{m} = 0.873R$。

组织作为介质时,则令 $f_\text{m} = 0.873 \cdot \frac{(\mu\text{en}/\rho)_\text{m}}{(\mu\text{en}/\rho)_\text{a}}$,则转换公式可改写为:

$$D_\text{m} = f_\text{m} \cdot X$$

f_m 代表 R-cGy 的转换系数,因临床上被照射介质是人体组织,主要有软组织(包括肿瘤)、肌肉、骨和水,这些介质根据不同能量射线照射时的测定可知其吸收系数,并按空气的吸收系数,得出各种不同的介质在不同能量照射时的 f_m 值(表 4-1),经查表,可将组织中某一深度处的 R 值转换为吸收剂量(cGy)。

例 1 某一肿瘤,位皮下 3 cm,若用 0.1 MeV 的 X 线治疗,假设 3 cm 深度的百分深度量为 70%,若空气量每次给 300 R,问:(1) 肿瘤吸收剂量等于多少?(2) 若 3 cm 深处为骨组织,则骨吸收剂量为多少?

解:查表 4-1,得知光子能量为 0.1 MeV 时软组织的 f_m 值 = 0.94,骨组织的 f_m 值 = 1.45,3 cm 深处的照射量为 300 R × 70% = 210 R。

肿瘤吸收剂量 = 210 × 0.94 = 197.4 cGy

骨组织吸收剂量 = 210 × 1.45 = 304.5 cGy

例 2 同一肿瘤若用 ^{60}Co γ 线治疗,则该部位的肿瘤或骨组织的吸收剂量分别为多少?(为与上题对比,假设 3 cm 深处的百分深度量仍为 70%)

解:查表 4-1 得光子能量为 1.0 MeV(^{60}Co γ 线平均能量 1.25 MeV)时,软组织的 f_m 值 = 0.962,骨组织 f_m 值 = 0.927。

肿瘤吸收剂量为 210 × 0.962 = 202.02 cGy

骨组织吸收剂量为 210 × 0.927 = 194.67 cGy

从上面两个例题中可看出,根据低能或高能光子,各种组织吸收放射能的差异是很大的。因此,用照射量单位不能提供组织吸收放射能的真实信息。

表 4-1 对于不同光子能量,水和不同组织的 f_m 值

光子能量 (MeV)	$f_m(cGy \cdot R^{-1})$			
	水	软组织	肌 肉	骨
0.01	0.911	0.840	0.921	3.460
0.015	0.900	0.829	0.921	3.850
0.02	0.892	0.821	0.919	4.070
0.03	0.884	0.817	0.918	4.240
0.04	0.887	0.827	0.922	4.030
0.05	0.900	0.849	0.929	3.520
0.06	0.916	0.877	0.937	2.900
0.08	0.942	0.918	0.949	1.940
0.1	0.956	0.940	0.956	1.450
0.15	0.967	0.956	0.960	1.060
0.2	0.969	0.959	0.961	0.978
0.3	0.970	0.961	0.962	0.941
0.4	0.971	0.961	0.962	0.933
0.5	0.971	0.962	0.962	0.930
0.6	0.971	0.961	0.962	0.928
0.8	0.971	0.962	0.962	0.927
1.00	0.971	0.962	0.962	0.927
1.5	0.971	0.962	0.962	0.962
2.00	0.971	0.961	0.962	0.927
3.00	0.968	0.958	0.959	0.931
4.00	0.965	0.955	0.956	0.937
5.00	0.966	0.951	0.952	0.942
6.00	0.958	0.947	0.948	0.947
8.00	0.951	0.940	0.941	0.957
10.00	0.945	0.933	0.935	0.965

四、"生物剂量"的概念

根据国际原子能委员会第 30 号报告定义,"生物剂量"是指对生物体辐射响应程度的测量。"生物剂量"与"物理剂量"是两个不同的概念,正如刘泰福教授所指出的"单野下的等剂量曲线,实际生物效应剂量与物理剂量并不一致。这是由于随每次剂量的大小,生物效应也发生变化。从理论上讲,开展一个新的治疗模式或改变原有治疗方案应与常规治疗方案进行"生物剂量"等效换算,以获得最好的疗效并使患者的利益得到保护(即应确保新方案的疗效不低于常规方案)。因此正确理解和运用"生物剂量"的概念及相关数学换算模型是非常必要的。

五、时间-剂量-分割数学模式

照射量和吸收剂量均属于物理量范畴,但与治疗有关的放射生物学效应不仅与物理量

有关,而且与疗程时间、分割次数、每次剂量、照射体积及射线品质等诸因素有关。以往习惯上用"R(或 rad)/次数/天数"来表示,但不能解决临床和科研中的实际问题。例如在治疗中因故停顿一段时间后如何调整计划,科研上比较两种计划的生物效应均要有一个统一的标准来衡量。1967 年,Ellis 等为适应分割放疗的效应估算,提出了不同分割方案时,鳞状上皮癌和相邻正常结缔组织的等效应曲线,为分割放疗的理论作出了很大贡献。以后,许多学者在此基础上,逐步完善了这一理论,设计出一系列的公式,统称为时间-剂量-分割数学模式,现分别简述如下(吸收剂量单位仍以当时所用的 rad)。

(一) 名义标准剂量(nominal standard dose, NSD)D_{NS}

1967 年,Ellis 等提出的不同分割方案的等效应曲线,用公式表达时,则:

$$D_{NS} = D \cdot N^{-0.24} \cdot T^{-0.11}$$

式中,D 为吸收剂量(以 rad 为单位),N 为照射次数,T 为疗程总天数(照射第 1 天不算)。D_{NS} 的单位为 ret(瑞特)。

D_{NS} 一般代表正常组织的耐受量,并不代表杀灭肿瘤的单次量,适用于 3~100 d 内的分割治疗,N 必须 >4。

结缔组织的耐受量(相当皮肤鳞癌的致死量)约为每 6 周 6000 rad/30 次,按 NSD 公式计算,则 $D_{NS}=1760$ ret。在使用 NSD 公式时,一般先确定 D_{NS} 值,据此设计或调整分割治疗方案。

Ellis 公式是依据两个主要假说:(1) 对于肿瘤,其时间因子是可以忽略的(即在治疗期间细胞增殖很少),当治疗总时间增加时出现的等效剂量的增加是由于分次数的改变。(2) 对于皮肤和黏膜的 N 值是一样的,这暗示相应的存活曲线的形状是一样的,在肿瘤和正常组织之间在分次方面没有可区别的效应。

NSD 模式的贡献是第 1 次将时间、剂量、分割各不相同的治疗方法以 NSD 处理后,可比较疗效和放射损伤率,就两个不同方案的比较而言,所需要做的就是比较两方案的 NSD 值。NSD 可被看做是一个生物效应剂量,即是一个与时间和分次数相关的剂量。但 NSD 仅适用于连续的分割治疗方式,若用分程治疗,则不能将各段的 D_{NS} 直接相加,因为 NSD 不是分次数的线性函数,NSD 是以总耐受量为基础的,未考虑到分程治疗时的时间间隔中因组织修复而造成的生物效应衰减。

(二) 部分耐受量(partial telerance, PT)D_{PT}

为解决 D_{NS} 分程不能相加的局限性,1969 年 Winston 等提出了部分耐受量(PT),即 D_{PT} 的概念。其优点是解决了因各种原因造成疗程间歇后的耐受量相加问题。

$$D_{PT} = \frac{N_1}{N_T} \cdot D_{NS} + \frac{N_2}{N_T} \cdot D_{NS} + \cdots$$

式中,D_{PT} 为部分耐受量,N_1 为第 1 阶段照射次数,N_2 为第 2 阶段照射次数,N_T 为达到总耐受量的次数,D_{NS} 为达到总耐受量的名义标准剂量。

(三) 时间-剂量-分割(time-dose-fraction, TDF)

1972 年,Orton 和 Ellis 在部分耐受量的基础上提出了实用简便的 TDF 概念,用公式表达,则:

$$TDF = n \cdot d^{1.538} \cdot X^{-0.169} \cdot 10^{-3}$$

式中,n 为实际治疗次数,X 为总时间(T)/照射总次数(N),d 为每次剂量。

若在疗程中有治疗间隔时(中间停照多天)则可按衰减系数公式得衰减系数：

$$衰减系数 = \left(\frac{T_1}{T_1+R}\right)^{0.11}$$

式中，T_1 为疗程第 1 段天数，R 为两段疗程中的间隔天数。

$$TDF_总 = (TDF)_1 \cdot \left(\frac{T_1}{T_1+R}\right)^{0.11} + (TDF)_2$$

考虑到 TDF 公式计算较为繁复，特将每周照射 1～5 次分割照射方式制成表格(见书末附表 1～5)，只要给出每周照射的次数和每次辐射剂量就可查得总的 TDF 值或分程每段的 TDF 值。同样，衰减系数亦有表格可查(见书末附表 6)。

根据连续分次照射方案，照射肿瘤量(D_T)每 6 周 6000 cGy/30 次，按 TDF 公式计算，则 TDF=100，TDF 值不用单位。

TDF 和 NSD 的对应值也有表可查(见书末附表 7)。

(四) 累积放射效应(cumnlative radiation effect, CRE)

1971 年 Kirm 等在 NSD 基础上提出 CRE 的概念，主要考虑了放射剂量当量的问题，并考虑了前次放疗造成邻近组织的损伤，它描述了正常相邻组织的亚耐受量，涉及到分割方法、在疗程中使用不同品质的放射源、照射面积(或体积)和放射源的半衰期诸因素。其公式为：

$$CRE = q \cdot \varphi \cdot N^{-0.24} \cdot T^{-0.11} = q \cdot \varphi \cdot \rho \cdot d \cdot N^{0.65}（用单位 reu 表示）$$

式中，q 为射线的品质系数，以"相对生物效应(RBE)"表示，假定 $^{60}Co\gamma$ 线的 $q=1$，则 HVL1.0mmAl 的 X 线为 1.22，4MeV X 线为 0.94，快中子为 2.5～3.0。D 为吸收剂量 rad (cGy)，N 为分割次数，T 为总疗程时间，$\rho = \left(\frac{T}{N}\right)^{0.11}$，$d$ 为每次剂量 $\left(d = \frac{D}{N}\right)$。$\varphi$ 为面积或体积校正因子，面积因子 $\varphi_a = \left(\frac{A}{100}\right)^{0.24}$，体积因子 $\varphi_v = \left(\frac{V}{1000}\right)^{0.16}$，式中 A 表示面积(cm^2)，V 表示体积(cm^3)。

当发生治疗间断或分程治疗时，前一段的 CRE 值可用衰减公式求得。

衰减系数 $r(G) = e^{-0.008G}$，式中 G 为间断天数，e 为自然对数底=2.718。求得的衰减系数乘上前一段的 CRE 值(reu)，即为第 2 段放疗前的 CRE 值。

在用放射性核素作腔内或组织间连续照射时，还要考虑长寿源或短寿源的半衰期因素，也有公式表达，在此不作赘述。

以上介绍的 NSD、PT、TDF、CRE 等统称为时间-剂量-分割数学模式。该模式的提出，在放疗的历史上起到了积极的作用。其临床意义主要有以下几个方面：

1. NSD 公式说明了不同分割照射方式可产生不同的生物效应，在总剂量不变的情况下，增加照射次数或延长总疗程时间均可降低放射效应，导致治疗的失败。故在临床上不能随意令患者停照休息，也不能过分减少每次照射的剂量。但利用上述数学模式可改变治疗计划，调整因某种原因而导致停照间期的生物效应损失，以达到计划的生物当量剂量。

近期资料表明，对于头颈部癌，放疗全程延长 1 周，局部控制率将下降 5%～25%。疗程延长对局部控制率下降的影响可根据下列公式估算：

$$局部控制率(\%) = (649.9 - 0.5761T - 23.8) \cdot (LQ + 0.2271 \cdot D^2)$$

式中，T 为疗程天数；D 为总剂量；LQ = 总剂量×(1+每次剂量/估算常数 462)。

2. CRE 模式中的 φ 因子,说明照射范围可使放射效应发生很大变化,临床上可用缩野技术来提高肿瘤区的总剂量,而减少亚临床区或正常组织剂量。

3. 用相对平行的双侧野或前后野照射时,应尽量进行双野同天照射(剂量平均分配),因用隔天轮照一野的方法将使肿瘤与外周组织的生物效应不一致,使外周正常组织的损伤加重,特别当外周组织为重要脏器(如脊髓)时更应注意,如肺癌前后野照射时,应每天照射两野,或用隔天轮照一野,前野剂量比后野剂量稍高的方法避免脊髓超过生物当量剂量。若肿瘤较大并偏向一侧时,用每次一野照射法,也将使肿瘤各点的生物效应不均匀性太大。

4. 在进行科研和临床疗效、放射并发症的评价时,对同一部位的肿瘤或正常组织用不同分割照射方法,可利用上述数学模式进行比较。

由于临床情况的变化多端,如肿瘤大小、病理形态、分化程度、局部情况或肿瘤内突然发生血栓形成等均可影响肿瘤对放射的敏感性,因而改变放射生物学效应,各种正常组织对放射线的反应和修复机制也不同。

NSD、TDF 和 CRE 数学模式存在的主要缺陷在于:

1. 对早或晚反应组织未加区别,均采用相同的 N、T 指数显然是不合理的。对于晚反应组织,决定生物效应的参数更重要的是每次剂量大小,而不是分割次数(N)。

2. 用 $T^{0.11}$ 的指数函数(正常皮肤的再增殖因子),对早反应组织和肿瘤组织在照射过程中的再增殖因素估计过低,而对晚反应组织则估计过高。而且,组织照射后的重激性再增殖是先慢后快,与 $T^{0.11}$ 的推算结果正好相反。

因此,虽然时间-剂量-分割数学模式在放疗中作出了重大贡献,但目前已完成了历史使命,而代之以线性二次方程公式(简称 α/β 公式)。

六、线性二次方程公式(α/β)

(一) 二次线性平方(LQ)模式

LQ 模式将 DNA 的双链断裂作为辐射引起各种生物效应最基本的损伤,而 DNA 分子双链断裂的辐射沉积方式理论上有两种可能:一种为一个辐射粒子在靠近 DNA 双链部位的能量沉积同时造成了两条单链的断裂(单次击中),其断裂数 N 将直接与吸收剂量 D 成正比,即 $N = \alpha \cdot D$,α 为其比例系数,与射线性质及被照射细胞的遗传特性本质相关。另一种为两个辐射粒子分别在 DNA 互补链相对不远的两个位置的能量沉积同时造成了两条单链的分别断裂(多次击中),这种方式导致的双链断裂与吸收剂量的平方成正比,即 $N = \beta \cdot D^2$,β 为其比例系数。LQ 模式认为给予剂量 D 与导致 DNA 双链断裂的关系可表达为:

$$N = \alpha D + \beta D^2$$

那么双链断裂数与细胞受照射后的存活比率 S 之间有什么关系呢?大量实验数据的数学模拟提示 $S = e^{-N}$,亦即断裂数与存活比率呈指数性反比关系,因此剂量 D 和存活率的指数关系可表达为:$S = e^{-(\alpha D + \beta D^2)}$。当进行 n 次照射,分次剂量为 d 时 LQ 公式可表达为:

$$S = e^{-n(\alpha d + \beta d^2)} \text{(简称 α/β 公式)}$$

式中,S 为存活比例,e 为自然对数底,n 为照射次数,d 为分次照射的剂量,α、β 为系数。

α/β 的比值表示引起细胞杀伤中单击和双击成分相等时的剂量,以 Gy 为单位。早反应组织和大多数肿瘤的 α/β 值大(10 Gy 左右),晚反应组织的 α/β 值小(约 3 Gy)。从细胞存活曲线来看,在早反应组织有较长的直线区,而晚反应组织则曲线部分较弯曲("肩部"宽大),故早反应组织的分割效应相对少于晚反应组织。根据体外培养细胞和动物实验以及临床资料分析,对早反应组织和晚反应组织的 α/β 值有一些参考数据可利用(见表 4-2)。

表 4-2 正常组织的 α/β 值

组织	α/β(Gy) *
早反应组织	
皮肤(脱皮)	9.4(6.1～14.3)
	11.7(9.1～15.4)
	21.0(16.2～27.8)
毛囊(脱毛)	7.7(7.4～8.0)
	5.5(5.2～5.8)
唇黏膜(脱皮)	7.9(1.8～25.8)
小肠(克隆)	7.1(6.8～7.5)
结肠(克隆)	8.4(8.3～8.5)
睾丸(克隆)	13.9(13.4～14.3)
脾(克隆)	8.9(7.5～10.9)
晚反应组织	
脊髓(瘫痪)	2.5(0.7～7.7)
颈段	3.4(2.7～4.3)
颈段	4.1(2.2～6.5)
腰段	5.2(2.0～10.2)
脑(LD_{50}/10 个月)	2.1(1.1～14.4)
眼(白内障)	1.2(0.6～2.1)
肾	
兔	1.7～2.0
猪	1.7～2.0
大鼠	0.5～3.8
小鼠	0.9～1.8
小鼠	1.4～4.3
肺	
LD_{50}	4.4～6.3
LD_{50}	2.8～4.8
LD_{50}	2.0～4.0
呼吸率	1.9～3.1
膀胱(排尿频率、容量)	5.0～10.0

* 同一组织有不同 α/β 值,是引自不同资料来源

  Fowler 用 α/β 公式的概念,提出了<u>生物效应剂量</u>(biological effective dose,BED)D_{BE} 公式,经计算可分别求出对早反应和晚反应组织的等效剂量。

$$D_{BE}=N \cdot d\left(1+\frac{d}{\alpha/\beta}\right)$$

式中,N 为照射次数,d 为分次剂量。

  但必须注意以下几点:(1) 表 4-2 所列的 α/β 值多数是离体细胞或动物实验中所得出

的数据,临床应用时应慎重;(2)一般只适合 α/β 值在 2~8Gy 剂量范围内使用,特别要注意在估计重要组织如脊髓等时,当分次量<2Gy 时,运用这一方程计算有过量危险;(3)在组织的 α/β 值较低时,与剂量关系较大,如 α/β 值在 2~4Gy,其等效曲线差别极大,在 10~20Gy 则差别很小,晚反应组织的 α/β 值小,应用 α/β 公式时,等效剂量估量的不正确性危险亦最大;(4)另外,肿瘤内乏氧、坏死等因素也会使 α/β 值有变异;(5)更重要的是 α/β 模式是基于分次照射期间假设没有细胞的再增殖,这是它的最主要的缺陷。而事实恰恰相反,在整个治疗过程中,肿瘤和早反应组织至少能产生 1 次再增殖(一般约在放射第 2 周后开始),肿瘤在放疗后期(约 3~4 周起)可出现加速再增殖。故应考虑因组织修复和再增殖而"浪费"的剂量,因此提出了 ERD 概念。

七、外推反应剂量(extrapolated response dose,ERD)D_{ER}概念

1982 年,Barendsen 最先将时间-增殖因素引入 α/β 模式,随后很多国家的学者纷纷对 ERD 提出了简便的数学模式,并进行了实验验证,提出了 ERD 的概念。考虑对组织的有效剂量应包括总剂量,以及因组织修复浪费的剂量,故 ERD 不是实际所照射的剂量。

ERD=总剂量×相对效应(与修复有关)-增殖因子。以公式表达为:

$$D_{ER}=N \cdot d \cdot \left(1+\frac{d}{\alpha/\beta}\right)-KT \text{(单位 Gy)}$$

式中,d 为分次剂量,N 为总次数,T 为总时间;K(时间系数)$=0.693/(\alpha \cdot \varphi)$,$\varphi$ 为倍增时间。

对于晚反应组织而言,因增殖不起主要作用,可以略去增殖因子。ERD 公式即为上述的 BED 公式。

低剂量率照射时,另有公式表达。

当然,ERD 概念也并不是最完善的,并需要有一定的技术措施,如需测定每例患者肿瘤的倍增时间等。

总之,时间-剂量-分割数学模式、α/β 模式或 ERD 概念都是为了更实际地反映放疗过程中发生在肿瘤及正常组织内的变化,以数学模式定量化,根据公式获得的各种数据不是实际照射的剂量,在阅读文献时应加以注意,不能作为吸收剂量进行套用。

第二节 放射治疗的有关术语

一、照 射 方 式

(一)体外照射

用各种放射源在体外进行照射,最为常用。又可分为近距离放疗和远距离放疗两种方式。近距离放疗表面剂量高,对深度组织损伤小,适用于表浅肿瘤。远距离放疗剂量分布均

匀,深度量高,适用于深部肿瘤。

(二) 体腔内照射

体腔内照射也属于近距离放疗,与体外照射的区别是,将体腔管或放射源置于体腔内进行照射。也可将放射性核素(^{32}P、^{198}Au等)注入胸、腹腔内进行照射。

(三) 组织间照射

将含有放射源的管道或针插入肿瘤组织内照射,现多用后装治疗机进行治疗,也属于近距离放疗的一种。

(四) 内照射

口服或静脉注射放射性核素进行治疗。

二、外照射治疗中射线质的划分

(一) 千伏级 X 线治疗

1. 接触治疗　30~60 kV;
2. 浅层治疗　60~140 kV;
3. 中层治疗　140~180 kV;
4. 深层治疗　180~400 kV。

(二) 超高压治疗(兆伏射线)

1. 医用直线加速器　高能 X 线,高能电子束。
2. 远距离放射性核素　^{60}Co(1.25 MV),^{137}Cs(0.66 MV)。

(三) 高 LET 射线

有快中子、质子、负 π 介子、重离子治疗等。

三、放射治疗中的物理条件

(一) 电压

在 X 线治疗时,加于 X 线管两级间的高峰电压(kV),电压越高,连续 X 线波长越向短波方向移动,其穿透力越大,可得到较高的深度量。

(二) 电流

以 mA 表示。电流增强,则单位时间内的 X 线量增加,影响到剂量率,与穿透力无关。

(三) 过滤板

因电压不能无限提高,为了改善 X 线的质,可用一定厚度及原子序数的物质将不需要的低能 X 线(软线)滤掉。一般在高原子序数的过滤板下另加一薄层铝,以便把上面过滤板的特征 X 线滤掉,可减轻皮肤反应。

(四) 半值层(HVL)

半值层是表示射线质的一种方法,是使一定条件下已知的放射线强度(量)减弱一半所需吸收体物质的厚度(可用塑料、水、Al、Cu、Pb 等)。测 HVL 时应注意所使用的物理条件如滤过、距离、照射野大小等均要与实际照射时一致,同时应保持一定的距离(15 cm 以上),以避免次级射线造成的误差。

(五) 距离

放射源(或靶面)到皮肤的距离,称源皮距或靶皮距(SSD 或 FSD)。照射率与距离平方成反比。加大 SSD,可提高深度量,减少旁向散射,并可扩大照射面积。无限加大 SSD,剂量率明显下降,在时间上不经济。因近年来放疗技术的应用趋向是采用同中心治疗,故距离的概念应相应改为放射源到旋转中心的距离(SAD)。

(六) 照射面积

面积越大,散射线越多,皮肤量增加,但深度量也可得到提高。用千伏级 X 线时,面积对深度量的影响要比超高压射线显著。

(七) 剂量率

剂量率即单位时间内的放射量。一定距离上的 X 线照射量与电流成正比,与过滤板的厚度及其原子序数成反比。剂量率与距离的平方成反比。

(八) 半衰期

放射性核素的活度(强度)减少一半时所需要的时间称为该放射性核素的半衰期(half life time)。

四、临床常用术语

(一) 照射野

照射野表示射线束经准直器后垂直通过模体的范围,一般用模体表面的截面大小表示照射野的面积。临床剂量学中规定体内 50% 等剂量曲线的延长线交于模体表面的区域定义为照射野的大小。

(二) 射野中心轴

射野中心轴表示射线束的中心线。临床上一般用放射源 S 穿过照射野中心的连线作为射野中心轴。

(三) 参考点

规定模体表面下射野中心轴上某一点为剂量计算或测量参考的点,表面到参考点的深度称为 d_0。400 kV 以下的 X 线,参考点取在模体表面($d_0=0$),对高能 X 或 γ 线参考点取在模体表面下射野中心轴上最大剂量点位置($d_0=d_m$),该位置随能量确定。

(四) 源皮距(SSD)

源皮距表示射线源到模体表面照射野中心的距离。

(五) 源瘤距(STD)

源瘤距表示射线源沿射野中心轴到肿瘤内的距离。

(六) 源轴距(SAD)

源轴距表示射线源到机架旋转轴或机器等中心的距离。

(七) 空气量(D_A)

空气量是指从靶(源)发出的射线使某一距离点的空气产生一定电离量的辐射量。

(八) 皮肤量(D_S)

在离放射源某一距离皮肤上测得的剂量,等于空气量加散射量。千伏级 X 线的最高量在皮肤表面,一般为空气量再加 10%~15% 的量。若对侧有另一照射野时,应加上对侧的出射量。

(九) 剂量建成区和剂量建成效应

高能放射线进入人体后,在一定的初始深度范围内,其深度剂量逐渐增大的效应叫做剂量建成效应;由此效应形成的最大剂量处的深度常被作为剂量参考点;从照射野表面到最大剂量处的深度区域称为剂量建成区(dose build up region)。建成区的深度随射线能量的增大而增加。有3种物理原因造成上述剂量建成区:(1) 当高能 X(γ) 线射入到人体或体模时,从体表或皮下组织产生高能次级电子;(2) 这些高能次级电子要穿过一定的组织深度耗尽能量后才停止;(3) 由于(1)、(2)两个原因,造成在最大电子射程范围内,由高能次级电子产生的吸收剂量随组织深度增加而增加,并约在电子最大射程附近达到最大。但是由于高能 X(γ) 线的强度随组织深度增加而按指数和反平方定律减少,造成产生的高能次级电子数随深度增加而减少,其总效果在一定深度(建成区深度)以内,总吸收剂量随深度而增加。

(十) 最大参考剂量(D_m)

高能射线由于建成效应的关系,其最高剂量在皮下某一深度(^{60}Co γ 线在皮下约 0.5 cm 处),以此为计算百分深度量的参考点。

(十一) 深度量

在组织某一深度的放射量,实际上应为该深度的吸收剂量,是原射线的吸收量加上组织散射量,根据不同照射条件,用体模测出。

(十二) 百分深度量(PDD)

百分深度量指体内照射野中心轴上某一深度的吸收剂量(Dd)与照射野中心轴上参考校准点吸收剂量(Dd_0)的百分比值。PDD=(Dd/Dd_0)×100%。

在临床实际应用中,一般将参考点取在射野中心轴上的最大剂量点处(D_m),则此时 PDD=(Dd/D_m)×100%。

百分深度量是在一定照射条件下(能量、距离、面积),在体模或水模中经实测测得,为使用方便起见,制成各种照射条件下使用的百分深度量表供选择使用(见书末附表)。影响百分深度量的因素有射线能量、照射面积、源皮距(SSD)和被照射组织/肿瘤的深度,在查表时这四个因素均应注意。

(十三) 等剂量曲线

射线束在一定组织深部中心轴处的剂量最高,远离中心轴则逐渐减弱,把不同深度但相同剂量的各点连成一线称等剂量曲线,这对布野极为重要,射线能量越高,等剂量曲线越趋平坦,对治疗有利。

(十四) 半影

半影是指照射野边缘剂量随离开中心轴距离的增加而发生急剧变化的区域,一般用垂直于中心轴的射野平面与中心轴交点剂量的 20%~80% 距离表示。半影主要有几何半影、穿射半影和散射半影组成。

(十五) 肿瘤量(D_T)

在肿瘤深度的放射量(吸收剂量),即各照射方向的原射线和散射线到达此点的剂量之和。

(十六) 容积量

容积量指某一体积的吸收剂量,其多少与射线的质及所照射的体积有关。容积量包含了照射靶区和射线经过区域内正常组织的剂量,这在考虑放射损伤和放射防护时有用。

(十七) 楔形野

放射线穿过楔形板照射到人体上的照射野称为楔形野(wedge field);楔形野内50%的等剂量线的切线与射野中心轴垂线间的夹角称为楔形角;楔形板本身的几何角度称为楔形板角;射线束中心轴上一定深度处有、无楔形板的吸收剂量之比称为楔形因子。楔形野的百分深度量等于相同照射野内无楔形板的百分深度量与其相应的楔形因子的乘积。

(十八) 靶区(靶体积)

靶区亦称目标区域,根据设计好的时间-剂量治疗方案达到计划要求的吸收剂量之组织体积,即是治疗目标所在,包括肿瘤本身及邻近潜在的受侵犯组织以及可能扩散的范围,靶区还应包括因解剖部位及内脏运动的临床不确定性而需要考虑照射的边缘区域(margin)。根据临床和技术的不同特点和需要,ICRU 50号和62号报告将之区分为肿瘤区(GTV)、临床靶区(CTV)、计划靶区(PTV)、治疗区(TV)、照射区(IV)、危险器官(OR)和计划危险器官(PRV)。

1. 肿瘤区(gross tumor volume,GTV)　肿瘤区指肿瘤的临床灶,为一般诊断手段(包括临床检查、CT、MRI、PET)能够诊断出的、可见的、具有一定形状和大小的恶性病变的范围,包括原发灶、转移淋巴结和其他转移灶。当肿瘤已行根治术后,则认为没有肿瘤区。

确定肿瘤区的意义在于:对于根治性放疗,要给予肿瘤区以足够的剂量,使肿瘤得以控制,便于观察肿瘤随剂量的变化及其他因素的影响。

2. 临床靶区(clinical target volume,CTV)　临床靶区是指按一定的时间剂量模式给予一定剂量的肿瘤临床灶(GTV)、亚临床灶以及肿瘤可能侵犯的范围。根据这个定义,同一肿瘤区可能出现两个或两个以上临床靶区的情况。

肿瘤区和临床靶区的特点:(1)是根据临床检查和结合静态影像(如CT、MRI、PET)确定的;(2)不考虑器官的运动和治疗过程的误差;(3)与所采用的内、外照射方式无关。

3. 计划靶区(planning target volume,PTV)　计划靶区包括:(1)临床靶区(CTV)、照射中患者器官的移动(ITV);(2)由于摆位、治疗中患者体位的重复性误差;(3)靶位置和靶体积变化等因素引起的扩大照射的组织范围;(4)为确保临床靶区得到规定治疗剂量的照射范围;(5)计划靶区决定照射野的大小。

4. 治疗区(therapy volume,TV)　治疗区是由放疗医师根据治疗目的(根治或姑息)选定的等剂量面所包罗的区域。治疗区一般选用最小靶剂量面所包罗的范围,它有时与计划靶区十分接近,有时大于计划靶区,当治疗区小于PTV时,肿瘤控制的几率就会下降,此时需要重新评估治疗计划甚至调整治疗的目的。治疗区与计划靶区的相对关系是治疗方案优选的一个因素。

5. 照射区(irradiation volume,IV)　照射区是放疗医师根据时间-剂量-分次处方定义的认为与正常组织放射耐受性相关的剂量范围(如50%等剂量面所包绕的范围)。

6. 危险器官(organs at risk,OR)和计划危险器官(planning organ at risk volume,PRV)　危险器官是指邻近靶区的某些正常组织的放射敏感度显著影响治疗计划和(或)处方剂量,超过一定剂量的照射将可能产生比较严重的并发症。由于要对这一类器官加以保护,治疗剂量不得不降低,或者治疗范围要缩小,甚至治疗目的要从根治变为姑息。危险器官也存在治疗过程中的位置移动和形状变化以及各种摆位误差,所以同样需要在危险官周围加以合适的余量,加以合适余量的危险器官称为计划危险器官。

(十九) 剂量热点(hot spots)

剂量热点指靶区以外正常组织的受量超过靶区的区域。临床上应尽量避免面积超过 $2\,cm^2$ 的热点区。

(二十) 组织-空气比(TAR)

在固定野照射时,由于入射野面积和源皮距是固定不变的,照射野范围内的任何深度的剂量均可通过某种能量射线的百分深度量表查得。但当用放射源以肿瘤为中心旋转治疗时,由于人体体表曲面的不规则和肿瘤不在体内中心部,其源皮距、入射野面积(A)和皮肤量(或最大参考点剂量)均在不断改变,只有放射源到肿瘤中心距离(F)和肿瘤水平的面积是固定不变的,因此不能用计算固定野照射的肿瘤剂量方法来计算旋转治疗时的肿瘤剂量。必须用组织-空气比的方法计算。组织-空气比的定义是比较两种不同散射条件下在空间同一点的剂量之比,与源皮距无关。

$TAR=\dfrac{D_t}{D_{ta}}$,其中 D_t 为肿瘤中心处的照射量,D_{ta} 为空气中肿瘤中心水平的照射量。因此,TAR 实质为组织-空气的照射量之比。

由于软组织/肿瘤的 F 因素(软组织和空气的吸收剂量之比)与能量关系不大。故组织-空气比的概念也可延伸为肿瘤-空气的吸收剂量之比。

组织-空气比根据放射源能量、深度及照射野面积可以查表(见书末附表)得到。

(二十一) 组织模体比(tissue phantom ratio,TPR)

在水模中,射线束中心轴某一深度的吸收剂量,与距放射源相同距离的同一位置校正深度处吸收剂量的比值。

(二十二) 组织最大剂量比(tissue maximum ratio,TMR)

若在组织模体比中的标准深度的吸收剂量,用参考深度即最大剂量深度的吸收剂量代替,作为组织模体比的特例,定义该参数为组织最大剂量比,在临床上常用。

原则上各个机体的组织-空气比和组织最大剂量比均以经实测计算的数据为准,但为方便也有各种表格可供参考(见书末附表)。

(二十三) 反散因子(BSF)

定义为射野中心轴上最大剂量深度处的组织-空气比。$BSF=D_m/D_{m空气}$。

(二十四) 散射空气比(SAR)

定义为体模内某一点的散射剂量与该点空气中吸收剂量之比。与组织-空气比的性质类似,散射空气比与源皮距无关,只受射线能量、组织深度和射野大小影响。因为体模内某一点的散射剂量等于该点的总吸收剂量与原射线剂量之差,因此某射野在深度 d 处的散射空气比在数值上等于该野在同一深度处的组织-空气比减去零射野的组织-空气比。零射野的物理意义是没有散射线。

(二十五) 射野输出因子

由于准直器散射线的影响,射野输出剂量(照射剂量率或吸收剂量率)随射野增大而增加,描述这种变化关系的叫做射野输出因子(OUF)。它定义为射野在空气中的输出剂量率与参考射野(一般为 $10\,cm\times10\,cm$)在空气中的输出剂量率之比。

（二十六）体模散射校正因子（Sp）

射野在体模内参考点（一般在最大剂量点）深度处的剂量率与准直器开口不变时参考射野（10 cm×10 cm）在同一深度处的剂量率之比。

（二十七）LET（linear energy thansfer，LET）

LET 是线性能量传递的简称，是指次级粒子径迹单位长度上的能量转换，表明物质对具有一定电荷和一定速度的带电粒子的阻止本领，也即带电粒子传递给其径迹物质上的能量，用千电子伏特/微米（keV/μm）表示。原则上不适用于光子（X 线或 γ 线），但可以衡量它的二次电子（光电子、康普顿电子及电子对）。所谓高 LET 射线即指 LET>100 keV/μm 的一些射线，如快中子、负 π 介子和重粒子等，质子从本质上属于低 LET 射线，但因其具有理想的剂量曲线（形成 Bragg 峰），亦将它归纳于高 LET 射线内。常规应用的 X 线、γ 线及电子束等都属于低 LET 射线，其 LET 一般<10 keV/μm。

复习思考题

1. 简述照射量、吸收剂量的含义。
2. 简述时间-剂量-分割数学模式、线性二次方程公式（α/β）和外推反应剂量（ERD）的意义和缺陷。
3. 何为肿瘤区（GTV）、临床靶区（CTV）、计划靶区（PTV）、治疗区（TV）、照射区（IV）、危险器官（OR）和计划危险器官（PRV）？它们的关系如何？
4. 熟悉临床常用术语的含义。

参考文献

[1] 许昌韶主编.高等教育教材：肿瘤放射治疗学.北京：原子能出版社，1995

[2] 李士骏编.电离辐射剂量学.第 2 版.北京：原子能出版社出版，1986

[3] 谷铣之，殷蔚伯，刘泰福，等主编.肿瘤放射治疗学.第 2 版.北京：北京医科大学中国协和医科大学联合出版社出版，1993

[4] 沈 瑜，糜福顺主编.肿瘤放射生物学.北京：中国医药科技出版社出版，2002

[5] 申文江，徐国镇主编.放射肿瘤学新进展.北京：中国医药科技出版社出版，2001

[6] 张红志，邱学军，史 荣主编.肿瘤放射治疗物理学进展.北京：北京医科大学出版社，2002

[7] 杨伟志，冯宁远，沈 瑜.LQ 公式的生物概念及应用.中华放射肿瘤杂志，1995；4（2）：125～129

[8] International Commission on Radiation Units and Measurements. Prescribing recording and reporting photons beam therapy. ICRU Report No. 50，1992

[9] Wambersie A, Landberg T. ICRU report draft prescribing, recording external beam radiation therapy. ICRU News 2，1996，16～18

[10] Fowler JF. The linear-quadratic formula and progress in fractionated radiotherapy. Br J Radiol，1989，62：679～694

（周菊英）

第五章 肿瘤临床放射生物学概论

肿瘤临床放射生物学是在放射生物学基础理论研究的基础上,探讨人类肿瘤及正常组织在放疗中的放射生物学问题的学科,例如有关电离辐射是怎样使一个肿瘤消灭的以及它的过程怎样?如何提高它的效能?又如何来减少正常组织的损伤和降低全身反应等问题。其涉及范围较广,学术界的大量工作对其的研究已较为深入。临床放射生物学主要从以下三方面对肿瘤放疗产生影响:(1)提供了放疗的理论基础,如肿瘤及正常组织的增殖和修复、氧效应的影响、辐射分子生物学与肿瘤放疗的关系等;(2)通过放射生物学的研究有助于放疗中新的治疗方法的建立,如放射增敏剂和放射防护剂的应用、不同分割照射方法的建立、高 LET 射线的应用等;(3)协助确定临床放射计划,如不同分割照射中和不同剂量率照射的治疗计划转换、并用化疗或放射增敏剂等。本章只简要介绍与肿瘤放疗关系较为密切的问题。

第一节 肿瘤放射治疗的生物学基础

一、放射杀伤细胞的基本机制

一般认为电离辐射对细胞杀伤的基本机制是破坏 DNA,而细胞膜和微管等其他损伤是放射细胞毒作用的辅助机制。

细胞的辐射损伤机制主要分直接作用和间接作用两种(图 5-1)。前者引起的损伤约占 1/3,而大量的则是由后者引起的。

(一)直接作用

直接作用是电离辐射直接将能量传递给生物分子,引起电离和激发,导致分子结构的改变和生物活性的丧失。此时,射线对生物分子的作用是随机的,但生物分子在吸收辐射能量后所形成的损伤往往局限于分子的一定部位或较弱的化学键上。若以 RH 代表人体组织的有机分子,射线直接使 RH 电离,产生有机自由基 R·,造成生物分子损伤。这种损伤可因与巯基(—SH)化合物的作用而修复;但若组织内富氧,

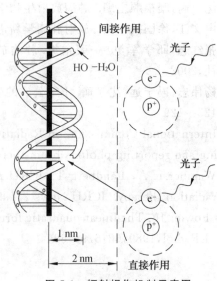

图 5-1 辐射损伤机制示意图

则 R· 可与 O_2 作用而产生 RO_2，使生物分子损伤，这种损伤不易修复。

(二) 间接作用

射线直接作用于细胞内外的水，引起水分子的活化和自由基的生成，然后通过自由基再作用于生物分子，造成它们的损伤，这样的作用方式称间接作用。其过程是射线使水分子激发、超激发和电离，产生 H_2O^+、H^+、H_2O^-、OH^-、H_3O^+ 和自由电子，并产生性质十分活跃的中性自由基 $OH·$、$H·$、$HO_2·$ 和具极强氧化能力的 H_2O_2，这些产物可破坏正常分子结构而使生物靶受损伤。低 LET 射线(X、γ、电子)在缺氧状态下照射水只产生 $OH·$ 和 $H·$ 自由基，而在有氧情况下尚可产生 $HO_2·$ 和 H_2O_2；而高 LET 射线照射时，不论在有氧或缺氧情况下，都能产生 $OH·$、$H·$、$HO_2·$ 和 H_2O_2。由此可见低 LET 射线对氧的依赖性大。同时，高 LET 射线形成的电离轨迹极为密集，通过 DNA 分子时可产生大量的能量贮存，因而即使在缺氧情况下亦可产生直接效应，高 LET 射线可产生不可修复的双链断裂。

二、机体受照射后的变化过程

(一) 物理学过程

电离粒子与生物体组织中的细胞核相互作用，高速运转的电子以 10^{-18} s 的速度通过 DNA 生物大分子及以 10^{-14} s 的速度穿过生物体细胞，从而产生了一系列的电离和激发过程。光子(X 线、γ 线)与被照射介质(组织)相遇时可发生光电效应、康普顿效应和电子对效应。在发生上述现象时，除了产生的光电子、反冲电子及电子对效应的正、负电子和失去电子后的原子成为的正离子均直接有电离作用外，这些电子还可作用于介质的其他原子，重复发生上述三种效应，此过程重复多次，可产生大量正负离子，它们在肿瘤治疗中起电离作用。

(二) 化学过程

受到损伤的细胞核和分子与细胞中的其他结构起快速的化学反应，形成自由基，自由基反应一般在照射后 1/1000 s 内完成。

(三) 生物反应过程

电离作用产生生物效应不能依据机体吸收的能量来衡量，例如 5 Gy 剂量全身照射后 1 个月，可引起骨髓衰退性死亡，而全身吸收的能量不及饮用 1 杯咖啡。从分子水平来解释，这是射线使关键生物分子的特殊电离而产生的破坏。3 Gy 剂量照射使每个被照射细胞发生成千上万次电离，每个细胞出现几千个 DNA 单链断裂，大约有 100 个双链断裂。在此期间，大部分的损伤(如 DNA)能被修复，而不能被修复的损伤则最终导致细胞死亡，也有可能发生放射致瘤，这个时期可以延长到许多年后。

三、细胞的辐射效应

(一) 细胞杀灭的随机性

细胞群经照射后，会产生部分细胞死亡，但细胞死亡是随机分布的，即假设在 100 个细胞组成的细胞群中，则经 100 次可产生致死性损伤的照射并不能杀灭全部 100 个细胞，而按平均值计算，其中 37 个细胞未被击中，37 个细胞仅被击中 1 次，18 个细胞被击中 2 次，6 个细胞被击中 3 次，1 个细胞可能被击中 4 或 5 次。因此细胞死亡呈随机分布，使细胞存活率和剂量之间成半对数关系。

(二) 放射损伤细胞的结局

一般认为放射损伤的靶是 DNA。由于 DNA 的损伤造成细胞分裂机制的损害,导致分裂失败或细胞损害。放射损伤细胞后,可发生以下 6 种不同的结局:(1) 凋亡。有些高度放射敏感的细胞,当受到较小剂量照射后,即可发生凋亡。(2) 流产分裂。受致死剂量损伤的细胞在进入下一次分裂周期时,由于 DNA 受损而无法复制,导致细胞死亡。(3) 子代细胞畸变。DNA 的损伤,使细胞在分裂后产生的子代细胞 DNA 突变,造成细胞畸变。(4) 形态上无任何变化。这类细胞包括未进入分裂周期的休止期细胞和已丧失了增殖能力的功能细胞,如中枢神经中的神经元、成熟的肝细胞。在照射后,它们的 DNA 虽已损害,但由于它们未进入分裂周期,故其损伤并不表现,在形态上依旧正常,并具有原有的功能,但如受照剂量较大时,这些功能可能受损,当受照剂量更大时(100 Gy 左右),则也会死于凋亡。(5) 有限的分裂后死亡。多数细胞在致死剂量照射后经历这种形式的死亡,这时它们的 DNA 已受到双链断裂,但还能勉强分裂成功,断裂的 DNA 在分裂过程中多次复制,使这些损伤在子代细胞中累积,最后导致流产分裂而死亡。此种分裂能力非常有限,一般不超过 4~5 个分裂周期。在体外培养时,这些细胞产生的克隆很小,细胞数不会超过 50 个。(6) 生存。受照射后,细胞仍有无限增殖的能力,在子代细胞中没有或仅有轻微的改变。

(三) 细胞死亡

细胞死亡是细胞被照射后的主要的生物效应,以增殖性细胞死亡和间期性细胞死亡(细胞凋亡)两种形式表达。

1. 增殖性细胞死亡 (reproductive cell death)

细胞增殖性死亡是指细胞受照射后一段时间内,仍继续保持形态的完整,甚至还保持代谢的功能,直至几个细胞周期以后才死亡。增殖性细胞死亡是最常见的细胞死亡形式,受照射后损伤何时表达与不同的组织有关,也与组织的更新速度有关。

2. 间期性细胞死亡 (interphase death—apoptosis)

间期性细胞死亡与细胞周期无关,它不同于增殖性细胞死亡,其一般发生在照射后几小时内,这造成一种印象,似乎这种死亡形式的细胞放射敏感性较高。在临床上,最典型的间期性死亡的细胞是淋巴细胞。大多数情况下,它以细胞凋亡的形式出现。目前,已看到细胞凋亡在正常组织和肿瘤的放射生物学效应中起着很大的作用,如淋巴瘤细胞死亡主要由于发生细胞凋亡而致。据初步估计,大约 1/3 的实体瘤的放射生物学效应与细胞凋亡有关。增殖性细胞死亡和细胞凋亡均依赖于照射的剂量,但前者与剂量呈指数性关系,后者在剂量 1.5~5 Gy 范围内较敏感,且在照射后数小时内即可发生。在头颈部肿瘤放疗时,唾液腺的浆细胞和泪腺细胞的放射生物学效应主要为细胞凋亡,故临床上在放疗初期即可见到患者主诉口干舌燥。

四、细胞存活曲线

(一) 细胞存活的定义

肿瘤放疗的最终目标是消灭肿瘤,但临床放疗的目的是抑制肿瘤继续生长,使肿瘤细胞失去繁殖传代的能力,最终使肿瘤消退。所以在临床上,细胞存活的定义是经照射后,细胞仍具有无限增殖能力。而若失去无限增殖能力,即使在照射后细胞的形态仍保持完整,有能力制造蛋白质,有能力合成 DNA,甚至还能再经过一次或数次有丝分裂,产生一些子细胞,但最后不能继续传代者均称为已"死亡"的细胞。在离体培养的细胞中,一个存活的细胞可分裂繁殖成一个细胞群体,称为克隆或集落,具有生成克隆能力的原始存活细胞,称为"克隆源性细胞"。对于那些不再增殖的已分化的细胞,例如神经细胞、肌肉细胞、分泌细胞等,若丧失其特殊功能,也被认为是死亡细胞。

根据细胞存活的定义,放疗的疗效主要是根据是否残留有无限增殖能力的细胞,而不是要求瘤体内的细胞达到全部破坏。因此,在放疗后的病理切片中,发现有形态完整的肿瘤细胞不一定证明是肿瘤残留。当然,按细胞存活定义规定的存活细胞,则是治疗失败的主要原因,如何消灭这些存活细胞,是肿瘤放射生物学研究的任务。

(二) 细胞存活曲线的绘制

为了解肿瘤细胞对放射的敏感性,并进行如何提高肿瘤放射敏感性的研究,以便指导临床工作,1956 年 Puck 和 Marcus 根据细菌培养的方法用 Hela S_3 瘤细胞株建立起单个细胞平皿培养形成集落的方法(图 5-2),计算用不同剂量 X 线照射后,单个细胞生长成克隆的比例数,得出了肿瘤放射生物学研究历史上的第 1 条细胞存活曲线,以此定量研究细胞增殖能力的放射效应。

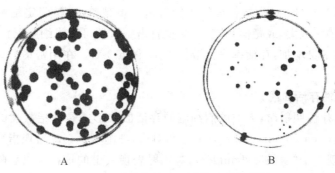

图 5-2 单个细胞平皿培养形成的集落
(A:用较低剂量照射,超过 50 个细胞的集落多;B:用较高剂量照射,超过 50 个细胞的集落少)

存活曲线的绘制方法主要依靠细胞培养,以制成的单个细胞接种平皿,用不同剂量 X 线照射,得到的集落形成的比例数与未经照射的对照组进行比较,得出存活率。根据不同剂量的不同存活率绘制成的曲线即为细胞存活曲线。这里指的存活细胞即是经照射后仍有无限增殖能力(可形成集落)的克隆源性细胞,其在特定生长环境里有能力形成含有超过 50 个细胞的集落(50 个细胞表示已繁殖 5~6 代)。以此分裂能力为标准,是为了排除那些受照射后还能分裂几次但已没有无限增殖能力的细胞,以及那些只具有有限分裂能力而最后进入分化的细胞。

(三) 指数性存活曲线

指数性存活曲线(exponential survival curve)是指细胞存活率与照射剂量成指数性反比关系,即在细胞的放射敏感性不变时,剂量越大,细胞死亡越多。以同一剂量照射放射敏感与放射抗拒的细胞,其存活率也不同。但根据指数性反比关系,即使照射的剂量达到极大时(临床上一般不可能用这么高的剂量),也会有少数细胞存活。这种关系用公式表达时为:$N/N_0 = e^{-KD}$。式中,N_0 代表平皿接种的细胞总数;N 为被照射细胞所形成的克隆数,即存活细胞数,故其存活率为 N/N_0；D 为照射剂量；K 是与射线的质及细胞敏感性有关的常数；e 为自然对数底。若将细胞存活率取对数,则上式可改写成：

$$\ln \frac{N}{N_0} = -KD$$

将纵坐标存活率改为对数坐标 $\ln \frac{N}{N_0}$，其与剂量 D 及 K 值便成直线关系（见图 5-3）。

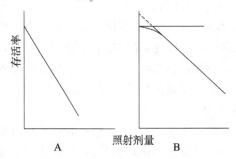

图 5-3 照射后细胞存活曲线
（A：指数性存活曲线；B：非指数性存活曲线）

按照靶学说,指数性存活曲线是单靶单击的结果。所谓"靶"(target),是指细胞内放射敏感的区域；所谓"击"(hit),是指射线粒子的打击。单靶单击,是假定细胞内只有一个靶,可理解为放射敏感区域大,或靶面积较大,只要打击一次便可造成细胞死亡。小剂量便可造成细胞死亡,随着剂量增加,存活率呈指数性下降（图 5-3A）。在用密集电离辐射源时,可有这种放射效应。

(四) 非指数性存活曲线

实际上,在治疗性照射时,人类肿瘤细胞的存活曲线形式是非指数性的,称为非指数性存活曲线(nonexponential survival curve)。照射后,细胞不是立即出现指数性死亡,而是在存活曲线上先出现一个"肩段"(shoulder),对辐射表现一定的抗拒。以后随剂量增加,才呈指数性死亡。在用稀疏电离辐射源时,细胞存活曲线可始终没有指数性死亡的直线部分。这种现象可用多靶单击说或单靶多击说解释。前者认为一个细胞内有多个放射敏感区域（多靶）,射线打中细胞内一个靶或打中多个靶。但尚剩一个靶未被打中,均不能使细胞死亡,只有所有靶均被打中时才有效；单靶多击说则认为射线击中靶一次,不能造成细胞死亡,只有多次击中后才见效。

以多靶单击说为例,存活曲线中"肩段"的出现便是群体细胞对照射所表现出的效应。假定每个细胞内有 n 个靶,只有击中 n 个靶才能造成细胞死亡,即使 $n-1$ 个靶被击中,也不会造成细胞死亡。剂量加大时,逐渐使 n 个靶均被击中的细胞增多,使存活曲线肩段下降,当每个未死亡细胞均被击中 $n-1$ 个靶时,"肩段"结束,以后,每击中一个靶,便使一个细胞死亡,存活率即与剂量呈指数性关系,存活曲线肩段之后即为直线状下降（图 5-3B）。

(五) 放射损伤的修复

细胞受电离辐射后,不完全像上面所说的不是死亡,就是存活。实际上,有很多细胞经照射后,受到一定的损伤,但一段时间后或在适当的条件下可得到修复,这对受照射区的正常组织有很大的意义,我们应竭力保护这种修复机制,或创造条件使之加快修复。已知从分子水平到细胞水平,至少有 8 种以上的放射损伤修复。在肿瘤放疗中最需注意的是亚致死性损伤(sublethal damage,SLD)修复或称 Elkind 修复,以及潜在致死性损伤(potential lethal damage,PLD)修复两种。

1. SLD 修复

SLD 修复是指照射后有的细胞失去无限增殖的能力而死亡,有的能从损伤中逐渐修复,并可保持无限增殖的能力。1959 年,Elkind 发现当细胞受照射后产生 SLD 而保持修复能力时,细胞能在照射后 3 h 完成这种修复,故这种修复亦称 Elkind 修复。SLD 的修复主要反映在细胞存活曲线的肩段上。SLD 对细胞的死亡影响不大,但它的修复能增加存活率。不同细胞的修复动力学不一样,体内和体外实验也不同。组织修复动力学研究表明 SLD 的修复与照射后的时间呈指数性关系,常用半修复时间 $T_{1/2}$(细胞损伤修复 50% 所需时间)来表示。不同组织的修复速度不同。皮肤、肾脏和脊髓的 $T_{1/2}$ 较长(1 至数小时),小肠黏膜较短(约 30 min),肺和结肠介于两者之间。一般来说,分割剂量增大,修复能力减弱。

2. PLD 修复

PLD 修复是指在正常状态下,应当在照射后死亡的细胞,若置于适当的条件下,由于损伤的修复,又可存活(保持无限增殖能力)的现象。实验证明与 PLD 修复有关的细胞几乎均为乏氧细胞,并主要存在于 G_0 期及相当不活跃的 G_1 期细胞内。若认为 PLD 修复是乏氧细胞特有的一种修复,则应重视该修复与肿瘤放疗难治性的关系。低温(20℃~29℃)可促进 PLD 修复,加温疗法可抑制 PLD 修复。另外,肿瘤细胞若有较强的 PLD 修复的能力,丧失了凋亡反应,则肿瘤不易被控制。

(六)细胞存活曲线有关参数的含义

在临床应用中,细胞存活曲线主要是指非指数性存活曲线即有肩段的存活曲线,在这曲线中可反映出几个参数,各个参数表示不同的生物学含义。非指数性存活曲线(多靶单击型存活曲线)的各参数代号见图 5-4。

1. Do(平均致死剂量,mean lethal dose)

为存活曲线直线部分斜率 k 的倒数($Do=1/k$),表示细胞的放射敏感性,即照射后余下 37% 细胞所需的放射量。Do 值越小,即杀灭 63% 细胞所需的剂量就越小,曲线下降迅速(斜率大)。过去曾使用 D_{37} 表示,现已不用,因 D_{37} 受其他参数干扰,在单靶单击的指数性存活曲线中 $D_{37}=Do$,而在肩段较宽的非指数性存活曲线中,$D_{37}≠Do$。

2. N 值(外推数,extrapolation number)

细胞内所含的放射敏感区域数,即靶数,表示细胞内固有的与放射敏感性相关的参数,是存活曲线直线部分的延长线与纵轴相交处的数值。靶数(即 N 值)一般均在 2~10 范围内。

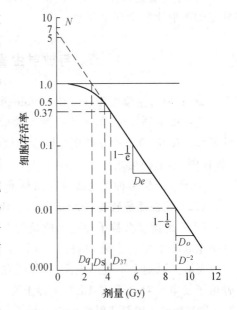

图 5-4 多靶单击型存活曲线的各参数表示

3. Dq 值(准阈剂量,quasithreshold dose)

代表存活曲线的肩段宽度,故也称"浪费的辐射剂量"。肩宽表示从开始照射到细胞呈指数性死亡所浪费的剂量,在此剂量范围内,细胞表现为亚致死性损伤的修复(全部细胞进

入 $n-1$ 状态之前)。Dq 值越大,说明造成细胞指数性死亡的所需剂量越大。经存活率为 100% 的点作与横轴平行的直线,再延长存活曲线直线部分与之相交即可得出 Dq 值。

$Dq = Do \times \ln N$($\ln N$ 是以自然对数表示的 N 值)

4. Ds

意义同 Dq,更好地表示了肩段的宽度,即存活曲线呈直线下降前所受到的剂量,但在存活曲线上是肩段的实际宽度。

5. D^{-2}

临床上常用 D^{-2} 来描述存活曲线的性质,即细胞数下降到 10^{-2} 时($S=0.01$)所受到的剂量值。

(七)细胞存活曲线的临床意义

细胞存活曲线主要用于研究以下几方面的放射生物学问题,并指导临床实践。

1. 研究各种细胞与放射剂量的定量关系。
2. 比较各种因素对放射敏感性的影响。
3. 观察有氧与乏氧状态下细胞放射敏感性的变化。
4. 比较不同分割照射方案的放射生物学效应,并为其提供理论依据。
5. 考查各种放射增敏剂的效果。
6. 比较单纯放疗或放疗加化疗或(和)加温疗法的作用。
7. 比较不同 LET 射线的生物学效应。
8. 研究细胞的各种放射损伤(致死性损伤、亚致死性损伤、潜在致死性损伤)以及损伤修复的放射生物学理论问题。

五、与放射生物学效应有关的几个指标

(一)相对生物效应(relative biological effectiveness,RBE)

射线的品质不一样,所产生的生物效应也不一样,常用相对生物效应(RBE)来表达它们的差异。RBE 值是指在产生相同生物效应的基础上,已知射线(如光子)的剂量与待测射线(如快中子)的剂量之比。

RBE = 产生某种生物效应所需标准射线剂量/产生同样生物效应所需的待测射线剂量。

(二)线性能量转换(linear energy thansfer,LET)

LET 是指次级粒子径迹单位长度上的能量转换,表明物质对具有一定电荷和一定速度的带电粒子的阻止本领,也即带电粒子传给其径迹上的能量,用千电子伏特/微米(keV/μm)表示。原则上不适用于光子(X 线和 γ 线),但可以衡量它们的次级电子(光电子、康普顿电子及电子对电子)。LET 实际上是一个平均值,γ 线的 LET 为 0.3 keV/μm,α 粒子为 100 keV/μm。我们把射线分为两大类:低 LET 射线(如光子和电子)以及高 LET 射线(如快中子等),质子的 LET 略高于光子。高 LET 射线所产生的生物效应明显高于低 LET 射线,在应用高 LET 射线时,细胞存活曲线的肩区明显缩小,甚至消失,而终斜率变大(详见本书第六章)。

(三)氧增强比(oxygen enhancement ratio,OER)

OER 是用来说明乏氧细胞对射线的敏感性,是在产生相同生物效应的基础上,细胞乏

氧及富氧时所需的剂量之比。在低 LET 射线照射时,OER 值为 2.5~3.0,而低 LET 射线在低剂量或低剂量率照射时,OER 值会下降。高 LET 射线的 OER 小。

OER＝乏氧细胞辐射致死量/富氧细胞辐射致死量。

(四) 治疗比(therapeutic ratio,TR)

TR 是指靶区内正常组织辐射耐受量与肿瘤组织辐射致死量的比值,TR≥1 的肿瘤,用放疗有可能获得局部控制,TR<1,则即使达到肿瘤消退,正常组织也要受到不可接受的损伤。

TR＝正常组织耐受量/肿瘤组织致死量。

(五) 剂量修饰因子(dose modifying factor,DMF)

对放射增敏剂或放射保护剂的修饰效应以 DMF 来评价,即在单纯照射时产生某一特定生物效应所需的照射剂量与照射并用修饰剂后产生相同生物效应所需的照射剂量的比值。

(六) 增敏比(sensitizating enhancement ratio,SER)

SER 为评估使用放射增敏剂的增敏效果而使用的指标,即在单纯照射时达到一特定的生物效应和照射并用放射增敏剂后达到同样生物效应所需的照射剂量的比值。

SER＝单纯照射达到特定生物效应所需照射剂量/照射并用放射增敏剂后达到同样生物效应所需照射剂量。

(七) 保护系数(protection factor,PF)或剂量减少系数(dose reduction factor,DRF)

PF 或 DRF 是评价使用放射保护剂效果的指标,即照射合并放射保护剂后达到单纯照射下同样生物效应所需的照射剂量与单纯照射产生同样特定生物效应所需的照射剂量的比值。

PF 或 DRF＝照射合并放射保护剂后达到单纯照射同样生物效应所需照射剂量/单纯照射产生同样特定生物效应所需照射剂量。

(八) 热增强比(thermal enhancement ratio,TER)

TER 为单纯照射和照射加热疗时产生同样生物效应所需的照射剂量之比。

TER＝单纯放疗所需照射剂量/照射加热疗时所需照射剂量。

(九) 治疗增益因子(therapeutic gain factor,TGR)

在评价并用某一药物的增益效果时,可用该药物对肿瘤组织的增敏比(SER)与对正常组织的增敏比的比值(即 TGR)来衡量,TGR＝肿瘤组织的 SER/正常组织的 SER。在用热疗时,TGR 则表示热疗时肿瘤反应的 TER 与正常组织损伤 TER 之比值,TGR＝肿瘤反应的 TER/正常组织损伤的 TER。在用某种高 LET 射线(如负 π 介子)时,由于其剂量曲线的生物学特性,对肿瘤组织和正常组织有不同的相对生物效应(RBE),有益于杀灭肿瘤,保护正常组织,则此时的 TGF＝肿瘤组织的 RBE/正常组织的 RBE。

第二节 氧 效 应

在正常组织和肿瘤组织中均含有氧分压高的富氧细胞和氧分压低的乏氧细胞。正常组织中含氧量少的乏氧细胞比例小(一般<1%),而在实验肿瘤中乏氧细胞则大大增加

(10%~20%)(表5-1),人肿瘤可高达30%~40%。如肿瘤内乏氧细胞的比例>60%,则无论是否用增敏剂,所有的肿瘤均将不能被放射控制(用低LET射线时)。因此,在放疗过程中要设法使乏氧细胞变为富氧细胞或降低乏氧细胞的放射抗拒性,即改变乏氧细胞的氧张力,来获得放射敏感性的最高效应,这就是所谓的"氧效应"。

表5-1 动物肿瘤中乏氧细胞的比例

肿瘤名称	乏氧细胞比例(%)
纤维肉瘤	50.1
淋巴肉瘤	1.0
腺癌	21.0
肉瘤(CH_3)	14.0
横纹肌肉瘤	15.0
鳞状上皮癌	18.0
骨肉瘤	14.0
腺瘤	12.0
RIB_5肉瘤	17.0

一、细胞辐射敏感性与氧效应的关系

(一) 肿瘤内乏氧细胞存在的原因

肿瘤供氧主要靠肿瘤毛细血管内的血流将氧弥散给瘤细胞,因此瘤细胞越靠近毛细血管则含氧量越丰富,而远离毛细血管者则成为乏氧细胞。Thomlinson形象地提出了"肿瘤索(tumor cord)"的概念,称其为肿瘤组织的最小单位,指出毛细血管不是向肿瘤内生长而是将瘤细胞团块(肿瘤索)包围,氧通过弥散到达肿瘤团块内的细胞,故越靠近中心的细胞含氧量较低,最终发生坏死,而越接近中心坏死区的细胞氧张力越低。该作者曾对163例支气管鳞癌的新鲜标本进行组织学检查,测量毛细血管至坏死区的距离,发现凡是>200μm半径的肿瘤索中心均有坏死,<160μm半径者均没有坏死,但无论中心坏死的半径有多大,其外周细胞层厚度一般都在100~180μm。

(二) 氧效应的作用原理

用放射线治疗肿瘤,主要依靠射线的电离作用,电离辐射的作用机制主要可归纳为两种,即直接作用和间接作用,两种作用都与氧的存在有密切关系(见本章第一节)。

(三) 乏氧细胞是肿瘤放疗后复发的主要原因

在上述的"肿瘤索"的坏死区和富氧的细胞区之间,有一个氧浓度逐渐减少的区域(乏氧细胞区),在这区域内细胞的氧张力足以保证能使细胞分裂繁殖成一个肿瘤细胞群体,但其氧张力的程度又是低得可以保护细胞不受辐射的影响,从而成为肿瘤再发的中心,以致造成放疗的失败。

(四) 氧效应与细胞存活曲线

在富氧及乏氧情况下,细胞存活曲线的形状基本上是一样的,主要区别是用低LET射线(X线、$^{60}Co\gamma$线等)时,在乏氧情况下要用约3倍的剂量,才能达到照射富氧细胞时的同等存活率(图5-5)。

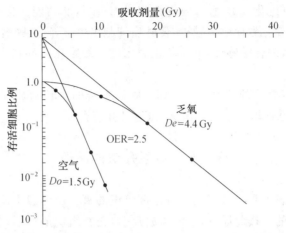

图 5-5 γ线在有氧和乏氧情况下照射小鼠 EM16 细胞的细胞存活曲线

(五)利用氧效应的条件

1. 必须在照射时有氧存在,才能使氧效应发挥作用。在照射前或照射后供氧(用高压氧舱或输氧)均无明显意义。

2. 对氧浓度的要求不是太高,实验证实,氧浓度达 2% 以上时的细胞存活曲线已和正常有氧情况下一样。正常组织可看作是氧合好的组织,其氧张力一般在 2.67~5.33 kPa (20~40 mmHg),大致和静脉内氧张力相仿。

(六)氧效应在临床上的应用

在临床上,实际是如何对付乏氧细胞的问题,过去和现在都已作了不少尝试。这在下面将要专题叙述。

二、氧 增 强 比

衡量放射线对氧依赖性的指标是"氧增强比(OER)"。OER 是在同一照射条件下,乏氧细胞和富氧细胞辐射致死量的比值。OER＝乏氧细胞辐射致死量/富氧细胞辐射致死量。

用低 LET 射线时,OER 值约为 2.5~3.0,而用 15 MeV 快中子(属于高 LET 射线)时,其 OER 值为 1.6。说明低 LET 射线对氧的依赖性大,而高 LET 射线对氧的依赖性明显较小。

三、肿瘤及其瘤床血管的意义

1. 肿瘤克隆源细胞的存在,使体内产生肿瘤血管内皮生长因子(VEGF),在 VEGF 的刺激下,可在肿瘤及其周围组织中形成新的毛细血管,使瘤体迅即增大。当肿瘤长到一定大小后,可致血流受阻,造成缺氧坏死或使肿瘤细胞转入非增殖期。但另一方面,由于肿瘤坏死,代谢产物的清除,使瘤体缩小,又可改善血运,而导致继续生长,故在临床上常见肿瘤是呈阶梯状生长的。

2. 肿瘤一旦受照射,敏感细胞死亡,可让出空间使间质增生,改善供血,使富氧细胞增多,重建敏感区。但照射也可使肿瘤和瘤床血管发生变化:(1)血管周围组织产生含蛋白质的渗出,最后发生纤维化;(2)血管内皮细胞损伤(结构和功能),使血流减慢,血栓形成,导致血管闭塞。血管变化致使供氧减少,使肿瘤细胞出生率降低,肿瘤缩小,又使血运改善,乏氧细胞得到再氧合,改善敏感性,但应防止瘤床过分纤维化而导致永久性缺氧,使肿瘤对放射抗拒。

总之,肿瘤及瘤床血管的意义在于:(1)肿瘤本身的生长与放疗后消退有赖于血管;(2)肿瘤对放疗的敏感性取决于氧供情况(血运良好与否)。

四、低氧放射疗法的原理

低氧放疗是根据患者吸入低氧气体后正常组织的氧分压迅速下降,而肿瘤组织氧分压下降缓慢的原理进行的。按此原理,在低氧放疗时,正常组织的放射耐受量提高,肿瘤组织的放射敏感性改变不大。因此可提高辐射剂量,从而提高肿瘤控制率,而正常组织并不因剂量提高而加重放射损伤。

低氧放疗的方法是在放疗时,让患者吸入含8%～10%氧气之混合气体代替含氧21%的普通空气。每次放疗前3～5min开始吸入低氧混合气体,直至本次放疗结束。在决定对患者进行低氧放疗时,必须对每例患者做低氧混合气体耐受试验。有严重心肺功能不全、肝肾功能不良、高血压Ⅲ期、血红蛋白<80g/L的贫血、癌性恶液质的患者禁忌使用低氧放疗。

一些学者的研究结果提示:(1)多数肿瘤能耐受含氧8%～10%的低氧混合气体,无合并症。(2)吸低氧1min后,正常组织氧分压降低35%,2min后降低36%,3min降低37%;而肿瘤组织氧分压下降缓慢,吸低氧2min后氧分压无变化,3min时仅降低5%。因此,低氧放疗可明显减轻放疗反应和辐射损伤,而对肿瘤则未显示出低氧保护作用。(3)因增加了正常组织的放射耐受量,肿瘤放射剂量可增加30%～40%;(4)低氧放疗对肿瘤的近期和远期疗效至少不低于对照组(但反应减轻),有些报告疗效高于对照组。

第三节 正常组织放射效应分类

在临床上,通常根据正常组织的不同生物学特性和对放射的不同效应将其分为早反应组织和晚反应组织两大类。

一、早反应组织

早反应组织的特点是细胞更新很快,经照射后损伤很快就会表现出来。目前对早反应组织的靶细胞业已明确。反应的发生是由等级制约细胞系统产生的,等级制约细胞系统是由干细胞以及正在分化的子代细胞组成的。早期放射反应的发生时间取决于分化的功能细胞的寿命,反应的严重程度反映死亡的干细胞与存活的克隆源细胞再生率之间的平衡。在放疗过程中存活干细胞的再增殖能力强,非致死性损伤的修复可较少考虑。常规每次分割剂量不致于造成损伤,一旦反应较重,也易发现,便于及时处理。早反应组织有小肠、皮肤

(基底细胞)、黏膜、骨髓、精原细胞等。大多数肿瘤组织的放射效应类似早反应正常组织(称早反应肿瘤组织),每次剂量过低或疗程延长对杀灭肿瘤不利。早反应组织的 α/β 值约为 10 Gy 左右。少数肿瘤的放射效应类似于晚反应正常组织(称晚反应肿瘤组织)。

二、晚反应组织

晚反应组织的靶细胞有脑脊髓、肺、肾、骨、肝、皮肤(真皮细胞)、脉管组织等。晚反应组织的特点是这些组织中细胞群体的更新很慢,增殖层次的细胞在数周甚至1年或更长时间也不进行自我更新,因此损伤很晚才会表现出来。在常规分割照射期间一般不发生代偿性增殖,细胞非致死性损伤的修复几乎是其惟一的保护效应,放疗中一定要注意保护晚反应组织。在急性反应可接受的情况下,适当提高分次剂量可提高肿瘤控制率,而在靶区内有重要的晚反应正常组织时,一般不宜采用大分割放疗,当分次剂量>2 Gy 时,晚期并发症明显增加,故对靶区内有重要的晚反应正常组织时,一般每次剂量不得超过 2 Gy。晚反应正常组织的 α/β 比值很低,约为 2~3 Gy(表 5-2)。

表 5-2 几种早反应和晚反应组织的 α/β 值

反应组织	α/β 值(Gy)
早反应组织	
小肠黏膜	13.0
大肠黏膜	7.0
皮肤(基底细胞)	10.0
精细胞	13.0
骨髓	9.0
晚反应组织	
脊髓	1.6~5.0
肾	0.5~5.0
肺	2.5~4.5
肝	1.4~3.5
皮肤(真皮细胞)	2.5~4.5

三、早反应组织、晚反应组织与总疗程时间

由于晚反应组织更新很慢,放疗期间一般不发生增殖,因此对总疗程时间的变化不敏感。缩短总疗程时间能增加对肿瘤的杀灭,但一般不会加重晚反应组织的损伤。相比之下,早反应组织对总疗程时间的变化很敏感,缩短总疗程时间,早反应组织损伤加重。一般认为,大多数肿瘤类似于早反应组织,因此在不致引起严重急性反应的情况下,为保证控制肿瘤应尽量缩短总疗程时间。

第四节 放射生物学中的"4R"概念

1987年,Withers提出了4个R的概念,即repair(修复)、repopulation(再增殖)、reoxygenation(再氧合)和redistribution(再分布)。这4个R是决定放射生物学效应的重要因素,4个R不仅对肿瘤组织,而且对正常组织在放疗过程中产生的效应都需十分重视。虽然至今对4R的发生过程尚未完全明了,但对当前的临床实践仍具有十分重要的指导意义。

一、细胞放射损伤的修复

分割照射的目的之一是保护正常组织的修复(repair),但不可避免地亦使一些肿瘤细胞亚致死性损伤得到修复。早反应组织的细胞群体的修复作用主要靠细胞的再增殖,而亚致死性损伤的修复可以较少考虑。然而,对晚反应组织来说,亚致死性损伤的修复是至关重要的,因其几乎不存在细胞的再增殖。因此,在放疗过程中,必须保护晚反应组织的亚致死性损伤修复能力。对于肿瘤组织,一般认为其亚致死性损伤的修复能力与早反应组织类似,每次剂量过低或疗程延长均对杀灭肿瘤细胞不利。

二、肿瘤组织的再生或增殖

进行分割照射时,每次照射量不可能达到充分破坏肿瘤的目的,在此期间,肿瘤细胞的再生或增殖(regeneration or repopulation)是不可避免的,在制定治疗计划时,应考虑再增殖的重要性(见本书第四章第一节"ERD概念"段)。有时在用常规分割方案(2.0Gy/次,每天1次,每周5次)时仍可见到肿瘤的继续增大,提示克隆源瘤细胞的倍增时间≤2d。但不能根据临床肿瘤大小的变化来估计克隆源瘤细胞的增殖活动。因在杀灭大量瘤细胞的同时如有瘤细胞加速增殖,则肿瘤大小变化甚小,且"死亡"的瘤细胞仍可分裂几代后才死亡,机体清除死亡细胞也需一定时间。肿瘤细胞的再增殖一般在疗程开始后的2~3周以后,因此,也不能随意降低每次量和延长疗程时间,分段放疗从放射生物学的角度来说是不合理的。

细胞的再增殖对早反应组织来说是重要的,一般情况下每周5次,周剂量10Gy的分割方法,正常组织早反应的程度是可以接受的,即使患者主观反应较重也不必顾虑。早反应组织的再增殖在常规放疗后几天内就开始,最多2~3周。

晚反应组织无明显的再增殖,对放射损伤的保护反应不是依靠细胞的再增殖作用。

三、肿瘤乏氧细胞再氧合

分割照射中,由于肿瘤缩小,血供改善,使乏氧细胞变得接近血管,同时失去无限增殖能力的细胞耗氧量降低,出现肿瘤细胞的再氧合(reoxygenation),这对提高放射敏感性有益。

缩短总疗程时间不足以再充氧。但应注意在再氧合的过程中同时有肿瘤细胞的修复和增殖过程,可使乏氧细胞的比例再度增加。

对早反应组织,分割放疗过程中的再充氧,并不影响正常组织反应,仅当组织中的氧张力从$\leqslant 5.3\,kPa(40\,mmHg)$增加到$\geqslant 101.3\,kPa(760\,mmHg)$时,放射敏感性才有轻度提高。

四、肿瘤细胞的再分布(或同步化)

分割放疗时,肿瘤受照射后,敏感性高的期相细胞损伤最大乃至死亡,使残留的非敏感期细胞出现再分布(redistribution)现象,此时发生细胞周期的正反馈(增殖周期加快、增殖比例增大、细胞丢失减少),此时可能同时有较多的细胞进入敏感期相,并使非增殖期(G_0)细胞进入增殖周期,从而提高了放射敏感性;或可同步化于对某种化疗药物、放疗或加温治疗有利的期相,以期最大限度地杀灭瘤细胞。

再分布可影响早反应组织的放射敏感性,但对晚反应组织,则分割照射时几乎没有细胞周期的再分布,不存在由于再分布导致的自我增敏现象,故在分割放疗中,晚反应组织比早反应组织和肿瘤组织受到更多的保护。

总之,在放疗过程中,对"4R"因素要全面考虑,既要最大限度地杀灭肿瘤细胞,又要保证正常组织能最大限度地得到修复。

第五节 低剂量和低剂量率照射

根据联合国原子辐射效应科学委员会(1986)报告,剂量在$0.2\,Gy$以内的低 LET 辐射或$0.05\,Gy$以内的高 LET 辐射称为低剂量辐射;若剂量率在$0.05\,Gy/min$以内,则两者均称为低水平辐射。低剂量电离辐射对人体有害抑或有益的争议由来已久。1982 年 Luckey 提出低剂量辐射对生物体不仅无害而且有益,这是低剂量辐射诱导的适应性反应所致,适度的低剂量辐射可以提高机体的免疫功能,刺激分子水平的防卫、修复和适应能力。但在肿瘤放疗领域,有人发现这种原本对机体有益的适应性反应,对肿瘤细胞却有可能造成辐射耐受,使其放射敏感性下降。近年来,又发现低剂量辐射对肿瘤和正常组织的超敏感性。虽然对其机制目前尚未完全清楚,但在指导临床工作的放射生物学研究中应引起高度重视。低剂量辐射诱导的适应性反应的剂量一般$<20\,cGy$,发生低剂量辐射超敏感性反应的辐射剂量一般$<50\,cGy$。当前,各种三维立体定向放疗(精确放疗)已普遍得到开展,精确放疗的目的就是要减低周边组织器官的剂量,而使肿瘤得到最大限度的杀灭,但不管何种精确放疗,其周边组织器官(PTV 外、IV 内潜在的肿瘤区)总受到一定的剂量(原射线、散射线、次级射线),而且此区域由于多方向照射变得更大,此剂量小到不能杀伤潜在的肿瘤细胞,但却可使肿瘤细胞发生辐射耐受性(辐射抗性),同时由于低剂量超敏感性反应,也可能使正常组织发生超乎寻常的放射反应与损伤。

一、辐射耐受性的临床现象和实验结果

在临床上可见复发性肿瘤放射敏感性下降,这一方面可以是瘤床纤维化导致肿瘤细胞乏氧,另一方面也与瘤细胞的内在放射敏感性和外环境(如细胞因子、酶系统等)发生变化有关。实验证明,培养细胞经不同剂量照射后,其子代细胞的放射敏感性下降(子宫颈癌、乳腺癌、脑胶质瘤细胞系等),动物实验也可见到同样的结果。苏州大学附属第一医院对脑胶质瘤细胞的实验结果也证明了此现象。

二、辐射耐受性可能的分子生物学机制及其对策

(一) 适应性反应

预先低剂量照射($<50\,cGy$)的细胞可产生对随后高剂量照射所致的辐射损伤的抗性,称适应性反应,据认为是细胞的自身保护性机制。低剂量辐射可诱导出新的蛋白和基因表达。Boothman 用 $5.0\sim20.0\,cGy$ X 线照射人黑色素瘤细胞株,诱导出几个 cDNA 克隆,据 DNA 序列分析,表明其中有原癌基因 c-fps/fes 等。细胞中某些特定的癌基因被激活可表现出辐射高耐受性,有多种基因能诱导细胞产生辐射耐受,如 ras、raf 等。某些癌基因单独不引起辐射耐受,而与其他癌基因一起转染时却起协同作用,如 myc 等。电离辐射不仅能激活某些原癌基因,也可使一些抑癌基因突变,如 p53 基因突变可增强辐射耐受性。

(二) DNA 损伤与修复

DNA 损伤包括双链断裂(DSB)、单链断裂(SSB)、碱基损伤和蛋白质交联,其中 DSB 与放射敏感性密切相关。p53、fos 和 jun 参与 DNA 损伤修复。它们的磷酸化受 DNA 依赖性激酶控制,该激酶由 KU 蛋白的 70、80 kd 亚基和 p350 组成,80 kd 亚基被转染 KU-Cdna 后,细胞 DNA 修复缺陷被纠正,放射后存活增加(辐射抗性),而 p350 不足则增加放射敏感性。

(三) 中晚期放射反应基因

放射诱导了大量与放射反应有关的基因表达,这些基因中许多编码能调节与放射敏感性有关的细胞因子和生长因子。如 TNF-α 可保护小鼠骨髓的放射损伤,但也使体外细胞放射损伤增加。而 bFGF 通过减少凋亡降低了放射敏感性。TGF-β(转换生长因子)抑制上皮生长并刺激纤维母细胞和胶原增生,与组织放射纤维化有关,采用 TGF-β 抑制剂将可使放射纤维化后遗症减轻(可测定 TGF-β 水平);ras 基因与放射抗拒性有关,而 ras 法尼酰化抑制剂(FIT-277、lovastatin 等)能使细胞放射抗拒性逆转。

(四) 细胞凋亡

凋亡是细胞维持正常发育与组织稳定性的自杀性死亡,可被化疗或放疗等因素诱导。放射诱导的凋亡,意义在于自我清除已被识别的 DNA 损伤,防止产生可导致整个生物体毁灭的基因突变,凋亡与细胞放射敏感性有关。野生型 p53 表达可诱导细胞发生凋亡;对放射抗拒的肉瘤和癌,因 p53 突变而不易凋亡。在分割照射中,随着时间和次数增加,凡有 p53 变异的病例,细胞凋亡少。Kropveld 报道喉癌放疗后复发者的 p53 状态,86% 的患者均显示 p53 异常。乏氧状态能选择性地提高肿瘤突变型 p53 的比例,从而使细胞凋亡减少,降低放射敏感性。bcl-2 能延迟放射线引起的细胞凋亡,对细胞生存和增殖产生作用。c-myc

基因表达能使细胞发生凋亡,但在生长因子存在下,却刺激细胞增殖(双重作用)。c-ras、ced 和 c-fos 等也与细胞凋亡有关。根据以上所述,探索改变放射所致凋亡的手段,使凋亡选择性地发生在肿瘤细胞,又减少正常组织凋亡,将有助于提高肿瘤控制率和保护正常组织。

(五)辐射耐受与细胞周期

细胞经照射后,可出现暂时性 G_1、S、G_2 期相的阻滞,有利于细胞的存活和损伤修复。照射后许多细胞发生 G_2 期阻滞,调节细胞周期阻滞点,可能增加照射后的细胞死亡。用甲基黄嘌呤和咖啡因通过增加 B_1 mRNA 表达,使 G_2 期缩短,以提高放射敏感性。G_1 期阻滞,有的细胞表现为放射抗拒性,有的则提高放射敏感性,有的不改变放射敏感性,表明 G_1 期阻滞对放射敏感性的作用可能具有细胞特异性,消除野生型 p53 可阻止发生 G_1 期阻滞。

三、低剂量超敏反应

除了低剂量照射对肿瘤细胞产生辐射耐受性外,也可使肿瘤和正常组织发生低剂量超敏反应。

(一)低剂量超敏反应的定义

低剂量超敏反应是指有些细胞对低剂量照射(约 2~50 cGy)较敏感,而对其后较高剂量区域(50~100 cGy)敏感性下降的现象。

(二)低剂量超敏反应细胞效应分类

若按不同分次剂量照射的细胞存活分数作为 SF_1 和 SF_2 的敏感性界限(如 $SF_1 < 0.95$、$SF_2 < 0.50$),可将肿瘤细胞或正常组织细胞归为 4 类:(A)低剂量超敏感性特征不明显,高剂量抗拒;(B)低剂量超敏感性特征明显,高剂量照射抗拒;(C)低剂量超敏感性特征不明显,高剂量照射敏感;(D)高、低剂量照射均敏感。在分次照射时低剂量区存活分数的微小差别可被指数性放大,将使总效应产生很大差异。

(三)对肿瘤

B、D 类细胞在分次剂量 50 cGy 以下时可能有潜在的临床用途,如胶质母细胞瘤属 B 类细胞,常规分割治疗效果差,但低剂量照射可能有益;低度恶性淋巴瘤属 D 类,常规照射后复发,可试用低剂量分次分割模式(0.2~0.3 Gy/次,总量 4~5 Gy)。但这些均尚在临床探索之中,还无定论。现常用于慢性淋巴细胞性白血病、低度恶性淋巴瘤、神经母细胞瘤、部分难治性自身免疫性疾病和广泛性转移癌等的低剂量全身放疗(LTBI)的作用机制可能与低剂量辐射下肿瘤细胞超敏感反应、机体的免疫力增强及抗肿瘤等因素有关,而大剂量全身放疗(TBI)则主要是对肿瘤细胞的抑制和杀伤作用。

(四)对正常组织

如在调强适形放疗时,低剂量区范围较常规分割照射时明显为大,若包含了低剂量超敏组织,则可对这些正常组织造成比常规放疗明显大的额外损伤。设想是否可提高靶区的剂量,使低剂量区的剂量达到接近常规分割剂量,但要防止正常组织损伤。

四、剂量率效应和低剂量率(LDR)照射

在临床上和在细胞及组织的放射生物学研究中,最常用的剂量率是 1~5 Gy/min,因

此,对每次2Gy的照射,一般时间不会超过几分钟。在这段时间内可发生由照射引起的初始化学效应(如自由基的形成),但在该段时间里,尚不足以发生损伤的修复或其他生物过程。但当剂量率下降到1Gy/min以下时,则每戈瑞照射后所产生的生物效应逐渐减弱,这种现象称之为剂量率效应。此时,随着剂量率的下降,给予既定剂量所需的照射时间延长,照射期间便可能发生上述4R概念里所描述的生物学过程,其中亚致死性损伤的修复是最重要的现象,再分布的影响则相对次要。再氧合在LDR比高剂量率(HDR)照射更有效,特别是那些只进行近距离放疗的患者。这是由于LDR与HDR相比,用LDR时乏氧细胞所受的损伤大于分次HDR治疗,而用HDR时,氧合的肿瘤细胞所受的损伤大于氧合的正常细胞。若剂量率进一步下降,照射时间更长,那么在照射期间还会产生细胞的增殖。

在剂量率不断下降时,由单击(α型细胞死亡)所产生的生物效应逐渐增加。当细胞的死亡全部来自于α型杀灭时,那么剂量率下降并不会再产生对组织的保护作用。这种现象在不同的组织内,其最低剂量率是不一样的,一般认为,剂量率1Gy/h是一个导致生物效应明显改变的较低的剂量率。

第六节 放射化学修饰剂

一、放射治疗和放射化学修饰剂联合应用的效应

放疗和化学药物联合应用是治疗恶性肿瘤的常用方法。这些药物分为两类:一类药物本身具有抗肿瘤的细胞毒作用;另一类药物对肿瘤无任何作用。这两类药物和放疗联合应用都会影响放疗对正常组织和肿瘤的效应。广义上讲,这两种药物都可称为放射化学修饰剂(chemical modifiers of radiation)。其联合应用的最终效应表现为以下五种形式:

(一) 相加效应(additive)

放射线和化学修饰剂作用于肿瘤杀灭的不同环节,如放疗和特异性期相细胞毒化疗药物(抗代谢药)合用,其结果是抗肿瘤效应相加(1+1=2的作用)。

(二) 次相加效应(subadditive)

放疗和化学修饰剂合用,其联合效应小于相加,但大于各自单独使用(1+1<2,但>1)。多数的放疗和化疗药物联用都呈现这种次相加效应。

(三) 协同效应(synergistic)

联合治疗的作用大于相加效应(1+1>2)。多数放射增敏剂和放疗联用产生协同效应。

(四) 增敏效应(sensitization)

化学修饰剂本身无细胞毒作用,但与放疗合用时能提高射线的杀灭效应,即0+1>1。这种化学药物才是真正的放射增敏剂。

(五) 拮抗效应(antagonistic)

化学修饰剂与放疗合用,使射线对细胞杀灭效应降低,即0+1<1。这类药物有放射保护作用,称为放射保护剂。

二、放射增敏剂

(一) 放射增敏剂的定义
放射增敏剂是一种化学或药物制剂,当与放疗同时应用时可以改变肿瘤细胞对放疗的反应性,从而增加对肿瘤细胞的杀伤效应。

(二) 理想的放射增敏剂应具备的条件
1. 性质稳定,不易和其他物质起反应;
2. 有效剂量没有毒性或毒性很低;
3. 易溶于水,便于给药;
4. 专对肿瘤细胞,特别是对肿瘤乏氧细胞有较强的放射增敏作用;
5. 有较长的生物半排出期,并在体内能保持其药物特性,足以渗入整个肿瘤;
6. 在常规分次放疗中,较低的药物剂量即可有放射增敏效果。

(三) 增敏比 (sensitizating enhancement ratio,SER)
为评估使用放射增敏剂的增敏效果而使用的指标。

SER=单纯照射达到特定生物效应所需照射剂量/照射并用放射增敏剂后达到同样生物效应所需照射剂量。

(四) 常用放射增敏剂的分类
真正意义上的放射增敏剂应只对肿瘤有增敏效应,而对正常组织没有毒性。但在临床上,也应用一些对正常组织有一定副作用而能增加放射对肿瘤杀伤效应的药物。以下仅介绍一些放射增敏剂的分类,具体的见本章第九节。

1. 乏氧细胞增敏剂　最有代表性的是 MISO,在动物实验中有极好的放射增敏作用,但因其神经毒性作用太大而被弃用。后又研制了许多毒性较低的衍生物,如 SR-2508、KU-2285、甘氨双唑钠(CMNa)、NIMO、沙纳唑(AK-2123)等。

2. 生物还原性药物　如 2-硝基咪唑、丝裂霉素 C(MMC)、SR-4233(TPZ)以及以 DNA 为靶的药物等。

3. 其他放射增敏剂　如卤化吡啶(HP)类的 5-碘脱氧尿嘧啶(IdU)、5-溴脱氧尿嘧啶(BrdU),来源于中药的制剂如马蔺子素、泰素和植物多糖提取物(枸杞多糖、云芝多糖等)。

三、放射保护剂

(一) 放射保护剂的定义
放射保护剂是指能保护正常组织不受或少受射线的影响,但又不降低射线对肿瘤的杀伤效应,从而可增加射线的剂量以达到杀伤更多肿瘤细胞的目的的药物。

(二) 保护系数 (protection factor,PF) 或剂量减少系数 (dose reduction factor,DRF)
PF 或 DRF 为放疗合用放射保护剂后达到单纯放疗下同样生物效应所需的照射剂量与单纯放疗产生同样特定生物效应所需的照射剂量的比值。

PF 或 DRF=放疗合并放射保护剂后达到单纯放疗同样生物效应所需照射剂量/单纯放疗产生同样特定生物效应所需照射剂量。

(三）主要的放射保护剂药物

放射保护剂的研究主要集中在清除自由基方面。清除了自由基，从而使细胞膜上的脂质不受自由基的损害。

1. 维生素类　如维生素 E 和维生素 C。
2. 含巯基化合物　如氨基脲、硫脲等能清除羟自由基 OH·。
3. 超氧化物歧化酶（SOD）　能清除超氧阴离子自由基。
4. 半胱氨酸衍生物　WR-2721 已被应用于临床，也是当今研究最热门的药物。

另外，阿咪福汀（氨磷汀）、羟基丁酸等也有放射保护作用。

第七节　三维立体定向放射治疗中的放射生物学问题

在国内外除了已开展的 X 刀、γ 刀的临床应用外，并随着大型高速计算机在制定放疗计划中的开发应用、医用加速器在数字化和高剂量率方面的发展，以及计算机控制的精密的动态多叶准直器（DMLC）的出现，又开展了使高剂量分布在三维立体方向与病变（靶区）的形状完全一致的全新放疗技术，称为三维适形放疗（3 dimensional conformal radiation therapy，3D-CRT）。由于它产生的高剂量分布区与靶区的三维形状的合适度较常规放疗大有提高，能最大限度地减少周围正常组织和器官纳入照射野的范围，故可进一步提高靶区处方剂量和明显减少周围正常组织并发症，在放疗领域内是一次革命，但在放射生物学上尚未完全清楚。三维立体定向放疗（精确放疗）包括 γ 刀、X 刀、三维适形放疗、调强适形放疗等。精确放疗的照射方法可以是常规分割照射、次数少的大分割照射，甚至是单次的大剂量照射，同时由于采用了共面或非共面的多野照射，使受低剂量照射的正常组织容积较常规照射时更大，这就牵涉出了很多特殊的放射生物学问题，主要包括以下几方面，具体的见本书第八章。

1. 不同分割剂量引起的不同放射生物学效应；
2. 靶区内早反应与晚反应正常组织和不同的肿瘤组织需要不同的分割方式；
3. 肿块内部不同成分的生物学行为；
4. 靶区定位概念的改变——功能显像及乏氧、分子、基因显像（细胞特性显像）；
5. GTV、PTV、CTV 外低剂量区内遗漏肿瘤细胞的辐射耐受性；
6. 低剂量超敏反应。

第八节　肿瘤放射治疗的基本原则

评价肿瘤治疗的效果一是看治愈情况，二是看治疗后的生存质量。肿瘤放疗也应依据这个要求，努力达到既治愈肿瘤又不发生因放疗引起的严重并发症，具体地说，肿瘤放射治疗应遵循以下四个基本原则。

一、照射范围应包括肿瘤

根治性放疗的照射范围应包括原发肿瘤和邻近的潜在扩展区以及淋巴引流区;姑息性放疗若以缓解症状为目的者只需针对引起症状的部位;术前放疗范围可较小;术后放疗需包括瘤床和可能侵犯的部位或加照淋巴引流区。但若照射野遗漏肿瘤,则治疗可能失败。如 5cm 直径的肿块,若有 1mm³ 在照射野外,就约有 1.5×10^5 个瘤细胞存活,这可以造成治疗失败。应引起重视的是局部未控还可使远处转移率增加(见表 5-3)。

表 5-3 放疗后局部失败对远处转移的影响

病 种	期 别	n	远处转移率(%)	
			局部控制	局部失败
乳腺癌	Ⅰ～Ⅳ	1175	9～22	67～90
肺 癌	T_1～3/N_0	108	7～24	67～90
头颈部癌	Ⅰ～Ⅳ	9866	3～29	17～41
前列腺癌	A_2～C	2936	24～41	49～77
妇科肿瘤	Ⅰ～Ⅳ	3491	4～30	46～90
直肠癌	B_1～C_3	306	3～32	50～93
肉 瘤	Ⅰ～Ⅳ	828	25～41	56～71

二、要达到基本消灭肿瘤的目的

理论上认为,放疗不可能杀灭每一个肿瘤细胞,不论从指数性存活曲线还是非指数性存活曲线来看,放射引起的细胞杀灭,最后均呈指数性杀灭,总是有一部分细胞存活,但若这一小部分的存活瘤细胞可被机体的防御能力消灭,则可认为肿瘤已被消灭(治愈)。另外,要说明的是,肿瘤的临床消退与否并不是治愈的先决条件,在很多情况下是不平行的,因为肿瘤的消退情况,不仅仅在于放疗杀灭的细胞数,而且还与肿瘤增殖动力学、肿瘤结构、细胞死亡形式及死亡细胞的清除率有关,有的肿瘤在放疗结束后数月才消退,有的即使完全治愈也永不消退(如软骨肉瘤)。

三、保护邻近正常组织和器官

在照射区或靶区内的正常组织和器官,在疗程中也接受了较多剂量的照射,有一些可接受的近期或远期放疗反应是难免的。但对某些重要的组织或器官(如脑脊髓、肾等),则应避免发生严重的不可逆损伤。因此,我们必须熟悉每一种组织及器官的放射耐受量(见本书第十章表 10-1),特别是对晚反应组织,更要重视每次分割剂量及照射总剂量不能太大。

四、保护全身情况及精神状态良好

患者在恶性肿瘤造成的机体损害情况下,加上放射线对全身及局部器官、组织的反应和损伤,以及对肿瘤及放射线双重恐惧的精神压力,可使患者精神面貌和全身情况迅速恶化,致使治疗不能继续进行;放射所致免疫功能的下降也可使肿瘤进展。因此,在治疗过程中要加强支持疗法,多做患者的启发引导工作,保证精神状态和体质情况良好。

第九节 提高肿瘤放射敏感性的措施

为实现肿瘤放疗的四大基本原则,就要设法提高肿瘤的放射敏感性并尽可能减少正常组织的辐射剂量以保护正常组织。有不少措施可提高肿瘤放射敏感性,从临床放射生物学角度出发,主要有 4 个方面。

一、放射源的选择

选择一个理想的放射源,主要要达到既能杀灭肿瘤,又能保护正常组织的剂量分布,并能杀灭对放射抗拒的乏氧细胞和非增殖期(G_0期)细胞。这在本书第七章中将详细介绍。

二、利用时间-剂量-分割关系

从临床上和实验中均可得知,放射对于大多数肿瘤比相应的正常组织要敏感,细胞的非致死性损伤修复也慢一些。我们把正常组织耐受量和肿瘤致死量之比称为"治疗比"(TR),但这治疗比一般较小,为了提高疗效,可以用时间-剂量-分割关系来扩大治疗比,使肿瘤受到最大限度的破坏,又使正常组织得以很好地修复。图 5-6 是时间-剂量-分割照射对正常细胞群和肿瘤细胞群的动力学改变示意图。

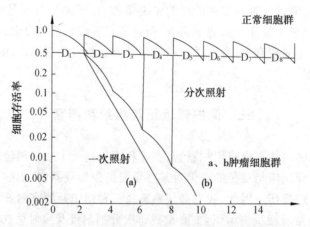

图 5-6 正常细胞群及肿瘤细胞群分次照射后的动力学改变

(一)选择适宜的剂量

若照射量太小(总剂量或分次剂量),则不足以杀灭肿瘤,量太大则又损伤正常组织。在制定放疗计划时,安排剂量的放射生物学依据主要有以下几点:

1. 近年来通过临床放射生物学的研究,考虑到不同大小肿瘤的含氧量不同,肿瘤越大则对放射越不敏感,所需的剂量也应越大。因此,计划照射剂量的主要依据是肿瘤大小。此观点修正了多年来的经典式概念:剂量安排重视的是组织的来源和组织学分化程度(即放射敏感性与分化程度成反比,与分裂成正比的 Borgonis-Tribondean 定律)。例如,对于鳞癌和腺癌,直径 2cm 需用 60Gy/6 周,2～4cm 需 68Gy/7 周,4～6cm 需 75Gy/7.5 周,7～8cm 需达 78.5Gy/8 周,＞8cm 者则很难用放射控制。但在临床上应对上述两个因素全面考虑,以设计最佳的治疗方案。

2. 鉴于大块肿瘤周围的卫星小病灶或亚临床病灶血供良好,放射敏感性高,用较低剂量就可杀灭肿瘤细胞,因之可采用不断缩野的技术,即外围剂量可比中心剂量低,从而也改变了过去要求照射野内的剂量自始至终"均匀一致"的经典概念。

3. 肿瘤控制和正常组织并发症的剂量-效应曲线均有一个陡峭的斜坡,陡峭的斜坡后又有一个较为平坦的"坪区",呈 S 状曲线(图 5-7)。在出现陡坡前,增加很小剂量,肿瘤局部控制的可能性就可由 25% 升高到 75%,但一旦进入坪区,则要增加很大剂量才能使局控率从 80% 增高到 90%,但这要冒正常组织严重损伤的风险,因正常组织也同样有这种 S 形的剂量曲线,不过其出现陡坡及坪区的剂量阈值较肿瘤组织稍高而已。因此,不能单从其物理含义来考虑剂量问题而应从临床生物学角度来衡量生物意义。例如,1Gy 剂量并不完全代表 1Gy,如同样 1Gy,当剂

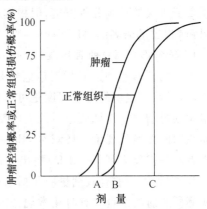

图 5-7 肿瘤控制和并发症发生率剂量曲线图

量从 4Gy 增至 5Gy 时细胞存活分数的减少相当于从 1Gy 增至 2Gy 时的 2 倍。临床上,在疗程中若肿瘤消退不显著时,不能轻易放弃治疗,突破一个剂量点时,可能肿瘤即出现明显效应;而另一方面,一旦用到相当大的剂量,已缩小的肿瘤不再继续缩小时可能已达到"坪区"(当然,还要考虑死亡细胞的清除率因素),此时禁用无限增加剂量来提高局控率。如霍奇金病,30Gy 后即达曲线坪区,继续照射对局控率并无多大益处。

(二) 适宜的疗程时间

按治疗计划采用的各种分割方法,产生的生物效应可用当量剂量来表达,过去曾用 NSD、TDF、CRE 等数学模式计算,后考虑到早反应和晚反应组织的不同分割效应特点,提出了线性二次方程模式即 LQ 模式(α/β),又鉴于放疗中肿瘤细胞的增殖和修复,又提出了外推反应剂量(ERD)等概念,这里均不加详述。但临床上应注意以下几点:

1. 不要在放疗疗程中随意停顿间歇,其理由为:(1) 根据各种数学模式,其中主要的相关因素为总剂量、分割次数和总疗程时间,在总剂量不变的情况下,增加分割次数和(或)延长总疗程时间将降低放射生物学效应;(2) 在肿瘤控制-剂量效应关系的 S 形曲线上,一旦在达到陡坡前的剂量点上暂停治疗将直接影响疗效;(3) 在疗程开始后的第 2～3 周后,肿瘤可发生再增殖,3～5 周内可发生加速再增殖(主要机制有细胞丢失、细胞亚群和稳态机制等学说),此时更不宜中断疗程。若由于各种原因中断过疗程或延长疗程的,原则上应根据缺失天数每天补偿 0.5～1.0Gy。甚至有人基于加速再增殖的原理,认为即使未延长疗程,

也应在治疗开始约4周后,每天再额外增加0.5Gy左右的剂量,以消除加速再增殖的影响。用分段照射的方法(全疗程中休息一段时间),虽然可减轻急性反应,但从放射生物学的观点来看是不合理的。

2. 用对穿平行的双侧野或多野照射时,应尽量采取双野或多野同天照射(剂量平均分配),用隔天轮照一野的方法将使肿瘤与外周组织的生物效应不一致,使外周正常组织的损伤加重,特别当有重要组织(如脊髓)时更应注意。如肿瘤较大并偏向一侧时,用隔天轮照的方法还可使肿瘤各点的生物当量剂量不均匀性太大。

3. α/β公式的提出,更应在临床上强调重视早反应和晚反应组织的不同生物学特性。

(三) 采用分割照射法

将肿瘤致死量用各种方法分成若干次照射称分割照射。虽然早在1934年Coutard奠定了每天1次的连续分割方案,但根据现代放射生物学的原理,分割照射的目的主要是利用Withers提出的著名的"4R"理论。

1. 保护正常组织的再增殖(repopulation)能力

细胞的再增殖能力对早反应组织是重要的,一般情况下用每周5次,周剂量10 Gy的分割方法,早反应组织的反应程度是可以接受的,即使患者主观反应较重,也不必顾虑。早反应组织的再增殖在常规放疗后几天内就开始,最多2～3周。但在分割照射时,也应注意到肿瘤组织的再增殖现象。1982年,Barendsen最先将时间-增殖因素引入α/β模式,随后很多学者对外推反应剂量(ERD)提出了简便的数学模式,提出了ERD的概念(见本书第四章)。考虑到组织的有效剂量应包括总剂量,以及因组织修复和增殖浪费的剂量,故ERD不是实际所照射的剂量。有时在常规分割方案时,仍可见到肿瘤的继续增大,提示克隆源性细胞的倍增时间≤2.5 d。临床上不能根据肿瘤大小的变化来估计克隆源细胞的增殖活动,因在杀灭大量瘤细胞的同时如有瘤细胞的加速再增殖,则肿瘤大小变化甚小,且"死亡"的瘤细胞仍可分裂几代后才死亡,机体清除死亡细胞也需一定的时间,临床上表现为延缓反应。有时肿瘤(如软骨肉瘤)放疗治愈后永不缩小。肿瘤细胞的再增殖一般在疗程开始后2～3周,加速再增殖在4周左右。晚反应组织无明显的再增殖,对放射损伤的保护反应不是依靠细胞的再增殖作用。

2. 保护正常组织的非致死性损伤(亚致死性损伤、潜在致死性损伤等)的修复(repair)能力

正常组织分早反应组织(如小肠、上皮、黏膜、骨髓、精原细胞等)和晚反应组织(如脊髓、肺、肾、骨、肝、脉管组织等)两种。早反应组织在放疗过程中存活干细胞的再增殖能力强,非致死性损伤的修复可以较少考虑,在常规每次分割剂量下不致发生损伤。大多数肿瘤组织的放射效应类似早反应组织,每次剂量过低或疗程延长均对杀灭肿瘤细胞不利。而晚反应组织在常规分割照射时无明显再增殖,细胞损伤的修复几乎是它惟一的保护效应,故在放疗过程中一定要注意保护晚反应组织,一般每次剂量不得超过2 Gy。早反应和晚反应组织的放射效应常以线性二次方程公式(α/β公式)来表示,该公式是基于双重辐射作用理论:认为许多电离辐射效应是由亚损伤(sublesions)成对地相互结合而形成的损伤,这些亚损伤可能是DNA的双链断裂或相邻的两个染色体断裂而形成的染色体畸变等变化。以α表示相同粒子径迹产生的两个亚致死性损伤相互作用形成一个损伤的概率(单次击中致死,即剂量的线性函数),β表示不同粒子径迹产生的两个亚致死性损伤相互作用形成一个损伤的概率

(多次击中致死,即剂量的平方的函数)。α/β 比值表示引起细胞杀伤中单击和双击成分相等的剂量。早反应组织和大多数肿瘤的 α/β 值大(约10 Gy左右),晚反应组织的 α/β 值小(约2～3 Gy)。从细胞存活曲线上看,在早反应组织"肩区"小,有较长的直线区,而晚反应组织的"肩区"宽大,故早反应组织的分割效应相对少于晚反应组织。

3. 增加乏氧肿瘤细胞再氧合(reoxygenation)的机会 分次照射使肿瘤逐渐缩小,让出空间恢复血运,使对低 LET 射线抗拒的乏氧细胞变得接近血管,同时失去无限增殖能力的瘤细胞耗氧量降低,出现肿瘤细胞的再氧合,恢复敏感性。缩短总疗程时间不利于再氧合,且在再氧合过程中同时有肿瘤细胞的修复和增殖过程,使乏氧细胞比例再度增加。

4. 增加肿瘤细胞再分布(redistribution)的机会 分次放射杀灭肿瘤细胞增殖周期中的敏感期相细胞,加快不敏感期相细胞转入敏感期相,并使抗拒的 G_0 期细胞进入增殖周期,达到细胞群的再分布,产生自我增敏效应,或可同步化于对某种化疗药物或加温治疗有利的期相,以期最大限度地杀灭肿瘤细胞。再分布可影响早反应组织的放射敏感性,但对晚反应组织,则分割照射几乎没有细胞周期的再分布,不存在再分布的自我增敏效应,因此,在分割照射中晚反应组织比早反应组织和肿瘤组织受到更多的保护。

在保证总剂量的情况下,应注意每次剂量的大小和间隔时间,权衡得失,既要最大限度地杀灭肿瘤细胞,又要保证正常组织能最大限度地得到增殖和修复。主要有以下几种分割方法:

1. 常规分割(CF) 由 Coutard 在 1934 年确立此方法。每天照射 1 次,每次 D_T 1.8～2.0 Gy,每周照射 5 次。在此情况下,一般认为正常组织的非致死性损伤在 24 h 内可得到修复。但在不同年龄、不同病理类型和分化程度、不同大小和不同倍增时间的肿瘤都用同一种方法,显然是不合理的。

2. 超分割(HF) 不改变总疗程时间,每天照射≥2 次,每次量较常规分割量小,但每天剂量较常规分割量大,这样,总剂量得到提高。其目的是更好保护正常组织特别是晚反应组织,并增加肿瘤组织再氧合和再分布的机会。常用方法为每天 2 次,每次 1.2 Gy。本方法适用于增殖较慢、临床上认为放疗难治愈的肿瘤。欧洲放疗协会对 356 例口咽癌进行随机实验观察,分 CF 组(70 Gy/35 次/7 周)和 HF 组(1.15 Gy/次,2 次/d,80 Gy/70 次/7 周),5 年生存率分别为 38% 和 56%。Wang 报道鼻咽癌 $T_{3\sim4}$ 期的 5 年生存率在 CF 和 HF 组分别为 47% 和 65%。HF 可同时结合化疗。Jeremic 报道 HF 加用或不加用化疗的 NSCLC 的随机研究,3 年生存率分别为 6.6% 和 23%,方法为 1.2 Gy/次,2 次/d,共 64.8 Gy,化疗用卡铂 100 mg, $d_{1\sim2}$ 天,VP-16 100 mg, $d_{1\sim3}$ 天,每周 1 次。

3. 加速分割(AF) 不改变原计划的总剂量,每天照射≥2 次(间隔 6 h 以上),每次量同常规分割剂量。适用于细胞增殖快的肿瘤。缺点是靶区内正常组织急性反应较重。最好能预先测定个体肿瘤的倍增时间,用 Tpot(潜在倍增时间)衡量,一般以 Tpot 5 d 为参考点,<5 d 者可用 AF。

4. 快速超分割(AHF) 为减轻急性反应,临床上有时采用折中的快速超分割的方法,如用超分割方法,每周照射 5 d 以上;或用快速分割方法,上午照射大野,下午照射局部小野,或用 1.4～1.6 Gy/次,2 次/d,总量同 CF 法,以抑制加速再增殖,提高肿瘤的控制率。

5. 后程加速超分割 由 Harari 在 1992 年提出此法。其理论根据是在常规分割时,正常组织在治疗后 2 周开始有代偿性增殖,此时用常规剂量有利于正常组织修复,而肿瘤组织是在 4 周后开始加速再增殖,此时用大剂量有利于抑制肿瘤增殖。方法为最初 2 周用 1.2

Gy/次,2次/d(间隔6h),共24Gy/20次;再2周用1.4Gy/次,2次/d,共28Gy/20次;最后1.5周,用1.6Gy/次,2次/d,共22.4Gy/14次。施学辉采用后程加速法治疗食管癌,先用常规分割41.4Gy/4.6周,后改用2次/d,1.5Gy/次,共9d;总疗程6.4周,总剂量68.4Gy,总剂量同常规分割法,但疗程缩短1.2周,后程加速组的5年局控率(55.5%)高于常规组(26.2%)($P<0.01$),但前者放射性食管炎和气管炎症状较重。

6. 低分割 每周照射2～3次,周剂量约等于常规分割的周剂量,每次剂量加大(故又称大分割),但总照射次数减少,适用于亚致死性损伤修复能力强的肿瘤(如黑色素瘤)。

7. 不均等分割 将常规分割时的周剂量,在5d内分成不均等的剂量给予。其原理是根据实验中瘤细胞在一次大剂量照射后,有95%的氧合细胞被杀灭,并有利于瘤细胞周期的再分布,而后的分次小剂量照射时,在氧合好的正常细胞中,2Gy以下的剂量能修复亚致死性损伤,而乏氧的肿瘤细胞因氧合不足,亚致死性损伤修复较慢。大剂量和小剂量反复交替,可使正常组织更好修复,而对肿瘤细胞达到更大杀伤。方法为:第1天5Gy,第2～5天每天各1.25Gy;或第1天6Gy,第2～5天每天各1Gy。

三、使肿瘤细胞再分布

细胞分裂的不同阶段,对放射线的敏感性不同。放射敏感性与细胞周期的关系极为复杂,以特定的损伤标准为基础(按细胞死亡或细胞分裂延迟为标准),也因细胞类型及细胞所处的期相和辐射剂量而不同。但一般来说按细胞死亡为标准,则对放射最敏感的是增殖周期中的M期和G_1后期,抗拒的是S期。而按分裂延迟为标准,则G_2期为最敏感(图5-8),非增殖期细胞(G_0)最不敏感。细胞再分布(同步化)的目标是将肿瘤细胞处理后使其全处于放射

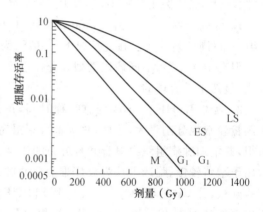

图5-8 细胞分裂的不同期相放射存活曲线

敏感的期相,虽然实际上很难做到这一点,但以下方法可使各阶段细胞尽可能靠近。

(一) 分割放射

分次照射使敏感的M期等期相细胞杀灭,其他各期细胞向前进程的速度减慢(分裂延迟),其中以G_2减慢速度最为显著(G_2期的阻滞和积累),各期相细胞相对接近,有可能使较多的细胞同时进入敏感期。同时因增殖周期内的细胞数减少,使细胞增殖出现正反馈现象,即增殖加快、生长比例增大(G_0期参与增殖,G_0期细胞减少)和丢失减少,也使相对多的细胞处于敏感期。

(二) 药物增敏

用期相特异性细胞毒药物可杀灭某些对放射相对不敏感的细胞或抑制受放射损伤的DNA修复以提高放射敏感性(图5-9～图5-12)。如羟基脲(Hu)能杀伤对放射较不敏感的S期细胞,同步化于对放射较敏感的G_1后期(用Hu后4h DNA损伤达高峰,此时放疗最为合适),阿糖胞苷有类似作用。VCR可使细胞同步化于M期。一些嘧啶同类药的放射增

敏剂可抑制受放射损伤的 DNA 修复,故用此类药物(Bud-R、5-Fu 等)时应在放疗后使用。

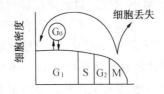

图 5-9　正常增殖周期

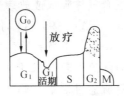

图 5-10　放疗使 M 期和 G_1 后期杀死,并使同步化于 G_2 期,同时使 G_0 期进入分裂而补充 G_1 期

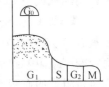

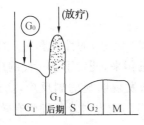

图 5-11　加热治疗、阿糖胞苷、羟基脲杀灭 S 期,并同步于 G_1 后期

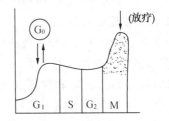

图 5-12　VCR 使细胞同步化于 M 期

(三) 加热治疗

加热能杀灭 S 期细胞,作用与羟基脲相似。实验证明,加热能使 S 期细胞的放射敏感性提高 3 倍。同时加热能杀灭乏氧细胞并降低肿瘤细胞对放疗的亚致死性损伤修复能力。一般肿瘤内温度达 43℃ 左右时疗效较好。因有热耐受现象存在,不宜每天连续加热,而应采用每周 1~2 次的加热方法,一般以先放疗、后加热的疗效较好,两者间隔时间以 4~6 h 为宜。因加热与放疗有协同治疗作用,照射量可相应降低。Brady 等报告 186 个肿瘤,完全反应率在单纯放疗组为 31%,而放疗加加热治疗组为 74%。

四、利用氧效应

前已述及,在用常规射线(低 LET 射线)时,氧增强比(OER)约为 2.5~3.0,即要杀灭乏氧细胞,所用的照射量要比同类富氧细胞高 2.5~3.0 倍。在实际工作中,不可能用 2.5~3.0 倍的剂量进行治疗,只有设法减少肿瘤组织中的乏氧细胞才能达到消除肿瘤的目的。为此,进行了不少这方面的研究,主要有下面几种:

(一) 采用高 LET 射线

快中子、负 π 介子、重离子等在沿次级粒子径迹上能量沉积高,统称为高 LET 射线。其优点之一是 OER 小,如 6~30 MeV 快中子的 OER 为 1.2~1.6,比低 LET 射线的 2.5~3.0 明显为小。

(二) 采用分割照射方法

分割照射分批杀灭肿瘤细胞,并让出一段时间清除死亡细胞,使肿瘤缩小,改善乏氧环境。

(三) 氧气吸入

前人曾用纯氧或与 CO_2 混合气体吸入或放疗配合高压氧舱治疗。目前临床探讨较多的是用 CON 方案，即 Carbogen($5\%CO_2+95\%O_2$，简称 CB)和烟酰胺(NAM)联合应用。鉴于肿瘤乏氧有急、慢性之分，其中慢性乏氧系肿瘤内氧弥散障碍或不足所致，急性乏氧是由于肿瘤血管变窄或阻塞致血液断流引起。CB 能提高血液氧合以对付慢性乏氧，NAM 能扩张肿瘤内短暂阻塞的血管而克服急性乏氧。临床研究表明，吸入 CB 后多数肿瘤中氧分压有不同程度的提高，但达最高值时所需的吸气时间各不相同。因此，对不同个体、不同肿瘤照射前的最佳吸气时间不同，应予个体化的治疗方案。考虑到放疗中尚有瘤细胞的加速增殖，有人设计了 ARCON 方案即加速放疗+CON 方案。

(四) 乏氧细胞增敏剂

一些亲电子化合物如 Miso 类药物(甲硝哒唑、Ro-07-0852)的性质和氧一样，能增加自由基的产生，但因其神经毒性太大，临床应用有困难。近年来，开发了新一代的放射增敏剂，如 etanidazole、nimorazole 和甘氨双唑钠(CMNa)等，未发现明显的副反应，而能提高某些肿瘤的放疗疗效。另外如氨甲喋呤(MTX)、甲基苄肼等药物也对乏氧细胞有效。

(五) 生物还原性制剂

目前研究较多的是 SR4233，其作用机制是在乏氧时，它被细胞色素 P450 还原酶还原成 SR4233 的基团，该基团在某些特定酶的作用下与瘤细胞中的氢离子结合，导致细胞 DNA 单链或双链断裂。在有氧时，SR4233 基团被氧化成 SR4233，而不引起 DNA 链断裂，故 SR4233 能选择性地杀灭肿瘤内的乏氧细胞。

(六) 氧携带剂

多氟化合物乳剂具有颗粒小、表面积大、携氧量大的特点，多与吸入 CB 合用。但因制作复杂、稳定性差、不易保存及易发生过敏反应而有待改进。

(七) 钙离子通道阻滞剂

钙离子通道阻滞剂能松弛小动脉平滑肌，扩张小血管从而增加肿瘤血流量。缺点是增敏作用的剂量范围狭窄，超过有效剂量反会减少肿瘤血流量，增加肿瘤的放射抗拒性。

(八) 低氧放疗

低氧放疗是根据患者吸入含 $8\%\sim10\%$ 氧气的混合气体(普通空气含氧 21%)，正常组织的氧分压迅速下降，而肿瘤组织氧分压下降缓慢的原理进行的。此时，正常组织的放射耐受量提高，肿瘤组织的放射敏感性改变不大，可增加照射剂量以提高肿瘤控制率(详见前述)。

(九) 加热治疗

加热治疗能有效杀灭乏氧细胞和 S 期细胞。但热疗也可造成肿瘤内微循环下降和血管损伤，导致加重肿瘤细胞的乏氧。故建议热疗应在放疗后期应用，以避免产生热诱导的肿瘤乏氧。

(十) 血红蛋白(Hb)

重组血红蛋白溶液具有低黏度特性，它比白蛋白的黏度明显为低，有利于将氧气输送到组织中，可明显改善肿瘤细胞乏氧状态和提高放射敏感性。用 0.8 g/kg 的 Hb 静脉注射使荷 9L 胶质瘤的大鼠乏氧细胞减少 24%。用不同剂量的 Hb 联合放疗可明显提高放疗疗效，照射剂量校正系数提高 $1.6\sim2.9$ 倍，肿瘤的生长周期从 3.9 d 延长到 $16.4\sim20.5$ d。

（十一）纠正贫血

临床上对患者贫血状态的纠正，是对付乏氧细胞最为方便而有效的方法。但由于肿瘤患者的转铁蛋白（TF）较健康人明显为低，放疗后可进一步下降，对铁的利用率低，故建议纠正贫血应输血而不宜用铁剂治疗。

第十节 临床因素与肿瘤放射敏感性的关系

一、肿瘤种类

（一）病理类型

不同的肿瘤，其放射敏感性有很大差异，表5-4是在常规分割照射时，达到肿瘤细胞95％以上被杀灭（肿瘤局部治愈）所需的剂量参考值。

表5-4 不同期别的肿瘤致死剂量（常规分割时）

辐射剂量（Gy）	肿瘤分类（期别）
≤35	精原细胞瘤（N_0），肾母细胞瘤（T_0，术后），神经母细胞瘤（$T_{1\sim3}$），白血病
40	霍奇金病（N_0），NHL（N_0），精原细胞瘤（N+）
45	霍奇金病（N+），NHI（N_0和N+），皮肤癌（基底细胞癌和鳞癌 T_1）
50	淋巴结转移癌（N_0），宫颈和头颈部鳞癌（N_0），胚胎癌（N_0），乳腺癌，卵巢癌（T_0，术后），NHI（Ts），星形细胞瘤（$T_{1\sim3}$），视网膜母细胞瘤（$T_{1\sim3}$），尤文瘤
60～65	喉癌（<1cm，T_1），乳腺癌单纯切除术（T_0），皮肤癌（鳞癌，$T_{2\sim3}$）
70～75	口腔癌（T_1），鼻咽癌（T_2），膀胱癌（B_2），宫体癌（T_2），卵巢癌（T_2），淋巴结转移癌（$N_{1,2}$），肺癌（T_1）
≥80	头颈部肿瘤（$T_{3,4}$或广泛转移），乳腺癌（$T_{3,4}$或广泛病变），神经节母细胞瘤，骨肉瘤，黑色素瘤，软组织肉瘤，淋巴结转移癌（N_3或广泛病变），甲状腺癌

在临床角度上，肿瘤的放射敏感性应依照肿瘤及其所在部位正常组织对放射的相对效应为标志。这可用治疗比（TR）来衡量：TR=正常组织耐受量/肿瘤组织致死量，TR≥1的肿瘤，放疗有可能治愈；TR<1，则即使达到肿瘤消退，正常组织也要受到不可接受的损伤。例如，根据表5-4所列，恶性淋巴瘤（霍奇金病、NHL）的肿瘤致死剂量为40～50Gy，但生长在不同部位，我们可认定它有不同的放射敏感性：在颈部为高度敏感（颈部组织耐受量60～70Gy），腹腔内为中度敏感（小肠耐受量45Gy左右），而在肾门区则为低度敏感的了（全肾照射耐受量为25Gy/3～4周）。因此，对肿瘤放射敏感性的限定以临床标准划分更为合理。

1. **高度敏感** 肿瘤消灭，正常组织损伤很轻。若以结缔组织为邻近正常组织，则恶性淋巴瘤、白血病、精原细胞瘤、肾母细胞瘤、神经母细胞瘤等属此类。肿瘤致死量为 20～35 Gy。

2. **中度敏感** 肿瘤消灭，正常组织损伤较重，但可恢复或不严重影响功能。如鳞状上皮癌(50～70 Gy)。

3. **低度敏感** 对放射无明显效应。如骨肉瘤、某些软组织肉瘤、大多数神经系肿瘤等。

(二) 病理分级(分化程度)

细胞对辐射的敏感性，过去曾普遍遵循 Bergonie-Tribondeau 定律：敏感性与细胞的繁殖力成正比，与分化程度成反比，即越年轻、活力越大、分化越低（病理分级高）的细胞敏感性越高，越年老、成熟、分化越高（病理分级低）的细胞敏感性越低。但这定律也不是绝对的，如淋巴细胞、卵细胞不分裂，也不是未分化，但对放射敏感（因其 cAMP 含量低，放射敏感性高）。从细胞的分裂期相来讲，正在分裂的细胞比静止的细胞敏感性高，因分化差的细胞其增殖周期短，生长比率高，有丝分裂相多，故敏感性就高。所以有些分类为不敏感的，但分化极差者仍有较高敏感性，如未分化腺癌、骨肉瘤中的尤文瘤等。

(三) 间质情况

对于同一病理类型、同一分级的肿瘤，还要看其的间质情况。如同为乳腺髓样癌，间质内含血管多的要比含纤维多的放射敏感性高。

二、病期的早晚及肿瘤大小

1. 早期病变的瘤体一般较小，瘤体越小，含乏氧细胞越少，对放射的敏感性也就越高。对肉眼不能见的亚临床病灶，用 50 Gy 的剂量可达到接近 100% 的控制率。

2. 肿瘤小时，使用的照射野小，正常组织容易修复原来的肿瘤区。

3. 早期病变对全身的影响较小，体质状况较好，血管状态和修复功能良好。

4. 早期病变的转移机会较小。

三、以往治疗情况

手术、放疗可使瘤床纤维化，乏氧细胞增多，在此基础上的复发性肿瘤放射敏感性差。

四、全身及局部情况

患者的健康情况与放射敏感性有密切关系，晚期肿瘤引起的严重恶液质或并发严重慢性疾病如肝炎、糖尿病、结核等，均可使患者的机体代谢出现紊乱，并造成严重的贫血，使肿瘤的放射敏感性下降。局部炎性水肿和疤痕基础上发生的癌肿敏感性差。但甲亢患者、怀孕妇女因代谢快，可使放射敏感性增高。

五、瘤床情况

瘤床血运好的部位，肿瘤敏感性高；反之，如瘤床为脂肪组织者则敏感性差。另外，瘤床为修复能力差的组织（如肺癌、上颌窦癌）疗效也差；长度较大的食管癌可以说没有瘤床，血运和修复能力均差,故疗效极差。

六、肿瘤外观形态

肿瘤放射敏感性从高到低,按其形态依次为菜花外生型、结节外生型、溃疡型、浸润型和龟裂型,这也与瘤床的供血供氧有关。

第十一节 肿瘤放射敏感性的实验室预测

肿瘤放射敏感性是放疗中应考虑的第 5 个"R"(radiosensitivity)。在本章第十节中提到的以组织学分类和分级、肿瘤大小和分期、瘤床情况以及宿主的年龄、性别等传统的放射敏感性预测方法,均不能对治疗和预后提供足够的信息,更不能进行定量分析。当前,用实验室指标预测肿瘤放射敏感性已引起人们的重视。

现代放射敏感性预测的定义为:用实验室检测方法估计肿瘤控制的可能性(肿瘤内在放射敏感性),但此可能性必须与其他影响疗效的临床因素无关。

对预测方法的要求:(1) 与肿瘤控制有特异关系;(2) 检测时间快;(3) 相对样本间的误差不敏感;(4) 对常规放疗作出放射抗拒的假预测可能性低;(5) 相对无损伤。

一、肿瘤细胞内在放射敏感性

根据实验证明,不同组织学类型的肿瘤细胞系的放射敏感性不同;实验中放射抗拒的细胞系常来源于临床放射抗拒的肿瘤;体外培养的肿瘤细胞与体内肿瘤的放射敏感性平行。因此,可以采用活检材料进行实验室检测来预测该肿瘤的放射敏感性。

(一) SF_2(2 Gy 照射时的存活曲线)

SF_2 最能区分放射敏感性。Brock 测定 72 例切缘阴性、行术后放疗的头颈部鳞癌,SF_2 平均值为 0.33(0.1~0.91),随访 1 年,12 例复发者的 $SF_2=0.4$,而仍局控者的 $SF_2=0.3$;William 测定 60 例,SF_2 平均为 0.33,将 $SF_2 \leq 0.3$ 和 $SF_2 > 0.3$ 者分为敏感组和抗拒组,除 1 例外,复发者均在抗拒组;从理论上计算,杀灭 10^9 细胞到 1 个细胞,SF_2 为 0.6,需 80 Gy;SF_2 为 0.2,则仅需 26 Gy。

(二) 微核定量测定

微核是由细胞有丝分裂时未进入主核的染色体断片或整条染色体所形成的,内含双链结构。

剂量存活曲线与剂量-微核频率曲线间有密切的相关关系。用剂量-微核频率曲线来估价肿瘤细胞的放射敏感性,较剂量-存活克隆分析法快速简易。

二、肿瘤细胞的增殖动力学及 DNA 含量测定

(一) Tpot(潜在倍增时间)

用 Tpot 这个参数可表示肿瘤的增殖能力,可用流式细胞计数仪测定。

$$Tpot = \lambda(Ts)/LI$$

式中,Tpot 为潜在倍增时间;Ts 为 S 期持续时间;λ 为所测人口年龄分布的修正因素,λ 值为 0.8～1.2;LI 为标记指数,给患者一定剂量 Brd Urd 数小时后取标本,S 期细胞被 Brd Urd 标记后,可被荧光色素偶合的单抗选择性染色(发绿色荧光),细胞 DNA 被 PI 染色(发红色荧光),LI 即为总细胞数中被 Brd Urd 标记的百分数。

Wilson 测定 26 例实体瘤,LI 为 2.3%～20.6%(中位数 6.4%),Ts 为 5.8～30.7 h(中位数16.2 h),Tpot 为 3.2～23.2 d(中位数 5.6 d)。以 Tpot 5 d 为参考点,＜5 d 者增殖能力强,放射敏感性高,选用快速分割照射法有利。

(二) DNA 含量

人类正常细胞染色体数目为 46(二倍体),偶见非二倍体亦在 46 左右,大多数肿瘤细胞 DNA 为异倍体(四倍体或非整倍体)。

Jacobsen 证实二倍体细胞放射敏感性比非整倍体低 10%～15%。Joensum 等分析了 348 例晚期宫颈癌放疗后的复发率,DNA 为倍体性者为非倍体性者的 2 倍,二倍体者放疗疗效更差。Wilson 测定 Tpot＜5 d 的 10 例患者,7 例为非整倍体肿瘤。

(三) SPF(S 期细胞所占比例)

S 期细胞代表细胞增殖活性,虽 S 期细胞对放射相对抗拒,但若 SPF 值高,也即增殖活性高,其整体放射敏感性高,SPF 在非整倍体肿瘤中较整倍体高,而 Tpot 较短。

Henric 测定 33 例子宫肉瘤,SPF 中位数为 15%(±9.5%),二倍体者的 SPF 为(7.7±1.1)%,非整倍体者为(22.3±1.7)%,SPF≥20%者均为非整倍体,SPF＜10%的 13 例中仅 1 例为非整倍体。非整倍体 DNA 肿瘤 Tpot 短、SPF 高,其增殖能力强,细胞周期短,放射敏感性高,但其侵袭性强,远处转移率高,需用快速分割照射方法,并更应重视化疗等综合治疗。

三、氧含量测定

氧含量与放射敏感性有密切关系。用氧电极插入瘤体内测定氧分压、在病理切片中测量毛细血管间距等直接方法,以及用 ^{14}C-Miso 和 ^3H-Miso 标记、PET(正电子发射断层)等间接方法均可用于了解肿瘤的含氧量和乏氧区。但在放疗过程中,瘤体内含氧量的变动是经常的且是复杂的,故此项指标仅能作为参考。以下是近年来几种检测肿瘤乏氧的主要方法:

(一) 氧电极检测技术

氧电极检测技术是目前惟一能直接测定肿瘤乏氧的方法,被认为是"金标准"。检测时采用的参数有氧分压的平均值、乏氧比例和乏氧容积,需要多道多点测定,因为肿瘤内存在明显的异质性。

(二) 组织形态分析

组织形态分析是最早应用于临床的检测方法,其原理是通过了解肿瘤的血供情况来间

接反映肿瘤的乏氧状况。检测时采用的指标为肿瘤组织内毛细血管的密度及其间距、肿瘤的坏死程度等,结合冷分光光度测定(cryospectrophotometry)检测血红蛋白的氧负荷,则结果更可靠。

(三) DNA 链断裂分析

DNA 链断裂分析是从分子水平直接反映肿瘤放射生物性乏氧的检测方法,其原理是利用不同氧含量的肿瘤细胞对放疗产生不同的效应,即不同的 DNA 损伤程度来反映肿瘤乏氧状况。目前常用的方法是彗星分析法(comet assay)(见下述),检测时要求受照射后尽快获取肿瘤组织冰冻,因为间隔时间太长,则肿瘤组织的 DNA 要修复。

(四) 乏氧标志物测定

乏氧标志物测定是一种从细胞水平测定肿瘤乏氧的技术,其原理是利用还原硝基有选择性地结合乏氧细胞的能力达到测定肿瘤乏氧的目的。检测方法:(1) 用放射性核素标记的硝基咪唑类化合物,而后用 PET 扫描;(2) 用特异性抗体标记的硝基咪唑类化合物,而后用免疫组化或ELISIA检查,被认为是目前最有前途的方法。

(五) 其他

(1) 用增强 CT 或 MRI 动态扫描测定肿瘤内 ROI 的血液灌注量来间接评估肿瘤的乏氧状况;(2) 用 MRS 测定;(3) 肿瘤组织乳酸水平的测定等。

四、"慧星"分析(comet assay)

1. 单细胞凝胶电泳或"慧星"分析是以电泳后 DNA 的显微镜图像特征而得名(图 5-13),是第 1 次可以在肉眼水平测定样品中全部单个细胞的 DNA 损伤。此方法速度快,敏感性高,可以检测小如 5 cGy 照射后淋巴细胞的初始 DNA 损伤,等于每个二倍体细胞大约 50 个单链断裂。

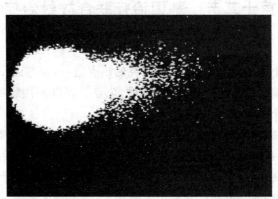

图 5-13 "慧星"分析法电泳后 DNA 的显微镜图像

2. 碱性条件下(pH>12.3)可引起 DNA 双链变性从而可以检测 DNA 单链断裂;中性水解使 DNA 保持双链状态从而可以检测 DNA 的双链断裂。

3. 对"慧星"的描述包括尾的长度、尾的 DNA 百分数和尾的运动(平均迁移距离和尾DNA 百分数两者的乘积)。慧尾的运动与电离辐射的照射剂量间为线性剂量-效应曲线。

4. "慧星"分析的适用范围:(1) 检测乏氧细胞;(2) 检测 DNA 损伤和细胞杀灭之间的

关系;(3)凋亡细胞的检测;(4)测定肿瘤生长分数;(5)其他应用和展望:如获得关于药物耐受的进一步信息以及分析 DNA 杂交等。

五、肿瘤细胞多相性测定

肿瘤组织内,有的细胞对放射敏感,有的则抗拒。初始的肿瘤反应可能是先杀灭敏感细胞,而复发可能是存活的抗拒性干细胞增殖的结果。这是由于肿瘤内存在不同放射敏感性的细胞亚群,即肿瘤细胞多相性的缘故(图5-14)。

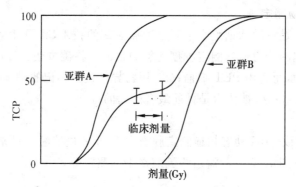

图 5-14 肿瘤内不同细胞亚群的剂量-效应曲线

用姐妹染色体单体交换分析法可测定肿瘤株的多相性,此法可检查每个细胞对治疗的反应,如一个细胞群体中产生姐妹染色单体(SGE)的水平不同,则说明该细胞群体对治疗的反应不同。

第十二节 基因治疗联合放射治疗

在肿瘤治疗的各个领域里,基因治疗是研究的热点之一,而与放疗的联合应用尚在起步阶段。恶性脑肿瘤的基因治疗研究更是热点中的热点。现以恶性脑肿瘤为例,对基因治疗联合放疗的现状作一介绍。

目前,对恶性脑肿瘤采用的常规治疗包括手术、放疗和化疗,虽已取得了一定的进展,但仍有相当多的患者预后较差,迫切需要开展新的辅助治疗方法。恶性脑肿瘤基因治疗联合放疗是一种新的治疗模式,现今在国际上正在进行广泛研究。已经开展的几种治疗方案均取得了明显的实验效果,部分方案已获准进入临床Ⅰ、Ⅱ期试验治疗,并可望进一步在临床上推广应用。

所谓基因治疗即是通过导入外源性目的基因(gene of interest),并使其到达靶细胞表达,或者用反义 DNA(antisense DNA)或反义 RNA 抑制病变基因的表达来治疗疾病的方法。

一、恶性脑肿瘤基因治疗策略和常用的基因治疗方案

(一) 酶前体药物治疗

将自杀基因胞嘧啶脱氨基酶(CD)或单纯疱疹病毒(HSV)胸腺嘧啶核苷激酶(HSV-tK),经转染的方法分别导入脑瘤细胞内,然后给予无毒的前体药物(5-FU 前体药物 5-FC 或三磷酸核苷前体药物 GCV),在肿瘤内局部的酶解作用下可使前体药物分解为细胞毒化疗药物(5-FU 或三磷酸核苷),发挥其抗肿瘤效能,5-FU 和三磷酸核苷还可干扰放疗后靶细胞 DNA 的修复,增加放射敏感性。这种方法可直接行瘤内注射,被转染的瘤细胞产生的毒素能通过细胞间隙输送到邻近的分裂期细胞,诱导邻近细胞凋亡(称旁观者效应)。酶前体药物治疗过程中,伴有 T 细胞介导的 TNF-2、IL-6、INF-γ 和 GM-CSF 等细胞因子的聚集反应和肿瘤细胞的坏死。

酶前体药物治疗避免了全身应用常规化疗药物的毒副作用,并尽可能地使药物到达瘤体靶细胞,显示了该治疗的优越性,目前已在胶质瘤实验性治疗研究中获得了广泛应用。

(二) 免疫基因治疗

恶性脑肿瘤细胞抗原递呈能力较弱,且表达 TGF-α 可使瘤细胞逃避免疫监视。转染同系的主要组织相容性抗原复合物(MHC)型基因可直接将肿瘤内在编码的多肽抗原呈现给 $CD4^+$ T 辅助细胞,激活肿瘤特异的 $CD4^+$ T 细胞毒反应。由此改进肿瘤细胞的抗原递呈活力,可增进瘤细胞免疫反应,从而导致肿瘤细胞死亡。欧美学者应用细胞因子基因导入肿瘤细胞,激活肿瘤的特异免疫源性,使机体局部抗肿瘤能力增强和诱导高浓度免疫细胞聚集,达到抗癌作用。经全美 RAC(Recombinant DNA Abvisory Committee)批准,Sobal 等利用逆转录病毒载体 IL-2 基因导入脑胶质瘤患者的瘤细胞内,收集该自体细胞予以放射线照射,而后制备成肿瘤疫苗并接种于自身皮下,如此经 4 个月 10 次免疫治疗,复查 MRI 可见脑肿瘤明显缩小,末梢血中 $CD8^+$ T 细胞数量增加。

(三) 抑癌基因和细胞周期调节基因治疗

该基因治疗主要针对突变基因进行修饰,包括活化抑癌基因和增强抑癌基因的表达。癌基因 ras、erb、ros、ret、bc1-2、sis、gli 和 IGF-1(类胰岛素生长因子)、端粒酶(telomerase)等均参与脑瘤的恶性表达;抑癌基因 p53、NF、Rb、p16、DCC 等均参与调节细胞周期过程和诱发肿瘤细胞程序性死亡(凋亡,apoptosis),抑癌基因突变与脑瘤生长失控具有密切相关性。通过转染野生型抑癌基因而诱导脑瘤细胞凋亡。初步研究证实体外胶质瘤细胞转染抑癌基因 p53、PTEN 和 p16 可诱导脑瘤细胞凋亡。同样转染该类基因的胶质瘤细胞在荷瘤鼠体内增加了脑瘤细胞的辐射敏感性。我国一些学者已着手开始腺病毒介导的野生型 p53 基因治疗脑胶质瘤的研究工作。

(四) 抗血管生成的基因治疗

恶性脑肿瘤是富含血管的实体瘤,抑制肿瘤血管生成对脑瘤治疗是一种非常有效的策略。实验中发现胶质瘤细胞能分泌血管内皮生长因子(VEGF),促进血管内皮的分裂增殖,为脑瘤快速生长提供了新生的血管和血运。故针对 VEGF 等生长因子的基因治疗可十分有效地遏制肿瘤生长。Saleh 等利用 VEGF 反义 cRNA 真核表达载体转染 C6 胶质瘤细胞,并将此类细胞移植到动物颅内后,其致瘤力下降,并且成瘤体的生长速度减慢,形成的肿瘤

血管数量减少,血管壁变薄,坏死面积增多。我国学者克隆了内源性人的抗血管生成基因 angiostain K(1~3)和 endostatin,并进行了该基因的原核表达,获得具有抗血管生成活性的表达蛋白,且表达量较高。

(五) 基因导入和靶向治疗技术

基因导入受体细胞的方法主要有生物物理方法如基因枪、原位裸 DNA 注射法和病毒载体介导的自体细胞转染法。体外实验常使用腺病毒和逆转录病毒载体,并且已获得成功。然而,逆转录病毒载体只对扩增的靶细胞具有感染效力,而腺病毒载体由于不能整合到靶细胞基因组内,使其在体内表达时间明显缩短,并且由于机体产生抗腺病毒抗体,而限制了其进一步应用。载体系统靶向运送的低效性和目的基因的低表达,使其在抗恶性脑肿瘤中的效果明显降低。值得庆幸的是放射可显著提高基因靶向转移的效率和靶向调控能力,欧美的一些研究机构已进行了临床 I 期实验研究。

二、基因治疗联合放射治疗的增效原理和常用方法及现状

近年来欧美等国家实施的临床实验结果均提示各种基因治疗恶性脑瘤的策略都有一定的局限性,如酶前体药物治疗时 GCV 的毒副作用、血脑屏障的阻碍作用、外源病毒或病毒细胞的排斥反应等;免疫基因治疗中由于中枢神经免疫能力减弱,抗脑肿瘤效果不如外周神经系统。因而国内外学者最近提出了联合基因治疗,包括基因治疗联合放疗和(或)化疗等,这将是一种全新的策略,也是今后基因治疗的一大发展方向。

(一) 利用辐射实现对转移基因在脑瘤内表达的时空调控

为确保基因治疗的安全性、可靠性,必须有效地调控其局限性和靶向性表达,即力求治疗基因仅在脑瘤中局限性定向表达。当前有两种主要调控机制:一是"转录靶向调控机制",即选择恶性脑瘤相关基因的启动因子与目的基因共同构成表达盒,插入基因转移载体,使目的基因只能在脑瘤细胞中表达;二是"转移基因表达的外源调控机制",利用可受某因素诱导表达基因的顺式作用元件与相应的目的基因构建成表达盒,插入基因转移载体,这样转移基因在体内表达与否,直接受相应诱导因素的调控。其中,利用可受辐射诱导表达的早期生长反应因子(early growth response-1,Egr-1)基因的启动子,与相应的目的基因共同构建成辐射诱导基因表达调控系统受到人们的高度重视。

Datta 最早发现电离辐射所产生的活性氧类介质可作用于 Egr-1 基因启动子区的 CC(A/T rich)6GG 基因而诱导启动 Egr-1 基因的表达。Egr-1 是一种编码 533 个氨基酸残基的核磷蛋白的转录因子,参与调控基因表达。根据此作用特点,利用电离辐射达到时空调控有 4 个特点:(1) 以适量的外照射可诱导杀瘤效应的基因活化;(2) 将三维立体照射技术的射线束准确投向目的靶,完成肿瘤靶向基因的时空调控;(3) 亲恶性脑肿瘤放射性核素亦可调控基因表达,并可用于转移性脑肿瘤;(4) 辐射诱导调控机制适宜多种恶性脑肿瘤。

Weichse 等利用 Egr-1 基因启动子和 TNF-2(tumor necrosis)基因构建成质粒,并将该质粒转染至造血干细胞,于放疗前后注入异体移植瘤体内。结果表明,对放射敏感的 Egr-1 基因启动子诱导了 TNF-α 在瘤体内的大量表达,较之对照组平均高出 2.7 倍,使脑肿瘤的生长受到明显抑制。Manome 等则利用 Ad-pEgr-LacZ 载体进行了恶性脑肿瘤的实验研究,他们首先将 9L 胶质瘤细胞移植至大鼠脑内,随后局部注射 Ad-pEgr-1-LacZ 载体系统,

经 2 Gy 单次剂量的外照射及瘤内 ^{125}I 标记 5-碘尿嘧啶脱氧核苷（^{125}I-IdUrd）体内照射,可有效地诱导 β-半乳糖苷酶的表达。核糖酶系列（含 β-半乳糖苷酶）能对 RNA 进行特异性酶切,用于基因治疗,抑制病毒复制和不良基因（癌基因、耐药基因）的表达。

（二）辐射增强基因靶向转移效率

Ram 等认为,临床基因治疗脑肿瘤效果不佳的主要原因,一是载体的基因导入效率在人体的表达远远低于动物；二是脑瘤组织中载体分布范围有限。质粒虽可插入大片外源治疗基因,并且免疫源性亦较低,但其转移率非常低。有学者发现电离辐射可显著促进质粒载体介导的基因转移,而且具有剂量依赖性。成纤维细胞接受 9 Gy 的 γ 线照射后,质粒性载体所介导的基因转移效率大大提高。据统计,电离辐射后质粒转移效率较对照组可提高1400 倍之多。Zeng 等指出,γ 线可通过提高质粒与细胞基因组之间的非同源重组率,促进质粒整合至细胞基因之中。辐射同样可促进腺病毒载体介导的基因转移效率。同样,Zeng 等还以 3 Gyγ 线照射转染 Ad-CMV-LacZ 的细胞,3 d 后其细胞中 β-半乳糖苷酶活性提高了48 倍,从而提示辐射可促进腺病毒基因组与细胞基因组之间的结合率。Tang 等用 40 Gyγ 线照射转染了 Ad-CMV-LacZ 的脑瘤细胞,从而引发细胞内 LacZ 基因编码产物呈剂量依赖性扩增,其扩增效率最高可达 24 倍。

（三）自杀基因联合放疗治疗脑肿瘤

所谓自杀基因治疗,是指应用载体将自杀基因（存在于细菌和病毒中的酶代谢基因,一般哺乳动物不存在此基因）导入到宿主细胞中,并对宿主投以低毒性的细胞毒药物,使其只对基因导入的细胞产生特异性杀伤作用的方法。具有代表性的是 HSV-tk 基因与抗病毒药物 GCV 相结合的自杀基因治疗。Kim 等将 HSV-tk 基因转染至 9L 脑胶质瘤细胞中,并在放疗前后分别给予抗病毒药物阿昔洛韦（acyclovir）20 mg/mL,实验组放射敏感性显著高于对照组,其放射增敏比为 1.6,再将转染 HSV-tk 的 9L 胶质瘤接种于动物颅内,随后成瘤动物接受放疗,并于放疗前后同样给予阿昔洛韦,结果表明实验组动物的中位生存期明显高于对照组（$P<0.01$）,推论转染 HSV-tK 基因联合放疗可选择性地增强瘤细胞的放射敏感性,疗效显著。

（四）分子基因化疗联合放疗

分子化疗基因,如细胞色素酶 p450、2b1、胞嘧啶脱氨基酶（escherichia colideaminase,CD）通常产生一种转化酶,该酶可使无细胞毒或低毒药物前体（prodrug）转变为有细胞毒或强毒药物,从而达到杀伤瘤细胞的目的。Rogulski 等通过逆转录病毒载体将 CD 基因转染脑胶质瘤细胞,随后给予 5-FC（5-fluorocytosine）,含分子化疗基因的靶细胞表达 CD 活性而将 5-FC 转变为细胞毒药物 5-FU,然后再将这种细胞予以 γ 线 2 Gy 照射,结果含 CD 基因的脑胶质瘤的辐射敏感性有了明显提高。

（五）抑癌基因联合放疗

抑癌基因突变失活在脑肿瘤和恶性脑肿瘤中分别达 30% 和 50%。p53 是位于 17 号染色体,编码 53 kd 的蛋白质,该基因与细胞周期、DNA 损伤应答、细胞分化及血管再生等均密切相关。p16 则与细胞周期调节相关。Rb 基因系视网膜神经胶质瘤相关基因,也是一种抑癌基因,Rb 基因使细胞休止在 G_1 期,促进细胞成熟分化,使其维持于分化状态,允许细胞对正常生长和分化信号作出相应反应。抑癌基因治疗旨在提供野生型抑癌基因,达到治疗恶性脑肿瘤的目的。Broaddus 等将野生型 p53 基因通过腺病毒载体转染 RT2 脑胶质瘤细胞,而后,再将该转染后的细胞接种于动物颅内,成瘤后取材作 RF-PCR 序列分析和 p53 表达的 Westen blot 分析,证实该细胞具有分泌过量 p53 的功能后,随即对这些荷瘤动物行 2～6Gy 的放疗,同时观察动物生存期及瘤体大小变化。结果表明:(1)离体的集落形成实验的细胞存活分数 SF_2 由转染前的 0.61 降至 0.38,SER>2.0;(2)p53 转染组动物放疗后生存期明显延长,与对照组比较有显著差异($P<0.01$)。该结论还指出,无论是转染野生型 p53 或突变型 p53,离体瘤细胞的存活分数及在体内的致瘤能力均受到明显抑制。

同样,Lang 等通过逆转录病毒载体转染 U87MG 胶质瘤细胞,经分子生物学技术鉴定确定转染 p21 成功后,进而观察离体和在体的联合基因治疗和放疗的结果提示,转染 p21 基因的 U87MG 细胞的放疗效果十分明显,离体细胞凋亡率,实验组为(18.6±1.4)%,而对照组仅为(2.1±0.05)%;在体动物实验,转染 p21 基因荷瘤鼠经放疗后,其中位生存期亦显著长于对照组($P<0.01$)。

三、恶性脑肿瘤基因治疗联合放射治疗展望

综上所述,恶性脑肿瘤基因治疗在理论上是诱人的,部分项目已应用于临床实践,然而我们也应该清醒地看到,基因治疗正式广泛用于临床治疗恶性脑肿瘤之前,尚须解决以下几个主要问题:(1)恶性脑肿瘤基因治疗技术有待进一步完善,如基因转移靶向性困难,基因转移的效率较低,转移基因的体内表达还缺乏有效调控手段,以及机体对病毒性基因载体的免疫反应等。(2)恶性脑肿瘤的发生是多阶段、多步骤的过程,涉及多种遗传性损伤。(3)同一种脑肿瘤组织内的肿瘤细胞又常常存在显著的异质性,因而当前的恶性脑肿瘤基因治疗尚缺乏特效的目的基因。而基因治疗联合放疗治疗恶性脑肿瘤,既可解决当前脑肿瘤基因治疗中靶向转移效率低、缺乏有效基因表达调控手段等问题,又可通过基因治疗辅助提高放疗效果,使两者之间的优势得以互补,拓宽了恶性脑肿瘤放疗的应用范围。恶性脑肿瘤的基因治疗在放疗领域是一种全新的辅助治疗手段,对全面有效地治疗恶性脑肿瘤具有十分重要的意义,值得我们从临床放射生物学、分子生物学和放射治疗学等方面深入探索。

复习思考题

1. 放疗中细胞存活的定义。
2. 非指数性存活曲线中"肩段"的意义。
3. SLD 和 PLD 修复的含义和对正常细胞及肿瘤细胞的意义。
4. 氧效应在临床放疗中的意义。
5. 放疗中的 4"R"因素对正常组织和肿瘤组织的意义。
6. 肿瘤放疗的基本原则是什么?
7. 临床因素与肿瘤放射敏感性的关系。
8. 临床上提高肿瘤放射敏感性的措施有哪些?
9. 分割放疗的目的。常规分割、超分割、加速分割、后程加速超分割的原理和方法。
10. 在放疗疗程中为什么不能随意停顿间歇?常规分割时亚临床病灶要求的放射剂量?
11. 放射增敏剂和放射防护剂的定义。

参考文献

[1] 殷蔚伯,谷铣之主编. 肿瘤放射治疗学. 第3版. 北京:中国协和医科大学出版社,2002
[2] 刘泰福主编. 现代放射肿瘤学. 上海:复旦大学出版社、上海医科大学出版社,2001
[3] 蒋国梁主编. 现代肿瘤放射治疗学. 上海:上海科学技术出版社,2003
[4] 曾益新主编. 肿瘤学. 第2版. 北京:人民卫生出版社,2003
[5] 刘树铮主编. 医学放射生物学. 北京:原子能出版社,1986
[6] 沈 瑜,糜福顺主编. 肿瘤放射生物学. 北京:中国医药科技出版社,2002
[7] 许昌韶主编. 高等教育教材:肿瘤放射治疗学. 北京:原子能出版社,1995
[8] 郭有中主编. 肿瘤放射治疗新技术与临床医师. 郑州:河南医科大学出版社,2000
[9] 黄 强,陈忠平,兰 青主编. 胶质瘤. 北京:中国科学技术出版社,2000
[10] Perez CA, Brady LW. Principles and practice of radiation oncology. 3rd ed. Philadelphia: Lippincott Williams & Wilkins,1997
[11] Hall EJ. Radiobiology for the radiologist. 5th ed. Philadelphia: Lippincott Williams & Wilkins,2000
[12] 王骏业. 苏联低氧治疗之临床研究. 国外医学:临床放射分册,1991,(2):1～26
[13] 夏火生,韩守云,李 苹,等. 鼻咽癌低氧放疗的临床观察. 癌症,2003,22(7):745～748
[14] William AB. 测量肿瘤增殖动力学及胞放射敏感性作为放疗效果的预测因素. 中国放射肿瘤学,1990,4(1):65
[15] 陆雪官,冯 炎,胡超苏. 恶性肿瘤内乏氧细胞研究现状. 中华放射肿瘤学杂志,1999,8(1):57
[16] 欧广飞,王绿化,杨伟志. 低剂量超敏感性在分次放射治疗中的意义. 中华放射肿瘤学杂志,2003,12(1):40～45
[17] 姜 锋,傅真富,马胜林. 低剂量全身放射治疗的基础研究和临床应用. 中华放射肿瘤学杂志,2004,13(1):70～72
[18] 高远红,杨伟志,闫 洁,等. "慧星"分析法检测人癌裸鼠移植瘤的放射敏感性. 中华放射肿瘤学杂志,2004,13(1):48～51
[19] 张军宁,洪承皎,朱寿彭. 单细胞凝胶电泳检测外照射诱导DNA单链断裂和双链断裂. 辐射研究与辐射工艺学报,2002,20(3):220～224
[20] 冯勤付,余子豪. 阿咪福汀的放射保护作用. 中华放射肿瘤学杂志,2002,11(2):90～93
[21] 许昌韶,周剑影,段莹莹,等. 螺旋藻对肿瘤放疗病人血浆超氧化物岐化酶的影响. 中华放射医学与防护杂志,1996,16(1):135～137
[22] 黄关宏,高 健,许昌韶. 细胞放射保护剂氨磷汀. 中国血液流变学杂志,2003,13(2):189～193
[23] 楚建军,苏燎原,许昌韶,等. 羟基丁酸对放射性脑损伤的保护作用. 中国航天医学杂志,2003,5(2):1～3
[24] 俞志英,张军宁,许昌韶. 加热对肿瘤患者外周血T淋巴细胞亚群的影响. 实用癌症杂志,2000,15(2):142～144
[25] 周菊英,涂 彧,俞志英,等. 脑胶质瘤细胞SHG-44的热、放射敏感性及Fas/FasL表达. 辐射研究与辐射工艺学报,2003,21(3):90～93

[26] 周菊英,涂彧,俞志英,等.加温对脑胶质瘤细胞SHG-44的放射增敏效应.中华放射肿瘤学杂志,2003,12(4):275~276

[27] 周菊英,许昌韶.肿瘤细胞DNA的倍体性对放疗和预后的影响.国外医学:临床放射学分册,1993,(4):247~249

[28] 周菊英,许昌韶.放射敏感性的预测及治疗方案选择.国外医学:临床放射学分册,1994,(1):55~57

[29] 张军宁,许昌韶.人体肿瘤放射敏感性预测的现状.国外医学:放射医学核医学分册,1994,18(2):10~13

[30] 楚建军,苏燎原,许昌韶,等.SHG-44脑胶质瘤细胞辐射敏感性及筛选方法分析.中华放射医学与防护杂志,2003,4:332~335

[31] 楚建军,许昌韶.恶性脑肿瘤基因治疗联合放射治疗研究现状和展望.中国神经肿瘤杂志,2003,1(3):177~181

[32] 陈秀勇.不均等分割放射治疗食管癌的研究.中华放射肿瘤学杂志,1993,2(3):138

[33] Horsman MR, Murata R, Overgaard J, *et al*. Improving local tumor control by combining vascular targeting drugs, mild hyperthermia and radiation. Acta Oncol, 2001, 40(4):497~503

[34] Brock WA, Baker FL, Sivon SL, *et al*. Cellularradiosensitivity of primary head and neck squamous cell carcinomas and local tumor control. Int J Radiat Oncol Biol Phys, 1990, 18(6):1283~1286

[35] Joensum H. DNA flow cytometry in prediction of survival and response to radiotherapy in head and neck cancer: a review. Acta Oncol, 1990, 29(4):513~516

(许昌韶)

第六章 临床放射生物学研究的主要方法

第一节 细胞存活的测定方法

一、辐射所致细胞死亡的定义

几百戈瑞的大剂量照射之后,所有细胞功能都终止,最终发生细胞溶解,这种情况被认为是细胞即刻死亡或间期死亡;用较低的几戈瑞照射正在分裂或还能进行分裂的细胞(如骨髓细胞系、皮肤或小肠隐窝),此时部分细胞丧失其分裂或增殖能力。

细胞死亡定义为细胞不可逆的丧失增殖能力,即在下一次或以后的有丝分裂时发生增殖性死亡。因此,子代细胞形态完整而不能发育的受损细胞也许依然能合成蛋白质或DNA,并可能通过一次或几次有丝分裂,然而只要这种细胞失去无限分裂能力则其后代肯定死亡,那么按上述定义都应认为该细胞已死亡。

另一方面,存活细胞或能够生存发育的细胞是指保持细胞无限增殖能力,并能够因此而形成集落或克隆的细胞,这些细胞称为克隆源性细胞。在体内,肿瘤和正常组织只有一小部分细胞属于克隆源性细胞,受照后期数量迅速减少。上述细胞死亡定义对放疗具有特殊意义,因为肿瘤细胞即使全都依然存在,但失去了无限增殖能力,并因此而失去了局部浸润或远地转移的能力,这样也就达到了局部控制的目的。同样,对于正常组织,大多数急性和慢性放射效应都发生在丧失生存发育能力的情况下。

因此,必须指出的是在药物离体实验中用得较多的 MTT 细胞存活测定方法,也曾试图用于检测细胞的放射效应,但终因 MTT 法反映的细胞"死亡"不是辐射所致的"细胞增殖性死亡",从而未能被放射生物学家所接受。

二、离体细胞存活实验

(一)细胞存活率

以不同剂量照射培养瓶内的群体细胞后,将这些细胞制成单细胞悬液种植到平皿内,或将不同类型的单细胞先种植到平皿内再照射。照射后,根据不同细胞系的生长速度,培养一定时间后可见到下列几种现象:

1. 一些细胞依然以单细胞形式存在,不分裂。
2. 一些细胞可以完成一次或两次分裂,形成很小的、发育不全的集落(克隆)。这些克隆内的细胞数均达不到 50 个。

3. 一些细胞照射后仍能生长成大集落，尽管这些集落体积大小不一，但与未照射的对照集落没什么差别。这些克隆反映了照射后在平皿内仍能分裂的细胞，即能保留无限增殖能力的存活细胞。计数这些仍保持着无限增殖能力的克隆比例数，就可以算出各个照射剂量点的细胞存活率(survival fraction，SF)。

SF＝某一剂量照射实验组的克隆数/(该组细胞种植数×PE)。

PE 为未照射细胞克隆形成率，PE ＝(未照射细胞克隆形成数/细胞种植数)×100%。

根据实验细胞的放射敏感性和不同照射剂量，调整所需接种的细胞数。随着照射剂量增高需相应增加接种的细胞数。对于照射剂量的选择，也应根据实验所用细胞系的放射敏感性而异。具体实验方法和步骤如图 6-1。

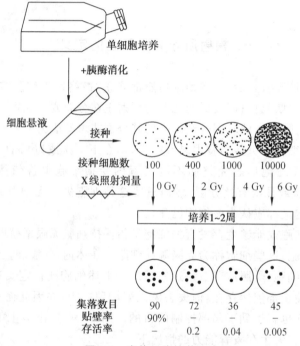

图 6-1 离体细胞培养示意图

(二) 细胞存活曲线

以剂量为横坐标(线性标度)，存活率为纵坐标(对数标度)，不同剂量的存活率通过特定的数学模式拟合，可得该细胞系半对数坐标的细胞存活曲线，即细胞剂量-效应曲线。该方法建立于 20 世纪 60 年代，但在技术和数据处理方法上都不断地有所改进，至今仍被认为是反映照射后离体细胞存活情况的最好手段。

细胞群无论是指数生长期还是在相对密度生长期都可以照射。指数生长期细胞是指在培养液内接种少量细胞，它们全都处于增殖状态，其数量成指数性增长。相对密度生长期是指细胞在平皿中没有被稀释再接种，以致细胞密度很高，出现接触抑制，细胞基本停止分裂，进入静止期。

(三) 离体细胞的乏氧照射技术

在放射生物学研究如何改进放疗的效果时，在离体细胞实验中，有氧细胞和乏氧细胞对某一措施的反应性是经常需要观察的内容之一,在放射增敏剂的研究中更是需要。通常用氧增强比(oxygen enhancement ratio,OER)和增敏比(sensitization enhancement ratio,SER)来表示氧和放射增敏剂对放射效应的增强作用。OER是指生命物质在有氧和乏氧状态下得到相同生物效应所需的剂量之比。离体细胞乏氧技术可根据各实验室的条件设计乏氧装置,并测定其OER,一般要求OER值为2.5～3.0,即认为达到乏氧条件。

1. 贴壁细胞的乏氧方法

群体乏氧照射方法:先对群体细胞照射后再分别接种于培养皿内培养克隆。用普通培养群体的25 mL细胞培养瓶,从瓶塞插入两根针头,进气的针一般可用去芯的脊椎穿刺针,使针与液面平行,并与液面保持一定距离,针口处于培养瓶的中央部分并斜面向上,使气体不会直接吹动液面。这样可使气体在瓶内液面以上流动,而不会影响细胞的稳定性。针头与橡皮管相接。出气用针可略短。进行乏氧实验时向瓶内通入99.99%或99.999%高纯氮,流量每分钟0.5 L,注意不要造成液面的波动。通氮30 min后夹紧进、出气针头后橡皮管,阻断通气。进行乏氧状态下照射。

2. 细胞悬液的乏氧方法

如图6-2所示,此装置的特点是可以使进出的气体在细胞表面充分交换。照射时,通过悬液表面流动的氮气来除掉原来空气中的氧气,20 mL的悬液细胞置于5 cm直径的中性玻璃乏氧瓶内,以200 r/min进行搅拌,每分钟500 mL的流速通30 min高纯氮后,即可使细胞处于乏氧状态并进行照射。照射后经出气口取出细胞,按实验设计接种,经培养后测定细胞存活率。

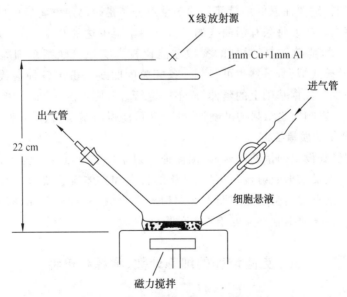

图6-2 悬浮培养细胞的乏氧照射装置

细胞存活曲线的实验过程一般可分为细胞培养、细胞照射、细胞计数、细胞稀释、细胞接种、克隆计数和数据处理绘图等步骤。任何步骤的操作是否正确都会影响最后的实验结果。

三、细胞培养

应使所培养的细胞处于旺盛的生长状态。为使细胞处于良好生长状态,应注意细胞培养液的选择、细胞的消化等环节(具体操作同常规细胞培养)。

四、离体培养细胞的照射

保证细胞照射过程的标准化,使实验细胞受到设定剂量的照射,是衡量细胞辐射生物效应科学性和可靠性的基本条件。为保证细胞照射过程的规范化,应注意以下几点:

(一) 射线种类

据实验目的和要求选择适宜的放射源。对一般实验均选择 X 线或 γ 线,除非特定实验目的一般很少采用 β 线。

(二) 细胞照射剂量的设定

根据不同的实验目的,设定能够说明问题的足够的照射剂量点。点数太少,影响曲线的拟合及曲线参数的可靠性。剂量点越多,细胞存活曲线的形状就越接近真实情况。在低剂量区,各个剂量点的间距要小一些,以便更确切地反映曲线的初始形状;在高剂量区,则间距可略大些(一般来说,可设置 6~8 个剂量点,对大多数细胞,以设定 0、1、2、3、4、6、8 和 10 Gy 等 8 个剂量点为宜)。主要应根据所用细胞的放射敏感性决定照射剂量点的设定。如该细胞系较为抗拒,则特别要注意低剂量部分的剂量点分布是否已足够将肩区反映出来,以及最高剂量点是否够高。应使每条存活曲线的最低存活率至少达到 $0.01(10^{-2})$ 范畴或更低,最好达到 $0.001(10^{-3})$ 范畴,这样得到的参数才能比较真实地反映某个细胞系的存活情况。否则,用任何数学模式拟合,虽然也可得到一条完整的曲线及得出各种参数值,但有些数据实际是计算机在少数据基础上的延伸,而不一定符合实际情况,从而不能反映该细胞真实的剂量-效应关系,影响实验结果的准确性,并由此可能得出错误的、误导性的结论。

(三) 照射剂量的质量控制

为保证细胞受到设定剂量的照射,必须保证照射条件的标准化。为此在实施细胞照射前,应由放射物理人员根据照射设备、射线性质的特点和具体实验要求,设定相应的照射条件,以保证细胞受到设定实验剂量的照射。照射野不宜太小,如 $<5\,cm\times 5\,cm$ 时,应进行实际测量后再行照射,被照细胞不应处于建成效应区内。

五、克隆培养的细胞计数、稀释和接种

(一) 细胞计数

方法同常规培养。

(二) 细胞悬液的稀释

方法同常规培养。

(三) 细胞的接种和培养

1. 接种细胞数的计算

进行细胞接种和克隆培养前,应充分了解所用细胞系的生物学特性及克隆形成率,并根据克隆形成率设定所需接种的细胞数。照射以后克隆数减少,为消除不同剂量之间存活率的实验误差,应尽量保持各剂量点培养皿内克隆形成环境相似。即随照射剂量加大而增加细胞种植数,若各剂量组均种植相同的细胞数,则反而加大了实验误差。应以细胞存活曲线估算各剂量下应种植的细胞数,其公式为:

应种植细胞数=未经照射的对照组的细胞种植数/该剂量下的细胞存活率

在实际情况下,增加大剂量照射时的种植细胞数,还应避免非单个细胞集落出现之嫌。因此,各剂量组应种植的细胞数需酌情而定,但确定后应在各批实验中维持不变。

一般在一个 60 mm 直径的平皿上,以最多生长 100～200 个克隆为宜,细胞太多过于密集,会导致克隆数过多而出现相互连接,使计数困难,影响准确性。而照射大剂量时,如所接种细胞数不够,存活细胞太少,克隆数太少,会降低统计的正确性。

2. 克隆计数

克隆计数包括细胞染色和克隆计数两个步骤,注意事项同常规克隆计数法。

3. 实验数据的处理

正确处理实验数据的总的原则是:应按放射生物学原理、实验目的及统计学规范选择适宜的数学模型。该模型应能正确反映实验数据的统计学特征;模型中的参数应具有相应的生物学意义。当需要比较两条曲线的数据时,只能在具有同样参数的曲线之间进行比较。因为各种数学模型的参数所反应的意义不同,不能两者混同比较。比较时应选用适合于拟合双方数据的数学模型进行拟合后,再作比较。

4. 实验的重复性

每批实验一般应重复 3 次,各次实验的所有步骤及操作均应保持一致。每次实验必须有其本身的对照以及所有的不同条件下的存活曲线,以每一次实验为基础,分别算出存活曲线的各项参数,然后综合 3 次的结果作出结论。

细胞存活曲线的数学模型拟合方法:一般采用特定的计算机程序对相应的数学模型进行拟合。有单靶多击数学模型拟合法及线性二次数学模型拟合法。

六、制备同步化细胞群的几种方法

(一) 收集有丝分裂细胞(Terasima 和 Tolmach 设计)

利用有丝分裂细胞贴附培养瓶表面不紧密的特点。该方法仅限于培养的单层贴壁细胞,这些细胞常常贴附在培养瓶的表面,一旦进入有丝分裂,形态逐渐变圆,并且贴附不太结实。若此时轻轻地摇动培养瓶,有丝分裂细胞就脱离瓶壁,悬浮于培养液中。把这些细胞保持在 37℃下培养,它们就一起通过有丝分裂时相。这种同步细胞群,通过选择照射时间就可以在细胞周期任何一个时相进行照射。

(二) 药物法

羟基脲是最常用的药物,适合于离体和在体实验。羟基脲有两个主要作用,一是在 S 期被结合到细胞内并杀死细胞;二是它能阻断细胞进入 S 期。如使羟基脲和细胞作用的时间

等于该细胞 G_2、M 和 G_1 期时间的总和,所有存活细胞就堆积在 G_1 末期这一很窄的阶段。假如此时停止药物的作用,同步细胞群开始重新通过有丝分裂周期。

第二节 实验肿瘤模型及其分析方法

一、实验肿瘤模型的选择

实验肿瘤的类型有:
(1) 原发肿瘤:可自发,也可用病毒或化学诱发;(2) 移植性肿瘤;(3) 来自离体培养的肿瘤;(4) 人体肿瘤异体移植瘤。

由强致癌物或病毒等因素诱发的肿瘤,或者不是在同一品系动物身上移植传代的肿瘤,往往会出现免疫反应,因此都不能用于肿瘤放射生物学的研究。

二、动物肿瘤和人体肿瘤的可比性

小鼠肿瘤的绝对体积比人体肿瘤为小,但肿瘤和其载体的整个身体体积的比例,则小鼠要大得多。在放射生物学中,鉴于氧合程度的不同,肿瘤细胞和其附近血管的距离决定该细胞的放射敏感性。人和啮齿类动物肿瘤内毛细血管和坏死之间的距离是十分相似的,两者间乏氧细胞比例的差距也很小。一般小鼠肿瘤比人体肿瘤长得快。

三、实体瘤接种的部位

通常实体肿瘤移植部位的选择主要是根据对肿瘤压迫而影响肿瘤血液供应的程度来确定。可以粗略地把接种部位分成 3 类:一是不受压迫的皮下部位,如胸部、背部和两胁及腹股沟的皮下;二是受压迫的皮下部位,如头、尾和足的皮下;三是体内较深的部位,其中包括肺、肌肉和肾包膜等。除少数特殊肿瘤,如脑肿瘤需选择特定的脑内部位之外,均应根据实体瘤生长特征、实验要求和目的、实验室和照射设备条件等,选择最适宜的接种部位。如所做实验是用肿瘤局部照射的方法,则一般不将肿瘤接种于腋下,因为该处不便于做到真正的局部照射,并且使肿瘤局部乏氧不太方便可靠(图 6-3)。

四、实体瘤的接种方法

1. 细胞悬液接种(接种 $10^5 \sim 10^6$ 个细胞)。
2. 组织块移植接种。

1. 不紧缩的皮下部位

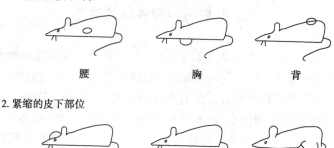

腰　　胸　　背

2. 紧缩的皮下部位

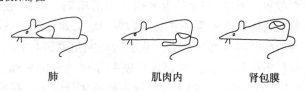

头　　尾　　足

3. 其他较深部位

肺　　肌肉内　　肾包膜

图 6-3　实验肿瘤种植的主要部位示意图

五、影响肿瘤对射线反应性的因素

进行动物辐照实验时，一些因素可以影响实验结果，主要有以下几点：
(1) 肿瘤的大小；(2) 接种肿瘤的方法；(3) 受体的性别；(4) 固定动物的方法；(5) 是否应用麻醉剂。在实验时对上述因素应保证基本一致。

六、实体瘤照射方法

1. 一般应该照射肿瘤局部，因为全身照射时肿瘤的反应性和局部照射不一样，而且剂量也上不去。最好是在小鼠清醒状态下照射，以免麻醉对肿瘤反应的干扰。现在已有各种不同形式的固定设备和照射方法，可以让动物不紧张地在清醒状态下接受局部照射。

2. 为保证实验结果能如实地反映肿瘤的放射反应性，选择用于照射的肿瘤大小不能差异太大，一般其误差不要大于 $\pm 0.5\,mm$。

3. 肿瘤的乏氧照射。在采用放射增敏措施的整体实验中，要观察该措施对肿瘤乏氧的效应时，可用阻断肿瘤局部血流的方法造成肿瘤全部乏氧后照射。可用夹子夹住肿瘤根部的血管或其他能把整个肿瘤血供阻断的手段(如对处于肢体的肿瘤，可将整个肢体的血流在肿瘤的向心方阻断)。此时让肿瘤缺血 10 min，肿瘤内氧就被耗尽，使整个肿瘤处于乏氧状态下受照射。待照射结束后，应尽快恢复血供，以免造成组织坏死或影响肿瘤照射的效应。

七、照射后肿瘤体积的改变

照射后肿瘤细胞数量的改变与3个参数有关：(1) 非活性克隆源性细胞的比例。这种细胞已丧失其无限繁殖的能力。(2) 非活性细胞的清除速度。(3) 存活的活性细胞的增殖率。

与正常组织一样，大多数肿瘤有所谓的细胞的补充，这是指处于静止状态的细胞进入细胞周期。即使存活细胞的比例很小，只要肿瘤细胞的倍增时间短，就能产生大量的子细胞，当细胞增殖率大于非活性细胞的清除率时肿瘤又开始生长。肿瘤的体积还受一些其他组成的影响：(1) 组织间的液体：即使肿瘤细胞数是恒定的或在逐渐下降，水肿都可以引起肿瘤体积的增加；(2) 非恶性细胞：在有些肿瘤内，非肿瘤细胞（淋巴细胞、巨噬细胞等）的比例是所有细胞数的30%或更多。有些肿瘤受照后，可见到这些细胞的数量有相当程度的增加，从而掩盖了肿瘤细胞数的减少，甚至导致肿瘤体积的增加。因此肿瘤放射后缩小的速度和程度都不能全面地反映照射的效果。肿瘤照射中的消退速度和照射刚结束的即时效果也都不能真正反映照射后的肿瘤生物学行为。从实验研究角度讲，由于观察药物对肿瘤治疗效果最常用的肿瘤抑制率的指标不能客观地反映肿瘤照射后的肿瘤治愈或对肿瘤治疗的效果，因此就逐渐建立了肿瘤放射生物学特有的系统整体肿瘤实验技术。

八、实体瘤整体内原位分析

(一) 生长延缓或再生长延缓

生长延缓或再生长延缓是实验肿瘤研究中较实用的观察肿瘤生长特性的指标，经常用以观察实验肿瘤的放疗效果，评价各种影响肿瘤放疗的措施或药物的效价。

1. 肿瘤生长测定

肿瘤生长测定是最简单最基本的整体实验方法，适用于任何边缘无扩散的实体瘤模型。肿瘤测定常用方法有：(1) 用卡尺测量肿瘤的三维直径（最大径和与之垂直的横径以及厚度），然后以3个值相乘再开立方；(2) 用卡尺测量肿瘤的二维直径（最大径和与之垂直的横径），按椭圆形面积或体积的方法计算肿瘤体积；(3) 位于尾巴上或后肢大腿皮下或大腿肌肉的肿瘤，亦可直接测量其最大直径，作为肿瘤生长的参数。

取各实验组每只小鼠照射后不同时间(d)测得的瘤径，以照射当天为零天，由计算机用特定软件算出该实验各组肿瘤大小和平均生长天数的关系。已达到特定大小的时间(d)为横坐标，肿瘤大小为纵坐标绘制肿瘤生长曲线(tumor growth curve)（图6-4）。

2. 再生长延缓和生长延缓指标

(1) 再生长延缓(regrowth delay)　适于那些受照射后有明显缩小的肿瘤。计算肿瘤在受照射后再生长到照射初时大小所需的时间(d)。

(2) 生长延缓(growth delay)　最适于那些受照射后并不明显缩小的肿瘤。生长延缓是指受照射的肿瘤从接受照射时的大小生长到某一特定大小所需的时间(T_x)，并以此与对照组相比较（图6-4）。

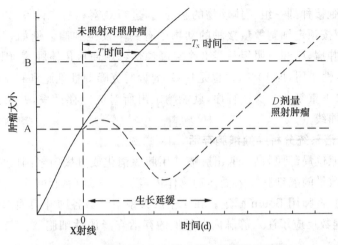

图 6-4 肿瘤在一次照射后的生长曲线示意图

(二) 50%肿瘤控制剂量(TCD_{50})实验

TCD_{50}是指50%荷瘤动物的肿瘤得到控制或治愈所需要的照射剂量。实验时将荷瘤动物分成若干实验组,用大剂量照射肿瘤局部,连续定期观察并记录不同剂量照射组小鼠局部肿瘤消退数,然后以照射后不同天数肿瘤局部控制率或治愈率为纵坐标,照射剂量为横坐标作图,可得到不同条件下的剂量-效应曲线。

(三) 核素活性丢失的测试

先将肿瘤内处于活跃增殖周期的细胞标上^{125}I-UdR。这些细胞死亡和溶解后,将丢失其细胞内与DNA结合的^{125}I-UdR。测定肿瘤在受照射后不同时间内核素活性丢失情况,可反映肿瘤受损伤的程度

(四) 稀释分析技术测定体内肿瘤存活

如图6-5所示,此方法的操作程序如下:按预定剂量照射荷肿瘤的动物(如10Gy),然后

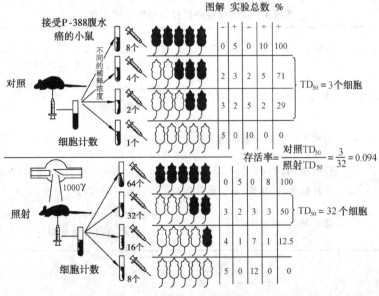

图 6-5 稀释分析技术示意图

以不同数目的细胞接种到一组受体动物的腹腔内,进行观察和初步计算,以测定出需要多少个被照射细胞,使按预定细胞数量接种的动物中有一半发生肿瘤。例如,假定平均有 20 个照射细胞能传播肿瘤,已知对照组只需 2 个克隆源性细胞便可传播肿瘤,因此照射细胞群体中有 2/20 起决定性作用,即 10%,这也是 10Gy 剂量的克隆源性细胞和存活细胞。用这个技术,在各照射剂量下重复这一操作程序,就能测定出所对应的存活率,并绘制出被照射细胞体内检测的存活曲线。

(五)用肺集落系统分析肿瘤细胞存活

在荷瘤小鼠原位局部照射后,取出肿瘤并用胰酶消化或机械匀浆制成单细胞悬液,从小鼠尾静脉将一定数量的癌细胞注入受体动物体内,经 2~3 周后,已可明显地计数肺内克隆时,处死受体动物,将肺用 Bouin 固定。在 4 倍放大镜下计数各肺叶表面肉眼可见的集落数(图 6-6)。肺克隆数反应了注入静脉内混悬液的存活克隆源性细胞数。与对照组相比即可算出细胞的存活率。

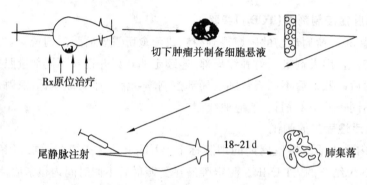

图 6-6 肺克隆分析技术示意图

(六)实体瘤各种原位分析方法的比较

见表 6-1。

表 6-1 实体瘤各种原位分析方法的比较

分析方法	优 点	缺 点
存活时间	容易进行	不够确切,因为可能死因不明
丢失 ^{125}I-UdR 活性	快速(10 d),只需几只动物	装配复杂,只能用于低剂量的范围,有非肿瘤细胞的渗入
再生长延缓	可用于很宽的剂量范围	
生长延缓	分析所用时间尚短(30~50 d),可触及、可测量,易于设计实验	肿瘤必须是单个、外形清楚,不能用于需要时间较长的实验
局部控制	易于判断,接近于临床	实验时间长(90~100 d),转移将限制其应用,必须用高剂量照射

第三节 肿瘤的离体模型

在肿瘤放射生物学的离体研究中，通常以离体单层贴壁生长的细胞作为离体实验的模型，这种离体培养的细胞与体内实体肿瘤存在一定的差异，其结果往往不能很好地应用于体内肿瘤。1971年Sutherland首先使用中国仓鼠细胞V79肺细胞培养了具有三维结构的多细胞球体，这种球体在形态学上和生物学上都与动物及人体的实验肿瘤相似。

成熟的球体从外层到中心有3种不同放射敏感性的细胞群体，它们是：（1）非同步的、处于细胞周期的细胞；（2）不在周期的G_1期样细胞；（3）G_1期样的乏氧细胞。非常大的球体和许多动物肿瘤相似，可有20%乏氧细胞。成熟的球体犹如体内的肿瘤，其内部的细胞是异质性的，因此可用于观察一些因素对肿瘤的影响。

球体系统可用于放射增敏剂、化疗药物等方面的研究。在人体肿瘤中应用这些药物的主要问题是静止的抗拒细胞常处于远离血管的地方，药物需通过好多层生长活跃的细胞才能到达，从而把药物的有效浓度消耗掉。球体是处于单细胞离体培养和实验动物肿瘤中间的产物，可以模拟许多这类肿瘤的特点，提供一个快速有用而又经济的方法筛选增敏剂和化疗药物。另外多细胞肿瘤球体可作为无血管生长期的早期肿瘤的离体模型。

关于多细胞球体的培养方法在此不作详述，下面仅就多细胞球体生长曲线的测定及多细胞球体照射后细胞存活曲线的绘制作一介绍。

（一）多细胞球体生长曲线的测定

在显微镜下以测微尺测量20～40个球体的直径，取其平均值，以天数为横坐标，平均直径为纵坐标，即获得多细胞球体的生长曲线。多细胞球体的生长曲线和同类肿瘤细胞的单细胞生长曲线相似。生长较慢的肿瘤细胞不适合于球体培养，因它需要较长的培养期，使实验周期延长。当球体长到400μm以上即已有中心坏死区及乏氧细胞，此时可用不锈钢滤网筛选体积相同的球体，作为离体小肿瘤进行实验研究。

（二）多细胞球体照射后细胞存活曲线的绘制

当大多数球体生长到直径为600μm时，用不锈钢滤网筛选体积相同的球体，将一定数量的球体根据拟照射的剂量组数移入若干个以3%琼脂铺底的培养瓶内。用X线分不同剂量组进行照射。照射后将球体进行消化，使其成为单个细胞，按不同的照射剂量，分别接种相应的细胞数于培养皿内，在5%CO_2及37℃环境中开放培养，根据细胞具体情况1～2周后固定染色，计数克隆生成率，从而获得多细胞球体的存活曲线。

与单细胞存活曲线比较，多细胞球体的存活曲线在低剂量区内（10 Gy以下），D_0值变大，并随球体体积的增大而增大。从多细胞球体的存活曲线可以清楚地看出乏氧细胞对辐射效应的影响。因此，对于研究作用于乏氧细胞的增敏药物，多细胞球体是一个理想的离体肿瘤模型。

复习思考题

1. 离体培养细胞照射的注意点有哪些?
2. 实体瘤乏氧照射方法有几种?
3. 何为生长延缓或再生长延缓?

参 考 文 献

[1] 沈　瑜,糜福顺主编.肿瘤放射生物学.北京:中国医药科技出版社出版,2002
[2] 许昌韶主编.高等教育教材:肿瘤放射治疗学.北京:原子能出版社,1995
[3] 刘树铮主编.医学放射生物学.北京:原子能出版社,1986
[4] 吴细丕,钱林法主编.实验动物与肿瘤研究.北京:中国医药科技出版社,2000

(周菊英)

第七章 外照射放射治疗机

讨论外照射放射治疗机的目的,是要了解各种机器的功能和射线特性,以利于放疗计划的制定和执行。

第一节 外照射放射治疗的核物理基础

一、外照射射线的主要特性

肿瘤放疗主要是利用放射线的穿透性和使生物分子电离的特性。常规用于外照射放疗的有 X 线、γ线和电子束。X 线、γ线统称光子,前者由深部 X 线机或医用电子加速器产生,而后者是放射性核素由衰变到稳定状态时释放的射线。X 线可因调节电压而改变其质(穿透性),而 γ 线在不同的放射性核素有其固定的能量,如 ^{60}Co 在衰变过程中可产生 1.17 和 1.34 MeV 两种能量的 γ 线(平均 1.25 MeV)。光子本身没有电离作用,但与吸收介质(人体组织)作用时,发生光电效应、康普顿效应和电子对效应,产生大量的正、负离子而具有电离作用。电子束不但有直接的电离作用外,还能在组织内引起下述 X 线产生的全过程,并产生更多的电离粒子。

在国外,高 LET 射线也常用于外照射治疗,显示出了极好的物理和生物学特性(见后述)。

二、X 线的产生

X 线是由于 X 线机球管阴极灯丝产生的高速阴极电子突然受到阳极靶物质的阻挡而产生的。高速阴极电子与阳极靶物质作用时可发生以下 3 种情况:(1) 高速电子作用在靶物质原子的外层电子轨道,使电子击离,形成自由电子,原子本身变成带正电的离子,称电离。(2) 高速电子把靶原子内层电子击离,外层轨道电子随即通过跃迁填补其空穴,从而释放光子,称特征辐射。此光子为特征 X 线,其能量取决于靶物质原子两层相邻轨道电子结合能的差,与入射电子的能量无关。而电子结合能的大小取决于靶物质,特征 X 线的能量可代表靶物质,故又称标识 X 线。(3) 若高速电子经过靶原子核附近时,使原子核受激,原子核在返回稳态时释放光子,入射电子本身由于核电场的作用发生偏转,改变速度,并将其一部分或全部能量转化为电磁辐射,即入射电子损失的能量等于光子的能量,该现象称韧致辐射。产生的 X 线能谱是从低能到高能的连续线谱,故称为连续 X 线。特征 X 线和连续 X

线中能量较低的长波射线穿透力低，不适宜深部肿瘤的治疗，又可加重正常组织的反应和损伤。在临床使用时，常用不同厚度、不同材料制成的过滤板（filter）将低穿透性的"软线"滤去。用不同材料和厚度的过滤板，虽X线机管电压相同，但进入体内的X线的质是不同的，此时显然不能用电压（kV）来表示X线的质，故临床上常用半值层（HVL）来衡量。HVL的含义是使射线的强度（是射线的量而不是质）减小一半所需的某种滤过物质的厚度，一般光子经7个半值层滤过后，其强度可减小至0.1%。

医用电子加速器的高速阴极电子未撞击靶而被直接引出即为高能电子束，其达到机体组织后可同样发生上述作用情况，且本身有直接电离作用。入射电子若能量大于靶原子核的结合能时，可击出核内的中子。

三、射线与人体组织的相互作用

光子（X线、γ线）与被照射介质（组织）相遇时可发生以下几种情况：(1) 光子与介质原子的内层电子相遇，把能量全部传递给该电子，电子从轨道上被击出，外层电子向内补充（跃迁），产生特征辐射，称光电效应。击出的电子称"光电子"，而该原子成为正离子。(2) 光子将部分能量转移给电子，使其击出，击出的电子称反冲电子或康普顿电子，这种现象称康普顿效应。入射光子以其残余能量向另一方向运动，此时的光子称散射光子（散射线），同样可使靶物质的其他原子的轨道电子发生光电效应和康普顿效应。(3) 当光子能量>1.02 MeV时，在通过原子核附近时，受核电场影响而突然消失变成正、负两个电子，称电子对效应。正、负电子有动能时可产生电离作用。当正电子能量耗尽时，能与吸收介质原子的电子结合转变为能量各为0.51 MeV的两个光子，称湮没辐射。

在发生上述现象时，除了产生的光电子、反冲电子及电子对效应的正、负电子和失去电子后的原子成为的正离子均直接有电离作用外，这些电子还可作用于介质的其他原子，重复发生上述三种效应。此过程重复多次，可产生大量正、负离子，它们在肿瘤治疗中起到电离作用。

当不同能量的光子与人体组织相互作用时，其发生光电效应、康普顿效应和电子对效应的重要性不同。在光子能量较低时，光电效应起主导作用；能量达1 MeV时，以康普顿效应占优势；光子能量达1.02 MeV时，开始出现电子对效应。一个光子与被照射物质发生上述三种效应时，都有一定的概率，概率大小用原子截面来衡量，以σ代表截面，截面单位为靶恩（b），$1b=10^{-28}m^2$。光电效应、康普顿效应和电子对效应各有独立的作用截面，分别以σ_{ph}、σ_e和σ_p表示。截面大小与光子的能量和靶物质的原子序数有关：光电效应时，截面大小与射线能量（$h\nu$）及靶物质原子序数（Z）的关系为$\sigma_{ph} \propto Z^4/h\nu^3$；康普顿效应为$\sigma_e \propto Z/h\nu$；电子对效应为$\sigma_p \propto Z^2 \cdot (h\nu-1.02)$。从中可见，用低能射线照射时，其时以光电效应吸收为主，被照射组织的吸收与原子序数及放射线能量关系密切，即骨吸收明显比软组织（包括肿瘤）为多，易造成骨的放射性损伤。而^{60}Coγ线的平均能量为1.25 MeV（相当高能X线3~4 MV），此时以康普顿效应为主，与吸收组织的原子序数关系较小，骨与软组织吸收大致相仿。若射线能量进一步增高，电子对效应所占比重增大，骨吸收又开始增加，但无光电效应明显（图7-1）。

临床上常用的放射剂量单位为吸收剂量单位，以焦耳/千克（J/kg）表示，其专用名称为戈瑞（Gy）。1 Gy表示射线传递给1kg介质（组织）的辐射能量为1 J，1 Gy = 100 cGy = 100 Rad，Rad（拉德）单位现已废弃使用。吸收剂量单位不能与照射量单位混淆，后者仅反映光子辐射本身的性质,即在某点空气中产生电离的能力,用库仑/千克(C/kg)表示,旧制的伦琴(R)单位也已废弃使用。根据前述,用相同的照射量,但用不同能量的射线,对不同性质的吸收介质,则吸收剂量可明显不同(详见本书第四章)。

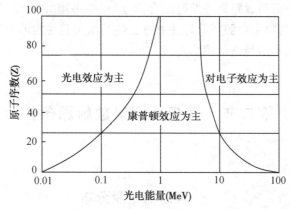

图 7-1 不同能量的光子与人体组织相互作用时,其发生光电效应、康普顿效应和电子对效应的不同重要性及其与原子序数的关系

四、线性能量转换(LET)

放射线在单位长度轨迹上的能量丢失密度即线性能量转换(linear energy transfer, LET),分高 LET 和低 LET 射线两大类,LET 以 keV/μm 表示。国内常用的放射治疗机产生的 X 线、γ 线均为低 LET 射线,^{60}Co 的 LET 为 0.3 keV/μm,高能 X 线为 3 keV/μm;而中子、负 π 介子和重离子等均为高 LET 射线,中子的 LET 在 10 keV/μm 以上,α 粒子则可高达 100 keV/μm 以上(见表 7-1)。从表 7-1 中可见,X 线或 γ 线的 Q 值为 1,快中子的 Q 值为 10,即 10 Gy 的快中子将导致与 100 Gy X 线相等的损伤。高、低 LET 射线的放射生物学效应不同,高 LET 射线的相对生物效应(RBE)高,氧增强比(OER)低,对增殖周期中各期相细胞和非增殖周期(G_0 期)细胞的放射敏感性差异小,且几乎没有或较少有细胞的非致死性损伤的修复。

表 7-1 某些射线品质因素(Q)对 LET 的依赖关系

水中 LET(keV/μm)	Q	射线
≤3.5	1	X 线、γ 线和电子
7	2	
23	5	质子、中子
53	10	
≥175	20	α 粒子、重反冲核

五、照射方式

在照射方式上,放疗可分为远距离照射(外照射)和近距离照射。放疗通常应用远距离照射法,其优点为照射范围大、深度量高、靶区内同一平面剂量相对均匀以及操作方便等。近距离照射是将放射源置于体表面、体腔内(如食管、子宫等)或插入组织内进行放疗,其剂量分布特点是靠近放射源处在较短时间内可得到极高剂量,而随着离放射源的距离加大,剂量梯度急剧下降,一般需与远距离外照射配合治疗(见本书第九章)。至于将放射性核素或与放射性核素结合的药物用口服或静脉注射方法使其浓集到特定的组织器官内进行的放疗称内照射治疗,这不在本章讨论范围之内。

第二节 理想外照射放射源条件

一、理想的剂量分布

理想的剂量分布是指从一个方向的入射线的能量较为单一,并能在肿瘤深度达到高剂量,而肿瘤前、后的正常组织剂量较低,旁向散射又很少,有利于保护正常组织,这体现了射线的物理性能良好。单野照射时,X 线、^{60}Co γ 线进入体内后,从最高剂量点开始,随着深度增加,剂量逐渐下降,对深部肿瘤达不到杀灭剂量,而肿瘤前后的组织均受到较大剂量照射。医用加速器产生的电子束特点是进入皮肤以后,一直维持较高的剂量,在预定肿瘤深度(可调节能量)后面骤然下降(虽有 γ 线污染,但剂量极低),保护了后面的正常组织。质子、负 π 介子和重离子(碳、氮、氖等)等粒子在组织表面,能量损失较小,随着深度增加,粒子运动速度逐渐减低,能量损失逐渐加大,在接近射程末时,粒子能量很小而运动速度很慢,能量损失率突然增加,形成电离吸收峰,称布拉格(Bragg)峰,当粒子最后静止时,能量损失率急剧降为零,这样肿瘤前与后的组织所受剂量均相对较低(图 7-2)。负 π 介子除了形成 Bragg 峰区外,尚能形成电离星云分布曲线,在局部形成高电离密度(见后述)。

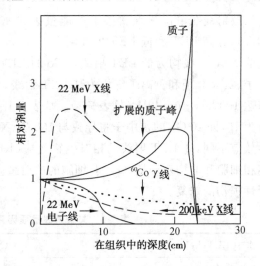

图 7-2 185 MeV 质子的 Bragg 峰与其他射线比较

用理想剂量分布的射线,既可用单一射野达到肿瘤致死量,又能保护正常组织。

二、能杀灭乏氧细胞

由于低 LET 射线(X 线、γ 线、电子束)的 OER 值高,即对氧存在的依赖性大,使肿瘤组织中占很大比例的乏氧细胞存活下来,造成治疗的失败。高 LET 射线由于电离密度高,其

OER 值较低 LET 射线明显为小,故肿瘤内含氧量大小对射线杀伤作用的影响不大,而且某些高 LET 射线具 Bragg 峰区的剂量分布,允许对肿瘤局部照射更高的剂量。因此,高 LET 射线对乏氧细胞的杀伤具有极大的优越性。

三、能杀灭非增殖期(G_0期)细胞

在第五章已指出,细胞的放射敏感性随细胞分裂周期而变化,特别是非增殖期(G_0期)细胞更具放射抗拒性。而受这种变化的影响,在高 LET 射线要比低 LET 射线小。因此可认为高 LET 射线更能杀灭可造成复发的 G_0 期细胞和相对不敏感的 S 期细胞。

第三节 千伏级 X 线治疗机

千伏级 X 线治疗机是最古老的外照射治疗机,但现仍有单位用于表浅肿瘤和皮肤病的治疗,在高能射线治疗机问世前,也用于较深肿瘤的治疗。但由于其能量较低,又属低 LET 射线,理想放射源的 3 个条件均不能达到,故疗效差,对皮肤、骨骼的损伤大。优点是在其允许的范围内,可随意调节电压和电流以改善 X 线的质和量。千伏级 X 线的相对生物效应(RBE)也较高,以 X 线的 RBE 为 1,则 ^{60}Co γ 线为 0.8~0.9。对于初入门的放疗医师,也应该了解 X 线治疗机的工作原理和射线特点。

一、X 线机的一般结构

(一) X 线球管

X 线球管是一真空的玻璃管,内含阴极灯丝和阳极靶。

1. 真空的目的　真空的目的是为了避免高速阴极电子到达阳极靶之前损失能量,并能保护白炽灯丝免遭烧毁。因此,使用时要保证真空度的完整,尽量做到恒温恒湿保存。开机时要注意"训练",即从低毫安、低千伏逐渐增加到实际应用时的高毫安和高千伏,特别是对新 X 线球管,这种"训练"更显重要。

2. 灯丝(阴极)　用钨作灯丝,发射电子的能力强,调节灯丝电源可以改变毫安,毫安代表 X 线的强度。使用时应注意开机加热灯丝一定时间后,才能按动高压开关,增高电压,否则会使灯丝烧断。调高毫安可增加 X 线的强度(量),但应注意机器的允许电流范围。

3. 靶(阳极)　由粗大的铜棒和较小的钨靶组成,钨的原子序数大、熔点高,而铜散热快,能及时散发靶面产生的大量热量。千伏级 X 线产生过程中,阴极电子大部分能量以热和光的形式损失,只有极少部分能量转变为 X 线。因此,使用中应注意球管的冷却,X 线治疗机一般采用油循环散热,为避免热量积蓄,连续使用时间不宜过长。

(二) 高压(加速电场)发生器

一般通过自耦变压器调节高压(用千伏表示),可得到相应的 X 线的峰值能量(不是平均能量),调节电压能改变 X 线的质。

(三) 控制系统

包括一系列开关和仪表。

(四) 治疗用附件

包含限光筒和过滤板等。

二、X线球管阴极电子与靶作用后的能量转换

X线是由从阴极灯丝发出的高速电子突然受到阳极靶的阻挡而产生的(见上述)。阴极电子作用于靶物质后的能量损失主要以光和热以及X线辐射两种形式出现。前者的能量损失称碰撞损失,后者称辐射损失(包括特征辐射和韧致辐射)。两者之比根据经验为：

$$碰撞损失/辐射损失 \approx 816 \text{ MeV}/(T \cdot Z)$$

式中T表示电子动能(MeV),Z为靶物质原子序数。

电子动能越小(能量越低),则碰撞损失(光和热)所占比例越大;能量越高,则辐射损失(产生X线)越大。

例1：用250 kV(管电压为0.25 MeV)的X线,钨靶Z=74,求碰撞损失？

解：碰撞损失/辐射损失=816/(0.25×74)

碰撞损失/(碰撞损失+辐射损失)=X/100%=816/[(816+0.25)×74]

X=97.8%

即碰撞损失约为98%(光和热),辐射损失(X线)为2%。因此,在使用X线机时特别要注意X线球管的冷却保护。

例2：直线加速器8 MeV X线,经计算42%为X线,58%为碰撞损失。故产生的热量大大低于千伏级X线。

临床上常用的千伏级X线根据能量不同分3种类型:(1) 接触X线10～60 kV;(2) 浅层X线60～160 kV;(3) 深部X线180～400 kV。

前面章节中已提及,X线有两种成分,即特征辐射和韧致辐射。后者的能量谱呈连续的,X线管的加速电压越高,线谱越向高能方向移动,对治疗越有利。增加管电压可改善能谱的高能性(质),但因X线机的容量所限,不能无限增加电压,只能依靠加用过滤板来滤去低能的谱线,改善X线的质以增加深度量。

用千伏级的X线治疗时,一般只需用一定铅当量的铅橡皮直接覆盖在皮肤表面,以遮挡照射野外的正常组织。

三、X线质的改进

借助某种材料制成的过滤板,将连续X线中的低能部分滤掉,保留穿透力强的高能部分,可减少皮肤和肿瘤浅部正常组织的放射受量,而使肿瘤得到更高的剂量。使用过滤板,应注意以下四点:

1. 不同能量的X线,选用不同材料及厚度的过滤板,一般140 kV以下用铝,140 kV以上用铜或铜加铝的复合材料过滤板。同一材料但厚度不同的过滤板,过滤性能也不一样,使用时应加以区分。

2. 同一管电压的 X 线，过滤板不同，所得 X 线半价层(HVL)不同，HVL 值需经实际测量。

3. 使用复合过滤板要注意次序，绝不要插反。原子序数大的（如铜）应面向球管，下面则是原子序数小的（如铝），主要目的是滤掉高原子序数物质产生的较高能量的特征 X 线。

4. 过滤板材料的原子序数越大、越厚则过滤性能越好，所得 X 线的质也越"硬"。但 X 线强度将大大减小，治疗时间延长，不够经济。

第四节 钴-60 治疗机

人工放射性核素的问世，使放疗进入了高能射线时代。钴-60（^{60}Co）外照射治疗机的投入使用，使肿瘤放疗的 5 年生存率提高了 1 倍。由于 ^{60}Co 治疗机价格便宜，维修方便，现仍在国内外很多医院广泛使用，根据我国的国情，^{60}Co 治疗机在很长时间内仍将是肿瘤放疗的主要工具。因 ^{60}Co 射线的能量基本上满足了深部肿瘤的治疗需要，与千伏级 X 线比较，具备了高能射线的优点。因此，本节详细介绍钴治疗机的目的是为了举一反三，以 ^{60}Co γ 线的特性作为典型，以此理解其他高能射线的特性。

一、^{60}Co 源的物理性质及其意义

放射性钴源是用天然金属 $^{59}_{27}$Co 放入原子反应堆中，受中子轰击而产生的人工放射性核素。$^{60}_{27}$Co 不稳定，在衰变过程中放出电子（β 线）、γ 线，最后变成稳定的元素镍（$^{60}_{28}$Ni）。β 线能被钴源外壳吸收，故可将 ^{60}Co 源看成为单纯的 γ 线源，它的两种 γ 线能量比较接近，分别为 1.17 MeV 和 1.33 MeV，平均能量为 1.25 MeV，可认为是单能射线，有利于组织内剂量分布的计算和正常组织的保护，其深度量相当于峰值 3~4 MeV 的高能 X 线（因是连续 X 线）（见表 7-2）。

表 7-2 ^{60}Coγ 线与 3 MeV X 线百分深度量比较（SSD 70 cm，面积 100 cm^2）

放射源	深 度（cm）					
	0.5	1.0	5.0	10.0	15.0	20.0
^{60}Co	100.0	98.0	77.0	54.0	37.0	26.0
3 MeV X 线	100.0	98.0	76.0	53.0	36.0	25.0

^{60}Co 的半衰期为 5.2610 年，平均每月衰变约 1%，呈指数衰减，如 $100×3.7×10^{10}$ Bq，1 个月后为 $99×3.7×10^{10}$ Bq，再 1 个月后为 $98.01×3.7×10^{10}$ Bq，1 年总衰变约 12.3%。以公式表达为：$I=I_0 \cdot e^{-\lambda}$。式中，I_0 为原有强度，I 为衰变后强度，$\lambda=0.693/$ 半衰期（T），t 为衰变时间。

在向厂商订货购买钴源时，虽然可用强度单位（Bq），但因钴源本身的厚度而有"自身吸收"。若按机器的防护容量，按强度订购时，到货钴源可能会大大小于防护容量允许的辐射输出量（剂量率）要求。因此，为达到要求的实际剂量率，可采用 C/kg·m^{-1}·min^{-1} 单位，即距源 1 m 远处每分钟的 C/kg 照射量来订货。

二、^{60}Coγ线的优缺点

为说明^{60}Coγ线的优缺点,将它与千伏级的深部X线比较。其优点为:

(一) 穿透力强,百分深度量高,布野方便

以半值层(HVL)=2.0 mm Cu 的X线,在 FSD=50 cm,照射野大小为 10 cm×10 cm 时,10 cm深处的百分深度量为 35.5%;而 SSD=50 cm,照射野大小为 10 cm×10 cm 的 ^{60}Coγ线为49.9%。而且因^{60}Co的剂量率一般较高,可用更大的源皮距,深度量可更大,SSD 80 cm 时为 55.8%。此外,^{60}Coγ线可看作为单能射线,比千伏级X线混有不同能量的连续X线及特征X线有极大的优越性。

(二) 保护皮肤

高能射线在进入组织后达到电子平衡(最高剂量点)时有一定的距离,称建成效应。

由于达到电子平衡的"建成效应"关系,^{60}Coγ线的最高剂量点在皮下 0.4~0.6 cm 处,表面剂量相对较低,约为最高剂量点的 33%。而千伏级X线的最高剂量点在皮肤表面。因此^{60}Coγ线能保护皮肤。为保护^{60}Coγ线"建成效应"的优点,在治疗时应注意以下几个问题:

1. 照射前皮肤表面的敷料、衣服一定要除去。
2. 遮挡铅块要距皮肤 15 cm 以上,以防散射线及次级射线对皮肤的污染。
3. 尽量避免设对穿的两侧或前后平行野。
4. 注意"空腔效应",即照射空腔结构内偏侧肿瘤时,从另一侧照射野的入射线通过空腔时,肿瘤表面剂量低。如鼻咽癌用一侧耳前野照射时,对侧壁肿瘤表面剂量要比按百分深度量计划计算的剂量低。
5. 治疗皮肤表面肿瘤时(如皮肤癌、乳腺癌胸壁皮肤复发),在只有^{60}Co机的情况下,应在皮肤上加用等效填充物。

(三) 骨和软组织吸收相似

布野和计算吸收剂量时可不考虑各种组织吸收性能的差异。其原因在本书第三章已加叙述。主要由于在射线与组织相互作用时,^{60}Coγ线的能量决定了其几乎全是康普顿吸收,与吸收组织的原子序数无关或关系很小。而千伏级X线则含相当比例的光电吸收,光电效应时,原子截面与吸收物质的原子序数的4次方成正比,治疗时骨吸收量明显大于软组织。

(四) 旁向散射小

^{60}Coγ线的次级射线主要向前散射,射线几何线束以外的旁向散射比千伏级X线小得多,旁向剂量下降快,因此射野边缘清晰,照射野内剂量分布均匀,体内正常组织放射容积量小而使全身反应减轻。

(五) 等剂量曲线较为平坦

由于^{60}Coγ线旁向散射小,照射野内剂量相对较均匀,使等剂量曲线较X线为平坦。这对放射设野明显有利,可用较小的照射野使肿瘤包含在等剂量区内,而用千伏级X线则需用较大的射野才可使肿瘤边缘也包括在内,势必增加邻近正常组织的受量。

其缺点为:

(一) 几何半影大

因钴源不是点源,具一定的体积,从整块源上每一点发出的射线不会全部重叠在一起,

中央重叠区的剂量较高,不重叠区越远离中心,剂量越低,形成所谓的几何半影。这在治疗上十分不利,需注意所设计的照射野边缘区有一定距离的低剂量区,照射野外一部分正常组织实际上也被部分半影区的剂量照射。而 X 线是阴极电子打在阳极极小的靶（焦点）上产生的,故其几何半影极小,可忽略不计。

（二）剂量曲线不能调节,出射量高

^{60}Coγ 线的能量恒定,不管肿瘤在何深度,用一个野照射时,肿瘤前后组织均受到较高剂量。而千伏级 X 线则在其能量范围内,可随意调节电压,改变深度剂量。

（三）半衰期短

^{60}Co 是放射性核素,在衰变过程中放出电子（β线）、γ线,最后变成稳定的元素镍（$^{60}_{28}$Ni）。在此过程中,其强度越来越小,最后不得不更换钴源,而换源是很麻烦的。

（四）相对生物效应（RBE）较低

低 LET 射线的能量越高,RBE 就越低,^{60}Coγ 线的 RBE 比千伏级 X 线约低 10%～20%。

（五）防护要求高

在钴源关闭位时仍有一定的漏出量。不像 X 线机或直线加速器,在关机后机房内就不存在射线。

（六）属低 LET 射线

此点与千伏级 X 线相同,对肿瘤乏氧细胞和非增殖期细胞的杀伤作用不大。

三、钴治疗机的一般结构和防护要求

（一）主要部件

(1) 密封放射源;(2) 源容器（源抽屉和防护机头）;(3) 遮线器:在关闭位时可阻挡射线;(4) 具有能定向的限光系统（准直器）;(5) 计时器;(6) 电子控制系统（图 7-3）。

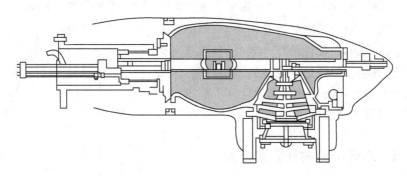

图 7-3　钴治疗机结构图

（二）防护要求

1. 钴源在闭合位时,距源 1 m 处,各方向的机头平均漏出量应 $<2\times2.58\times10^{-7}$ C/kg·h^{-1}(2 mR/h)。个别点允许达到 $10\times2.58\times10^{-7}$ C/kg·h^{-1}。要达到此要求,对千居里级钴治疗机,需要有 10^6 的衰减系数或近 20 个半价层（HVL）,一般用铅,也可用钨或铀的合金,铅的 HVL 为 1.27 cm,则 20 个 HVL 需用铅厚度为:

$$1.27\ cm\times20=25.4\ cm$$

2. 钴源在开放位时,限光筒的厚度应使漏射量不超过有用射线的5%。按这要求,限光筒或遮线挡块厚度应达4.5个HVL,用铅则为:

1.27 cm×4.5=5.7 cm(一般制成6 cm厚)

四、钴治疗机的半影种类

外照射治疗机所谓的半影区是指在按国际标准范围内的射野均匀度以外,由于各种原因造成的低剂量区。半影有三种,即几何半影、穿射半影和散射半影。

(一)几何半影

由于钴源不是点源,有一定尺寸,钴源上每一点发出的射线经限光筒(准直器)准直后,各点产生的射线重叠区剂量均匀一致,照射野边缘附近剂量逐渐减低至完全消失,形成几何半影(图7-4)。

(二)穿射半影

由于限光筒按HVL的要求设计,即使符合防护要求,也总有一定射线穿过限光系统,若限光筒端面与边缘线束不平行时,将有更多射线穿过限光筒,形成穿射半影(图7-5)。

(三)散射半影

原射线通过吸收介质时产生散射,形成散射半影(图7-6)。

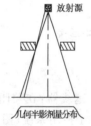
图7-4 几何半影

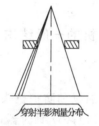
图7-5 穿射半影

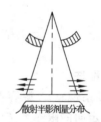
图7-6 散射半影

在钴治疗机中,最要注意的是几何半影,但因钴源的直径是无法改变的,故设计治疗计划时,要了解几何半影区的大小,既要使肿瘤边缘也达到预定剂量,又要注意正常组织的防护问题。这可通过计算了解半影区大小(图7-7),并设法尽量减小之。

五、几何半影的计算和消减

(一)计算

设 d_s=源直径,C=源限距,F=源皮距,L=限皮距,PG=几何半影,d=组织深度,$PG'=d$深度处的几何半影,按相似三角形原理:

$d_s/PG=C/(F-C)$

$PG'=[d_s \cdot (F-C)]/C=(d_s \cdot L)/C$(皮肤表面半影)

d深度处的几何半影(图7-7):

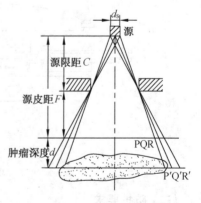
图7-7 几何半影计算图

$$PG' = [d_s \cdot (F-C+d)]/C = [d_s \cdot (L+d)]/C$$

(二) 几何半影的消减

由上式可见,几何半影与源限距成反比,与源直径、限皮距及源皮距成正比,因源直径是无法改变的,为了减小几何半影,则可设法加大源限距或减小限皮距。当今的钴治疗机,均在限光筒下面安装可活动的消半影装置(钨或铀合金的条块),往下拉动钨条,既加大了源限距又减小了源皮距,但应注意不要太靠近皮肤(应距皮肤 15 cm 以上),以防次级射线污染。

例:设国产钴治疗机源皮距 $F=70$ cm,源限距 $C=45$ cm,源直径 $d=2.6$ cm。

求:几何半影有多宽?若用消半影装置,向下拉 10 cm,此时半影区为多少?

解:$PG = [2.6 \cdot (70-45)]/45 = 1.4$ cm

$PG' = \{2.6 \cdot [70-(45+10)]\}/(45+10) = 0.71$ cm

因此,一般国产钴治疗机的几何半影区在 1.5 cm 左右,在治疗时一定要使用消半影装置以使几何半影减到最小限度。

(三) 钴治疗机的模拟灯光影

钴治疗机、加速器在进行治疗时,均以机头上的模拟灯光照射野表示,灯光照射野与皮肤上所画出的照射范围(设计的照射野)需重合一致。但应引起重视的是,钴治疗机的模拟灯光照射野边缘是设在几何半影区的 50% 处,即灯光缘内侧有一定距离的低剂量区,而所谓的照射野(灯光缘)外仍有一定的剂量。在设计照射野时,应注意肿瘤边缘不要落在低剂量区内,在设计相邻两照射野时应相距一定距离,不要使深部肿瘤或重要正常组织处在低剂量区或剂量"热点"上。

六、^{60}Co 垂直照射相邻照射野的设计

垂直照射时,理想的相邻照射野的设计应使两野边缘在肿瘤中央部位相接,即模拟灯光影边缘的延长线在肿瘤中心相接。因有几何半影的存在,故设计 ^{60}Co 照射野时应使两野的半影区在肿瘤部位重合,使治疗区内剂量均匀一致。根据几何推导(图 7-8),皮肤上照射野的间距 W 应为:

$$W = [(a_1+a_2) \cdot d]/f$$

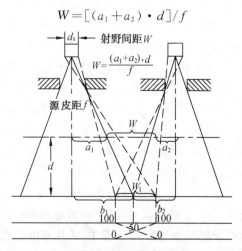

图 7-8 ^{60}Co 垂直照射相邻照射野设计示意图

式中,W 为两照射野在皮肤上的间距,a_1、a_2 分别为相邻两个照射野长度的 $1/2$,f 为源皮距,d 为肿瘤深度。W_1 为 d 深度处两照射野半影的重合区,即照射靶区。对某一深度的重要正常组织(如脊髓)也可用同理推导。

七、穿射半影的消减

用多层的扇形限光筒,可使限光筒内缘与线束边缘始终保持平行,这样可消除因限光器厚度不一致造成的过量穿射半影。而穿过限光筒全层的穿射半影则在允许剂量范围之内,且是无法避免的。

八、影响散射半影的因素

散射半影与照射面积大小成正比,与射线能量成反比,一般是无法消除的。

第五节 医用加速器

前面介绍的 ^{60}Co 治疗机虽然开创了高能射线时代,使肿瘤治疗效果得到了大幅度提高,但也有其固有缺点,如半影区大、剂量曲线不能调节、深度量仍不够理想等,千伏级 X 线虽然能量较低,但也有深度量可以调节的优点。将两者的优点结合起来(深度量高和可调节),可用医用加速器进行治疗。

一、医用加速器的分类

1. **按加速粒子的种类分类** 有加速电子、加速离子及加速任何一种带电粒子等 3 类。
2. **按加速器粒子的轨道分类** 有直线形、圆形、螺旋线形等 3 类。
3. **按加速器的电磁场的特点分类** 有以下几种:(1) 静电场加速的高压加速器,其中有静电加速器等。(2) 高旋涡电场的感应加速器,其中有电子感应加速器。(3) 高频电场加速的回旋加速器,包括回旋加速器、微波加速器、稳相加速器、电子同步相加速器、同步稳相加速器等。(4) 微波电场加速的直线加速器,主要有电子直线加速器和质子直线加速器。

在肿瘤治疗中,使用最多的是电子感应加速器、电子直线加速器和电子回旋加速器。

电子感应加速器的优点是技术上比较简单,制造成本较低,电子束能量可达到要求的高度,可调范围大,且输出量足够大。但其最大的缺点是高能 X 线的输出量小,照射野也小。且机器体积庞大而笨重,给临床使用的等中心安装造成一定困难,目前已退出临床使用。

电子直线加速器克服了以上缺点,其产生的电子束和高能 X 线均有足够的输出量,照射野较大(可达到 40 cm×40 cm)。缺点是结构复杂,成本昂贵,维护要求高。

电子回旋加速器既有电子感应加速器的经济性,又具有电子直线加速器的高输出特点,输出量一般比直线加速器高出几倍,能量也达到很高(可高达 25 MeV),并可在很大范围内调节。其结构简单、体积小、重量轻、成本低,是医用加速器的发展方向,但至今制作工艺上尚有很大困难,还未能在临床广泛使用。

二、电子直线加速器

电子感应加速器和电子直线加速器虽然都是常用的加速器,均能产生高能 X 线和电子束,但由于前者高能 X 线的输出量和照射野都小,故后者是当今临床使用的主要加速器类型。

(一) 高能 X 线的主要特点

在"钴治疗机"节中提到 ^{60}Coγ 线与千伏级 X 线比较的优点,直线加速器产生的高能 X 线均具备,且由于射线能量更高,其优越性比 ^{60}Coγ 线更为突出。

1. 根据肿瘤深度,在不同机型的直线加速器上可调节出 4、6、8、10、15、18MV 甚至更高档次的高能 X 线。若从一个照射野入射,可得到更高的深度剂量。如用 ^{60}Co 治疗时,若 SSD=100 cm,面积 10 cm×10 cm,深度 10 cm 处的百分深度量为 58.1%;而同样条件下,用 8 MV X 线,深度量为 71.0%,且随照射面积变化,深度量变化亦较 ^{60}Co 为小,更适合于小照射野照射(图 7-9)。

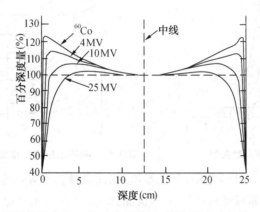

图 7-9 不同能量高能 X 线对穿野照射时的剂量分布与 ^{60}Coγ 线比较

2. 建成效应区更大,10 MV X 线最高剂量点在皮下 2.5 cm 处,皮肤及皮下组织反应轻。

3. 直线加速器的焦点极小,约 3 mm 以内,较 ^{60}Co 明显为小,几乎不存在几何半影,且随着能量的提高,其旁向散射更少,等剂量曲线更为平坦,故高能 X 线的照射野内剂量均匀性较 ^{60}Coγ 线明显为好。

4. 输出量(剂量率)高,每分钟可达 200~500 cGy,可缩短照射时间。

5. 照射面积大,使原本需用两个照射野相接照射的,可改用一个照射野照射,避免了计算和摆位的误差。剂量率高,照射面积大,在远距离照射时,更适宜于大面积不规则照射野和全身放疗工作的开展。

但在上述高能 X 线优点的基础上,也有一些不利因素存在,如其深度量虽高,但其剂量衰减缓慢,出射量也高,需注意肿瘤后正常组织的超剂量照射;由于空腔效应,使气腔界面上肿瘤表面剂量更低。如鼻咽癌用两侧野对穿照射时,对偏侧性的较小肿瘤,由于来自对侧射野的高能射线通过鼻咽气腔后的建成区很大,将使肿瘤处于低剂量区内,应予引起重视;它也属低 LET 射线,对乏氧细胞和 G_0 期细胞同样不能有效杀灭。

(二)高能电子束的主要特点

1. 电子束有一定的射程,与能量成正比。从表面到一定深度,剂量分布均匀,随能量增加,此深度也不断增加。电子束的建成区很狭窄,很快达到最高剂量点(图 7-10)。但应注意电子束能量越高,皮肤剂量也越高。

2. 电子束到达一定深度(可调节能量改变深度)后,剂量骤然下降,可保护肿瘤后的正常组织,肿瘤和肿瘤前正常组织均处于高而均匀的剂量区内。但电子束能量过高时,由于其射程末的光子辐射污染(散射线、次级射线),可使这优点消失。例如当能量达 45 MeV 时,预定深度后剂量骤然下降的特点几乎完全丧失。故不宜选用能量过高的电子束治疗。

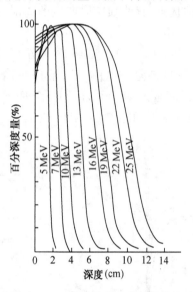

图 7-10 不同能量电子束剂量曲线

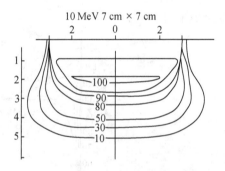

图 7-11 电子束随深度增加而等剂量曲线逐渐展开

3. 入射面处的等剂量曲线集中,随能量增加、深度增加而等剂量曲线逐渐展开,旁向散射也较大(图 7-11)。但等剂量曲线的曲率也随深度、射野面积和电子能量而变化,且变化范围较大。不管体表面是平的还是曲面的,等剂量曲线的中心部分一般始终和体表入射面平行,在用大野照射时更是如此。这对不规则体表照射时的剂量分布极为有利。

(三)三维立体定向放疗对加速器的要求

随着三维立体定向放疗,特别是三维适形放疗(3D-CRT)和适形调强放疗(IMRT)的逐步推广,对直线加速器的精度和功能要求越来越高。除了要有支持各种常规的固定野、旋转等中心放疗、适形放疗技术之外,还要有能进行常规静态调强放疗和更加先进的动态调强技术,并需具有治疗剂量精度高、误差小、速度快(1 例患者单次治疗只需几分钟)、操作简便、可验证等特点。并要有远程维修诊断接口、内置式多叶准直器(MLC)、更先进的实时动态跟踪技术以及符合常规照射的质量保证系统和适用于适形放疗和调强(静态、动态)放疗的软件、硬件系统等。还要有开放式网络连接特性,能与不同品牌 CT、MRI 以及各种类型的模拟定位机形成数字化网络传输。

1. 等中心精度要达到 ≤±1 mm。具体为:(1)大机架等中心旋转精度≤±1 mm;(2)小机头等中心旋转精度≤±1 mm;(3)治疗床等中心旋转精度≤±1 mm;(4)射野平坦度≤3%；(5)剂量监测系统重复性≤0.5%。

2. 准直器能根据需要很容易地改变射野的几何形状,此功能通过多叶准直器(muti leaf collimator,MLC)完成。MLC由多对铅钨合金条相对平行排列而成,每根铅条的进退有计算机和微型马达独立控制。根据射野形状的要求,计算机指令铅条从光栅两侧向射野中线移动,并停留在特定的位置,从而组成射野特定的形状。

3. 准直器具有束流调节功能,能进行射野内的不均匀照射。要求装有独立运动的准直器,以便实现非共面相邻野的剂量衔接和产生动态虚拟楔形板。更为重要的是要能实现束流调节,此功能也是由多叶准直器完成,通过计算机控制"窗口"在射野不同部位的停留时间而达到不均匀照射。

4. 能做共面或非共面同中心放疗。由于肿瘤是一个不规则的立体形态,要达到高度的同形放疗,必须用多野或旋转照射放疗,为配合动态治疗和非共面动态旋转,要求治疗机的机架、准直器和治疗床在照射过程中实现计算机控制的联合运动,这不但要求加速器有极好的工艺精度,而且要有极高的材料要求,保证机械结构不易磨损、不易变形。

5. 三维适形和调强适形放疗都是以肿瘤静止不动为假设的,但实际上肿瘤是随着呼吸运动、器官的蠕动或搏动而上下、前后及左右移动,在照射过程中并不固定在计划设计的位置上。为解决这个问题,推出了四维调强适形放疗的概念,也就是放疗中的时空概念。在新型的加速器上附加影像引导靶区的装置,该项技术称为影像引导的适形放疗(IGRT),即通过放射影像的方法,检测CTV的位置和区域的变化,并对其跟踪,以引导射线精确地对准靶区。

6. 为适应适形调强放疗和影像引导的适形放疗技术,加速器的输出剂量率要高,而且在瞬间剂量爬升和跌落要快。

第六节　高LET射线

LET(线性能量转换,linear energy thansfer)是指次级粒子径迹单位长度上的能量转换,表明物质对具有一定电荷和一定速度的带电粒子的阻止本领,也即带电粒子传给其径迹上的能量,用千电子伏特/微米(keV/μm)表示。原则上不适用于光子(X线和γ线),但可以衡量它们的次级电子(光电子、康普顿电子及电子对电子)。LET实际上是一个平均值,快中子、负π介子、重离子在沿次级粒子径迹上的能量沉积高,多>100 keV/μm,统称为高LET射线。低LET射线的能量沉积一般<10 keV/μm,质子的LET值<20 keV/μm,从本质上来说属低LET射线,但因其具Bragg峰,在肿瘤区可达极高剂量,同样可达到高LET射线的治疗效果,故将它纳入高LET射线之列。

一、高LET射线的物理和生物学特性

(一) 物理特性

高LET射线除快中子不带电外,都为带电粒子。带电粒子在组织中具有一定射程,当

粒子束射入组织时,在表面能量损失较慢,随着深度增加,粒子运动速度逐渐减慢,粒子能量损失率增加,接近射程最后一段距离时,粒子能量很小而运动速度很慢,能量损失率突然增加,形成电离吸收峰,即 Bragg 峰(图 7-12)。Bragg 峰区一般较窄,如质子,其峰区半宽度约为射程的 1/10,为保证肿瘤在峰区内,需加宽峰区范围,有两种方法:(1) 调节能量:即在一次照射中,使粒子能量在一定范围内连续变化,能量范围大小根据肿瘤大小而定,但这种方法在临床上不易办到;(2) 固定粒子能量:在线束前加一种山形过滤器,加宽 Bragg 峰区范围,根据肿瘤大小选择不同的过滤器。负 π 介子除了在射程末形成 Bragg 峰外,并可形成电离"星区"。"星区"的形成是由于负 π 介子在射程末被组织中的碳、氧、氮核俘获并发生核裂解,释放出 γ 粒子、中子及质子的结果。这样不仅该区的剂量可达到很高,而且电离能力也特别强。

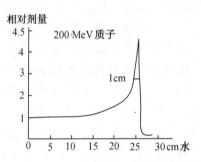 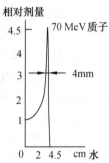

图 7-12 不同能量质子的 Bragg 峰

质子、负 π 介子、重离子进入组织后,达到 Bragg 峰之前的剂量较低,且处于较为平坦的剂量分布,称为坪区,坪区剂量与峰区剂量之比称为"坪峰比"。负 π 介子的坪峰比较为理想,190 MeV 的负 π 介子的坪峰比为 1:3,其坪区部分相当于 0.4 keV/μm 的低 LET 成分,而峰区约 12% 属 50 keV/μm 以上的高 LET 成分。因此若通过调节,形成较宽的峰区时,远位部分的高 LET 成分比近位部分多,会造成肿瘤区的生物学效应不均匀。从峰区后剂量值骤降来看,则质子和重离子较为理想。

快中子的优点主要是生物学上的,其深度量曲线无 Bragg 峰形成,14 MeV 快中子的深度量曲线和 ^{60}Co γ 线相似。在回旋加速器中用 16 MeV 的氘核轰击铍靶产生的快中子其建成效应相似于 ^{137}Cs 的 γ 线。中子在组织中有沉积作用,这是与组织中氢原子核相互作用的结果。组织含氢量以脂肪为较多,故脂肪组织吸收快中子最多,而骨组织吸收的快中子能量比肌肉组织还少。

(二) 生物学特性

1. 氧增强比(OER)低

由于高 LET 射线的电离密度高。使 OER 比低 LET 射线明显为低,即高 LET 射线放射敏感性对细胞中含氧状态的依赖性较小。低 LET 射线中的光子,LET 值为 0.3~3.0 keV/μm 时,OER 为 2.5~3.0,随 LET 值增加,OER 值缓慢下降,大约达 200 keV/μm 时,OER 值趋于平缓。快中子的 LET 值,恰好在 OER 迅速变化的范围内,不同能量的快中子有不同的 OER 值,临床使用的快中子 OER 值为 1.5~1.7,负 π 介子为 1.6 或更低。

2. 相对生物效应(RBE)高

RBE 为不同性质射线对同一种细胞作用产生相同的生物效应所需的剂量比值,即:

RBE＝产生某种生物效应所需标准射线剂量/产生同样生物效应所使用的射线剂量。

低 LET 射线,RBE 值低(≤1.0),高 LET 射线,RBE 值高(≥2.0)。图 7-13 为 RBE、OER 随 LET 变化示意图。

高 LET 射线的 RBE,在达 20 keV/μm 以上时,随 LET 升高而迅速上升,同时 OER 下降,但当超过 160 keV/μm 时,RBE 值反又减小,而 OER 下降到 1(图 7-13)。高 LET 射线的 RBE 高,在细胞存活曲线上体现 D_0 值(平均致死量)低,且其 RBE 值随分割照射时的分次剂量大小而改变,即每次剂量越小,RBE 值越大。

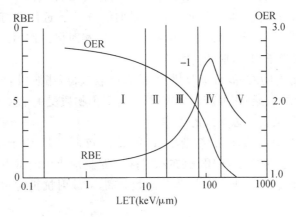

图 7-13　RBE、OER 随 LET 的变化示意图

3. 放射敏感性随细胞周期的变化小

放射敏感性随细胞分裂周期而变化,特别是(G_0 期细胞)更对放射抗拒。高 LET 射线受细胞周期的影响比低 LET 射线为小。若根据细胞增殖的期相,分成敏感细胞和抗拒细胞,则同样用使敏感细胞存活 30% 所需的剂量(D_{30}),在 X 线(低 LET 射线)照射时,只能杀灭 40% 的抗拒细胞,而用快中子(高 LET 射线)照射时,可杀灭 60% 的抗拒细胞,充分说明高 LET 射线的优越性。

4. 细胞亚致死性损伤的修复能力降低

在 LET 达 60 keV/μm 以上时,即几乎无细胞的非致死性损伤修复,不存在 PLD 修复,也几乎没有 SLD 修复。如用快中子照射时,一次打击即杀灭大部分细胞,细胞存活曲线几乎呈指数下降,基本上没有"肩部",即很少有亚致死性损伤的修复,但此优点,需比正常组织更显著时才有意义。

5. 治疗增益因子(TGF)大

肿瘤组织和正常组织的相对生物效应(RBE)之比称为 TGF。

$$TGF＝肿瘤组织的 RBE/正常组织的 RBE$$

如在负 π 介子治疗时,在它的深度量曲线中,坪区属低 LET,此区内的细胞(正常组织)修复能力强,特别在分割放疗时更强;而在峰区则属高 LET,瘤组织所受损伤的修复能力差,因此其 TGF 较大。负 π 介子的 TGF 为 1.5 左右。

二、快　中　子

用快中子射线作为放射源时,必须具备 3 个条件:(1) 有足够的强度,最大出射率每分钟应>20 cGy；(2) 有较好的皮肤保护作用，Dm 剂量点至少≥0.5 cm；(3) 深部剂量特性至少和 $^{60}Co\gamma$ 线一样，50% 的深度量衰减应在 11.0 cm 处。氘-氚发生器和回旋加速器产生的中子射线可用于放射治疗。

快中子本身不带电，而是通过与介质原子核相互作用的两种形式——散射（弹性散射、非弹性散射、去弹性散射）和吸收（俘获、散裂）产生的大量电离粒子使组织电离。快中子的 RBE 高、OER 小（6～30 MeV 快中子的 OER 为 1.2～1.6，比千电子伏级 X 线的 2.5～3.2 明显为小），因此对乏氧细胞有效。对细胞增殖周期各期相（包括 G_0 期）均有作用，并可使细胞亚致死性损伤的修复能力降低。但其深度量曲线与 ^{60}Co 近似，对正常组织和瘤细胞的选择性差，软组织吸收较 X 线多 15%～20%，但对骨有相对保护作用。

中子有些特性与光子相反，应予注意：

1. 原子序数越低的物质，能量吸收增加，故骨吸收较低，脂肪吸收剂量比肌肉高；在防护上，也要用含氢物质（石蜡）作屏蔽和准直材料，但又因物质受中子轰击后可产生 γ 线辐射或可变成放射活性，故又要考虑 γ 线的防护。

2. RBE 值不是常值：(1) 分次剂量小，RBE 值反较大；(2) 中子能量增高，RBE 值下降；(3) 不同发生器产生的中子，RBE 值亦不同；(4) 早反应组织的 RBE 值明显低于晚反应组织；(5) 非同步化细胞的 RBE 值比同步化细胞为高，对放射抗拒时相细胞的 RBE 比敏感时相者大。

3. OER 值随能量改变而改变，能量增加，OER 值下降。目前常用的快中子的 OER 值为 1.5～1.72。

国外尚有人采用中子俘获疗法（NCT）。该法是将无放射性的亲肿瘤组织化合物注入体内，尽可能使其高度浓集在亲该化合物的肿瘤组织中，然后用中子（超热中子或热中子）局部照射肿瘤，使化合物中元素吸收中子后产生核反应，其次级辐射直接作用于肿瘤细胞以达到杀伤肿瘤细胞的目的。NCT 有局部辐射剂量大、副作用小、适用范围广和易于防护等特点。如用硼中子俘获疗法，即是利用稳定态的硼（B）元素经中子（能量 2.4 MeV 左右）轰击后变成锂（Li）时而释放 α 线（$^{10}_{5}B + ^{1}_{0}n \rightarrow ^{7}_{3}Li + ^{4}_{2}\alpha$），α 线的 LET 极高，生物电离能力极强，但其射程短，仅 10 μm 左右。因硼对脑组织的亲和力大，而脑肿瘤血管多、代谢快，吸收硼元素较正常脑组织明显为多，用 $Na_2B_{12}H_{11}SH$ 治疗时可高出 20 倍以上，故该法对肿瘤细胞杀伤力大，但不会损伤周围正常脑组织。

三、质　子

质子带正电，由大型的质子直线加速器产生。由于其本质上为低 LET 射线（LET<20 keV/μm），故不具备明显的生物学优点。然而，它的物理特性为最理想的剂量曲线，在其射线末端形成 Bragg 峰，峰区前后组织的剂量极小，将质子束的峰区宽度按肿瘤大小调节，可用很高剂量杀伤肿瘤，而肿瘤前后的正常组织受量却很低。因此，从实际意义上讲，质子虽从本质上讲属低 LET 射线，但它完全可以达到对理想放射源要求的 3 个条件，且不损伤正常组织，是近年来广为推崇的先进放射源之一。

四、负 π 介 子

将质子或电子加速,轰击某种物质的靶原子核,即可产生负 π 介子、正 π 介子和中性 π 介子。中性 π 介子以 2.6×10^{-8} s 的半衰期蜕变成中性 μ 介子和中微子,中性 μ 介子进而蜕变为正电子和负电子。正 π 介子属低 LET 射线。混合的粒子束可用电磁铁使负 π 介子分离出来用于放射治疗。至今负 π 介子医用装置已在世界 4 个地方安装,但实际用于临床的主要为美国的洛斯阿拉莫斯介子物理研究所(LAMPF)。

负 π 介子在组织中的射程末可形成 Bragg 峰的高剂量区,又可形成高电离场的"星区",并叠加在 Bragg 峰处。

负 π 介子既有质子的物理学特性,又有快中子的生物学优点,故理想放射源的 3 个条件均能完满解决。但此机器技术复杂,价格昂贵,无法在临床上推广。

五、重 离 子

重离子系指质量大于质子的带电原子核,如碳、氖、氩等元素的原子核。这些高能粒子具有与负 π 介子类似的物理和生物学特性。氦离子则与质子相似,剂量分布良好。这种机器一般在核物理实验所才具备,价格昂贵。我国北京、上海均已有意向建立重离子放射治疗中心。

德国重离子研究中心(GSI)与德国国家癌症研究中心等多家单位协作,在 GSI 的生物物理实验室建立了实验性重离子放射治疗装置。从治疗角度看,重离子的物理效应和生物效应的有效作用范围限制在射程末端,射程与粒子能量有关,因此只要将肿瘤靶区按实际深度切割成等能量片,用不同能量重离子进行扫描照射就有可能将肿瘤全部杀灭。在 GSI,加速器能够提供 80~430 MeV/u 范围内 255 个不同能量的碳离子,相当于穿透深度 2~30 cm。通常一个靶体积仅需要 20~60 个能量集合即可。对肿瘤照射采用了计算机控制的 Raster 扫描系统。该系统根据治疗计划将靶体积分割成等于粒子射程的小片即能量片,片与片的间隔为 2 mm。每一小片划分成等面积的很多像素,聚焦束流通过两组快速偏转磁场,从一个像素扫描至另一个像素,像笔一样依次涂覆每一个像素,先扫描远端层面,然后改变能量逐渐扫描近端层面。每一像素需照射的粒子数事先由治疗计划系统安排好,对于一个约 300 cm³ 的脑部肿瘤大约需要 60 个能量片,约 4 万个像素点。碳离子的射程末端,因核反应使部分稳定碳核转变为 β^+ 发射体的 ^{11}C 和 ^{10}C,这两种 β^+ 发射体同位素半衰期分别为 20 min 和 19 s。用一对具有符合线路的在线 γ 照相机测量正电子湮灭时,以 180°方向发射的两个能量为 0.511 MeV 的 γ 光子,它们的原点就是碳离子停留的地方。将这些符合计数全部采集起来,用正电子发射断层技术即 PET 进行 3D 重建并与治疗计划的 CT 图像叠加,就可检验照射靶体积与计划靶体积空间位置的一致性。精确度可达到 PET 的空间分辨率(2~3 mm)。治疗结果的初步观察表明,肿瘤消退比预期的要快得多,患者的生存质量明显改善。

第七节 外照射治疗机的配套设备

一、影像数据采集系统

(一) 常规影像

在进行三维适形放疗(3D-CRT)和适形调强放疗(IMRT)时,影像数据的准确采集更显重要,CT/MRI的患者影像数据要能进行数字化1:1的直接输入转换。使用立体定位体架对患者的体位进行固定后,患者连同体架一起进行CT扫描。若使用常规CT,则行薄层(头部3 mm/层,体部5 mm/层)扫描,头部至少需30层,体部则需50层以上,然后经高分辨率扫描仪,将CT片载有的信息输入3D-TPS进行三维图像重建。由于常规CT只能提供二维信息,病变(靶区)、器官和组织的三维结构是在治疗计划系统中通过简单的坐标叠加和勾画形成,其精确性随CT扫描层厚和间距的加大而变差。先进的方法是利用现代的螺旋CT,对带有立体定位架的患者进行连续的螺旋式扫描,从而直接获取准确的病变和器官的三维信息,信息传输的方式不再是通过CT片,而是通过磁带、可读写光盘,或直接通过计算机网络传输给TPS进行真正意义上的三维图像重建。

(二) PET/SPECT

PET/SPECT可进行功能性显像,用放射性核素标记物测定激素受体、肿瘤乏氧、肿瘤细胞增殖率、肿瘤血管生成和肿瘤细胞凋亡等情况。PET的误诊率一般在10%以下,好的PET显像也存在假阳性(假阳性率5%以下)和假阴性问题(假阴性率2%以下),世界上最好的PET能发现2 mm以上的肿瘤。PET图像可与CT图像进行融合,PET(功能显像)与CT(形态显像)的图像融合能较真实地反映肿块内部的实际情况,这样可根据不同的情况给予不同的放射剂量,即放疗计划的个体化设计。

(三) 生物靶区显像(分子显像/基因显像)

生物靶区显像尚在研究之中,该项技术复杂,价格昂贵,且肿瘤内的基因异质性也使其目前难以实际应用。目前仍以CT、MRI影像学定位为主要方法。

二、定位系统

(一) X线模拟定位机

X线模拟定位机是当前最常用的定位机,原则上有放疗机的单位必须要有模拟定位机,以提供质量保证,同时在模拟机上可拍摄定位X线片以存档。应定期检测机器性能,确保各项参数的精度(图7-14)。

第七章 外照射放射治疗机

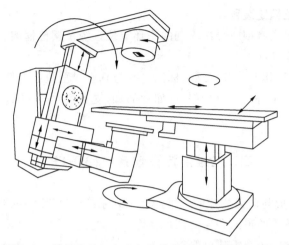

图 7-14 模拟定位机各个部件能按精度要求转动或移动

(二) CT/MRI 模拟机

CT/MRI 模拟机是专为放射治疗设计的专用 CT/MRI 机，它包括 CT/MRI 机、专用模拟软件和定位系统。其特点是扫描孔径（FOV）必须很大，允许不同体位的患者能作 CT/MRI 扫描；床面必须与治疗机的床面一样，附有安装治疗体位固定器的辅助装置；带有射野模拟的三维激光模拟系统。CT/MRI 模拟机还必须实现与治疗计划系统的数字化通讯。专用模拟软件既可以独立成系统，也可以成为三维治疗计划系统的一部分。

CT/MRI 模拟是代替常规 X 线模拟的一项新技术，它将模拟过程与利用 CT/MRI 图像的计划设计相结合，以数字影像重建（DRRs）代替了常规 X 线模拟影像，通过不同的图像处理技术和不同的滤波器，能够生成常规 X 线技术无法获得的图像，用 CT 扫描的软组织数据并生成的 DRR 图像比常规 X 线图像能更精确地判别肿瘤的范围。因此，CT/MRI 模拟能加快工作流程、提高工作效率，且能制作更为精确的治疗计划。

(三) PET/SPECT 定位

PET/SPECT 的功能显像与 CT/MRI 形态显像的图像融合后可更真实地反映肿块内部的情况，便于对肿块进行形态适形和剂量适形的适形调强放疗（IMRT）。

三、体位固定装置

(一) 体位固定的意义

适形和调强放疗作为一种三维空间的精确放疗，其首要条件是必须使患者的体内或体外的三维参考坐标与治疗机的坐标体系保持一致，否则再好的治疗计划也是徒劳的，因而对患者体位固定的可靠性和摆位的重复性要求很高。一般说来，对于头部单次照射（即 X 刀照射），精度要求达到 ±1 mm；而对于头部或体部分次照射，重复精度要求达到 ±3 mm。这样高的精确度，以往的体表画线配以激光定位标记和光学距离指示的常规方法是无能为力的，必须使用更为先进可靠的体位固定装置，以保证从定位到摆位的整个治疗过程中患者的坐标系不变。

(二) 常用的体位固定装置

1. 用于头部的单次有创或分次无创的头环定位系统及摆位框架。
2. 热塑成型面模和体模。
3. 立体定位体架，其上带有三维坐标刻度并与真空成型垫配合使用。
4. 其他有在患者相对运动较少部位（如背部）的皮下植入 3～4 枚金粒来建立体内的坐标体系。

四、三维治疗计划系统(3D-TPS)

对能够做三维适形与调强放疗的三维治疗计划系统(3D-TPS)的要求是：

1. 要能做较为精确的正向和逆向剂量计算；
2. 能进行三维数字图像重建(DRR)；
3. 要有冠状、矢状、横断及任意斜切面图像及剂量分布显示的功能，还必须有诸如截面分布(dose profile)、积分和微分式剂量体积直方图(CDVH、dDVH)等定量评估计划优劣的手段；
4. 安排和设计照射野时，必须具有模拟类似常规模拟定位机的射野选择功能，包括准直器种类（对称式、独立式、多叶准直器）和大小、放置射野挡块和楔形板等；
5. 治疗方案确认后，能够将射野条件传送到 CT 机上进行治疗模拟；
6. 治疗方案确认后，治疗条件能够传送到治疗机的计算机，包括机架、准直器、治疗床的转角与范围、射野大小、方向、多叶准直器(MLC)的叶片位置，射野过程中叶片的运动范围及速度等；
7. 治疗方案确认后，治疗的辅助装置如射野挡块、组织补偿等的参数能传送到相应的装置制作器上；
8. 能够接收和比较治疗机射野影像系统或模拟定位机传送来的射野确认图像和验证。

五、剂量保证系统

剂量保证是决定治疗计划能否精确执行的关键之一。除了建立定期物理测量的制度外，还需配备剂量仪、三维水箱、固体水、等效补偿物等与剂量保证有关的设备。

六、其　　他

如模块制作配套、网络管理、放射防护监测等设备。

复习思考题

1. 理想放射源的条件。
2. 用于外照射放疗的钴治疗机的 γ 线和 X 线治疗机的千伏级 X 线的优缺点比较。
3. ^{60}Co 治疗机几何半影的成因、计算和消减。
4. ^{60}Co 治疗垂直相邻野设计的方法和计算。

5. 电子束剂量分布的特点。
6. 高 LET 射线的物理和生物学特性。

参 考 文 献

[1] 殷蔚伯,谷铣之主编. 肿瘤放射治疗学. 第 3 版. 北京:中国协和医科大学出版社,2002
[2] 胡逸民主编. 肿瘤放射物理学. 北京:原子能出版社,1999
[3] 刘泰福主编. 现代放射肿瘤学. 上海:复旦大学出版社、上海医科大学出版社,2001
[4] 蒋国梁主编. 现代肿瘤放射治疗学. 上海:上海科学技术出版社,2003
[5] 许昌韶主编. 高等教育教材:肿瘤放射治疗学. 北京:原子能出版社,1995
[6] Perez CA, Brady LW. Principles and practice of radiation oncology. 3rd ed. Philadelphia:Lippincott Williams & Wilkins,1997
[7] Li JG, Xing L. Inverse planning incorporating organ motion. Med Phys,2000,27(7):1573~1578
[8] Ling CC, Humn J, Larson S, *et al*. Towards multidimension radiotherapy (MD-CRT):biological imaging and biological conformality. Int J Radiat Biol Phys,2002,47(3):551~560

(许昌韶)

第八章　三维立体定向放射治疗

目前国内外广泛使用的常规放疗技术是使用单一或多个照射野从一个或多个方向照射,在患者体内形成一个形状规则的三维立体高剂量区来包含在三维形状上实际是不规则的病变,这必然会较多地波及肿瘤周围的正常组织。因此,常规外照射存在的主要问题是正常组织损伤和肿瘤未控或复发。

为了避免造成这些正常组织的过度损伤,照射剂量的提高势必受到限制,因而使得肿瘤得不到足够量的照射而造成局部未控或复发。这从放射物理和放疗技术的角度上,是肿瘤放疗的效果长期得不到进一步提高的主要原因之一。

为了解决这个问题,推出了三维立体定向放疗。三维立体定向放疗包括立体定向放射外科(stereotactic radiosurgery,SRS,主要包括 γ 刀、X 刀)、立体定向放疗(stereotactic radiotherapy,SRT)技术、三维适形放疗(3 dimensional conformal radiation therapy,3DCRT)、调强适形放疗(intensity modulated radiation therapy,IMRT)、四维调强适形放疗等。

1951 年 Leksell 教授首先提出立体定向放射外科的构想,利用立体定向技术,使用大剂量聚焦的 γ 线束一次性摧毁需治疗的病灶。1959 年日本 Takahashi 提出了适形放疗的概念及原理(称原体照射)。1977 年美国 Bjangard、Kijewski 等提出了调强放疗的原理。20 世纪 80 年代末、90 年代初,由于计算机及影像技术的高速发展促进了精确放疗设备的开发,如美、德等国相继开发了商用的 X 刀系统,瑞典开发了第 3 代 γ 刀系统。1994 年,Spirou 等人提出了使用动态多叶准直器(DMLC)来实现 IMRT,而 Bortfeld 和 Boyer 则首先进行了多个静态野的实验(SMLC),发展至今已出现各种束流强度算法及各种调强方式,并在全身各部位肿瘤进行了临床实验,获较佳效果。近年来又出现了各种新型的精确放疗设备与技术,如把放疗机和 CT 机集成到一起的"断层放疗"(tomotherapy)技术,以及有影像引导定位和跟踪功能的机械手"cyber-knife"治疗机等。20 世纪 90 年代以来,我国的精确放疗事业也已不断地快速发展。深圳奥沃公司、北京大恒公司、上海拓能公司等也相继在不同程度上对精确放疗技术进行了研究,并开发了相应的产品。

第一节　γ 刀和 X 刀

立体定向放射外科(SRS)指的是采取立体定向等中心技术把放射线聚集在病灶,实施一次性大剂量照射。通过三维空间把射线束投照在靶内形成高剂量,而周围正常组织受量低。因等剂量曲线在靶外急剧陡降,病灶与正常组织剂量界限分明,达到控制、杀灭病变同时又保护正常组织的目的,犹如外科手术刀切除病灶一样。一次照射治疗结束,又似外科手术当日完成。因此,用于放射外科的治疗机如 ^{60}Co、直线加速器,因使用 γ 线或 X 线治疗,故有 γ 刀及 X 刀之称。

SRT 源于 SRS 技术,在直线加速器上附加三级准直器,将一次性大剂量照射变为分次照射,使治疗范围从颅内良性病灶扩展到全身恶性肿瘤的治疗。在体部进行的 SRT 被俗称为"体刀"。简而言之,SRS 采用立体定向技术,有创头架固定,一次性大剂量照射,主要用于颅内小病灶治疗;SRT 同样采用立体定向技术,但多用无创体位固定,多分次照射(一般分次次数比常规放疗要少,单次照射剂量比常规放疗要大),适用于全身各部位圆形规则小肿瘤的治疗。为叙述方便,将 X(γ)线立体定向放疗(SRT)和立体定向放射手术(SRS)统一简称为 X(γ)线 SRT(SRS)。

X(γ)线 SRT(SRS)治疗一般要经过病变定位、计划设计和治疗 3 个过程。利用立体定向装置、CT、MRI 和 X 线数字减影等先进影像设备及三维重建技术,确定病变和邻近重要器官的准确位置和范围,这个过程叫做三维空间定位,也叫立体定向。然后,利用三维治疗计划系统,确定 X(γ)线 SRT(SRS)的射线方向,精确地计算出一个优化分割病变和邻近重要器官间的剂量分布计划,使射线对病变实施"手术"式照射。

一、X(γ)线 SRT(SRS)的实现方式

图 8-1 显示了 X(γ)线 SRT(SRS)实现多个小野三维集束照射病变的原理。瑞典 Elekta γ 刀装置使用 201 个 ^{60}Co 源,每个 ^{60}Co 源活度为 1.11 TBq(30 Ci),分布于头顶北半球的不同纬度和经度上,201 个源经准直后聚焦于一点,该点称为焦点。源到焦点的距离为 39.5 cm,焦点处射野大小为 4、8、14、18 mm(图 8-2a)。我国奥沃公司(OUR)创造了中国模式,用 30 个 ^{60}Co 源螺旋排列成 6 组分布于 14°～43°之间的纬度上(图 8-2b)。在经度上,每组源间隔 60°,在纬度上每个源间隔 1°。源的直径为 2.6 mm,30 个源总活度为 222 TBq(6000 Ci),源焦距离为 39.5 cm,用旋转方法实现多野集束照射(图 8-2b)。由于加速器单平面旋转(图 8-1b)形成的空间剂量分布较差,目前 X 线 SRT(SRS)通常采用 4～12 个非共面小野(图 8-1c)绕等中心旋转,达到 γ 刀集束照射的同样的剂量分布。如图 8-3 所示,每个旋转代表治疗床的一个位置,即治疗床固定于不同位置,加速器绕其旋转一定角度。病变中心(靶区)一般位于旋转中心(等中心)位置。图 8-1c 所示方法的缺点是每次旋转治疗结束后,必须进入治疗室,变换治疗床的位置,摆位时间加长。图 8-1d 的方法称为动态旋转治疗,可大大缩短摆位时间和治疗时间,靠机架和治疗床在出束(照射)过程中的联合运动,实现非共面的连续照射。

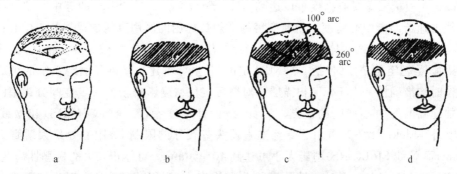

图 8-1 X(γ)射线立体定向治疗实施原理

(a:立体定向模拟图;b:加速器单面多向照射;c:加速器非共面等中心照射;d:动态旋转照射)

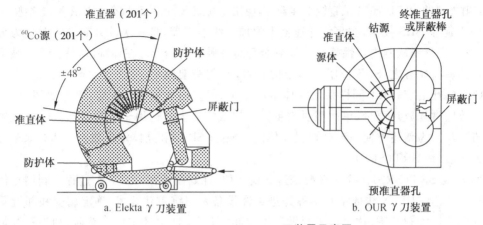

图 8-2 Eleka γ 刀和 OUR γ 刀装置示意图

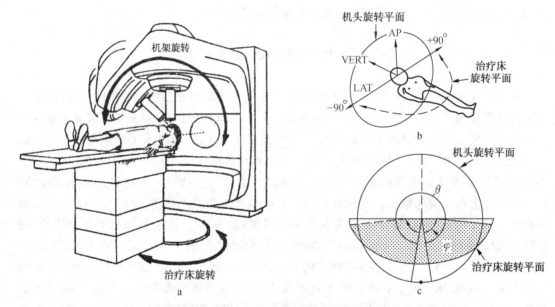

图 8-3 直线加速器为基础的 X 线立体定向治疗多弧度非共面旋转原理
(a：X 线立体定向非共面照射时治疗床、机架的旋转方向；b、c：非共面旋转照射示意图)

Elekta γ 刀机械等中心精度可以达到±0.3 mm，X 线 SRT(SRS) 的等中心精度决定于医用直线加速器的等中心精度。目前商售的常规放疗用的医用直线加速器的等中心精度只能达到±1 mm。X(γ) 线立体定向治疗的治疗精度，不仅决定于机械等中心精度，还决定于 3 个重要因素：靶定位精度（包括 CT/MRI 定位、靶坐标重建）、基础环固定系统的可靠性及治疗摆位时的准确性。由于 CT 扫描层厚对靶区定位精度影响较大，CT 空间分辨率的误差远大于加速器的等中心精度的误差。因此，从治疗精度看，X 线 SRT(SRS) 和 γ 线 SRT(SRS) 相同。Elekta γ 刀装置由于受到准直器头盔尺寸的限制，等中心处最大射野只能达到 18 mm，而 X 线 SRT(SRS) 射野大小可达到 40～50mm。对体积较大的良恶性病变，X 线 SRT(SRS) 适应面宽。特别对恶性肿瘤的分次治疗，γ 线 SRT(SRS) 实现比较困难。除此之外，X 线 SRT(SRS) 具有比 γ 线 SRT(SRS) 经济、灵活等特点。

二、X(γ)线立体定向治疗系统的主要结构

图 8-4 显示了与直线加速器配套的 X 线 SRT(SRS)的基本结构,它包括立体定向系统、治疗计划系统、治疗实施系统三大部分。立体定向系统和治疗计划系统是 X 线和 γ 线 SRT(SRS)所共有的,它们间的区别仅在于 X 线 SRT(SRS)治疗实施是以直线加速器为基础的,而 γ 线 SRT(SRS)为 γ 刀^{60}Co 源治疗装置。三大部件的基本任务是:(1) 建立患者治疗部位的坐标系,进行靶区(病变)及重要器官及组织的三维空间定位和摆位;(2) 制定一个优化分割病变(靶区)和重要器官及组织的治疗方案;(3) 实施立体定向照射。

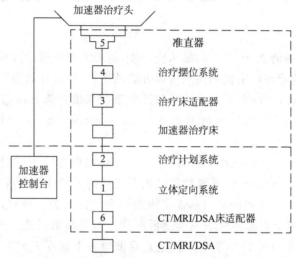

图 8-4　X 线 SRT(SRS)立体定向治疗系统的主要结构框架

三、SRT/SRS 治疗肿瘤的适应证

1. 颅内小的、深部的动静脉畸形(AVM);
2. 颅内小的(直径<3 cm)良性肿瘤(听神经瘤、垂体瘤、脑膜瘤、颅咽管瘤),并与视神经、丘脑下部、脑干等重要结构有间隙者;
3. 开颅手术未能完全切除的良性肿瘤;
4. 单发脑转移灶,直径<3.5 cm,适合手术但患者拒绝或病灶位置较深难以手术者;
5. 颅内多发的、小的、边界清楚的转移瘤,先行全脑照射,后行 SRS;
6. 病灶较小,一般情况尚好的脑干肿瘤;
7. 恶性肿瘤直径<3.5 cm,适合手术但患者拒绝或病灶位置较深难以手术者,有术后局部残留或放疗后复发者;
8. 病灶较小、边界清楚的肺、腹腔、盆腔等处的孤立性肿瘤。

四、X(γ)线立体定向治疗的剂量分布特点

与常规 X(γ)线放疗相比,X(γ)线 SRT(SRS)一般使用较小射野,当射野逐步变小时,

由于射线束的准直,单个小野的离轴比剂量分布逐渐接近高斯形分布形状。它们在空间集束照射后的合成剂量分布具有下述四大特点:(1) 小野集束照射,剂量分布集中;(2) 小野集束照射,靶区周边剂量梯度变化较大;(3) 靶区内及靶区附近的剂量分布不均匀;(4) 靶周边的正常组织剂量很小。试验测量证明,靶区定位的 1 mm 之差,可以引起靶周边最小剂量(参考剂量线剂量)变化约 10% 的量级。由此说明靶区精确定位和正确摆位是 X(γ) 线 SRT(SRS) 治疗成功的关键。

第二节 三维适形和三维调强适形放射治疗

除了在国内外开展的 X 刀、γ 刀的临床应用外,随着大型高速计算机在制定放疗计划中的开发应用,医用加速器在数字化和高剂量率方面的发展,以及计算机控制的精密动态多叶准直器(DMLC)的出现,进一步开展了使高剂量分布在三维立体方向与病变(靶区)形状完全一致的全新放疗技术,称为三维适形放疗(3 dimensional conformal radiation therapy, 3DCRT)。

为了达到在剂量分布上的三维适形,除了要求在各照射方向上照射野的形状必须与病变(靶区)的投影形状一致以外,而且要使靶区内及表面的剂量处处相等或根据要求不相等,这就必须要求每个射野内诸点的输出剂量率能按要求的方式进行调整,即能够进行束流调节。能同时满足上述两个必要条件的三维适形放疗称为三维调强适形放疗(intensity modulated radiation therapy, IMRT)(图 8-5)。这是目前世界上正在开发的最高技术档次的外照射技术,它被评价为放射肿瘤史上的一次革命,是本世纪初放疗技术的主流。

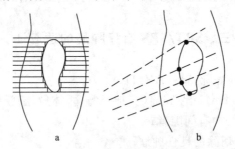

图 8-5 实现调强适形放疗的必要条件示意图
(a:在照射方向上,射野形状与靶区形状一致;b:射野内诸点输出剂量率应按要求分布)

一、三维适形调强放射治疗的适应证

1. 肿瘤能明显勾画的;
2. 危险器官与靶区紧密相邻的;
3. 靶区形状呈凹陷的;
4. 复发病灶需局部提高剂量的;
5. 功能显像(PET/SPECT)和生物靶区定位(分子显象/基因显象)提示需对靶区内进

行不等量照射的。

二、三维适形和三维调强放射治疗的设备要求

（一）三维适形放疗射野成形设备

形成不规则适形野的设备通常有适形铅挡块和多叶准直器(MLC)两种。使用射野适形铅挡块有许多缺点：制作费时费力；在熔铅和挡块加工过程中产生的蒸发气体和铅粉不利于工作人员的健康；铅挡块比较重，治疗摆位效率低且操作不方便。使用 MLC 解决了这些问题，并且还有另外的优点：(1) 采用计算机后，旋转照射过程中，可用 MLC 调节射野形状以跟随靶区的投影形状。(2) 在照射过程中，利用计算机控制的叶片运动，实现静态和动态 MLC 的调强。由于以上原因，MLC 已越来越多地被使用。

目前安装在加速器机头中的 MLC 主要有 3 种方式：(1) 原有的准直器不动，直接在下面安装一组多叶准直器；(2) 拆掉原先的一对下层准直器(X 方向)，用多叶准直器代替；(3) 用多叶准直器替换原来的上层(Y 方向)准直器，但在 MLC 与 X 方向准直器之间再加上一对 Y 方向的备用准直器。还有一些外挂式自动或手动微型多叶准直器。微型多叶准直器多半在立体定向放疗中使用。

MLC 的构成单元是单个叶片，这些叶片普遍用钨或钨合金制成。叶片宽度为垂直于射线穿射方向和叶片运动方向的叶片的物理厚度，它等于叶片两侧面之间的宽度；叶片长度为平行于叶片运动方向的叶片物理长度；叶片顶面为接近放射源一侧的叶片表面；叶片底面为接近患者皮肤一侧的叶片表面；叶片高度为沿射线入射方向的叶片顶面和底面之间的物理高度；叶片深入射野内形成射野边界的表面，叫做叶片端面。相邻叶片沿宽度方向平行排列，构成叶片组，两个相对的叶片组组合成 MLC(图 8-6)。

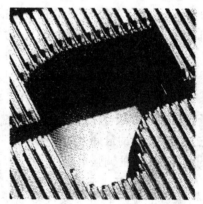

图 8-6 MLC 示意图

叶片宽度决定了 MLC 形成不规则射野与靶区(PTV)形状的几何适合度，叶片宽度越薄，适合度越好；但叶片越薄，制作越困难，造价也相应提高。叶片高度必须使原射线的穿射小于原来强度的 5%，也就是说，需要 4~5 个半价层的高度。由于叶片间存在漏射线，会降低叶片对原射线的衰减效果，叶片高度应适当加厚，一般需要 5 cm 厚的钨合金。

叶片边缘和纵截面的设计多数都考虑到射束的发散，以便最大限度地减少叶片间的漏射线。叶片间存在两种漏射线，相邻叶片间漏射线和相对叶片合拢时端面间的漏射线。漏射线剂量的截面分布要通过测量才能得到。为了更恰当地形成适形照射野并实现调强功能，单个叶片的运动范围应该能跨过射束中心轴到对侧某一位置。叶片端面的设计必须考虑减少它对射野半影的影响，目前基本上有弧形端面和直立端面两种不同类型的设计。直立端面型叶片，为了使叶片处于任何位置时的端面与原射线的扩散度相切，叶片必须沿以 X 线靶为中心的圆弧形轨迹运动。

(二) 调强放疗实现方式

调强放疗(IMRT)是在三维适形放疗基础上发展起来的一种先进的体外三维立体照射技术,它不仅能使照射野的形状在照射方向上与病变(靶区)的投影形状一致,而且还可以对照射野内各点的输出剂量进行调节(调强),从而使其产生的剂量分布在三维方向上与靶区高度相适形,因此它比 3DCRT 更先进。当前 IMRT 的实现方式主要是在常规加速器上配置相应的软硬件来实现,有静态子野调强(SMLC)、动态 MLC 调强(DMLC)和二维补偿器调强等。

1. **静态子野调强** 静态子野调强是将射野要求的强度分布分级,利用 MLC 形成的多个子野进行分步照射(stop and shoot)。其特征是每个子野照射完毕后,照射切断,MLC 再形成另一个子野,继续照射,直到所有子野照射完毕。所有子野的流强相加,就形成所要求的束流强度分布。但实际应用时,应注意各子野边界处的剂量衔接问题。

2. **动态 MLC 调强** 动态 MLC 调强是利用 MLC 各对叶片各自的不同相对运动,实现对射野强度的调节。其特征是叶片运动过程中,射线一直处于"照射"状态。此种调强方式的准确度决定于电动 MLC 对其叶片运动速度的精确控制。

3. **二维补偿器调强** 二维补偿器调强是根据射束与物质相互作用的衰减原理,用二维衰减器来产生所要求的强度分布。它并不是传统意义上的照射野挡块,为获得所需的剂量分布,其厚度因部位而异,它的主要缺点是给模室制作和治疗摆位带来诸多不便,随着计算机控制的多叶光栅的日益普及,该方式的应用已逐渐减少。

4. **断层治疗** 利用特殊设计的 MLC 形成的扇形束围绕患者的纵轴旋转照射,完成一个切面后,利用床的步进或缓慢前进,完成下一切面的治疗。

5. **电磁扫描调强** 通过计算机控制的两对正交偏转磁铁电流的大小,改变电子线或电子击靶方向,产生方向不同或强度各异的电子线或 X 线笔形束,形成要求的剂量强度分布,它是实现调强的最好方式。与前几种比较,不仅光子利用率高,治疗时间少,而且可实现电子束和质子束的调强治疗。

(三) 实现三维适形和调强放疗的条件

概括起来需要以下条件:(1) CT 模拟机;(2) 直线加速器;(3) 三维治疗计划系统(3D-TPS);(4) 头部或体部固定器;(5) 射野形状及剂量验证系统。具体说来,它对设备的要求如下:

1. **CT 模拟机要求**

常规 CT 只能提供二维信息,病变(靶区)、器官和组织的三维结构是在治疗计划系统中通过简单的坐标叠加和勾画而形成。这样形成的三维轮廓的精确度随着 CT 扫描层厚和间距的加大而变劣,改进的方法是利用现代的螺旋 CT 和三维重建技术。配有立体定位框架的螺旋 CT 将是进行三维适形放疗的一种必备的工具,因为它能提供直接的准确的病变及器官的三维信息。当今随着 MRI、PET 等先进影像工具的辅助和图像融合技术的发展,使靶区的三维精确定位上升到一个更高的阶段。

2. **放射治疗机设备要求**

(1) 准直器能根据需要很容易地改变射野的几何形状

此功能通过多叶准直器(MLC)完成。目前有两种:① 以 VARIAN 公司的产品为代表,光栏为 40 cm×40 cm 大小,由 26、40 或 60 对铅钨合金条相对平行排列而成,每根铅条的进退有计算机和微型马达独立控制。根据射野形状的要求,计算机指令铅条从光栅两侧向射野中线移动,并停留在特定的位置,从而组成射野特定的形状。② NOMOS 公司出品的 Peacock 放疗机上的多叶准直器,射野大小为 20 cm×20 cm,由 20 对铅块组成。即射野划成 40 块 1 cm×1 cm 的小射野,每块也由计算机独立控制,根据射野形状,可要求不同部位的铅块进入或退出射野,以形成不同几何形状的射野。

(2) 准直器具有束流调节功能,能进行射野内的不均匀照射

① 要求装有独立运动准直器,以便实现非共面相邻野的剂量衔接和产生动态虚拟楔形板。更为重要的是要能实现束流调节,此功能也由多叶准直器完成。② 对于 Peacock 多叶准直器而言,计算机能控制每个 1 cm×1 cm 叶片滞留于射野内的时间而形成不均匀照射。③ VARIAN 的多叶准直器通过类似扫描的技术来实现不均匀照射,即每对叶片开一个"窗口",从射野一端向另一端缓慢移动,通过计算机控制"窗口"在射野不同部位的停留时间而达到不均匀照射。

(3) 能作共面或非共面同中心放疗

由于肿瘤是一个不规则的立体形态,要达到高度的同形放疗,必须用多野或旋转照射放疗。如 Peacock 治疗机每间隔 5°设置一个射野,在 270°的机架角内共有 55 个射野。VARIAN 多叶准直器则采用 9 野以上照射。为配合动态治疗和非共面动态旋转,要求治疗机的机架、准直器和治疗床在照射过程中实现计算机控制的联合运动。

(4) 对直线加速器精度的要求

等中心精度要达到≤±1 mm,具体为:① 大机架等中心旋转精度≤±1 mm;② 小机头等中心旋转精度≤±1 mm;③ 治疗床等中心旋转精度≤±1 mm;④ X 线能量≥6 MV;⑤ 射野平坦度≤3%;⑥ 剂量监测系统重复性≤0.5%;⑦ 大机架旋转角≥180°。

3. 治疗计划系统(TPS)

(1) 二维与三维治疗计划系统的概念

在放疗中最先使用计算机的是治疗计划系统(treatment plan system,TPS),它利用计算机运算速度快的特点代替手工计算等剂量线分布。随着放疗精度要求的不断提高,计算中需考虑的因素也越来越多,剂量分布计算已无法手工进行而必须采用计算机。此外"治疗计划"这一概念本身也在发生变化,从过去的"根据患者体表轮廓和射野布置计算等剂量分布"变成"放疗医师及其同事用以决定患者治疗计划的所有步骤"。因此治疗计划的过程包含诊断图像、剂量计算、复合定位和资料归档等,这当中的每一步几乎都离不开计算机的参与。20 世纪 80 年代末、90 年代初随着计算机软、硬件的发展,治疗计划系统已从二维(2D)发展到三维(3D),但它们之间的界线似乎并不十分明确。通常认为二维系统的处理过程是基于患者包含在一个横断面的假设上,射野中心轴通过这个平面,剂量计算的结果在平面上显示(2D),由于重要器官往往与靶区不在同一平面,为了便于观测这些区域的剂量分布,系统允许输入并计算中心层面之外一层或几层平行平面的剂量分布,然而射野中心轴仍只能在中心平面移动,计算的算法也是二维的,这类计划系统可称为"二维半(2.5D)"系统。所谓三维系统,它的计划目标应是向一个体积而不是几个平面投照杀灭肿瘤的剂量。三维系统的输入信息应是大量的 CT 信息,它的射野设计应该是根据整个靶区体积和减少正常组织受量来设计射野大小和入射点,剂量计算用三维模型对三维体积中的所有体积元(voxel)进行,计算结果的表示也应该是三维的。此外,它还应该能对患者整体的三维不均匀密度进

行剂量修正,这是一个相当复杂困难的过程。因此,直到目前真正的三维计划系统并不多。

(2) 三维治疗计划系统(3DTPS)的特点

对于真正的三维治疗计划系统,CT的影像数据应可被输入计算机并转换成电子密度值用于逐点的三维剂量分布运算,它们大多依赖 Monte Carlo 计算方法。该方法的原理是用统计学处理方法来模拟大量的单个光子的径迹和与物质之间的作用,这种模拟是通过单能笔型光子束(pencil beam)在体积较大的水模体的剂量分布来完成的。笔型束空间剂量分布称之为剂量扩展阵列(dose spread array)或点扩展函数(point spread function)或更直接称之为积分核(kernel)。它反映了原射线与均匀体模内体积元(voxel)的作用,次级电子和散射的等剂量分布阵列。上述的子元分布将用来做复杂的放疗剂量计算,做法是在治疗体积内,将这一子分布按权重,即某点单位质量的能量沉积占总能量的份额,进行叠加求和。此种计算机算法称之为卷积(convolution),或称为笔型束卷积叠加法。由于辐射线与物质作用通常会发生两次或两次以上的散射,这种叠加将按不同的 X 线能谱和光子通量进行多项 kernel 积分,如用原射线、一次散射和二次散射 3 项积分核做卷积。

由于结构复杂的人体内存在着骨、肺、脂肪、软组织,它们的有效原子序数和密度均不相同,因而基于均匀体模(水模体)所测得的标准等剂量曲线都必须进行校正。在校正时所需考虑的因素包括射线路径、射野的形状及大小、非均匀组织的形状和位置、由散射产生的次级电子的失衡等。目前采用的非均匀组织校正方法有:① 组织空气比法;② 组织空气比幂指数法;③ 有效 TAR(ETAR)法;④ 微分散射空气比(dSAR)法;⑤ 笔型束卷积叠加法;⑥ 高级 Monte Carlo 法。在这几种算法中,前两种属一维校正,用于二维 TPS;后 4 种算法为真三维模型,其中 ETAR 法和 dSAR 法因对次级散射电子的剂量阐述得还不够清晰,故均把三维体模分解成二维层面处理,即把计算变成二维半(2.5D)的模式。目前商用的真正三维 TPS 所使用的多为笔型束卷积叠加法,至于高级 Monte Carlo 法虽说是最完善的算法,但由于它对计算机硬件要求非常高,且计算费时过长,故仅在实验室研究中使用。

(3) 三维适形与三维调强放疗对 TPS 的要求

对于能够做三维适形与调强放疗的三维治疗计划系统(3DTPS)必须具有下述几大特征:① 必须使用立体定位框架,确立摆位过程中患者坐标系和维持它的不变性;② 精确重建患者治疗部位的三维图像和给出靶区及重要器官的三维形状及体积;③ 安排和设计射野时,能够模拟常规模拟定位机的射野选择功能,包括准直器种类(对称、独立、多叶准直器等),利用射野方向观视(BEV)功能,设置射野挡块、MLC 叶片位置等;④ 不仅要采用较为精确的正向剂量算法(特别对散射线和电子平衡失衡的处理),还必须有逆向算法,给出调强射线的强度分布;⑤ 具有多种剂量显示和计算评估功能,包括多平面剂量分布显示、3D 剂量分布显示、DVH 图显示、TCP 和 NTCP 的计算与评估等;⑥ 治疗方案,特别是射野的安排,利用 DRR 能与模拟定位机和治疗机射野影像系统的射野确认片进行比较;⑦ 治疗方案确定后,治疗条件能够送到治疗机的控制计算机中,其中送达的数据包括机架、准直器、治疗床的转角与范围,射野大小、方向,MLC 叶片的设置、运动范围及速度等,以及治疗辅助设备如挡块、补偿器的制作器上,CT 模拟机或模拟机的射野激光指示器上等。

4. 体位固定装置

立体定向技术是开展 X(γ)线立体定向治疗的首要条件,是精确放疗的基本特征,也是开展适形放疗的首要条件之一。因为没有立体定位框架,就不能保证治疗过程中患者坐标系的一致性；没有患者坐标系的一致性，适形治疗将变得毫无临床意义。一般说来，对于头部单次照射（即 X 刀），精度要求达到±1 mm。而对于头部或体部分次照射，重复精度要求达到±3 mm。这样高的精确度，以往的体表画线配以激光定位标记和光学距离指示的常规方法是无能为力的，必须使用更为先进可靠的体位固定装置，以保证从定位到摆位的整个治疗过程中患者的坐标系不变。

常用的体位固定装置包括：(1) 用于头部的单次有创或分次无创的头环定位系统及摆位框架；(2) 热塑成型面模和体模；(3) 立体定位体架，其上带有三维坐标刻度并与真空成型垫配合使用；(4) 其他的尚有在患者相对运动较少部位（如背部）的皮下植入 3～4 枚金粒来建立体内坐标体系的方法。

5. 射野影像系统

治疗证实是适形放疗被准确执行的重要保证，包括治疗前治疗条件的模拟（利用 CT 模拟机和常规模拟机）；治疗中治疗条件的验证与记录——验证记录系统；照射中射野及体位的监测——射野影像系统；患者体内剂量监测——活体剂量测量系统等。

射野影像系统是当射线束照射靶区时，采用电子或非电子方法在射线出射方向获取图像的工具，获得的图像称为射野影像。它包括传统使用的射野照相（port film）和现代的电子射野影像系统（EPID）两大类。射野照相有定位照相（localization radiography）、验证照相（verification radiography）和双曝光照相（duble radiography）3 种类型。定位照相是指在正式照射之前数个机器跳数的照相过程。通过及时检查定位片可以发现和校正大的摆位误差。但是这个过程很费时，不适合在每次分次治疗前均采用。验证照相是指在治疗开始前将慢感光胶片放好，直至照射结束才将其取出冲洗的照相过程。这个过程对治疗干扰少，但如有错误，也只能等下次治疗时校正。另外照相时患者体位的细微变化会降低验证片图像的质量。双曝光照相是指在正式照射之前将准直器开到一个比实际射野位置大的位置和实际射野位置时分别预照射数个机器跳数的照相过程。它的优点是可以看清射野外的解剖结构，有助于判断患者体位。射野照相，因拍片、洗片过程费时，进行位置验证的频度较低，不可能每次照射时都进行射野照相。为了解决布野和治疗摆位的实时验证问题，必须使用电子射野影像系统（EPID）。EPID 系统有射线探测和射线信息的计算机处理两部分组成。依据射线探测方法的不同，EPID 系统划分为荧光、固体探测器、液晶电离室三大类型。EPID 系统是治疗计划执行阶段的重要质量保证工具。主要功能是：代替射野照相技术，进行治疗摆位的动态验证；照射中剂量的验证与监测。目前它主要用于前者，用于后者的功能正在开发中。用于治疗体位验证的主要形式有治疗前校正射野、离线评价患者体位、治疗间校正患者体位、治疗前校正患者体位 4 种。

三、实现三维适形和三维调强的步骤

放疗全过程包括病变（靶区）和重要器官及组织结构的空间定位、治疗计划设计、治疗方案的模拟及治疗方案的实施 4 个阶段。

(一) 影像的采集和三维图像的重建（DRR）

使用立体定位体架对患者的体位进行固定后，患者连同体架一起进行 CT 扫描。考虑到可能采用非共面照射，CT 扫描范围应足够大，如鼻腔筛窦癌的扫描范围应包括整个头颅。扫描层厚应根据病变大小、病变部位而定，一般头颈部肿瘤层厚为 3 mm，体部肿瘤为 5 mm。某些情况下需行增强扫描，例如，需要判别纵隔淋巴结、颈淋巴结时，肝癌的 CT 模拟定位扫描等。因为沉积在病灶及其周围的造影剂会对剂量计算产生影响，造成计算结果与实际治疗时的剂量分布之间的误差，所以可在增强扫描前进行非增强扫描，通过 CT-CT 融合技术在靶区显示清晰的增强扫描 CT 上勾画靶区轮廓，在与治疗状态一致的非增强影像图上进行剂量计算。CT 扫描结束后，患者的影像资料可通过磁带、可读写光盘或直接通过计算机网络传输给 TPS，进行真正意义上的三维图像重建。

（二）靶区、人体轮廓结构的确定

3D TPS 对轮廓的确定和处理应包括：(1) 外轮廓：它将决定计算的边界；(2) 内结构：如靶区、骨标记、器官等，它们虽不干预剂量计算，但勾画它们有利于观测射野与它们的位置关系；(3) 不均质：如骨、肺、气腔等，它们的存在会改变剂量的分布；(4) 填充物：它的存在会改变患者的轮廓或密度。

轮廓的勾画是三维治疗计划过程中一项繁琐细致的工作，在物理密度梯度很大的界面上，TPS 可利用密度梯度自动勾画（如外轮廓、肺、含气空腔等），然而并非所有界面上都存在着密度梯度，故亦非都能自动勾画，此时必须进行耐心仔细的手工勾画，其中最典型的例子就是靶区。

（三）放疗计划的设计及其优化

1. 线束参数的选定

线束参数的选定包括线束的能量、线束的方向（即机架、治疗床的转角和相互的位置关系）、照射野的数量和通过射野视角（BEV）设计的照射野的形状，如为正向计划设计，尚需规定各野的权重。

2. 逆向计划设计

逆向计划设计即先确定目标剂量，包括肿瘤量以及正常组织（包括要害器官）的限量。然后 TPS 通过上述的逆向算法计算出每野的剂量。合成的等剂量分布由三维立体方式显示，即不但可在不同的冠状、矢状、横断面及任意斜切面图像上显示等剂量线，并可以在 DRR 重建的三维图像上显示等剂量面。

3. 放疗计划的优化

优化过程包括：(1) 计划完成后，TPS 将通过放射物理学的一些评估函数如"剂量体积直方图（dose volume histogram，DVH）"显示肿瘤或正常脏器所受的剂量以及受照体积，并可对不同的计划进行比较。(2) 现代放疗计划系统还可以对计划进行放射生物学方面的评估，即进行放射生物剂量的叠加后，使用"肿瘤控制率（tumor control probability，TCP）"、"正常组织的放射并发症发生率（normal tissue complication probability，NTCP）"以及所谓"无并发症肿瘤控制率（uncomplicated tumor control probability，UTCP）"等参数对计划进行比较和优化。(3) 治疗模拟及确认：放疗计划的治疗模拟实际是利用信息获取和信息处理技术，构造人体的三维图像，逼真再现放疗的全过程，同时评估和验证其剂量分布的优劣，是放疗医师进行治疗前评估和预后校验的过程。治疗模拟可在 CT 模拟机上进行，如美国 Picker 公司的 CT 模拟机 ACQ-Sim，它可以直接接受 TPS 或放疗主计算机输出的治疗计划，进行治疗模拟并可对计划加以修改。治疗模拟亦可在数字化模拟机上进行。计划的确认可使用射野片（portal film），或更为先进的电子射野成像装置（electronic portal imaging device,EPID),以确保指定的等剂量面包绕整个靶区和处方规定的边缘。在实施放疗前须经过计划的治疗模拟及确认,这是三维适形和调强放疗 QA 和 QC 的要求。

(四)计划结果的输出和多叶准直器(MLC)系列文件的形成

经过优化的放疗计划即可通过计算机网络或磁盘传输到放疗主计算机(工作站),传输的信息包括上述的线束参数(线束的能量、方向、射野的数目和各野的权重等),以及控制射野形状的 MLC 系列文件。如为调强放疗,则需包括束流调节的参数。

(五)治疗的实施

适形和调强放疗的实施由主计算机控制,通过治疗机的控制计算机执行。放疗技术员将患者连同体位固定器置于标准体位后,计算机自动执行放疗计划,包括射野形态、入射角等,每野的束流调节程序、照射剂量等。照完一野后便自动进入第 2 野照射,直至全部射野照完。治疗开始前,医师、物理师应指导治疗师充分理解治疗过程,如正确的体位固定方法、射野的方向性等,确保各项治疗参数的正确输入和准确执行。物理师和主管医师必须参与第 1 次治疗,向治疗师说明摆位技巧和摆位质量控制方法,交待摆位和治疗过程的基本要求。治疗开始后应进行每周 1 次的射野影像检查以检测摆位误差是否在治疗前的估计范围之内。剂量监测可及时发现一些重大失误,如忘记组织补偿器的放置或放置方向错误、MU 输入错误等。

(六)三维立体定向放疗的"三精原则"

三维立体定向放疗技术是一种高精度的放疗技术,要实现高精度放疗必须贯穿三精原则——精确定位(precise localization,PL)、精确计划(precise planning,PP)、精确治疗(precise treatment,PT)于放疗全过程。

1. 精确定位 采用有效的体位固定,高清晰 CT 定位扫描、增强扫描或 CT/MRI 图像融合以及 CT/PET 图像融合技术获取准确的靶区范围即靶区与周围重要组织器官的相互关系。在 CT 扫描时层厚应为 3~5 mm,扫描范围应包括入射线和出射线所涉及的区域;同时应使患者体位和体内脏器的状态保持和放疗时一致,CT 图像必须通过网络直接传送到计划系统。

2. 精确计划 准确确定肉眼肿瘤(GTV)、亚临床病灶(CTV)和要害器官(organs at risk)是实现精确计划的前提。在确定计划靶区(PTV)时还要充分考虑脏器移动、摆位和机器误差等因素。在照射野设计时应充分掌握 3 点:(1)选择与靶区最近的方向布野;(2)尽量避开要害器官布野;(3)采用非共面照射野。在计划中应利用不同的视窗审视 2D 和 3D 剂量分布,利用 DVH 评价计划的优劣和可行性,参照 TCP/NTCP 生物模型寻找最佳的放疗总剂量和总治疗时间。最后,通过 DRR 胶片或等中心扫描与实时影像验证计划精度。

3. 精确治疗 治疗摆位是落实高精度放疗的最后的关键环节。为保证治疗精度,首次治疗时医生和物理师必须参与摆位,及时解决治疗计划中出现的问题和指导技术员准确操作。在实施立体定向三维放疗时,必须有两个技术员同时进行摆位。在摆位中发现有对位不准、固定器变形和机架与治疗床碰撞时,必须立即停止,请经治医生和物理师纠正后方可执行。

(七)结论

1. 三维适形和调强放疗系统是由多台计算机组成的一个复杂精密的网络系统。
2. 放疗计划由放疗计划设计计算机(TPS)完成。

3. 主计算机(work station)负责放疗计划的提取、输出、核准、实施、监督、记录。

4. 放疗机由控制治疗机的计算机(controller)控制,同时又受主计算机的监督和控制。

四、定 位 技 术

包括 X 线模拟定位、CT 模拟定位(是目前三维适形放疗最基本的模拟定位方式)、MR 模拟定位和生物靶区定位。

生物靶区(biological target volume,BTV)定位需依赖生物学图像。生物学图像涵括了代谢、生化、生理及功能等类别,在目前研究中还包括分子型、基因型及表现型图像。就放疗而言,带有影响放射敏感性及治疗结果因子(如肿瘤乏氧、潜在倍增时间)的图像就被认为是放射生物学图像。生物影像分 3 类:MRI/MRS、PET 生物影像学、分子影像学/放射生物学表现类型。使用生物靶区定位的原因有:(1) 肿瘤形态是不规则的;(2) 肿瘤内部的细胞具有异质性(放射敏感性、分子生物学上的异同);(3) 肿瘤内细胞含氧量的不一致;(4) 肿瘤内有出血、坏死、疤痕等;(5) 肿瘤内部细胞的激素受体、肿瘤细胞增殖率、肿瘤血管生成和肿瘤细胞凋亡等情况不一致;(6) 区分肿瘤与肺不张或炎性肿块等。

PET 可进行功能性显像,用放射性核素标记物测定激素受体、肿瘤乏氧、肿瘤细胞增殖率、肿瘤血管生成和肿瘤细胞凋亡等情况。PET 的误诊率一般在 10% 以下,好的 PET 显像也存在假阳性(假阳性率 5% 以下)、假阴性(假阴性率 2% 以下)问题,世界上最好的 PET 能发现 2 mm 以上的肿瘤。是目前临床使用较多的生物影像。

PET(功能显像)与 CT(形态显像)的图像融合能较真实地反映肿块内部的实际情况,需要给予的放射剂量也应不同,即放疗计划的个体化设计。

生物靶区定位,尤其分子显像/基因显像技术复杂、价格昂贵,且肿瘤内的基因异质性也使其当前难以实际应用。当前仍以 CT、MRI 影像学定位为主要方法。

五、四维调强适形放射治疗与影像引导放射治疗(IGRT)

如上述,调强治疗技术,可以达到很高的治疗增益比,利用调强技术,可以实施"手术"式的高度适形照射。该技术的"高度适形"给放射肿瘤医师和放射物理师带来两个亟待解决的问题:第一,放射肿瘤医师必须准确地勾画出肿瘤(靶区)的三维边界,只有准确地勾画靶区形状,才能使调强技术有的放矢。第二,由于放疗是以分次照射方式进行的,这就要求在放疗的全过程中肿瘤(靶区)的空间位置固定并且精确。为解决这个问题,推出了四维调强适形放疗的概念,也就是放疗中的时空概念。这两个问题的解决主要依靠现代影像技术的进展。多影像技术的融合以及功能影像和分子影像技术的发展,会大大提供肿瘤(靶区)三维形状勾画的准确度。

造成靶区空间位置不精确的原因通常分为两类:(1) 每次治疗时的摆位误差(interfraction motion),考虑到每次治疗摆位时的不确定性,通常在 CTV 周围进行三维扩野,形成 PTV;(2) 患者器官运动导致的靶区及重要器官的移位(intrafraction motion),治疗时靶区器官本身存在运动,如呼吸运动、膀胱充盈程度、肿瘤的增大或缩小等引起的差异。这样又需在 CTV 周围扩野。因此顾及到上述两方面原因造成的总位移误差,进行 CTV 到 PTV

扩野后,扩野的空间将相当大。这样就违背了实施调强放疗的初衷,抵消了它的优点,造成靶区可能得不到足够剂量的照射,甚至可能对周围重要器官形成损伤。由此,控制和跟随照射中肿瘤运动的技术应运而生。因而影像引导的放射治疗(IGRT)是调强放疗(IMRT)发展的必然结果。

目前已经出现和正在开发的控制运动的措施包括以下几个方面:

1. 控制等中心移位技术(isocenter shift technique) 它分为在线(on-line)和离线(off-line)修正两种。在线修正,如 Siemens 公司提出的 Primaton,它在加速器治疗室内安装一台 CT,利用摆位时 CT 的数据修正肿瘤(靶区)中心的移动,加速器和 CT 共用一个治疗床;或如美国 Nomos 公司生产的超声引导摆位系统(BAT),修正摆位时靶区中心的位移。我国深圳 CREAT 公司提出了内置标记点正侧位 X 线片技术,利用正交 MV-X 线片修正摆位时靶区中心的位移。离线修正,是利用前若干次(一般为 5 次)摆位时检测到的运动和摆位的系统误差,对肿瘤(靶区)中心的位置进行修正。如此过程重复到整个疗程结束。此类技术能够纠正摆位误差和摆位时刻的肿瘤(靶区)位置的移动,不能纠正照射中肿瘤的瞬时移动。

2. 控制运动的第 2 类技术——呼吸门控技术(gating technique) 它分为被动呼吸门控和呼吸引导自控两种。被动呼吸门控指控制患者某一时段的呼吸,进行照射。该技术要求患者的配合,在治疗前进行适当训练,同时要求患者能承受适当时间长度的屏气动作。呼吸引导门控(autogating control)技术不要求患者屏气,而是检测患者的呼吸脉冲,实时地触发和引导治疗机的出束照射,或控制治疗床的运动,跟随肿瘤(靶区)的移动。

3. 控制运动的第 3 类技术——四维放疗(4DRT) 它又称做影像引导的放疗(image guided radiotherapy,IGRT)。它包括两方面的内容:CT 的时序扫描和治疗机的时序控制。因 CT 扫描和加速器照射时加进了时序(T)因素,故该技术称之为四维放疗,相应的 CT 时序扫描称为四维 CT(4DCT)。CT 时序扫描截取患者在某一呼吸时段内不同时刻的 CT 扫描序列,利用 3D 重建技术,重建出该呼吸时段内肿瘤或重要器官的 3D 图像随时间变化的序列。Siemens 公司和 GE 公司分别推出大孔径的带时序控制的 CT 模拟定位机,为图像引导的放疗提供了必要的条件。治疗照射时,加速器的控制计算机利用 MV-X 或 kV-X 级 Cone Beam CT 获得的肿瘤或重要器官的 3D 图像与 4DCT 序列的 3D 图像比较后的结果进行实时照射(real-time irradiation)。三大加速器制造公司(Siemens、Varian、Elekat)相继在加速器的治疗机架上安装 kV 级 X 线 Cone Beam CT。MV-X 或 kV-X 级 Cone Beam CT 获取图像的基本工具是非晶硅平板探测器,这种探测器兼具分辨率高、灵敏度高、能量响应范围宽等特点,不仅可以监测照射野的形状和位置,还可以利用它监测射野内剂量,实现剂量引导的放疗(dose guided radiotherapy,DGRT)。

4. Cyber-knife(赛博刀)治疗机 该机使用两个交角安装的 kV-X 线机,将 kV 级 X 线等中心投射到患者治疗部位,根据探测到的标记点(解剖或金属标记)位置随呼吸运动的变化,具有 6 个自由运动的机架臂,随时调整 6 MV X 线射束的方向,实施图像跟踪式照射。

总之,开发和应用这些 IGRT 技术的目的是:(1) 验证和保证计划体位与治疗体位的一致性;(2) 动态跟踪靶区的运动,实施门控放疗,保证靶区剂量分布的位置精度,提高靶区剂量,提高局部控制率,达到治疗肿瘤的效果。调强放疗特别是它发展的高级阶段——影像引导的放疗(IGRT)代表着本世纪放疗的发展大方向。

第三节 精确放射治疗时要考虑的放射生物学问题

一、采用分割放射治疗的依据

立体定向外照射的治疗方案一般可分为单次立体照射(SSRS)和分次立体照射(FSRT)两种。选择时主要是依据以下放射肿瘤学和放射生物学的基本原理：

1. 恶性肿瘤内含有一定比例的、对放射相对抗拒的乏氧细胞，分次照射有利于杀灭乏氧细胞。

2. 正常组织和不同瘤组织的早反应和晚反应组织的剂量效应关系有较大差别。分次照射有利于杀灭乏氧细胞，也有利于保护晚反应正常组织。作为立体定向照射，其照射次数一般明显少于常规分割照射(5~7次)。

3. 3DCRT可用常规分割剂量照射。

4. 以脑部肿瘤为例，对于靶区(肿瘤)应区分以下几种情况：

(1) 晚反应靶组织与晚反应正常组织混杂共存，如动静脉畸形(AVM)(其 $\alpha/\beta \leqslant 2$ Gy)；

(2) 晚反应靶组织被晚反应正常组织包围，如脑膜瘤、神经鞘瘤、听神经瘤等；

(3) 早反应效应的肿瘤与晚反应正常组织混杂共存，如分化良好的星形细胞瘤；

(4) 早反应效应的肿瘤被晚反应正常组织包围，如胶质母细胞瘤和转移性肿瘤。

对上述的前两种类型，分次照射并无生物学优点，宜用单次照射，一次性照射15 Gy相当于常规分割外照射≥54 Gy；对后两种类型宜用分次照射，可保证乏氧细胞的逐步再氧合，有利于提高疗效；对于3DCRT则常用常规分割方法。

二、等效照射总剂量的换算

单次立体照射(SSRS)和分次立体照射(FSRT)的等效照射总剂量的换算目前尚无确定的方法，但目前大多采用以下公式换算：

$$RSD \cdot (\alpha/\beta + RSD) = TFD \cdot (\alpha/\beta + FD)$$

式中，RSD为SSRS的总剂量，TFD为FSRT的总剂量，FD为分次剂量。用该式换算制表后可供查考(表8-1)

三、剂量评估

ICRU建议剂量评估参考点可用PTV中最大剂量、最小剂量、平均剂量、中位剂量、模剂量(出现频率最高的剂量)等方法评估。

表 8-1 SSRS 与 FSRT 等效照射总剂量的换算表（不考虑细胞倍增）

		RSD(Gy)				
		10	15	20	25	30
		TFD(Gy)				
2 Gy/次	α/β=10	16.7	31.3	50.0	72.8	100.0
	α/β=2	30.0	63.8	110.0	168.8	240.0
4 Gy/次	α/β=10	14.3	26.8	42.9	62.5	87.5
	α/β=2	15.0	42.5	73.3	112.5	160.0
5 Gy/次	α/β=10	13.3	25.0	40.0	58.3	80.0
	α/β=2	17.1	36.4	62.9	96.4	137.1
6 Gy/次	α/β=10	12.5	23.4	37.5	54.7	75.0
	α/β=2	15.0	31.9	55.0	84.4	120.0
7 Gy/次	α/β=10	11.7	22.1	35.3	51.5	70.6
	α/β=2	13.3	28.3	48.9	75.0	106.7
8 Gy/次	α/β=10	11.1	20.8	33.3	48.5	66.7
	α/β=2	12.0	25.5	44.0	67.5	96.0
9 Gy/次	α/β=10	10.5	19.7	31.6	46.1	63.1
	α/β=2	10.9	23.2	40.0	61.4	87.3

四、PTV 外周边剂量

精确放疗的目的就是要减低周边组织器官的剂量。但不管何种精确放疗，其周边组织器官（PTV 外、IV 内潜在的肿瘤区）总受到一定的剂量（原射线、散射线、次级射线），此剂量小到不能杀伤潜在的肿瘤细胞，但却可使肿瘤细胞发生辐射耐受性（辐射抗性）。而由于共面或非共面的多野照射，使低剂量受照区比常规放疗时为大。

五、辐射耐受性与可能的分子生物学机制

（一）辐射耐受性的临床现象和实验结果

1. 临床上常见复发性肿瘤的放射敏感性下降。
2. 培养细胞经不同剂量照射后，其子代细胞放射敏感性下降（子宫颈癌、乳腺癌、脑胶质瘤细胞系等）。
3. 动物实验也可见到同样的结果。

（二）辐射耐受性的可能的分子生物学机制

肿瘤细胞对低剂量照射产生辐射耐受性的分子生物学机制可能与适应性反应、放射反应基因、细胞凋亡、细胞周期等因素有关（详见本书第五章）。

六、低剂量超敏反应

低剂量照射除了使肿瘤细胞产生辐射耐受性外，也可使肿瘤和正常组织发生低剂量超敏反应。

1. 低剂量超敏反应是指有些细胞对很低剂量照射(约 2~50 cGy)较敏感,而对其后较高剂量区域(50~100 cGy)敏感性下降的现象。

2. 若按不同分次剂量照射的细胞存活分数作为 SF_1 和 SF_2 的敏感性界限(如 $SF_1<0.95$,$SF_2<0.50$),可将细胞归为 4 类:(A) 低剂量超敏感性特征不明显、高剂量照射抗拒;(B) 低剂量超敏感性特征明显、高剂量照射抗拒;(C) 低剂量超敏感性特征不明显、高剂量照射敏感;(D) 高、低剂量照射均敏感。分次照射时低剂量区存活分数的微小差别可被指数性放大,将使总效应产生很大差异。

3. 对肿瘤,B、D 类细胞在分次剂量 50 cGy 以下时可能有潜在的临床用途。如胶质母细胞瘤属 B 类细胞,常规分割治疗效果差,但低剂量照射可能有益;低度恶性淋巴瘤属 D 类,常规照射后复发,可试用低剂量分割照射模式(0.2~0.3 Gy/次,总量 4~5 Gy)。

4. 对正常组织,如在调强适形放疗时,低剂量区范围较常规分割照射时明显为大,若包含了低剂量超敏组织,则可对这些正常组织造成比常规放疗明显大的额外损伤。设想是否可提高靶区的剂量,使低剂量区的剂量达到接近常规分割剂量,但要防止正常组织损伤。

七、三维立体定向放射治疗中涉及的放射生物学问题小结

1. 不同分割剂量引起不同的放射生物学效应;
2. 早反应与晚反应组织(正常组织和肿瘤组织)需用不同的分割方式;
3. 肿块内部不同成分的生物学行为不同;
4. 靶区定位概念的改变——功能显像及乏氧、分子、基因显像(细胞特性显像);
5. GTV、PTV、CTV 外低剂量区遗漏肿瘤细胞的辐射耐受性;
6. GTV、PTV、CTV 外低剂量区和正常组织的低剂量超敏反应;
7. 建议常规外照射与"精确放疗"配合应用,以常规外照射为主,精确放疗为辅;且应先常规外照射,后精确放疗。

第四节 三维适形和三维调强放射治疗的临床价值

一、适形放射治疗的优点

1. 高剂量区的立体形态和靶区一致。从而使正常组织的受量减少,使肿瘤剂量能够提高。如给鼻咽癌 85 Gy,而腮腺的剂量 <35 Gy。

2. 国外开展的前列腺癌、小细胞肺癌、头颈部肿瘤等的三维适形放疗和常规放疗的比较研究中证实,三维适形放疗在进行上述肿瘤治疗时可提高靶区剂量 20%~50%,并同时可减少周围正常组织的并发症。靶剂量的提高总体上能提高局部控制率。

3. 同样,因肿瘤局部控制率的提高,也会使肿瘤的远处转移减少而提高生存率。

4. 由于它对正常组织的放射损伤小,因而当肿瘤治疗后复发时,有再次接受放疗的可

能性。

5. 能同时给靶区不同部位以不同剂量的照射,如临床肿瘤灶 2.5 Gy,亚临床灶 2.0 Gy,使得照射更加符合肿瘤的放射生物学特性。

6. 能在一次照射中,同时照射数个病灶,如多发性脑转移、肝转移等。

二、适形放射治疗存在的问题

适形放疗如使用不当,亦会造成治疗失败。这是由于:

1. 正常器官和肿瘤的立体影像在瞬间由 CT 摄取,由此而形成的是"静态靶区",而部分脏器随呼吸等生理活动而运动。因而在设野时不注意的话,会使肿瘤逃离射野。

2. 适形放疗的高剂量区紧扣肿瘤,因而必须每次都准确地重复放疗体位,否则部分肿瘤得不到高剂量照射而造成未控或复发。

3. 存在剂量分摊现象。适形放疗在提高肿瘤剂量的同时,会出现很大的低剂量容积,因此有人形象地形容适形放疗是在用小容积的高剂量换来大容积的低剂量,这就可能产生一种意想不到的情况,即"超敏反应",但同时发生了"诱导性放射抵抗"。

4. 同样由于剂量分摊,受较低剂量照射的正常组织区域大大增加,虽然从正常组织的耐受性来讲,处于它们的并发症低的剂量区域,但也不能忽略大体积的小剂量照射的随机效应,随机效应有可能对癌症有诱发作用,即可能会导致第二原发癌症的发生,其实在常规放疗中也存在这个问题。可能引起诱发肿瘤发生率提高的原因来自两个方面:一是通常使用适形放疗时会提高肿瘤剂量,放射肿瘤学家期望通过它来提高肿瘤局控率,这样间接增加了正常组织的积分剂量;二是射线的利用系数下降。所谓的射线利用系数是指每一个跳数(MU)对靶区剂量的贡献。这种线束利用系数的降低,虽然不会明显地提高患者的积分剂量,但会提高放疗设备的泄漏剂量,因为泄漏剂量与 MU 成正比。此外,适形放疗采用的多叶准直器的叶片屏蔽能力与常规上下准直器相比通常较差,它对主射线的防护约是主射线的 4%,它的屏蔽能力与低熔点铅挡块的屏蔽能力相似,而常规准直器不超过 0.5%,两者相差约 8 倍。

5. 生物学上发现随着照射时间的延长,细胞的杀灭由于亚致死性损伤的修复而有所减少。如果肿瘤细胞的半修复期与常用的 IMRT 照射时间接近,那么对疗效会有影响。如果临床实践能证实这类效应,那么计划 IMRT 时应当考虑进去。如果有条件,可以改用动态调强,与固定式 IMRT 相比,照射时间可以缩短 2~2.5 倍。

6. 比较次要的是费用问题,这个问题并不是适形放疗所特有,肿瘤化疗的费用在很多情况下不会比 IMRT 少,但是,还没有人对化疗提出过类似的疑问。

三、总　　结

1. 三维适形放疗应用于临床的时间不长,却已显示出它的优点,特别是有束流调节的适形放疗,即调强放疗更显现出光明的前景。

2. 主要试用的肿瘤中有前列腺癌、原发性肺癌、肝脏肿瘤、头颈部恶性肿瘤。初步的临床试验结果表明,它能提高肿瘤照射量,如头颈部肿瘤的照射量达 85 Gy,肺癌的照射量达 90 Gy 以上。

3. 肿瘤局部控制率增加,长期生存率改善,而正常组织的放射损伤却没有相应增加。

4. 三维适形放疗是一个正在发展中的新的肿瘤放疗技术,尽管有一些问题,但三维适形放疗特别是调强放疗代表着新世纪放射治疗发展的大方向。

复习思考题

1. 三维立体定向放疗包括哪几种方式?
2. 何为适形放疗和适形调强放疗?
3. 实现三维适形和调强放疗的条件。
4. 适形放疗的优点。

参 考 文 献

[1] 胡逸民主编.肿瘤放射物理学.北京:原子能出版社,1999

[2] 胡立宽,魏奉才主编,头颈部肿瘤放射治疗学.上海:第二军医大学出版社,2002

[3] 申文江,王绿化,夏廷毅主编,放射治疗学新技术.北京:北京科学技术出版社、新疆科学技术出版社,2003

[4] 郑小康,陈龙华主编.三维适形放疗临床实践——CT模拟与三维计划.北京:人民卫生出版社,2001

[5] 申文江,徐国镇主编,现代放射治疗学进展.北京:北京医科大学、中国协和医科大学联合出版社,1998

[6] 张红志,邱学军,史 荣主编,肿瘤放射治疗物理学进展.北京:北京医科大学出版社,2002

[7] 殷蔚伯,谷铣之主编,肿瘤放射治疗学.北京:中国协和医科大学出版社,2002

[8] 胡逸民,谷铣之.适形放射治疗——肿瘤放射治疗技术的进展.中华放射肿瘤学杂志,1997,6(1):8~11

[9] 欧广飞,王绿化,杨伟志.低剂量超敏感性在分次放射治疗中的意义.中华放射肿瘤学杂志.2003,12(1):40~45

[10] 姜 锋,傅真富,马胜林.低剂量全身放射治疗的基础研究和临床应用.中华放射肿瘤学杂志.2004,13(1):70~72

[11] Vinh Hung V, Verellen D, Van de Steene J, et al. Use of a simulator with CT option in radiotherapy of degeneration. Int J Radiat Oncol Biol Phys,1998,41(3):721~727

[12] Li JG, Xing L. Inverse planning incorporating organ motion. Med Phys,2000,27(7):1573~1578

[13] Shimizu S, Shirato H, Ogura S, et al. Detection of lung tumor movement in real-time tumor-tracking radiotherapy. Int J Radiat Biol Phys,2001,51(2):304~310

[14] Ling CC, Humn J, Larson S, et al. Towards multidimension radiotherapy (MD-CRT):biological imaging and biological conformality. Int J Radiat Biol Phys,2002,47(3):551~560

(周菊英)

第九章　近距离放射治疗

近距离治疗(brachytherapy)是与远距离治疗(teletherapy)相对而言的,brachy(近或短)及 tele(远)均来源于希腊文。远距离治疗是指外照射,即通过人体体外的照射,如钴-60 远距离治疗、电子直线加速器的高能 X 线及电子束治疗等。近距离治疗主要有腔内(intracavitary)、管内(intralumenal)、组织间(interstitial)、术中(intraoperative)和模(mould)治疗 5 种,即 4I+1M。

第一节　近距离放射治疗的历史

1898 年居里夫妇发现放射性元素镭。1901 年物理学家贝克勒尔意外受到镭的灼伤后,居里夫人将一小管镭盐交给 Danlos,建议用于肿瘤治疗。1904 年,Danlos 应用表面施用器将镭用于治疗皮肤病变,从此开创了镭疗的新纪元。1905 年进行了世界上第 1 例镭针插植。

1906 年,Oudin 首次阐述了剂量率效应,Beclere 提出射线量值对疗效的主导作用。

1911 年,提出用毫克镭(mgRa)作为放射性强度单位。

1913 年,镭首次用于宫颈癌的治疗,奠定了腔内放疗的基础。

1921 年,Sievert 提出点源、线源的剂量计算公式,著名的 Sievert 积分公式一直沿用至今。

1930 年,英国 Paterson 及 Parker 建立了 Manchester 系统,描述了插植规律、剂量学及计算方法,组织间照射得到迅猛发展。1931 年,Forssel 首次提出以希腊文 brachytherapy 代表近距离治疗。1934 年他们提出了更为严谨的布源规范和照射数据表,一直沿用至今。20 世纪 50 年代,外照射发展很快(^{60}Co 及电子直线加速器),其防护上的优势及深度剂量高,使近距离治疗的发展受到一定影响。但同期,美国纪念医院的 Henschke 提出了后装技术并建议用 ^{192}Ir 取代 ^{226}Ra,改善了医护人员的防护和剂量分布,使近距离治疗获得了新生。1965 年,Pierquin 和 Dutrex 发展了巴黎系统。

20 世纪 70~80 年代,放射物理、剂量学、计算机等技术以及影象诊断(CT、MRI)的发展极大提高了近距离治疗的精度,改善了防护及剂量分布。现代近距离治疗取代了传统的近距离治疗,它安全、可靠、防护好,近年得到了极快的发展。

我国近距离治疗始于解放前的上海镭锭医院。20 世纪 70 年代前,主要采用传统的腔内镭疗治疗妇科肿瘤及少量头颈部肿瘤,如牙龈癌、舌癌的植入治疗;70 年代后,应用手工操作的后装近距离治疗机,开始引进和应用国外生产的高、低剂量率后装机;90 年代初,我国生产的计算机控制、步进电机驱动的微型高剂量率 ^{192}Ir 后装机投入临床使用,标志着我国后装治疗进入新的阶段。目前,我国已有多家厂商生产与国外先进产品类同的高剂量率近距离后装治疗机,治疗范围从妇科肿瘤扩展到头颈、胸、腹部肿瘤及身体其他部位的一些肿瘤共 30 余种。

但应指出的是近距离放疗因其照射范围小、剂量按深度衰减梯度大,除偶然用它作根治性放疗外,一般只能配合外照射治疗,须以外照射为主。

第二节　近距离放射治疗的分类

一、照射技术分类

1. 模具(molds)或敷贴器(plaqaes)治疗

将放射源置于按病种需要制成的模具(一般用牙模塑胶)或敷贴器内进行治疗,多用于表浅病变或容易接近的腔内(如硬腭)。为降低靶区剂量变化梯度,需避免直接将塑管贴敷皮肤表面,可用组织等效材料、蜡块或凡士林纱布隔开。辐射源和病变间的距离通常为 0.5~1cm。近年来已为浅层 X 线或电子束治疗所替代。

2. 组织间植入(interstitial implants)治疗

组织间植入治疗可分为暂时性插植和永久性插植两种。暂时性插植现多采用高剂量率后装分次照射,先将空心针管植入到组织内或瘤体内,再导入步进源进行照射。永久性插植需用特殊的施源器将放射性粒子种植到组织内或瘤体内,粒子可长期留存在体内,最常用的有 ^{125}I、^{103}Pd、^{198}Au。具体的植入方式可分为以下几种:(1) 模板插植;(2) B 超或 CT 引导下插植;(3) 立体定向插植;(4) 借助各种内镜辅助插植;(5) 术中直接插植。随着后装放疗技术的迅速发展和普及,植入治疗已广泛应用于头颈部、脑、肺、胸膜、前列腺、乳腺、宫颈、软组织及肝等部位肿瘤的治疗,多与外照射联合应用,较少单独应用。

3. 腔内治疗(intercavitavy therapy)或管内治疗(intralmenal therapy)

先将不带放射源的施源器或导管置放于人体自然体腔或管道内,固定后再用放射源输送管将施源器或导管与放射源贮源罐连接,遥控操作后装机导入步进源进行照射。适用于宫颈、宫体、阴道、鼻咽、气管、支气管、肝管、胆管、直肠、肛管等癌肿的治疗。传统的腔内放疗需带源操作,防护性差,现已弃之不用。

4. 术中置管术后治疗

手术中在瘤体范围预置数根软性塑管,术后行高剂量率后装分次照射,适用于脑、胰腺、胆管、胸膜等周围有重要器官不宜外照射者。

二、剂量率分类

1. 低剂量率 <2～4 Gy/h。
2. 中剂量率 4～12 Gy/h。
3. 高剂量率 >12 Gy/h。

对于低剂量率照射(镭疗)已积累了大量的经验,取得了较好的效果,且有一整套完整的布源规范和剂量计算法则可借鉴。而目前广泛使用的高、中剂量率后装治疗,对它们的短时间高剂量照射的生物学效应,仍不十分清楚。特别在使用高剂量率时,应注意每次照射的剂量及总剂量应低于传统的低剂量率照射。高剂量率后装放疗必须用多次分割照射法,每次剂量为 5～10 Gy。

第三节　近距离放射治疗的特点

一、近距离放射治疗的特点

1. 局部剂量很高,然后随深度加深,剂量陡然下降(图 9-1)。

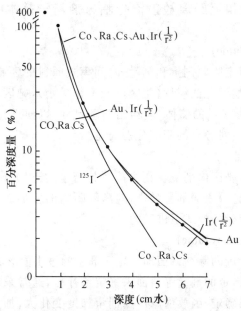

图 9-1　不同核素在水中的剂量递减变化与距离反平方曲线的比较

2. 照射范围内剂量不均一,近放射源处剂量很高,常采用放射源的步进或振荡方法来弥补。
3. 中、高剂量率照射时间短。
4. 用连续照射(低剂量率)或次数较少(高剂量率)的分次照射。

现代近距离照射的特点是采用后装式治疗方法,置源用微机控制,剂量分布用计算机计算(后装机多配套治疗计划系统)以及采用新放射源替代镭和氡,且制成微型化。1989年荷兰核通公司推出新一代计算机控制、步进电机驱动的微型 ^{192}Ir 后装机,辅之严谨的安全连锁系统以及个体化处理的治疗计划系统,使近距离治疗有了快速的发展,治疗领域从传统的妇科肿瘤扩展到头颈部等全身各系统的肿瘤。

二、与其他治疗方法的优缺点比较

(一)优点

1. 与手术相比,并发症与死亡率低。
2. 与全身化疗相比,局部剂量比化疗高 100 倍(按 0.4 mg/kg 氮芥)。
3. 与局部化疗相比,定位及剂量分布较好。
4. 与外照射相比:(1)定位更准确;(2)邻近正常组织受量低;(3)更适合治疗形态不规则的肿瘤,达到较好的剂量分布;(4)永久性插植,只需一次小手术,而外照射疗程需 6~7 周。

(二)缺点

1. 与外科手术相比,近距离放疗局部根治的疗效差,可能出现晚期反应。
2. 与全身化疗相比,技术困难得多。
3. 与外照射相比:(1)需进行小手术;(2)插植对肿瘤有创伤;(3)技术复杂。

三、外照射和近距离放射治疗临床剂量学基本概念的异同

(一)靶区(target volume)

外照射靶区指接受特定吸收剂量和剂量-时间模式照射的区域,不仅包括显在的瘤体,还包括潜在的、可能受肿瘤侵犯的组织(靶区可能不止 1 个),靶区的确定与剂量分布无关。近距离照射的靶区主要指显见的瘤体,应给出物理尺寸,以便进行体积-剂量(率)的计算。近距离和外照射合用时,应对各自的靶区分别描述。

(二)吸收剂量的特点

外照射治疗计划要求靶区内剂量变化保持在肿瘤量的±10%以内,而精度误差控制在≤±5%。近距离照射时施源表面剂量最高,随离源距离的增加而剂量迅速减小,故近距离治疗是在不均匀递减剂量(率)模式下进行的。

(三)治疗区(treatment volume)

外照射的治疗区由特定的等剂量面即以靶区剂量的最小值形成的等值面来描述。而近距离治疗时,只能由医生指定的剂量等值面来确定治疗区,通常采用绝对吸收剂量(率)值,不用百分相对剂量(率)来确定,因放射源周围剂量梯度变化大,加上肿瘤位置、形状和大小的千差万别,很难选择普遍认可的归一点。近代腔管内治疗,宫颈癌仍以传统的 A 点为剂量参考点,食管、气管癌的剂量参考点,一般设在距源轴 10 mm 处,直肠、阴道癌设在黏膜下,即施源器表面外 5 mm 处。

(四)照射区(irradiated volume)

外照射的照射区比治疗区范围广,它接受的剂量用于评价组织耐受性,通常为靶区剂量

的50%所定的区域。近距离照射的照射区与外照射类同,但照射区的范围实际上是全身照射。

(五) 参考体积(raference volume)

腔内照射时应确定参考体积的大小,参考体积即是由参考剂量值面包括的范围。参考剂量是为了便于各放疗部门之间相互比较而约定的剂量值。治疗区的治疗处方剂量值与参考剂量值可相等也可不等。而外照射则不用参考体积的概念。

腔内照射靶区内剂量不均匀,因此只有靶区剂量最小值和参考点剂量才有实际意义,越邻近放射源剂量越高。

(六) 危及器官(organs at risk)

危及器官指邻近及位于靶区内的敏感器官,它们的放射耐受量直接影响治疗方案及放射量的选定。腔内照射范围的定义与外照射相同,例如宫颈癌腔内放疗,主要危及的器官有直肠、膀胱,应考虑直肠、膀胱的受量。

第四节 现代近距离放射治疗常用的放射性核素

一、近距离放射治疗的放射源选用原则

1. **半衰期长短** 选用的放射源半衰期不能过短,以避免储运过程中由于衰变而丧失使用价值。同时又不能过长,因源活度(衰变率)与核素原子数成正比,与半衰期成反比,当源活度确定后对半衰期较长的核素要求有更多的原子数,源体积相应就大,不适用于微细腔管或组织间照射。另外,在使用上放射源可分为永久和暂时植入两种,前者为一次性使用,不再取出,故不能使用长半衰期核素。

2. **核素丰度(比度)** 丰度低的核素欲达既定的活度,源尺寸必须要大。

3. **射线类型** 多采用核素衰变过程产生的 γ 线或 β 线,但核素衰变过程常同时伴有 γ 线或 β 线产生,要求用其主要的一种,而另一种所含百分比要少,如用 γ 线,则要求 β 线的能量低,便于被源壳滤过,β 源最好为"纯 β 源",如 ^{90}Sr 等。

4. **射线的能量** 与能量有关的资料和参数包括:核素衰变图谱,γ 线平均能量(keV),线性吸收系数(μ),辐射防护涉及的半值层(HVL)或 1/10 值层(TVL),组织吸收因子 F(tissue)及线性能量转换(LET)。最适于做组织间插植的 γ 线能量为 20~25 keV,由于治疗区外剂量减弱梯度快,有利于正常组织保护。同时希望 γ 线能谱较为单一和相近,如 ^{60}Co 的两种 γ 线能量分别为 1.17 MeV 和 1.33 MeV,较为接近,可视为单一能量,而 ^{226}Ra 衰变时放射多达 78 种 γ 线,其中 49 种能谱分布在 0.184~2.45 MeV,另外还有至少 10 种分布在 2.45~3.80 MeV,很不理想。

二、近距离放射治疗的常用核素

近距离放疗的常用核素及有关参数见表 9-1。

表 9-1 近距离治疗常用核素表

核素符号	射线能量 E(MeV)			γ常数 (R·cm²/h·C)	半衰期	防护半值层(HVL)		临床使用	源型
	E_β	E_γ	$\bar{E}_\gamma$			水(cm)	铅(cm)		
镭 ^{226}Ra	0.017~3.260	0.470~2.440	0.830	8.250	1622 y	10.60	1.40	暂时性腔内或植入	管、针
氡 ^{222}Rn	0.017~3.260	0.047~2.440	0.830	8.250	3.82 d	10.60	1.40	永久性	粒
钴 ^{60}Co	0.313	1.170,1.330	1.250	13.070	5.26 y	10.80	1.20	暂时性	粒
铯 ^{137}Cs	0.514,1.170	0.662	0.662	3.226	30 y	8.20	0.65	暂时性	管、针
金 ^{198}Au	0.960	0.412~1.088	0.416	2.327	2.7 d	7.00	0.33	永久性植入	粒
钽 ^{182}Ta	0.180~0.514	0.043~1.453	0.670	6.710	115 d	10.00	1.20	暂时性	丝
铱 ^{192}Ir	0.240~0.670	0.136~1.062	0.380	4.620	74.2 d	6.30	0.30	暂时性	丝、粒
碘 ^{131}I	0.250~0.610	0.080~0.637	0.364	2.200	8.06 d	5.80	0.30	口服(甲状腺吸收)	胶囊、液
碘 ^{125}I	无	0.036	0.028	1.208	60.25 d	2.00	0.04	永久性	粒
锶 ^{90}Sr	0.540,2.270	无	无	—	28.9 y	0.15	0.01 / 4.00	暂时性	块
钇 ^{90}Y					64 h				
磷 ^{32}P	1.71	无	无	—	14.3 d	0.10	0.01	注射-骨,血液病	液

第五节 后装放射治疗

长期以来,组织间插植和腔内放疗需要医务人员现场带源操作,既不安全又影响精确定位。由于工作人员受照剂量限制,放射源强度不能太强,因而患者的受照时间相应延长,一般需几十小时。为克服这些缺点,近年来,发展了后装技术。所谓后装,就是先将空载的源容器插入组织内或放置于体腔内,当源容器的位置被证实为最合适以后,再把放射源通过遥控操作输入容器中进行照射治疗。这种方法明显降低了医务人员的受照剂量,提高了摆位和固定的精度,放射源的活度也大大提高,并缩短了照射时间,减轻了患者的痛苦。

腔内、管道内、组织内和术中置管术后后装放疗均属近距离放疗的范畴,其剂量学特点及治疗范围如上所述。后装机按源到位方式可分为手工式、电机机械控制式及电脑控制式;按放射源可分为钴-60源、铯-137源、铱-192源及锎-252中子源;按剂量率可分为高剂量率、中剂量率及低剂量率;按源运动方式可分为固定源、振荡(摆动)源、步进源;按源数量可分为单源及多源后装机。现代后装机多备由电脑控制的治疗计划系统和治疗控制系统,源的高强度、微型化,使后装放射治疗有了较快速的发展,治疗范围从传统的腔内妇科肿瘤扩展到管道内、组织间等全身各系统的肿瘤。后装放射治疗的基本操作步骤如下:

(一) 治疗计划的设计

通过详细的体格检查及各种特殊检查(包括内镜、B超、X线、CT、MRI等),明确肿瘤的大小、侵及范围以及和周围组织、器官的关系,确定靶区和治疗范围,设置剂量参考点和参考剂量。低剂量率的治疗类似于传统镭疗,治疗时间长达数十小时。高剂量率后装治疗为分钟级,其生物效应比低剂量率者高,故应注意高低剂量率的转换(转换系数多为0.60~

0.65),以避免正常组织的损伤。

(二) 拍摄定位片

先将治疗容器置放于所需的治疗部位并加以固定,再将定位所用的金属标志串(间距 10 mm)送入治疗容器内。在模拟机或 X 线机下拍摄两张不同的 X 线片。摄片首先确定中心点,再确定通过此点的中心轴,此点可作为三维空间坐标重建的原点。摄片定位的方法有正交法、等中心法、半正交法、变角法及空间平移法等。其中以正交法及等中心法为最常用。

1. **正交法** 该方法适用于同中心回转模拟定位机或附加影像增强器、重建装置的 X 线机,拍摄正侧位片各一张,两片线束中轴线垂直通过中心点,类似拍正侧位诊断片,但要求两片严格垂直(图 9-2)。

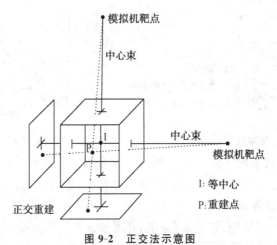

图 9-2 正交法示意图

2. **等中心法** 该方法适用于回转式模拟定位机或回转式 X 线诊断机。先确定靶点到中心点的垂直距离,然后左、右摆动相同角度,拍摄两张 X 线片(图 9-3)。

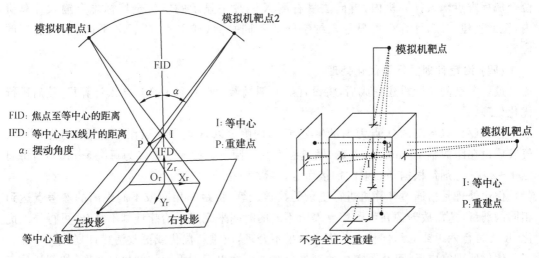

图 9-3 等中心法示意图   图 9-4 半正交法示意图

3. **半正交法** 似正交法,但在某些特殊情况下,拍摄正交片存在困难(如手术床上多针插植,患者不易挪动),可采取半正交法(图 9-4)。本方法不要求严格的同中心正交,但经计算机相关的数学处理后,仍可获得准确的重建数据。

4. **变角法** 类似于等中心法,但左右两片的角度可不相等,焦点至等中心的距离也可不同(图 9-5)。

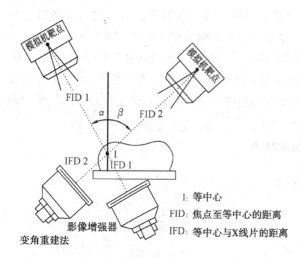

图 9-5 变角法示意图

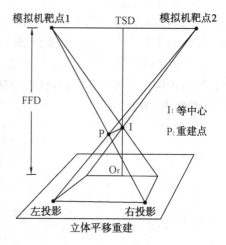

图 9-6 平移法示意图

5. **平移法** 系拍摄患者在同一平面的两张 X 线片,可将 X 线机球管与所要拍摄的平面平行移动一定距离摄片(图 9-6)。但本方法不够精确,故不常用。

(三)放射源空间位置重建

首先在计算机计划系统中找"重建"菜单,并逐步回答计算机提出的问题。如 WD-HDR 后装机,等中心法应回答以下问题:(1)焦点至中心的距离;(2)中心至 X 线片的距离;(3)对称角度;(4)所用管道数;(5)步数;(6)起始点;(7)终止点。回答完毕后,先将左侧 X 线片置于图像数字化处理仪的发光板上,定出坐标原点及 X 轴,然后将 X 线片显示的定位金属标志点输入计算机内,再同法将右侧 X 线片中显示的定位金属标志点输入计算机内,至此重建完成,计算机可显示三维空间的不同平面(如 XY、YZ、XZ 平面)中放射源的位置。

(四)治疗计划执行及优化处理

放射源空间位置重建完成后,将设置好的剂量参考点及参考剂量输入计算机,然后进行优化处理。

宫颈癌仍以传统的 A 点为剂量参考点,宫内膜癌以 A 点和 F 点作为剂量参考点,食管、气管癌设在距源轴 10 mm 处,直肠、阴道癌设在黏膜下。参考剂量多为每次 5~10 Gy,每周照 1~2 次,总剂量根据外照射的剂量而定,多数为 20~30 Gy。

优化处理是指通过计算机进行复杂的数学运算,将距源相同或不同距离的参考点达到相同的剂量,这需放射源在各贮留点停留不同的时间来完成。治疗计划不复杂,可行一组优化,反之可行两组或三组优化。若优化结果不合理,应重新优化或更改治疗计划。

优化处理完成后,可从菜单中的剂量分布项中找出不同平面的剂量分布图,如剂量分布欠满意,可进行调整,如增减某贮留点的贮留时间或重新优化,直到满意为止。治疗计划完成后,即可操作控制系统,按制定的计划进行治疗。

第六节 近距离放射治疗剂量计算的基本方法

长期以来,用做近距离放疗(腔内和组织间照射)的放射源主要是镭源(^{226}Ra),而且已建立起一整套原则和数据。虽然目前 ^{226}Ra 已被其他核素所替代,但已建立起来的镭疗剂量学也适用于其他放射性核素源,只是照射率常数 Γ 不同。一些早期的剂量学系统如 Quimby 系统、Paterson-parker 系统和 Memorial 系统,对镭模、组织间、单面、双面、体积插植的设计均提出一定的遵循原则,有一些供临床使用的简易查表方法。对直线源而言,可依放射源有效长、某点的源的管距和轴距的长度,找出某点受量 2.58×10^{3} m C/kg 所需的毫克小时数;对镭模平面插植、体积插植则按 Quimby 系统、Paterson-Parker 系统的要求布源,得出治疗区 2.58×10^{3} C/kg 所需镭的毫克小时数。因篇幅受限,本节仅介绍近距离放疗剂量计算的基本方法及与现代近距离放疗密切相关的巴黎系统。

一、点辐射源的剂量计算

放射源的剂量分布与其几何形状密切相关。但任何形状均可视为点的集合,因此放射源的剂量计算实际上是以点源为基础的。对于点状源,其在各个方向上的辐射强度是均匀的,在空间某一点上的照射量率与其到辐射源的距离平方成反比。其计算公式为:

$$Xr = \frac{\Gamma \cdot A}{r^2}$$

式中 Γ 为放射源的照射率常数,r 为某一点距源的距离,A 为该源的放射性活度。

例 1 求距一个经 0.5 mm Pt 过滤的 1.85 GBq(50 mCi)的 ^{226}Ra 点源 100 cm 远处的照射量率。

解:$Xr = (5.75\times10^{-11}\mathrm{C\cdot cm^2/kg\cdot h^{-1}\cdot Bq^{-1}}) \cdot \dfrac{185\times10^{7}\mathrm{Bq}}{(100\mathrm{cm})^2}$

$\quad\quad = 1.06\times10^{-5}\mathrm{C/kg\cdot h^{-1}}$

二、线状辐射源的剂量计算(Sievert 积分法)

在实际应用中,放射源均具有一定的几何形态,在进行剂量计算时,须综合考虑以下因素:

1. **放射源的自身吸收** 在放射源内部由于自身吸收而发生的剂量减弱也服从 $e^{-\mu x}$ 的指数规律(μ 为放射源自身的线性减弱系数)。在计算整个放射源所产生的剂量率时,必须把自身吸收考虑进去。

2. **放射源中的多次散射** 到达某一点的射线除了放射源直接沿直线方向贡献的剂量外,尚有在放射源内部经多次散射而贡献给该点的剂量,因此该点所接受的剂量比在没有多次散射的情况下有了增加。

3. 放射源的几何形状　若将放射源分割成体积很小的点源,它们到某一点的距离分别为 $S_1,S_2\cdots$,设每一点源的放射性为 Δm,则在该点造成的剂量各为:

$$Xr_1=\frac{\Gamma\cdot\Delta m}{S_1^2}$$

$$Xr_2=\frac{\Gamma\cdot\Delta m}{S_2^2}$$

……

将求出的每一点源贡献给某一点的剂量相加,即为该点的总剂量,此方法称 Sievert 积分法。总剂量为

$$X_\Gamma=\sum X_{ri}=\Gamma\cdot\Delta m\sum\frac{1}{S_i^2}$$

对于比较简单的几何形状(如线状源),可以应用 Sievert 积分法求出总剂量。

4. 射线离开放射源后　射线离开放射源后应考虑在空气中的吸收。另外,还应考虑在治疗时,放射源周围人体组织的衰减(吸收)。

上述各种因素,若均要考虑在计算之内是很复杂而困难的。若精确度要求不高,则可省略空气中的吸收,放射源很强时还可省却多次散射的因素。临床工作中,实际上只能计算几何形状比较简单的常用线状源。以下仅介绍线状源的计算方法(利用表格的实用方法),而不作公式推导。

1. 对于一个很短的(长度为 L)、线密度(单位长度上含镭量)为 ρ 的线状源,距离为 S 处 P 点的照射量率由下式给出:

$$X_r=\frac{\Gamma\rho(t)e^{-\mu t/\cos\theta}}{S^2}$$

式中,Γ 为照射量率常数;t 为源的壁厚;μ 为衰减系数,见图 9-7。

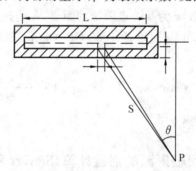

图 9-7　活性长度为 L 的镭源附近 P 点的照射量率计算

2. 如果线源长度(L)较长,则应将上式对线长度 L 上每一点到照射点的剂量求积分才能算出 X_r 值(Sievert 积分法)。计算中包括了距离反平方定律校正、源壳的斜过滤及指数衰变校正等。当源辐射能谱较复杂时(如镭),源壳的厚度将直接影响过滤效果,即衰减系数 μ 随源壳厚度改变而变化。源壳的斜过滤作用也导致剂量角分布不均匀,并直接影响平方反比律的符合性。近似值可很方便地查表得出(表 9-2 和表 9-3),表格给出线源周围每相隔 0.5 cm 各网格点上的每毫克镭每小时所产生的剂量(cGy/mg·h^{-1})。

表 9-2　线状镭源(活性区长 1.5 cm,0.5 mm Pt-Ir 过滤)周围的剂量(cGy/mg·h^{-1})

离源的垂直距离 (cm)	沿源轴距源中心的距离(cm)										
	0	0.5	1.0	1.5	2.0	2.5	3.0	3.5	4.0	4.5	5.0
0.5	20.4	16.9	8.06	3.25	1.62	0.90	0.56	0.37	0.24	0.15	0.10
0.75	10.9	9.30	5.64	2.92	1.62	0.99	0.66	0.44	0.32	0.24	0.17
1.0	6.69	5.95	4.11	2.48	1.54	0.99	0.68	0.48	0.35	0.26	0.21
1.5	3.27	3.03	2.41	1.75	1.23	0.88	0.64	0.48	0.36	0.29	0.23
2.0	1.89	1.79	1.56	1.25	0.97	0.74	0.57	0.45	0.36	0.28	0.23
2.5	1.23	1.18	1.07	0.92	0.75	0.62	0.50	0.40	0.33	0.27	0.23
3.0	0.86	0.84	0.77	0.70	0.60	0.51	0.42	0.36	0.29	0.25	0.22
4.0	0.49	0.48	0.46	0.43	0.39	0.35	0.31	0.28	0.24	0.21	0.19
5.0	0.31	0.31	0.30	0.29	0.27	0.25	0.22	0.21	0.19	0.17	0.15

表 9-3　线状镭源(活性区长 1.5 cm,1.0 mm Pt-Ir 过滤)周围的剂量(cGy/mg·h^{-1})

离源的垂直距离 (cm)	沿源轴距源中心的距离(cm)										
	0	0.5	1.0	1.5	2.0	2.5	3.0	3.5	4.0	4.5	5.0
0.5	18.0	14.9	7.28	2.49	1.10	0.58	0.32	0.20	0.11	0.08	0.05
0.75	9.68	8.24	4.86	2.41	1.24	0.70	0.43	0.28	0.21	0.13	0.09
1.0	6.02	5.28	3.56	2.11	1.24	0.76	0.50	0.33	0.24	0.17	0.13
1.5	2.93	2.69	2.12	1.54	1.03	0.74	0.52	0.38	0.28	0.21	0.16
2.0	1.70	1.61	1.38	1.09	0.84	0.64	0.48	0.36	0.28	0.23	0.17
2.5	1.11	1.06	0.95	0.81	0.67	0.54	0.43	0.34	0.27	0.23	0.18
3.0	0.77	0.75	0.70	0.62	0.53	0.44	0.37	0.31	0.25	0.22	0.18
4.0	0.44	0.43	0.41	0.39	0.35	0.31	0.27	0.24	0.21	0.18	0.16
5.0	0.28	0.28	0.27	0.26	0.24	0.23	0.20	0.19	0.17	0.15	0.13

例 2　如图 9-8,A 源是一个 2 mg 镭针,B 源为一个 1 mg 镭针,两者活性区长 1.5 cm,都经 0.5 mm Pt-Ir 过滤,求 P 点的剂量率。

解:由表 9-2 得 A 源给予 P 点的剂量率为(0.97 cGy/mg·h^{-1})×2 mg=1.94 cGy/h。同样,查该表得 B 源给予 P 点的剂量率为(0.68 cGy/mg·h^{-1})×1mg=0.68 cGy/h。

P 点总剂量率=1.94+0.68=2.62 cGy/h。

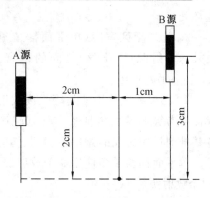

图 9-8　例 2 计算图例

三、巴黎系统

巴黎系统是当前世界范围内影响较大的剂量系统之一,是使用 ^{192}Ir 丝状源的组织间治疗的剂量系统。

(一)基本的插植规则

1. 放射源是相互平行的直线源,其长度相等,各源之间的距离相等,且源的中点在同一平面,即中心平面(图 9-9)。

2. 所有源的线性活度均匀且等值。

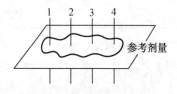

图 9-9　巴黎系统放射源几何排列
(1～4 根放射源)

3. 多平面插植，源排列为等边三角形或正方形。放射源在三角形排列时，两平面之间的距离为 0.87 倍的源间距，以形成等边三角形的排列。

(二) 放射源排列方法

以单平面和三角形双平面插植为例(图 9-10)。

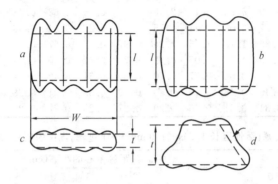

图 9-10　放射源单平面和三角形双平面插植的排列方法

(a、c：表示单平面插植的治疗长度 l、治疗宽度 W 及厚度 t；b、d：表示双平面插植情况)

1. 放射源之间的距离依赖于计划靶区的厚度，放射源的长度取决于计划靶区的长度。其计算方法见表 9-4

源间距在保证平行度的前提下，一般最小允许间距为 0.5 cm，最大不得超过 2.0 cm，否则剂量梯度变化大，源周围组织易发生坏死。

2. 计划靶区宽度(单平面插植)要比两最外缘放射源(^{192}Ir 丝)之间的距离各宽出 0.37 倍的源间距。

3. 巴黎系统使用的是等强度放射源，为保证参考等剂量面包括整个计划靶区，要求各基准剂量率之间的差别不能超过其平均值的±10%。这一条件实际是限制了放射源的数量。单平面插植最多使用 9 个放射源，三角形双平面插植最多用 9 个放射源，正方形排列为 10 个放射源。

表 9-4　放射源长度及间距的计算方法

1. 放射源长度
　　长度＝1.33－1.54×靶区长度
2. 放射源间距
　(1) 单平面插植
　　2 个源：间距＝2×靶厚度
　　≥3 个源：间距＝1.67×靶厚度
　(2) 双平面插植
　　正方形间距＝0.62－0.64×靶厚度
　　三角形间距＝0.75－0.79×靶厚度

4. 在插植治疗时，每个放射源周围都会有一雪茄型分布的高剂量区，为减小其半径，单平面插植时，计划靶区的厚度不能超过 12 mm。放射源间距直接影响治疗厚度，表 9-5 给出放射源间距的推荐表。

表 9-5　放射源间距的最大和最小值

放射源长度(cm)	放射源间距(cm)	
	最小值	最大值
短源(1.0～4.0)	0.8	1.5
中源(5.0～9.0)	1.1	1.8
长源(≥10.0)	1.5	2.2

（三）剂量计算方法

以中心平面各源之间的中点剂量率之和的平均值为基准剂量率（basal dose rate）D_{bas}。不同的放射源排列，基准剂量率的计算方法由图 9-11 给出。根据临床经验和理论计算，定义为 85% 的基准剂量率为参考剂量率 D_R，则总的治疗时间 T 为：

$$T = \frac{D_G}{D_R}$$

式中，D_G 为处方剂量，D_R 为参考剂量率。

现代近距离放疗使用的放射源趋向于微型化，以近似于点源来模拟线原（组织间插植可模拟巴黎系统），通过源的步进运动，使其在不同位置停留不同时间，达到合适的剂量分布。选用 2.5 mm 和 5 mm 步长均可达到模拟等线密度铱丝的效果，因微型铱源活性长度约为 4.5 mm。

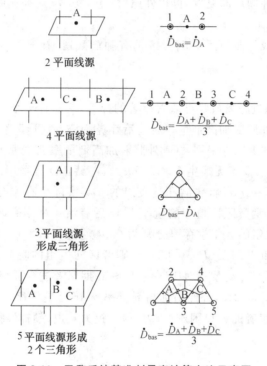

图 9-11 巴黎系统基准剂量率计算方法示意图

第七节 近距离放射治疗的临床结果

近 10 余年来，我国近距离放疗发展很快，治疗的主要肿瘤有鼻咽癌、鼻腔癌、口腔癌、脑瘤、气管癌、支气管癌、胆囊癌、胆管癌、胰腺癌、宫颈癌、子宫内膜癌、阴道癌、膀胱癌、前列腺癌、乳腺癌、皮肤及软组织恶性肿瘤等。近距离放疗配合外照射，取得了明显的治疗效果，一些早期肿瘤，单纯放疗也获得治愈。宫颈癌的传统腔内镭疗加盆腔四野外照射的方法，取得了极好的治疗效果,高剂量率后装加外照射的治疗效果不亚于低剂量率照射,且并发症低于低剂量率照射(详见本书第二十一章)。本节介绍妇科肿瘤以外的肿瘤的一些治疗效果。

一、鼻 咽 癌

鼻咽癌足量外照射后仍有部分患者有肿瘤残留或数年后鼻咽部肿瘤复发,再程放疗对正常组织的损伤很大,疗效不理想,总的 5 年生存率约在 40% 左右。外照射加近距离放疗能明显提高治疗效果,并能减少正常组织的放射损伤。

(一) 适应证

1. 初治鼻咽癌外照射一定剂量(50～70 Gy)后加腔内后装放疗。
2. 根治性放疗后鼻咽部仍有肿瘤残留,补充腔内后装放疗或放射性粒子种植治疗。
3. 根治性放疗后肿瘤局部复发,再程外照射 50～60 Gy 后补充腔内后装放疗或放射性粒子种植治疗。
4. 鼻咽旁区受侵或外照射后鼻咽旁区仍有肿瘤残留,补充腔内加鼻咽旁区插植后装放疗。

(二) 治疗效果

鼻咽癌体外照射加近距离放疗已取得显著的疗效,它是体外照射的有力补充手段。张有望等报道采用 ^{60}Co 外照射加高剂量率后装治疗鼻咽癌 64 例,5 年生存率达 75%,5 年无瘤生存率为 68.8%。林少尼等采用 ^{60}Co 外照射加高剂量率 ^{192}Ir 腔内后装治疗鼻咽癌 101 例,5 年生存率为 55.4%,5 年无瘤生存率为 50.4%。蔡德江等采用放射性 ^{198}Au 粒子种植治疗残留或复发的鼻咽癌 71 例,残瘤和复发组的 6 年实际生存率分别达 76% 和 35.2%。潘建基等采用腔内和鼻咽旁区插植高剂量率 ^{192}Ir 后装治疗鼻咽旁区肿瘤残留患者 67 例,鼻咽旁区插植组和对照组的 3 年生存率分别为 92.4% 和 84.5%($P>0.05$),3 年无局部复发生存率分别为 97% 和 76.4%($P<0.05$),鼻咽旁区插植组的晚期放射反应如口干、张口困难发生率均低于对照组。高黎等对 124 例 T_1～T_2 期患者进行了前瞻性随机研究,单纯外照射组的 5 年生存率为 85.2%,外照射加高剂量率 ^{192}Ir 后装放疗组为 88%,5 年生存率略高于对照组,但随访中患者的张口困难、听力下降、视力减退、颅神经损伤及颞叶坏死等不良反应均明显低于对照组。

二、脑 瘤

脑瘤可采用暂时插植和永久性插植治疗。外照射加近距离放疗的治疗效果明显好于单纯外照射组。据报道,放射性粒子治疗星形细胞瘤(I级)的 5 年、10 年生存率分别达 62% 和 51%。Halligan 等报道 ^{125}I 粒子植入治疗复发性星形细胞瘤的效果明显好于再手术加化疗者,中位生存期分别为 64 周和 30 周。

三、口 腔 癌

外照射配合组织间插植治疗是早期口腔癌的根治手段。早期舌癌单纯近距离放疗的 5

年生存率可达 80%~90%,且不影响舌的活动功能。

四、肺　癌

气管阻塞导致呼吸衰竭和感染是肺癌患者死亡的主要原因之一,约占总死亡率的 60%。经支气管镜腔内后装放疗可有效地打通气道,从而减轻患者的症状,改善生活质量。Macha 等报道腔内后装放疗支气管肺癌 188 例,其中明显缩小 101 例,占 53.7%。Hilaris 等采用放射性粒子治疗 55 例 I、II 期手术未能切除的非小细胞肺癌,局部控制率 I 期为 100%,II 期为 70%,5 年总生存率为 32%。

五、食　管　癌

食管癌单纯外照射的治疗效果较差,腔内后装放疗可提高肿瘤的局部剂量,减少周围组织的受量,从而提高肿瘤的治疗效果。腔内后装放疗可采用 3 种不同的方法:(1) 外照射过程中每周加腔内治疗 1 次,共 2~3 次;(2) 先腔内治疗 3 次,每周 1 次,结束后再行外照射;(3) 先行体外照射,外照射结束后再补充 2~3 次腔内治疗。3 种方法的治疗效果相似,其 3 年生存率分别为 32.9%、31.0% 和 27.9%。

六、乳　腺　癌

早期乳腺癌的保守性手术加放疗,早已成为欧美国家的常规治疗手段,其治疗效果与根治术相同,但因保留了患者的乳房而大大地提高了患者的生存质量和美容效果。乳房局部切除或中等剂量外照射后,实施肿瘤局部或临床的插植治疗,早期乳腺癌的 5 年生存率可达 90% 以上,美容效果满意率可达 80% 以上。

七、前列腺癌

单纯近距离放疗治疗早期前列腺癌的效果与手术和外照射相仿,而膀胱和大肠的并发症及性功能障碍的发生率明显下降。

八、胰　腺　癌

因胃肠道的放射耐受性较低,常规外照射的剂量受到一定限制,外照射加近距离治疗,有望提高生存率。可采用暂时性插植治疗或永久性插植治疗,其疼痛缓解率可达 60%~80%,2 年生存率达 20%~30%。

第八节 血管腔内近距离放射治疗

血管腔内近距离放疗预防血管成形术后再狭窄,是近年来介入心内科和肿瘤放疗科共同研究的重点课题之一。经皮穿刺血管成形术(percutaneous transluminal angioplasty,PTA)及冠脉血管成形术(percutaneous transluminal coronary angioplasty,PTCA)同时进行血管腔内近距离放疗,在预防 PTCA、PTA 后血管管腔再狭窄(restenosis,RS)的基础与临床研究方面取得了令人瞩目的成功,且迅速发展成一门崭新的学科——血管腔内近距离放射治疗学。

一、血管成形术后再狭窄的机制

PTCA 或 PTA 后发生 RS 的主要因素是平滑肌内膜增殖,血管壁弹性回缩和血管重塑。PTCA 或 PTA 后,血管内膜发生损伤,损伤区域外膜有大量的炎性单核细胞、巨噬细胞及血小板源性生长因子聚集,刺激中膜平滑肌细胞向内膜迁移并增殖,4~6 周增殖达高峰,3~6 周新内膜形成增厚斑块,加之成纤维细胞、细胞外基质增多并移行到新内膜,深入到再狭窄斑块中,形成了血管管腔的再狭窄。血管壁损伤后形成的弹力回缩和血管重塑加重了血管管腔的再狭窄。

二、血管腔内近距离放射治疗的方法

(一)放射源选择

目前使用的放射线有 γ 线源与 β 线源两种。γ 线源用高剂量率 ^{192}Ir,防护较复杂;β 线源用颗粒状或金属丝状的 ^{32}P、^{90}Sr、^{188}Re 等,防护简单,与气囊血管成形术联合应用。也可用含放射性 β 线的液体经气囊导管灌注或用带低放射性的支架做血管腔内置入进行放疗。

(二)照射剂量

常规近距离放疗的剂量参考点一般设在距源轴 10 mm 处,而血管腔内近距离放疗多设在 0.5~5.0 mm 内,故常规近距离放疗的治疗计划系统不能用于血管腔内放疗。因 10 mm 之内的参考点,无剂量-距离反平方规律可循。血管腔内近距离放疗的剂量计算,应采用专用的治疗计划系统,以确保剂量的准确性。参考点的设置应根据血管腔内超声波检测的管壁厚度而定。参考点剂量以 15~20 Gy 为宜,15 Gy 以上有抑制血管壁新内膜形成及管壁重塑作用,10 Gy 以下则不起作用或起相反作用。有报道 8 Gy 以下可促使内膜增生,35 Gy 以上可引起内膜撕裂。

三、血管腔内近距离放射治疗抑制 RS 的机制及防治效果

PTCA 或 PTA 后 RS 形成的进程颇似冠状动脉粥样硬化和瘢痕形成的进程,PTCA 后

3～6个月 RS 的发生率高达 30%～60%。预防 RS 发生的各种方法,如冠状动脉内金属支架成形术、冠状动脉内膜研磨术、内膜慢速旋切术、冠状动脉内超声成形术、药物、基因治疗等,均未能取得满意的治疗效果,而且代价昂贵,低剂量血管腔内近距离放疗能使 PTCA 或 PTA 后 RS 的发生率降低至 7%～17%。其抑制 RS 的主要机制是:(1) 低剂量放疗能抑制瘢痕和肉芽组织增生;(2) 抑制血管的弹性回缩与重塑;(3) 抑制炎性细胞及细胞外基质的增殖与迁移,从而阻断新内膜的形成,防止 RS 的发生。

复习思考题

1. 近距离放疗分几种?按剂量分类有几种?
2. 近距离放疗的特点,与其他治疗方法的优缺点比较。
3. 外照射和近距离放疗临床剂量学基本概念的异同。
4. 近距离放疗的放射源选用原则。
5. 后装放疗的基本步骤。
6. 血管腔内近距离放疗的作用。

参 考 文 献

[1] 殷蔚伯,谷铣之主编.肿瘤放射治疗学.第 3 版.北京:中国协和医科大学出版社,2002
[2] 刘泰福主编.现代放射肿瘤学.上海:复旦大学出版社、上海医科大学出版社,2001
[3] 蒋国梁主编.现代肿瘤放射治疗学.上海:上海科学技术出版社,2003
[4] 许昌韶主编.高等教育教材:肿瘤放射治疗学.北京:原子能出版社,1995
[5] 申文江,霍 勇主编.血管介入放射治疗.北京:北京医科大学、中国协和医科大学联合出版社,1998
[6] 陈昆田主编.近距离放射治疗临床应用.广州:华南理工大学出版社,2000
[7] 孙建衡主编.妇科恶性肿瘤放射治疗学.北京:中国协和医科大学出版社,2002
[8] 故逸民,杨定宇主编.肿瘤放射治疗技术.北京:北京医科大学、中国协和医科大学联合出版社,1999
[9] 李力军,马 林,吕大鹏,等主编.现代高新技术治疗恶性肿瘤.北京:人民军医出版社,2003
[10] 郑安平,刘金安,刘建军,等.外照射结合高剂量率 ^{192}Ir 腔内治疗食管癌研究.中华放射肿瘤学杂志,2001,10:211～212
[11] 林少尼,唐启信.外照射加 ^{192}Ir 腔内放射治疗鼻咽癌长期疗效观察.中华放射肿瘤学杂志,2002,11:260
[12] 潘建基,吴君心,陈传本,等.鼻咽旁区插植配合体外放射治疗鼻咽癌.中华放射肿瘤学杂志,2001,10:7～9
[13] 蔡德江,李 平,郑志坚,等.放射性金粒经软腭种植治疗残存及复发鼻咽癌 71 例临床报道.中华放射肿瘤学杂志,1997,6:80～83
[14] 高 黎,徐国镇,肖光莉,等.鼻咽癌外照射及近距离治疗的前瞻性随机分组研究.中华放射肿瘤学杂志,1997,6:206～211
[15] 张有望,胡超苏,刘泰福,等.^{60}Co 外照射加高剂量率腔内后装放射治疗鼻咽癌长期观

察.中华放射肿瘤学杂志,1996,5:74~76
[16] 申文江,王俊杰,霍 勇,等.血管腔内近距离放射治疗预防血管成形术后再狭窄.中华放射肿瘤学杂志,1999,8:184~188
[17] 申文江,王俊杰,于世平,等.兔髂动脉腔内照射预防血管成形术后再狭窄实验研究初报.中华放射肿瘤学杂志,1999,8:50~53
[18] 陈 梅,潘建基,吴君心,等.高剂量率 ^{192}Ir 组织间插植放射治疗口腔、口咽癌.中华放射肿瘤学杂志,2001,10:243~245
[19] Iogsdon MD, Eifel PJ. Figo ⅢB seguamous cell carcinoma of the cervix: an analysis of ptognosticfactors emphasizing the balance between external beam and intracavitary radiation therapy. Int J Radiat Oncol Biol Phys,1999,43:763~775
[20] Nag S, Erickson B, Thomadsen B, et al. The American society recommendation for high-dose-rate brachytherapy for carcinoma of the cervix. Int J Radiat Oncol Biol Phys,2000,48:201~211
[21] Nath R, Roberts KB. Vascular irradiation for the prevention of restenosis after angioplasty: a new appcication for radiotherapy. Int J Radiat Oncol Biol Phys,1996,36:977~979
[22] Weinberger J, Amols H, Ennis PD, et al. Intracoronary irradiation: dose response for the prevention of restenosis inswine. Int J Radiat Oncol Biol Phys,1996,36:767~775

(高耀明)

第十章　正常组织反应和损伤及其处理原则

第一节　正常组织和肿瘤对分割照射的不同辐射反应

正常组织和肿瘤组织在分割照射中有不同的辐射反应,主要表现在细胞损伤的修复、循环周期细胞的再增殖、再分布及乏氧细胞的再氧合诸方面,可分为3种不同组织类型。

一、早反应正常组织

早反应多发生于更新快的组织(即早反应组织,如黏膜、骨髓、精原细胞等),早期放射反应的发生时间取决于分化了的功能细胞的寿命,反应的严重程度反应了死亡的干细胞与存活的克隆源细胞再生率之间的平衡。早反应组织的特点是细胞更新很快,照射以后损伤很快表现出来。这类组织损伤之后是以活跃增殖来维持组织中细胞数量的稳定并进而使组织损伤得到恢复。

二、晚反应正常组织

晚反应主要发生在更新慢的组织,如中枢神经系统、肾、肺、心脏等。值得一提的是,有些组织同时存在早期和晚期效应的机制,如皮肤,除了发生早期的上皮反应还会发生严重的晚期损伤(如纤维化、萎缩、毛细血管扩张)。因此在同一器官可以顺序地发生不同类型的损伤,其发生的机制和靶细胞均不同。晚反应组织的特点是这些组织中细胞群体的更新很慢,增殖层次的细胞在数周甚至1年或更长时间也不进行自我更新(如神经组织),因此损伤很晚才表现出来。细胞损伤的修复和部分细胞周期的再分布是剂量分割中晚反应正常组织的惟一重要保护效应。

早反应组织和晚反应组织与分次剂量和总治疗时间的关系不同,下面分别进行叙述:

(一) 早反应、晚反应组织与分次剂量的关系

早在1978年Withers就发现了早、晚反应组织在分次剂量效应上的差别。用等效总剂量和分次剂量作图,先是晚反应组织的曲线比早反应组织陡,说明晚反应组织比早反应组织对分次剂量的变化更敏感。加大分次剂量,晚反应组织损伤加重(与晚反应组织相比,早反应组织对分次剂量的改变不太敏感),当每次剂量>2 Gy时,晚期并发症显著增加。因此在临床放疗中改变分次照射剂量时,应充分注意晚反应组织的耐受性。

(二）早反应组织、晚反应组织与总治疗时间的关系

由于晚反应组织的更新很慢，在放疗期间（数周内）一般不发生代偿性增殖。换言之，即晚反应组织对总治疗时间的变化不敏感，缩短总治疗时间会增加肿瘤的杀灭，一般不会加重晚反应组织的损伤。而早反应组织对总治疗时间的变化很敏感，一般来说，缩短总治疗时间，早反应损伤加重。因为在用LQ公式进行生物等效剂量换算时将肿瘤组织当作早反应组织对待，所以在不致引起严重急性反应的情况下，为保证肿瘤的控制，应尽量缩短总治疗时间。

三、肿瘤组织

细胞分裂、增殖活跃的肿瘤组织类似早反应正常组织，反之，类似晚反应正常组织。前者可采用加速超分割或加速分割治疗，后者则采用大分割照射更有益（但应注意晚反应正常组织的损伤）。瘤细胞对辐射损伤的修复能力低于正常组织细胞。在保护正常组织的前提下，分割治疗中尽可能缩短治疗间隙和整个治疗时间，将会有效地提高肿瘤控制率。

四、双重辐射理论

对各种不同的照射方案的效应剂量的计算，通常采用某些剂量-效应曲线的理论模型，诸如线性二次方程（LQ公式，α/β方程）、多靶双成分模型（TC）和修复-错误修复模型，以及由此而推导的外推反应剂量（ERD）等。双重辐射理论认为，许多电离辐射效应是由于亚损伤（sublessions）成对地相结合而形成的损伤，这些亚损伤可能是DNA的双链断裂或相邻的两个染色体断裂而形成的染色体畸变等，其数学表达式为：$\varepsilon(D) = \alpha D + \beta D^2$。式中$D$为吸收剂量；$\varepsilon(D)$为损伤产额；$\alpha$为相同粒子径迹产生的两个亚损伤相互作用形成一个损伤的概率（单次击中致死，即剂量的线性函数）；β为不同粒子径迹产生的两个亚损伤相互作用形成一个损伤的概率（多次击中致死，即剂量的平方函数）。

存活指数表达式：$S = e^{-(\alpha D + \beta D^2)}$，比值$\alpha/\beta$具有剂量量纲，当吸收剂量$D = \alpha/\beta$时，损伤的线性成分（或称"一打"作用成分）恰好等于损伤的二次成分（"二打"作用成分）。对较低剂量，线性成分占优势；对较高剂量，二次成分占优势。在早反应组织，细胞存活曲线有较长的直线区，而晚反应组织的细胞存活曲线中曲线部分较弯曲（"肩部"宽大），故早反应组织的分割效应相对少于晚反应组织。若以α/β值进行比较，则早反应组织的α/β值较高，晚反应组织的α/β值较低。表明产生早反应的细胞杀伤比晚反应的靶细胞有更多的单次击中及不可修复机制。α/β比虽然对多次击中机制更敏感，但仅描述了组织单次击中和晚反应组织多次击中杀伤的相对敏感性。另外，双重辐射作用理论原则上只适用于各自独立的细胞系，且α/β值多系动物实验的结果，对人体组织的分次照射的数据特别是晚反应组织α/β比值没有确切的数据，因此临床应用应谨慎。

第二节　影响正常组织反应和损伤的有关因素

一般说来,肿瘤放疗中,放射反应是允许的,也是难免的,如鼻咽癌放疗中的咽痛、放疗后的口干;但放射损伤是不允许的。尤其是一些重要脏器如脑、眼、肾、脊髓等,严重者可致残疾甚至危及生命。放射反应与放射损伤原则上的区别是前者"基本上"可修复或不严重影响功能,后者则多不能修复。因此放疗中应尽量减轻放射反应,避免放射损伤。放射反应与放射损伤的严重程度与照射剂量(总剂量和分次剂量)、照射体积、部位及个体差异等因素有关:(1)与每次照射量和总剂量成正比,分次剂量越大,晚反应越严重,总剂量超出正常组织的耐受量,则可发生组织的损伤及并发症;(2)与照射容积成正比,照射容积越大,吸收剂量越大,修复能力也越差;(3)受照器官的重要性和耐受性,肾、脊髓、小肠的耐受量较低,反应较重,后果也严重,头颈部组织的耐受量相对较高,反应较轻;(4)与个体差异有关,放射耐受量男>女,青壮年>老年及儿童,体力劳动者>脑力劳动者,另外有慢性疾病如肺结核、肺气肿、慢性支气管炎、心脏病、肝炎、动脉硬化、糖尿病及孕期患者的耐受量均较低;(5)与温度有关,热增加反应,冷可提高耐受性;(6)并用手术/药物的协同作用,如化疗不仅能加重放疗反应,还能使一些反应提前出现。

对放射损伤评定和分级要有统一的可行性标准,1992年7月RTOG和EORTC在旧金山举行会议,对正常组织的晚反应(late effects normal tissues, LENT)制定了统一标准的记分系统。LENT的毒性记分分为4级,包括无毒性反应的0级,共5级。毒性反应则按轻、中、重、威胁生命及致死分为4级。某些较低级的反应,如"口腔干燥",只分到3级,因为这一反应本身不会威胁生命,设计最高值就是3级。症状或体征的发生频度,包括偶然=每月,间断=每周,持续=每天,顽固=持久。疼痛的强度依使用止痛剂的强度而定。对LENT还可以用主观(subjective)、客观(objective)、处理(management)、分析(analytic)进行记录,简称SOMA。其意义为:(1)主观,描述症状的程度、频率,一般由患者主诉,如疼痛。(2)客观,即体征,通过体检、影像学检查及实验室检查得到结果,对其程度进行评估,如水肿、体重减轻等。(3)处理,如果症状、体征是可逆的和能治疗的,明显影响的记分较低;如果症状、体征顽固持久,需外科手术处理,分级较高。(4)分析,用影像学及实验室检查可迅速计量,供进行分级记分用。

常规分割时正常组织的放射耐受量见表10-1,并将在下面分别叙述。

正常组织放射耐受剂量分为最小的损伤剂量(TD5/5)和最大的损伤剂量(TD50/5)。TD5/5(TD50/5)是指在所有用标准治疗条件的肿瘤患者中,治疗后5年因放疗造成严重损伤的患者不超过5%(50%)时的照射剂量。

表 10-1 常规分割时正常组织的放射耐受量

器官	损伤表现	1%～5%(TD5/5)	25%～50%(TD50/5)	照射野面积或长度
皮肤	溃疡,严重纤维化	55	70	100 cm²
口腔黏膜	溃疡,黏膜发炎	60	75	50 cm²
食管	食管炎,溃疡,狭窄	60	75	75 cm²
胃	溃疡,穿孔,出血	45	55	100 cm²
小肠	溃疡,穿孔,出血	50	65	100 cm²
结肠	溃疡,狭窄	45	65	100 cm²
直肠	溃疡,狭窄	60	80	100 cm²
唾液腺	口腔干燥	50	70	50 cm²
肝脏	急慢性肝炎	25	40	全肝
		15	20	全肝移动条照射
	肝功能衰竭,腹水	35	45	全肝
肾脏	急慢性肾炎	20	25	全肾
		15	20	全肾移动条照射
膀胱	挛缩	60	80	全膀胱
输尿管	狭窄	75	100	5～10 cm²
睾丸	永久不育	1	4	全睾丸(5 cGy/d,散射)
卵巢	永久不育	2～3	6.25～12	全卵巢
子宫	坏死,穿孔	>100	>200	全子宫
阴道	溃疡,瘘管	90	>100	全阴道
乳腺(儿童)	不发育	10	15	全乳
乳腺(成人)	萎缩,坏死	>50	>100	全乳
肺	急慢性肺炎	30	35	100 cm²
		15	25	全肺
毛细血管	扩张硬化	50～60	70～100	
心脏	心包炎,全心炎	45	55	60%心区
骨及软骨				
儿童	生长受阻,侏儒	10	30	整块骨或 10 cm²
成人	坏死,骨折,硬化	60	100	整块骨或 10 cm²
脑	梗阻,坏死	60	70	全脑
		70	80	25%
脊髓	梗阻,坏死	45	55	10 cm²
眼	全眼炎	55	100	全眼
视网膜				全眼
角膜	角膜炎	50	>60	全角膜
晶体	白内障	5	12	全部或部分晶体
中耳	严重中耳炎	60	70	全中耳
前庭	美尼尔综合征	60	70	全前庭
甲状腺	功能低下	45	150	全甲状腺
肾上腺	功能低下	>60	—	全肾上腺
垂体	功能低下	45	200～300	全垂体
肌肉(儿童)	萎缩	20～30	40～50	整块肌肉
(成人)	纤维化	60	80	整块肌肉
骨髓	再生不良	2	4.5	全身骨髓
		30	40	局部骨髓
淋巴结	萎缩硬化	50	>70	整个淋巴结
淋巴管				
胎儿	死亡	2	4	整个胎儿
外周神经	神经炎	60	100	10 cm²
大动脉	硬化,狭窄	>80	>100	10 cm²
大静脉				

第三节　各组织器官的放射反应

一、皮肤黏膜反应

（一）皮肤反应和损伤的分类

可分为急性和慢性两类

1. 急性反应（早期反应）

皮肤的早期放疗反应一般定义为放疗后 2 个月内出现的皮肤反应。可分为 3 度。

（1）Ⅰ度　发生红斑，表现为充血、潮红，有烧灼和刺痒的感觉。最后可逐渐变成暗红，表皮脱屑，称干性皮炎。

（2）Ⅱ度　充血、水肿、水疱形成，发生糜烂，有渗出，称湿性皮炎。湿性皮肤反应与大剂量和低能量射线照射有关，发生后绝大多数的湿性反应经过处理可在 2 个月内愈合，对超过 2 个月仍不愈合的湿性皮肤反应则有可能发展为皮肤坏死。

（3）Ⅲ度　放射性溃疡，表现为灰白色坏死组织覆盖，边界清楚，底部较光，呈火山口型凹陷或痂下溃疡，有剧痛。放射性溃疡属于损伤范畴。

2. 慢性反应（晚期反应）

放疗 2 个月后的皮肤异常改变称之为晚期反应。引起皮肤晚期反应的剂量范围与早期皮肤反应的剂量相似，但在总剂量相同的情况下，单次剂量高，如采用分割剂量 2.5~3.0 Gy 的放疗较分割剂量为 1.8~2.0 Gy 的常规放疗更容易导致晚期皮肤反应。

最常见的晚期皮肤反应为皮肤和皮下组织的萎缩变薄、局部色素沉着。萎缩性改变与纤维化形成机制是不同的。萎缩是皮肤对照射的一种损伤性反应，表现为纤维细胞的减少和胶原的吸收；而纤维化则为皮肤对放疗的一种修复性反应，表现为存活的纤维细胞在机体受到损伤时释放的生长因子如 TGF-β 刺激下的一种增生性反应。纤维化的形成是一个渐进、缓慢的过程，与剂量的高低直接相关。而皮肤的湿性反应可加剧纤维化的形成。毛细血管扩张发生于皮肤真皮层，表现为略高出皮面、浅红色、扩张的薄壁小血管。其形成更为缓慢，一般需要数年的时间。皮肤变薄、变脆，轻微损伤即可造成难以愈合的溃疡。有皮下组织纤维化的患者常可合并感染，发生放射性蜂窝组织炎，有高热、局部红肿热痛，用抗生素后多可抑制，但易复发。晚期放射性溃疡，由慢性放射性皮炎进一步发展或由早期放射性损伤糜烂未愈转归而成，溃疡可向深部组织发展，甚至累及骨组织，并发坏死性骨髓炎。

3. 影响皮肤反应的其他因素

合并糖尿病、甲状腺功能亢进症、高血压的患者对射线的耐受性差，更易发生皮肤的放射性损伤。化疗药物如 MTX、5-Fu 可增加皮肤的红斑反应；合并 CMF 方案化疗的患者，接受放疗后较单纯放疗的患者更容易出现皮肤的急性或（和）慢性反应。

（二）放疗时的注意事项

1. 保持皮肤干燥、清洁。

2. 避免理化刺激,照射野内的皮肤忌用胶布、酒精、碘酒等刺激性药物,禁用湿敷、热敷、化妆品及有刺激的药膏,避免烈日曝晒和严寒冷冻。

3. 避免搔抓或粗糙衣物的摩擦,避免外伤(数年后仍需注意)。

(三)皮肤反应和损伤的处理原则

皮肤干性反应一般不需特殊处理,对部分感觉到局部皮肤瘙痒或刺痛者,可选用薄荷淀粉、小儿痱子粉等外敷;对湿性皮肤反应,可外用松花六一散或龙胆紫,也可涂氢地油以及各种烧伤用的软膏,并防止感染。目前已上市的基因工程药品(促上皮生长因子)对湿性皮肤反应的疗效较好。对出现皮肤溃疡者,可选用任何湿性皮肤反应的药物,对合并感染者,应合理使用抗生素,对超过2个月仍不愈合或出现坏死者,应考虑手术治疗。

(四)口腔黏膜反应和处理原则

正常黏膜的修复系来自于黏膜基底层干细胞的成熟并向黏膜层迁移所致。急性黏膜反应正是由于放疗导致黏膜基底层细胞有丝分裂性死亡而发生的。因为基底层细胞的成熟约需2周时间,因此对常规分割放疗出现的黏膜急性反应,一般在放疗的第2至第3周,也就是放疗剂量至20~30 Gy时开始出现肉眼的改变,黏膜主要表现为红斑样改变;30~40 Gy时开始出现斑片状黏膜炎,即假性黏膜的改变;以后随着放疗的继续进行,斑片状黏膜炎可相互融合。如果放疗的分次剂量增加,则放疗对细胞的致死性效应超过了正常细胞增生的速度,黏膜炎的程度将明显加重;黏膜细胞的更新速度较组成皮肤的细胞快,因此放疗所致的黏膜反应一般较皮肤反应早1~2周。黏膜属早反应组织,修复快,多不留后遗症。处理:放疗中嘱患者戒烟酒,避免吃过热、过硬及刺激性食物,保持口腔清洁。反应明显时,可服清热解毒药、消炎止痛药,用口腔溃疡糊、锡类散等局部涂拭及 $VitB_{12}$ 含服。$VitB_{12}$ 含服对口腔黏膜溃疡有较好的疗效,能促进愈合并有镇痛作用。疼痛严重者,进食前可用2%普鲁卡因或1%地卡因含服,以缓解疼痛。

黏膜的晚期损伤主要表现为黏膜变薄、颜色苍白、黏膜的柔韧性消失、黏膜下硬化,这些改变对多数患者的日常生活的影响并不十分明显,一般不需特殊处理。少见情况下可表现为粘膜慢性溃疡、坏死,黏膜下的软组织和骨显露,其发生与剂量、时间、照射野的大小有关。当使用间质插植和口腔筒照射技术给予高剂量时更易发生黏膜溃疡或坏死。放疗期间同时使用细胞毒性药物可加重黏膜损伤,并明显降低耐受性的阈值。

味觉的改变是由于组成味蕾的细胞及相应的神经纤维受到射线的直接损害所致。动物实验证实,当放疗剂量为20 Gy时,味蕾中20%~30%的细胞受到损害。尽管一些细胞的损害是永久性的,但多数的味蕾细胞在4个月后可出现再增生,从而味觉的改变可恢复到正常或基本正常。

二、中枢神经系统

根据经典的放射生物学的观点,中枢神经系统(CNS)的放射性反应分为三期。

(一)急性期(即时反应)

发生于照射后数小时到几天。放疗初的即时反应可导致脑脊髓组织一时性充血水肿,可发生或加重颅内或椎管内高压,严重者可引起死亡。为了避免脑脊髓水肿的发生,对原有颅内或椎管内高压特别是后颅凹或中线肿瘤患者或出现截瘫前驱症状者,在放疗开始阶段可用小剂量照射 3~4 次（每次 1.0~1.5 Gy），逐步加量，或配合肾上腺皮质激素、利尿剂治疗，及放疗前的减压术。一旦发生颅内或椎管内高压时，应减少每天辐射剂量及用激素和脱水疗法。

（二）早发性延迟反应

此反应为放疗后的早期综合征（一般发生在放疗后的 6~12 周，常见于 4~6 周），可出现 CNS 症状和体征，具有非特征性及定位不明确的特点。临床主要表现为脑部照射后的嗜睡综合征。不经治疗，2~4 周后症状可自然消失。应用皮质激素可加速恢复。此反应可能继发于少枝胶质细胞放射性损伤引起的暂时性脱髓鞘作用，不要误为肿瘤复发。

（三）晚发性延迟反应

放疗后数月至数年（高峰期为 3 年）可发生放射性脑坏死、放射性脊髓炎，通常不可逆，并呈进行性，从而导致患者神经功能丧失，甚至死亡。病理改变主要是脱髓鞘、血管闭塞、血栓形成，最终坏死，可为局灶性，也可为弥漫性，但多限于白质。局灶性坏死通常为单纯放疗引起，而弥漫性者则常因并用化疗（特别是 MTX）所致。在发生放射性坏死前，通常有前驱症状，如记忆力减退、精神症状等，或脊髓受损后的 Lhermitte 综合征和典型或不典型的脊髓半截症，称放射性脑病或脊髓病，积极治疗有可能恢复，一旦出现坏死则为不可逆。

因为上述急性反应和早发延迟反应的临床表现多数较轻，并且是可逆的，能够自愈，所以目前放射性神经损伤的研究重点是后果严重的晚发性延迟反应。目前认为放射性脑坏死的主要机制有：

1. 中小动脉损伤引起血管闭塞，致慢性缺血性坏死。
2. 胶质细胞损伤，引起白质脱髓鞘和白质软化。除了血管损伤之外，放射性脑损伤的典型病理改变主要是脱髓鞘，这意味着形成髓鞘的主要细胞——少突胶质细胞是靶细胞群。
3. 放射刺激，使胶质细胞抗原形成，致自身免疫而导致过敏性血管炎。
4. 脑细胞成分的多样性与放射性损伤。CNS 是多种成分严密构成的完整系统，各种成分互相影响，发挥作用时受到邻近细胞甚至远地细胞的影响，它们不能像肿瘤细胞那样各自独立行事。照射之后不仅仅是血管结构、少突胶质细胞受到照射，星形细胞、小胶质细胞、神经元以及最近认识的神经干细胞都受到了照射，其中每一种细胞都可能对放射线产生反应，结果引起细胞死亡、功能受损以及基因异常等。
5. 氧自由基引起细胞膜脂质损伤。

放射性脑坏死的临床表现为逐渐加重的嗜睡、记忆力及智力减退、颅神经麻痹及头痛、恶心、呕吐等颅内高压症。放射性脊髓炎起病比较隐匿，早期症状可有一侧或双侧肢体的感觉异常，以及典型的低头屈颈触电样征（Lhermitte 征），即当曲颈时，出现从颈部沿着背部脊椎向下肢或四肢放射性的触电感，头复位时症状消失；屈颈动作愈迅速而有力，触电感亦愈强烈。以后可发展为典型或不典型的脊髓半截症，表现为不同程度的同侧运动和深感觉障碍，对侧浅感觉（痛温觉）障碍。完全横贯性损害则表现为截瘫，伴有直肠与膀胱功能障碍，括约肌受损者提示预后不好。

晚发性后遗症尚可有视神经和（或）视交叉的损伤、中耳损伤所致的听力丧失、视丘下部及脑垂体功能低下所致的内分泌失调等。放射性脑坏死 CT 表现为可增强的肿块伴周围水肿，与肿瘤鉴别较困难，但用 PET、核素和 CT 动态扫描、MR 及 MRS 则易于鉴别，这些可观察脑组织局部血流量、葡萄糖代谢和血脑屏障通透性变化。

放射性脑坏死及放射性脊髓炎不会在治疗期间出现,因而治疗中通过观察症状的严重性来调整剂量是不可能的,重点在于预防。预防措施包括:(1) 控制照射总剂量及分割剂量:有关脑脊髓的放射耐受量尚不十分明确,在常规分割照射时一般不要超过 45~50 Gy。脑脊髓属晚反应组织,对每次分割照射量的依赖性较强,而对总疗程天数的依赖性较小,故放疗时每次剂量应严格控制,一般不得>2.0 Gy;(2) 减少照射容积:已在动物实验中证实,照射容积的增加能降低耐受剂量的阈值;(3) 根据年龄调整剂量:儿童 CNS 耐受量要低于成年人;(4) 化疗药物可能降低放射耐受性:特别是某些能穿透血脑屏障的药物能增加对 CNS 的毒性。

放射性脊髓炎的治疗同放射性脑坏死,至今尚无良好对策。可试用:(1) 皮质激素:皮质激素治疗可降低毛细血管渗透性,但疗效有限,有些病例能看出症状短暂改善,可能与减轻脊髓水肿有关。(2) 神经细胞活化剂:三磷酸腺苷、辅酶 A、细胞色素 C、维生素 B_{12} 和 B_6 等可改善症状。(3) 高压氧治疗:可能有一定疗效。(4) 手术:对于局限性脑坏死可行手术清除坏死灶。

三、对神经内分泌系统的影响

中枢神经系统、头部、鼻咽和其他头颈部肿瘤的放疗野常常包括下丘脑-垂体轴(HPA),因此往往引起多种神经内分泌异常。尽管 HPA 放疗后部分垂体前叶激素分泌减少,但是放疗后也可激活下丘脑-垂体性腺系统,引起泌乳素分泌增加。

(一) HPA 的解剖结构和生理

HPA 是一个非常复杂的系统,通过神经网络和化学信号将大脑与内分泌系统连接起来。同时又通过这些神经循环通路将大脑的不同区域连接起来。作为这些进出的神经通路,下丘脑构成连接大脑远端和不同区域的关键结构。下丘脑分泌 6 种肽类激素和生物氨基酸,调控垂体前叶激素分泌。脑垂体分泌的 6 种肽类激素和生物氨基酸:(1) 生长激素(GH);(2) 泌乳素(PRL);(3) 促性腺激素;(4) 促甲状腺激素(TSH);(5) 促肾上腺皮质激素(ACTH);(6) 垂体后叶激素。

(二) HPA 放疗后的临床症状

1. 生长激素缺乏(GHD)　生长期儿童生长速度与年龄不相称,身材矮小。
2. 性腺激素缺乏　青春期发育障碍和原发性闭经。
3. 性早熟　大多数性早熟的患者具有 GHD。
4. 促甲状腺激素缺乏　体重增加、嗜睡,儿童可出现生长和青春期发育障碍。
5. ACTH 缺乏　嗜睡、低血糖和稀释性低血钠。
6. 泌乳素分泌过多　青春期延迟或儿童生长抑制,女性出现溢乳和(或)闭经,男性性欲下降和阳痿。

(三) HPA 的放射耐受剂量

1. GHD　颅脑放疗后最频发和最常见的是垂体前叶功能缺陷,为下丘脑损伤所致。常规分割放疗 18 Gy、单次放疗 9~10 Gy 可引起 GHD,几乎所有儿童 35 Gy 照射后均可引起 GHD。一般发生在治疗后的前 5 个月。成年人发生 GHD 的概率较儿童为低。

2. TSH 缺乏　HPA 受照剂量<40 Gy,TSH 缺乏少见;HPA 受照剂量 40~50 Gy,随

访 9~10 年,3%~6%出现 TSH 缺乏;HPA 受照剂量>50 Gy,TSH 缺乏的概率明显增加;Constine 等认为平均 57 Gy 照射,可引起 65%患者出现 TSH 缺乏。

3. ACTH 缺乏　HPA 受照剂量<50 Gy 时,在临床上发生 ACTH 缺乏者少见;但受照剂量>50 Gy,随访 5~15 年,ACTH 缺乏发生的概率为 18%~35%;成年人 ACTH 缺乏发生概率高于儿童和青少年。

4. 泌乳素分泌增加　HPA 受照剂量<40~45 Gy,少有血浆泌乳素增加;而 HPA 受照剂量>50 Gy,则可出现泌乳素轻度增高,女性多见,总的泌乳素分泌增加概率为 20%~50%。

四、头颈部器官

(一) 眼

1. 眼附属器

泪腺的放射耐受性基本同唾液腺,造成泪腺萎缩的 TD50/5 为 50~60 Gy,>60 Gy 可造成泪腺分泌功能的永久缺失。30~40 Gy 的剂量可引起眼睫毛暂时性脱落、眼睑红肿、结膜炎等,>50 Gy 的剂量则可引起眼睫毛的永久性脱落。角膜的耐受剂量相对较高,常规分割可达 50 Gy 左右,若不注意保护可发生角膜上皮角化、角膜炎甚至溃疡、穿孔。

眼附属器放疗后的远期并发症的临床表现多样,轻微表现为暂时性眼睑红肿,轻度表现为结膜炎,严重的可出现角膜穿孔、眼球剥脱等。但应注意,放射诱发的一个表面结构的改变可能继发影响其他眼表面结构,例如,泪腺损伤引起的眼干燥症可导致严重的角膜炎、角膜溃疡和眼球穿孔。放射引起的眼睑改变主要包括短暂性的皮肤红肿,如进一步发展,部分患者可表现为睑结膜苍白、萎缩、毛细血管扩张、睫毛脱落。慢性结构变化包括倒睫、睑外翻或睑内翻等。

治疗的主要目的在于缓解患者的不适、保留眼球的完整性。如鼻泪管堵塞可行插管术或泪囊鼻腔造瘘术;角膜炎的治疗应经常应用眼睛润滑剂、抗生素眼膏或滴眼液,剧痛者用 0.5%~1%的地卡因滴眼等。

2. 晶体

晶体是眼睛对放射最敏感的结构,一般在受到 5~10 Gy 照射后即可出现放射性白内障。临床上表现为视力下降,检查时见晶体不透亮、混浊。晶体的混浊不透亮可以稳定多年,然后才发展为成熟的白内障。当晶体无法保护时,以保护角膜为主,一旦出现白内障,可手术摘除。

3. 视网膜

放射性视网膜病变分为急性与晚发性两种,急性损伤是照射后引起的非特异性急性反应,有充血、水肿、渗出等改变;晚发性反应是受照后经过一较长的潜伏期(3 个月~1 年),出现以血管改变为主的病变,其病理组织学特点与放射诱发的大脑血管疾患及糖尿病视网膜病有许多共同之处。临床上可表现为棉花点状、微小动脉瘤形成、毛细血管扩张、视网膜出血、黄斑水肿和渗出、增殖性新血管形成、玻璃体出血以及色素层的改变。视网膜受照剂量和受照面积是严重并发症的重要危险因素。一般而言,分次剂量<2.25 Gy、总剂量<45 Gy 很少发生视网膜病。患有糖尿病、胶原血管病和高血压病史的患者易诱发放射损伤。晚期

视网膜并发症目前尚无有效的治疗方法,放射性视网膜病和糖尿病视网膜病之间的相似性使其治疗原理和治疗原则相仿。

4. 视神经

放射诱发的视神经病变同放射性视网膜病一样,也是继发于血管损伤。放射性视神经病在临床上有前部充血性视神经病和球后部视神经病两种类型。两种类型的视神经病均为血管阻塞性改变导致的视神经头部和球部血供阻断而造成。其病理学改变与大脑皮层放射性坏死的改变相似。放射性视神经病的发生与放射总剂量及分割剂量有关,一般认为,常规分割,总剂量<60 Gy 的照射是安全的。近年来立体定向技术的发展,提示单次剂量≥7 Gy 的放疗即可导致视神经节段性的脱髓鞘改变而发生眼盲。

放射性视神经病在临床上的初始症状表现为视野缺损、无痛突发的单眼视力丧失,也可继发于短暂的发作性视力模糊,可以合并眼眶周围和眶后疼痛。球后部视神经病的眼底镜检查可无异常发现,最终的结果为视神经萎缩。

目前,对放射性视神经病尚无有效的治疗方法。有人试用高压氧舱和皮质激素治疗,未取得明显的治疗效果。因此,预防最为重要。建议在临床上采用常规分割放疗治疗头颈部肿瘤时,应将视神经受照剂量控制在 60 Gy 以下。在考虑立体定向放射(SRS)适应证时,应注意视神经和靶体积之间有至少 5 mm 的间距,视神经的单次照射剂量应控制在 8 Gy 以下。在 SRS 中要避免单次大剂量和短期加强(高剂量分割)的治疗计划。

(二) 唾液腺

腮腺的放射敏感性高于颌下腺,在第 1 次放疗几个小时内,唾液腺即可出现暂时性的触痛(腮腺常见),有时唾液腺可明显肿胀,持续数天可自行缓解。放疗第 1 周唾液的分泌量约减少 50%或更多;如分次剂量为 2.25 Gy,第 1 次放疗后唾液量即有减少,且伴有唾液粘稠性增加,pH 值降低,盐、氯、钙、镁浓度升高;当常规分割放疗至 6～8 周,也即放疗结束时,唾液分泌量几乎不能测出。患者表现出口腔干燥症的明显症状(吞咽和交谈困难、影响睡眠、味觉丧失和口腔真菌感染等)。唾液的分泌量大多数来自腮腺,因此口干的程度主要取决于腮腺受到照射的体积、放疗总剂量、患者的个体耐受性等因素。如 50%以上的腮腺未受到照射,在放疗后 2～3 年仍有可能恢复部分的功能;如果 75%～100%的腮腺受到 50～70 Gy 的照射,则基本没有恢复功能的可能性。

口腔干燥症在目前尚无有效的治疗方法,关键在于预防。如放疗过程中,50%的腮腺能免于照射,得到保护,则可避免发生严重的口腔干燥症。药物方面,目前使用较多的是泛细胞保护剂阿米福汀。

(三) 牙齿

牙齿受照后可发生放射性龋齿。以往对放射性龋齿的病因研究多集中于两个方面:(1) 放疗对牙齿本身结构的影响;(2) 放疗所致口腔内环境的改变。但亦有学者认为放疗后内环境的改变在放射性龋齿的发生发展过程中起着更为重要的作用,而牙髓中牙髓细胞和造牙本质细胞对放射线敏感,也是造成龋齿的重要原因之一。头颈部放疗后,患者唾液腺损伤,唾液分泌量进行性减少,质地粘稠,对牙齿的冲刷作用大大削弱,且表现为酸性(pH 值降低),利于细菌繁殖,从而为放射性龋齿的形成奠定了基础;另外放射线对齿槽骨及供血血管的直接损伤也促进了放射性龋齿的形成。龋齿进一步发展,可形成牙齿松动、崩解、脱落,常继发感染形成齿槽溢脓、牙龈肿痛、颌下淋巴结炎,甚至继发颌骨骨髓炎。

放射性龋齿典型的临床特点有3点：(1) 牙颈部环状龋坏,最后导致牙冠折断；(2) 整个牙冠色素沉着呈棕黑色,同时见切端及颌面磨耗严重；(3) 散在分布于牙冠各牙面的点状浅表龋损。

放射性龋齿一旦发生,则进展迅速,治疗困难,严重地破坏了咀嚼器官的完整性,给患者带来巨大的身心痛苦。因此重在预防,选择适形放疗技术,减少牙的放射受量,调整时间剂量因子,减少对唾液腺的损害,保护牙髓细胞的增殖能力。在放疗期间控制感染,改善局部微循环,增强全身抵抗力,促进牙髓细胞的修复及增生。定期复查,发现问题及时处理。

（四）甲状腺

甲状腺受到辐射后产生一系列的病理学改变,如滤泡上皮的分泌功能受到抑制、功能性滤泡单位数量减少、血管的异常分布及渗透性的增加、免疫活性的抑制等,从而表现出相应的甲状腺功能异常的改变。

甲状腺受到辐射后最常见的并发症为甲状腺功能低下,颈部受照量超过 26 Gy 的放疗均有可能发生,即使乳腺癌照射一侧锁骨上区时,虽仅照射到部分甲状腺,也可发生甲状腺功能低下。相当一部分患者无明显的症状,但定期的生化检查可发现血清中 TSH 升高、游离 T4(FT4)水平正常,这些患者表现为亚临床甲状腺功能低下。有症状的患者多表现为体重增加、畏寒、皮肤干燥、头发脱落、便秘、月经不调、体力不支、肌肉抽搐、思维迟缓等,查体可发现眶周水肿、腱反射时相延长、皮肤干燥发凉、周围性水肿、胸腔或心包积液等。此时生化检查伴有 TSH 升高,而且伴有 FT4 的下降。发生的时间多数在放疗后 5 年内,但放疗 20 年后仍有发生甲状腺功能低下的可能性。甲状腺功能低下的发生也可以由以下原因引起：促甲状腺素缺乏、垂体瘤、脑瘤等照射过程中对下丘脑的损伤。垂体和下丘脑放疗引起甲状腺功能低下时的阈剂量常规分割为 50 Gy。

甲状腺受到一定剂量照射的患者,应定期检查甲状腺,同时行血液生化检查(TSH、FT4 等),以了解甲状腺功能的改变。对于甲状腺功能低下者给予甲状腺素治疗,出现甲状腺结节者应进一步检查,结合超声、核素扫描、细针穿刺以排除甲状腺癌的可能性。由放疗导致的甲状腺癌多为高分化的滤泡、乳头状腺癌,其预后好,一般对生命不会有太大的影响。

五、骨骼系统

射线对生长中的骨骼和成熟骨骼的影响不同,生长中的骨骼对射线敏感,经照射后出现生长延迟等放射性损伤,成熟骨骼属晚反应组织,放射耐受性较高。下面分别叙述。

（一）放射对生长中的骨骼的影响

发育中的骨骼出现放射性损伤,主要是损伤了成软骨细胞(骨骺部)。一次剂量 2~20 Gy 可抑制软骨细胞的增殖,在生长板内细胞构成降低而且细胞柱杂乱无章,使骨生长发育迟缓,生存细胞合成基质的能力降低,并且基质异常、不能钙化。

放射线对生长骨的作用有 3 个特点：(1) 一定剂量照射骨骺会使软骨发育阻滞；(2) 骨干骺端的骨和软骨吸收失败；(3) 骨干在放射后改变了骨膜活性,使骨结构异常,明显影响骨自然发育,以致其后会有严重的畸形。

放射对骨生长的影响,临床表现为骨缩短(如股、胫、肱骨等)或扁平骨发育不良(如髂骨)。照射脊柱躯干时,常发生脊柱侧突或后突(驼背)等并发症,因此照射脊柱时,应包括全部椎体,为使各部位剂量一致,最好用前-后照射野。影响临床表现的决定性因素是:(1) 放射总剂量和单次量(生长骨生长抑制的 TD5/5 为 10~15 Gy,TD50/5 为 30 Gy);(2) 能量、剂量分布和吸收射线的性能;(3) 照射的骨和骨骺部位;(4) 照射时的年龄;(5) 其他影响生长发育的因素,如使用化疗药或外源性类固醇;(6) 患者的遗传体质。

生长骨的放射性损伤多在放射后数年才被诊断,所以应该进行全面的长期随访。生长骨的生长抑制几乎没有有效的治疗手段,因此临床治疗中应尽量减少对生长骨骼的照射剂量,减少放射性损伤。

(二) 放射对成熟骨骼的影响

成熟骨放疗后可发生:(1) 骨质疏松症:形态学特征是成骨细胞数量减少和骨小梁周围纤维化。(2) 放射性骨坏死:这是被照射的骨细胞直接破坏和血管损伤共同作用的结果。其最主要的并发症是自发性骨折,坏死骨边缘与正常骨交接处是最易发生骨折的部位。放射性骨坏死的 TD5/5 是 60 Gy,照射剂量<40 Gy 时,骨折一般可以愈合,但>55 Gy 未见有愈合的报道。放射性骨坏死局部常合并游离死骨形成,这种情况在放射性下颌骨坏死时常有发生。放射性下颌骨坏死合并周围软组织坏死可导致骨髓炎。放射性骨髓炎不一定导致骨坏死,但可使骨坏死的发生率明显增加。如在放疗前由于对龋齿等牙病未作适当处理,在放疗后极易发生骨髓炎,因此放射性下颌骨坏死的发生与放疗前牙齿的健康状态及合理处置密切相关。在放疗后除非行放射性骨坏死死骨摘除术,均须避免其他任何手术,即使处理残存牙根和放疗后牙齿的种种合并症也需在放疗两年或更长时间后进行,否则极易引发骨髓炎的发生。

放疗后骨质疏松可以进行内科治疗,口服维生素和钙剂,但几乎无效。如出现自发性骨折,少数患者可保守治疗,绝大部分需行手术治疗。放射性骨坏死的治疗相当复杂,早期可根据患者的症状进行必要的对症和支持治疗,包括止痛、抗感染、高压氧治疗等。如经一段时间治疗后无效,可考虑行病变骨的手术切除治疗。高压氧是治疗放射性骨坏死最有效的常规辅助手段,但需及早使用。

六、心血管系统

(一) 心脏损伤分类

1. 心包

心包的放射性损伤在放射性心脏病中最为常见,主要表现为渗出性心包炎。机制为电离辐射作用于心包微血管的内皮细胞,导致血管壁损伤,通透性改变,纤维素渗出。同时心包组织缺血,纤维母细胞增生,胶原纤维形成。有时渗出物的机化及大量纤维组织的形成可引起心包膜明显增厚,导致发生缩窄性心包炎。

2. 心肌

与心包相比,心肌不常受累。其组织学特点为弥散的灶性纤维化,心肌纤维化是心肌毛细血管内皮细胞损伤的结果。

3. 冠状动脉疾病(CAD)

放射诱发的 CAD 的影像学表现与自发的动脉粥样硬化无差别,同样表现为动脉壁的纤维化、内膜增厚及管腔狭窄,但前者镜下可见特异的泡沫细胞,可资鉴别。放射所致心肌梗死的形态学特点与发生于成人的常见心肌梗死亦无差别。放疗后发生缺血性心脏病的患者,冠状动脉的狭窄多发生在动脉的近端部分或入口处。其他部位的大血管也可发生类似的动脉粥样硬化样病变,如颈动脉、锁骨下动脉、髂动脉等,周围组织纤维化可加重它们的狭窄而引起相应的症状。

4. 放射性心内膜损伤

放射所致心内膜损伤偶尔可见灶性增厚。放射所致瓣膜损害的组织学表现为瓣膜内散在或弥漫的纤维化,瓣膜增厚。同时由于可能存在的心内膜和心肌纤维化所致的瓣膜结构变形,而出现瓣膜狭窄或关闭不全。

5. 心脏节律改变

放疗过程中出现的心脏节律改变很可能是由于局部缺血所致的心肌纤维化影响了心脏传导系统。

(二) 临床表现和诊断

心脏受到照射后,急性心包炎可以出现在放疗期间,也可见于放疗后数周至数月。轻者无明显临床症状,重者可出现不同程度的心包积液的症状和体征,如心悸、胸闷、胸痛、发热、气短,常有心电图异常,严重者也可发生心包填塞。远期心包疾病的病程可以顺序兼有急性心包炎和慢性心包渗出的特点,慢性心包渗出多在放疗后1年内发生,但也有在2～3年后出现症状者。经常是无症状的,胸部X线检查可发现。急性心包炎和慢性心包渗出均可导致心包填塞。心肌病通常与严重的心包损伤同时存在,心包和心肌均发生明显的纤维化,称为"全心炎"。临床表现为心肌功能异常的症状及严重心包炎的临床表现,并可伴有不同程度的心功能衰竭。放射诱发的冠状动脉疾病临床常表现为心绞痛或心肌梗死,少数患者可发生冠状动脉痉挛甚至猝死。放射诱发的瓣膜病发病较晚,临床以左房室瓣和右房室瓣的狭窄或关闭不全常见,表现出相应的症状和体征。放射所致的心脏传导功能异常表现形式多样,可有一过性心律失常,如窦性心动过速、房室或束支传导阻滞等。

辅助检查可行心包穿刺、胸部X线检查、心电图等。心包穿刺既可抽液缓解症状,又可提供诊断依据。心包积液分析富含蛋白质,可达60 g/L。当心包积液>1L时心影可成"烧瓶状"改变。近年来发现检测血浆心钠肽(ANP)浓度有助于轻度心衰的诊断。血浆ANP浓度是放疗后亚临床心脏损伤的重要参数。

(三) 发病的影响因素

放射诱发的心脏病与下列因素有关:(1) 心脏受照体积:心脏受照体积越大,发生率越高。心脏对放射线的耐受剂量,心脏体积1/3受照射时TD5/5为60 Gy,体积2/3受照射时为45 Gy,全心照射时为40 Gy。研究表明,当心脏受照体积>60%、受照剂量>40 Gy时,即存在着发生放射性心脏病的危险。(2) 分次剂量:心脏为晚反应组织,分次剂量比总治疗时间更能影响晚期损伤。随分次剂量的增加,心包炎发生的危险性增高。(3) 照射技术的合理性:单纯前后两野对穿照射,每日一野,则导致每天剂量的不均一性,如果以前野的剂量为主,则可观察到放射所致心脏病的发生率高。(4) 放疗与其他因素的相互作用:某些抗肿瘤化疗药物可产生心肌损害,而且,尽管采用常规放疗导致的心脏损伤并不十分常见,但如果合用或序贯使用化疗药,则加重放疗对心脏的损伤,尤其是合用蒽环类如阿霉素、柔红霉素等。阿霉素影响心肌细胞,而放射损伤的靶细胞是内皮细胞,因此放疗与化疗合用,对心脏的损伤是相加作用。(5) 其他因素:年龄、肿瘤生长部位、病理分型及个体差异的不同而异。如儿童期心脏受照,其成年后放射性心脏病的发生率明显增加。

(四) 预防

近年来放射诱发心脏病所致的严重后果日益引起临床医师的注意,放疗医生在制定治疗计划时应尽力做到:(1) 精确定位:精确勾画出肿瘤的大小、部位、范围。(2) 剂量分布要均匀,避免心脏受照的高剂量"热点";尽量不超过心脏的耐受剂量,并适当调整分次剂量,采用合理的分次治疗方案。(3) 尽量减少心脏受照体积。(4) 放疗与阿霉素等化疗药物同时或序贯使用时,应适当下调剂量。(5) 建议接受胸部放疗后定期进行各项心脏检查,密切随访患者,以期早期发现心脏损伤。

(五) 治疗

关于放射诱发心脏病的治疗,临床上尚无有效的办法。一旦出现症状,可通过卧床休息、吸氧、高蛋白高维生素饮食等支持治疗以改善患者的一般情况。对心律失常、心绞痛等给予药物对症处理。当发生严重的渗出性心包炎时,可试用大剂量皮质激素治疗,以减少渗出。根据心脏损害的不同情况行心包穿刺术、心包切除术、冠脉搭桥术、瓣膜置换术、心脏移植等。在密切观察这些良性疾患的同时,应尽可能排除更严重的情况:肿瘤残存或转移。

七、呼 吸 系 统

(一) 喉

最常见的并发症是喉水肿、喉软骨炎和喉软骨坏死。其发生与肿瘤范围、照射野的大小、剂量的高低有关。肿瘤范围大、照射野大、分次剂量大、总剂量偏高者易发生。

喉水肿出现后可给予超声雾化,必要时加用抗炎、消肿和激素类药物。一般而言,喉水肿多在放疗后3个月内消退,对超过半年不退或逐渐加重者应注意有局部肿瘤残留、复发或早期喉软骨坏死的危险。喉软骨坏死一旦出现,只有手术切除,目前尚无其他有效的保守治疗方法。

(二) 肺

肺是放射中度敏感器官,肺组织受到一定剂量的照射后,早期表现为肺间质充血水肿、肺泡内渗出增加,结果造成气体交换障碍。随后是炎性细胞浸润,肺泡上皮细胞脱落。晚期的肺放射性损伤则表现为肺毛细血管的阻塞以及纤维化、胶原沉积。

1. 发病机制

其发病机制为:(1) 肺泡Ⅱ型上皮细胞受损。肺泡Ⅱ型上皮细胞合成和分泌表面活性物质,维持肺泡张力。照射后最早表现为Ⅱ型细胞的反应,细胞浆内 Lamelar 小体减少、畸形或Ⅱ型细胞脱落至肺泡内,导致肺泡张力变化,肺的顺应型降低,肺泡塌陷和不张。(2) 辐射启动体内水分子释放 OH 自由基,过量的自由基导致肺组织脂质过氧化损伤,成纤维细胞增殖,肺泡-毛细血管膜的通透性增加。(3) 近年来细胞因子在放射性肺损伤的形成中所起的作用较受关注,比较重要的细胞因子有以下几种:转化生长因子-$β_1$(TGF-$β_1$),肿瘤坏死因子-$α$(TNF-$α$)、白介素-1(IL-1)、白介素-6(IL-6)、血小板源性生长因子(PDGF)、血浆源激活因子(PLA)等。这些因子可能由肺内的多种细胞分泌,并在放射性肺损伤的不同阶段起着致炎、致纤维化、致血管通透性增加的作用。其中较受重视的因子有 TGF-$β_1$ 因子。(4) 肺血管内皮细胞损伤,导致肺血流灌注改变,血管通透性增加。

全肺单次照射时耐受剂量为 7 Gy,TD5/5 为 8.2 Gy,TD50/5 为 9.3 Gy。全肺分次照射时,4 周 20 次照射的 TD5/5 为 26.5 Gy,TD50/5 为 30.5 Gy。年龄越小,晚期损伤越大。可能是由于年龄小,受照射后除肺纤维化外,还有对肺及胸廓发育的影响的综合作用。

部分肺分割照射是临床治疗中最常遇到的,成人常规分割 2 Gy/次,肺受照体积为 1/3、2/3、3/3 时的 TD5/5 为 45、30、17.5 Gy,TD50/5 为 65、40、24.5 Gy。在 3D 照射中,V_{20}(>20 Gy 的肺体积与总体积的比例)与肺炎发生率和肺炎的严重程度有关。在设计肺的 3D 治疗计划时,应尽可能使 V_{20}<25%。

2. 影响放射性肺损伤发生的因素

影响放射性肺损伤发生的因素主要有以下几个方面:(1) 照射总剂量;(2) 受照射肺体积;(3) 剂量率;(4) 分割方式;(5) 照射部位;(6) 在放疗前是否有肺原发疾病以及是否在放疗时合并使用化疗药物,如博来霉素、阿霉素等合并放疗,可提高放射性肺损伤发生的可能;(7) 个体因素。其中照射总剂量及照射体积对放射性肺损伤所起的影响较大。

3. 临床表现和诊断

临床上把放射性肺损伤分为早期的放射性肺炎和晚期的放射性肺纤维化。放射性肺炎的发生时间一般在放疗后的 1~3 个月。在化疗后进行放疗的患者,放射性肺炎可以发生在放疗中或放疗即将结束的时候。放疗后进行化疗的患者,可在化疗过程中发生。因为化疗的应用而诱发肺炎的发生,临床上称为"回忆效应"(recall effect)。可以表现为低热,非特异性呼吸道症状,如咳嗽、胸闷等。重者出现呼吸困难、胸痛、持续性干咳,可以有少量白痰或痰带血丝。胸部体征一般不明显,有时可以发现相应部位扣诊浊音,听诊发现胸膜摩擦音。如临床症状严重,出现急性呼吸窘迫、高热,可导致患者死亡。患者急性期过后,临床症状减轻,但组织学改变将继续发展,逐渐进入纤维化期。放射性肺纤维化发生在放疗结束后的 2~4 个月以后,一般来自早期的放射性肺炎,但有些患者可以不表现明显的放射性肺炎的临床特征而在照射后数月直接出现放射性肺纤维化的临床症状,如进行性呼吸困难、胸闷、刺激性干咳,可以导致慢性呼吸衰竭。

影像学上,一些患者即使没有明显的肺炎临床症状,也常表现有影像学改变。早期胸片显示与照射野一致的弥漫性密度增高影。照射野以外的影像学改变也有描述,但这种情况较少发生。近年的研究认为肺放射性损伤诱发一些细胞因子的过度表达,通过信息传递和放大效应,引发炎性细胞浸润产生照射野以外肺的炎性反应,称为"远地伴随效应"(abscopal effect),认为这是一种超敏反应。CT 发现放射后改变较胸片敏感性高,能发现较早期和细微的病变。较轻的放射性肺炎可以表现为在照射野内均质的密度增加。

4. 预防

放射性肺炎的预防包括:(1) 进行放疗前了解患者治疗前所存在的情况,如患者的一般状况,肺功能,是否已经用过化疗,化疗药物的种类及剂量,或是否准备同时合并应用化疗;(2) 设计放疗计划时,要清楚地了解正常肺所受照射的体积、照射剂量、肺的体积耐受剂量,确保肺的照射剂量在耐受范围之内;(3) 治疗中密切观察。降胆固醇类药如阿米福汀、氟伐他汀在动物实验中表现出了对早期放射性肺损伤的保护作用,但对晚期放射性肺纤维化的作用尚需进一步研究,且其保护机制也未明确。

5. 治疗

对有明显症状的急性放射性肺炎的临床治疗包括:(1) 吸氧、祛痰和支气管扩张剂的应用,以保持呼吸道通畅。(2) 肾上腺皮质激素,能够减轻病变部位的炎性反应和间质水肿。可根据患者的症状确定强的松的用量,一般为 30~60 mg/d,连续应用 2~4 周,而后逐渐减量。(3) 抗生素的应用。放射性肺炎是一种淋巴细胞性肺泡炎,其病因不是细菌感染,在没有合并感染时,抗生素的应用仅仅是作为预防用药。当合并感染时,可以根据感染的种类和药敏试验结果选择抗生素。

八、消 化 系 统

(一) 食管

食管的放射反应临床上一般根据出现时间的早晚划分为急性反应和后期反应。急性反应指发生于开始放疗后 90 d 内的反应。是由于照射后食管黏膜的基底层细胞有丝分裂障碍,食管上皮发生脱落所致,表现为食管黏膜充血、水肿、渗出及糜烂。患者出现胸骨后烧灼感、进食困难较治疗前加重,伴吞咽疼痛,通常发生于开始放疗后 2 周。剂量相当于 16~20 Gy,继续治疗症状可自行消退。当放疗剂量达到 40 Gy 时,吞咽疼痛等症状可能再次出现,并可持续至治疗结束后的 1~2 周。食管急性反应发生率及其严重程度与放疗的剂量、分割方式、食管受照体积和是否综合应用化疗等因素有关。常规分割放疗,食管接受 20 Gy 左右的剂量即可发生急性放射性食管炎,大多数文献报告 60 Gy 以下的常规分割放疗,急性食管炎发生率<3%。超分割放疗及加速超分割放疗可增加放射性食管炎的发生率及严重度。某些化疗药物,如 DDP、5-Fu、阿霉素等也可增加食管的急性放射反应。如采用加速超分割放疗加化疗,严重食管炎发生率会更高。

急性食管反应的处理多主张采取保守措施。轻度一般不需要处理或给予含碘喉片含服。中度疼痛者应用止痛、局麻和硫糖铝等药物,必要时暂停放疗。对易发胃液返流的患者应使用 H_2 受体阻滞剂、抗酸剂或胃复安等药。静脉输液维持营养,部分患者可给予静滴抗生素,必要时少量应用肾上腺皮质激素。

后期反应指在开始放疗的 90 d 后出现的反应。病理学变化主要涉及肌层,深肌层灶状凝固性坏死,还有黏膜下层的纤维化,导致食管腔的狭窄。临床上表现为吞咽困难,其原因为良性狭窄的形成及肌肉和(或)神经损伤导致动力学改变。狭窄出现的中位时间为放疗后 6 个月。其他较少出现的并发症有假憩室发生和瘘管形成。

后期反应存在着明显的剂量-效应关系,当剂量≤50 Gy 时,狭窄的发生率为 2%;当剂量达到 60 Gy 时,发生率增加到 15%。食管照射的体积及长度增加,狭窄的发生率也增加,近距离治疗可明显增加溃疡的发生率。

良性狭窄的处理主要采用食管扩张或置入支架,大多数患者经几次扩张后可吞咽半流质食物。目前尚无内、外科方法来重建食管的蠕动功能。食管痉挛可应用硝酸盐、钙通道拮抗剂及胆碱能药等治疗。

(二) 胃

胃肠道上皮细胞是典型的早期反应组织,具有较高的 α/β 值和快速细胞更新能力,因而对放射较敏感。

胃黏膜急性反应的最早变化为主细胞和壁细胞的凝固性坏死,反应最严重时出现腺体结构消失、黏膜变薄和慢性炎性细胞浸润,主细胞较壁细胞更易受到放射损伤。

胃受到 15～20 Gy 照射即可出现胃酸和胃蛋白酶分泌的抑制,并可持续相当长时间。当剂量≥50 Gy,损伤难以完全恢复易发生溃疡,并继而发生出血、穿孔。急性反应的临床症状主要有厌食、恶心、呕吐及体重下降,严重者可出现胃出血、穿孔。

胃后期反应的临床症状有:(1) 消化不良:发生于照射后 0.5～4 年,为非特异性症状,无临床和影像学表现;(2) 胃炎:发生于放疗后 1～12 个月,伴有胃窦部痉挛或狭窄,病理基础为黏膜下组织发生纤维化;(3) 慢性溃疡:发生于放疗后 5 个月,与普通溃疡难以鉴别,多数溃疡较大,但易自愈,常可伴有黏膜下组织纤维化。

胃并发症与受照剂量相关,40～50 Gy 时胃炎发生率为 20%,≥50 Gy 时溃疡发生率为 15%,穿孔性溃疡发生率在 40～50 Gy 时为 6%,50～60 Gy 时为 10%,>60 Gy 时为 16%。既往有溃疡病史或曾行剖腹探查术者易发生胃后期放射性溃疡。

急性反应的恶心及呕吐等症状,降低分次剂量可有效地使之缓解,必要时可应用止吐药物。此外,让患者在放疗前稍进饮食有助于减轻症状。一般急性反应的症状消失很快,不需长期处理。

后期反应的处理一般主张应用抗溃疡药物,包括组胺 H_2 受体拮抗剂(如雷尼替丁等)及在局部黏附于溃疡面的胶体复合物(如硫糖铝等)。对于穿孔、严重出血及幽门部阻塞等严重并发症,主张采用外科治疗,对受损部分胃行部分切除术。

(三) 小肠和大肠

小肠的黏膜上皮对放疗非常敏感,其细胞周期时间在成人各种组织中最短。单次较大剂量照射后数小时,肠隐窝细胞增殖部分即发生有丝分裂停止、细胞坏死。24 h 后分裂增殖停止,出现细胞丢失,最终导致小肠绒毛剥脱。为补充细胞丢失,几个补偿机制受到激活,如缩短绒毛、收缩隐窝,残存细胞平坦分布覆盖于较大范围的基底层上。此外,绒毛细胞尽管衰老但仍滞留较长时间,激活所有残存干细胞进行增生。如照射剂量较高,小肠被覆细胞丢失大于补偿,黏膜出现溃疡。中等剂量的照射,小肠即可出现对已消化的营养物质和水的吸收障碍,导致腹泻。大肠急性损伤程度一般较小肠低,常表现为里急后重。

分次照射以后甚至没有早期反应也可发生晚期反应。人小肠的晚期反应通常在放疗结束后 12～24 个月出现,有时在数年后出现。最常见的症状为大便次数增多和便急。近端肠段损伤主要表现为无里急后重的腹泻、便血或直肠粘液过多;远端肠段损伤主要表现为大便次数增多、变软。后期损伤的原因主要为纤维化和血管血流受阻。损伤肠段的小肠壁增厚,并因水肿和纤维化而硬化,严重者可致肠梗阻。常见到小肠肠腔狭窄及纤维性结肠炎,浅表性溃疡也很常见,肠系膜增厚变硬。局部照射后,除了被固定的回肠末端,小肠肠管的活动性使活动部分肠管所受的剂量下降,这可能是回肠末端经常被损伤的原因。放疗前的外科手术将使小肠放射损伤的危险度增加,因为对小肠的操作有可能损伤脆弱的血管。在临床,患者有腹绞痛、脂肪消化不良、腹泻和便秘交替等症状。并发症还有急性或亚急性肠梗阻、穿孔、瘘管。这些并发症一旦出现,需进行对症处理,应用抗生素并需要外科的介入。

腹腔大野放疗,特别是以前做过手术的患者,40～50 Gy 中等剂量的照射即可看到这些并发症,50～60 Gy 剂量照射后有 1/3 的患者发生不同程度的肠并发症。当分次剂量超过 2.5 Gy 时,这些并发症的发生率会更高。在 1 年内 60 Gy 放疗结合化疗(5-Fu 和 Me-CCNU)可增加晚期并发症(瘘管和穿孔)的发生率。结肠和直肠的放射敏感性较低,照射 55 Gy 以后可见到损伤,60～70 Gy 照射以后 1/3 的患者受影响,照射体积的大小起关键作用。

(四) 肝

1. 病理特征

放射引起肝损伤的病理上的特征性改变是静脉的非特异性闭塞性损伤,即肝静脉闭塞症(VOD)。在此基础上,最终发生肝纤维化。其病理变化可分为数个不同的阶段:(1)急性期:为照射后 1~6 个月,受照的肝区显著充血、肿大。光镜下可观察到 VOD 的特点,即肝小叶中央静脉周围血窦明显充血、扩张,静脉壁有胶原纤维沉着,管壁增厚,管腔变窄,有些肝静脉被增生的胶原纤维阻塞。肝细胞大片变性、坏死;(2)慢性期:为照射后 6 个月至数年。大量增生的纤维结缔组织伴胶原化并分隔肝细胞形成假小叶,肝细胞索皱缩,中央静脉和汇管区形成纤维性桥。

2. 发病机制

发病机制尚未完全明了,目前认为有以下几种可能:(1)肝细胞受损坏死后释放大量的转移生长因子-β_1(TGF-β_1),可刺激纤维结缔组织及纤维细胞的增生并可抑制胶原降解,这在肝纤维化的发生中起了关键作用。(2)放射线导致中央静脉和(或)血窦内皮细胞的损伤,激活了凝血机制,同时对机体的纤维蛋白溶解机制有所抑制,最终引起纤维蛋白局部沉积,血管腔狭窄、闭塞,形成 VOD。(3)放射线导致的肝损伤,可激活自身的免疫反应,造成更广泛的损伤,刺激纤维细胞增生,胶原合成增加。(4)照射部位的枯否细胞数量减少且功能减弱,致使贮脂细胞和肝细胞功能紊乱,促发或加重肝纤维化。实际上,肝纤维化的发生可能是上述多种因素综合作用造成的,单因素间是如何相互影响、相互作用的尚待进一步研究。

3. 临床表现

临床上放射性肝炎患者可表现为:(1)放疗后数周至数月出现腹水、胸水、右上腹不适或疼痛,合并化疗的患者可有明显黄疸;(2)肝功能异常,最突出的表现为 AKP 明显升高,伴黄疸者则还有胆红素明显升高;(3)放射性核素扫描表现为受损肝区放射性稀疏或缺损,此是一较为敏感、可靠的诊断方法;(4)MR 表现为 T_2 时相与照射区完全一致的信号增强区;(5)肝活检可见 VOD 等特征性病理改变。

4. 发病因素

放射性肝炎的发生受以下因素的影响:(1)放射剂量及体积:全肝照射的安全剂量为 30~35 Gy;全肝条状野照射的耐受量为 15~20 Gy;1/3~1/2 肝脏可接受 40 Gy 的照射;肝小部分受照射,剂量可至 55 Gy。(2)分割剂量:分割次数少,损伤大,有研究表明单次照射剂量 30 Gy 即可引起严重的肝纤维化,死亡率达 60.9%。(3)射线种类:高 LET 射线所致损伤重于低 LET 射线;(4)年龄:儿童对射线较成人敏感,照射 12 Gy 以上即可发生放射性肝损伤。(5)药物作用:使用对肝脏有害的药物,特别是结合使用化疗的患者,肝损伤重。许多化疗药物除直接对肝脏造成损伤外,还可增加肝脏对放射线的敏感性。(6)其他:放疗前肝功能即有异常、营养状况差者损伤重。

5. 预防和治疗

放射性肝炎目前尚无特别有效的治疗方法,预防工作尤为重要。(1)准确把握肝脏受照射的剂量及体积,使其限制在正常耐受量范围内;(2)某些药物在肝脏放射性损伤的预防上有一定的作用,可作为肝的保护剂,如各种维生素、蛋氨酸、葡萄糖醛酸等。放射性肝炎一旦发生,处理上基本同病毒性肝炎或肝硬化。主要是保肝、对症处理。包括使用保肝药物,利尿剂,进低盐、高蛋白富含维生素饮食,注意休息等。多数患者在治疗后1～2个月症状缓解,少数重症患者肝脏损伤不可逆,而致肝功能衰竭死亡。

九、泌尿系统

(一) 肾脏

肾脏属放射敏感性组织,在进行盆腔、腹部及脊柱照射时,都要考虑到射线对肾脏造成损伤的可能性。放疗实践中应杜绝严重的肾脏的放射性损伤,治疗前制定理想的放疗计划,是将放射性损伤降低到最低限度的有效手段。

放射性肾损伤的发病机制尚不明了,主要是不能确定是由肾小球和肾血管上皮细胞还是由肾小管上皮细胞的放射性损伤引发的肾脏一系列的病理改变。在肾脏放射性损伤的发病进程中究竟是血管损伤还是肾实质细胞损伤起着主导作用。目前认为多靶损伤解释更为合适。

肾小球和肾小管的原发性损伤可使肾功能降低,并引起慢性肾血管扩张,结果造成肾小球压升高和循环加快。放射性肾炎组织学改变进展较为缓慢,但一旦出现,却是不可逆的。在损伤的发展期间,虽有肾小管上皮的增生以及肾小管的再生,但增殖的上皮和肾小管无助于肾功能的恢复。

肾脏的放射损伤与照射剂量、照射容积、患者年龄、是否并用化疗等因素相关。双肾的耐受剂量大约是23 Gy/5周。常规分割时,耐受剂量 TD5/5 为 20 Gy,TD50/5 为 25 Gy。Willett等研究了一侧肾脏照射26～30 Gy后肾功能的变化,发现照射容积达50%时肌酐清除率平均降低10%,60%～85%时降低了19%,90%～100%时降低了24%。接受全身照射的骨髓移植患者,影响放射性肾炎发生的因素很多,但全身照射时剂量率的影响最大,低剂量率可以明显增加肾脏的放射耐受性,减少放射性肾炎的发生。儿童肾脏放射耐受剂量与成人相似,但幼儿肾脏对放射线的敏感性高。临床常用的化疗药物,如顺铂、丝裂霉素、亚硝脲等与放疗并用可增加肾损伤的危险性,尤其是顺铂,与放疗联用时较单一治疗肾脏的毒性大大增加,不仅如此,在肾脏照射3～12个月后再次应用顺铂化疗,顺铂对肾脏的毒性仍会明显增加,即便是正常的治疗剂量也可能迅速引发致死性的肾炎。因为顺铂加速了缓慢性的放射性损伤以及肾脏放射性损伤的存在使药物的排泄率降低,进一步加重药物本身的毒性,使肾脏放射性亚临床损伤得以加速加重地表现出来。

根据损伤出现的时间和表现形式,放射性肾损伤分为急性放射性肾炎和慢性放射性肾炎。急性放射性肾炎通常出现在照射后6～12个月,而慢性放射性肾炎则发生在照射后18个月。患者出现头痛、呕吐、高血压、水肿和无力等症状。临床检查可有贫血、镜下血尿、蛋白尿以及由于微球蛋白渗出,尿中蛋白管形呈阳性;还可以有肌酐清除率降低、血尿素氮升高等肾功能检测指标的异常。无症状的蛋白尿是肾脏放射性损伤的一种表现,高血压多在治疗后18个月以至数年发生。无论急性期还是慢性期,高血压都是最常见的合并症。

放射性肾炎患者可无症状长期存活,对肾脏有射线照射史的患者应长期随访检查尿及血压变化。对放射性肾性高血压,可进行一般的内科处理;一侧肾放射损伤所致的高血压可行肾切除;肾动脉狭窄经血管造影后决定治疗方式。放射治疗后肾功能衰竭的治疗与一般其他原因所致的肾功能衰竭的治疗相同。主要是减少肾脏负担,包括卧床休息,低蛋白饮食,限制液体和盐的摄入量,纠正水、电解质紊乱,酸碱平衡和对症处理。透析疗法可使肾功能衰竭患者长期生存的条件明显改善,肾移植是放射性肾损伤所致肾功能衰竭最彻底的治疗。

(二) 膀胱

膀胱对放疗的反应可分为急性反应和迟发反应两类。前者通常发生于放疗过程中或放疗后 3～6 个月,后者则发生于放疗 3～6 个月以后。治疗后 3～6 个月发生的症状亦被定义为亚急性期症状。

急性期症状与一般膀胱炎相同,如尿频、尿急、尿痛等。这些症状可持续几天或几周,在停止照射后几周消失。急性期症状通常是自限性的,可能与尿路上皮细胞层的损伤和感染有关。

迟发性膀胱损伤的靶细胞可能是血管内皮细胞。这些晚期损伤引起黏膜萎缩,非典型性纤维化、血管壁缺乏弹性、毛细血管扩张、异常新生血管形成等。这些改变形成明显的组织纤维化和坏死,甚至可能导致溃疡、瘘和穿孔。

严重出血性膀胱炎不常见,一般在灌注后出血可停止。如迅速产生大面积的毛细血管扩张,伴有严重威胁生命的出血,必须行膀胱切除术。

膀胱组织纤维化,引起膀胱挛缩,造成膀胱容量下降及压力上升。放疗后出现瘘(膀胱-阴道瘘、膀胱-直肠瘘、膀胱-尿道瘘等)一般是放疗技术错误或高剂量所致。

影响膀胱损伤的基本因素是照射剂量。膀胱对放射的耐受剂量较肾脏高,在 6 周内分次照射时,阈值为 55～60 Gy。其他因素还包括多野照射、每日分次剂量及射野大小。大野照射及单野照射时,并发症发生率较高。照射过程中,膀胱继发性感染可加重病情的发展,化疗药物与放疗同时应用会增加放疗对膀胱的损伤作用,对接受放疗的患者,应避免应用环磷酰胺类药物。

十、性　　腺

(一) 卵巢

卵巢的放射性损伤常针对绝经前患者。射线作用于卵巢,会使卵巢的滤泡数量减少、成熟受损、皮质纤维化和萎缩,或有增生不良、血管硬化。原始卵泡发育成滤泡受阻,雌激素分泌减少。青春期前的女孩仍会有更多的卵母细胞补充,对放射线可能较抗拒。

卵巢的放射效应与睾丸不同,因为在胚胎期以后卵母细胞不再分裂,所有细胞在出生时就存在,卵母细胞的丢失是不可逆的。

卵巢对放射的反应因年龄、个体差异而不同,且与照射剂量、分割次数均相关。常规体外照射,1.8～2.0 Gy/d,总剂量 24 Gy 以上时,不可避免地将导致永久性的卵巢功能丧失。导致永久不育的 TD5/5 为 200～300 cGy,TD50/5 为 625～1200 cGy。卵巢功能丧失患者临床上可表现为绝经症候群,如潮热、出汗等。为保留卵巢的生育和内分泌功能,目前采用较多的方法是卵巢移植术。通常将一侧或双侧卵巢移植于双侧结肠旁沟或上腹部放射野之外的部位。

激素替代治疗是卵巢功能丧失后的替补治疗,是否在服用雌激素的同时与孕激素联合应用,则依患者的具体情况而定,如子宫内膜完好存在,则加用孕激素为好。

(二) 睾丸

放射线作用于睾丸,会损伤生殖细胞及睾丸间质细胞(Leydig 细胞)和滋养细胞(Sertoli 细胞)的功能,并且损伤神经肌肉控制射精的能力。生殖细胞、间质细胞与滋养细胞对放射线的敏感性不同,因此损伤也各异。睾丸精原细胞对放射线最敏感,很小剂量就会引起明显损伤。正常男性睾丸一次剂量 15 cGy,可引起短期不育,睾丸受到一次剂量 350～600 cGy 的照射,可引起永久不育。在精细胞发生过程中,B 型精原细胞对放射线最敏感,精母细胞居中,精子细胞对放射线较抗拒。低剂量放疗使精子减少的机制可能是直接杀灭抑制了干细胞或精原细胞。完成精子细胞发育的周期大约是 60～90 d,因为放疗可能使精子发育停滞,此阶段精子可能具致突变性。因此在未出现成熟的精子之前不应受孕,并且在精子恢复正常 1 年左右再受孕比较安全。

分次照射比单次照射更易引起不育。这是由于分次照射使相对抗拒的 A 型精原细胞转变为放射敏感的 B 型精原细胞,即"相对分割效应"。

考虑到放疗后部分患者精子恢复时间可能较长,或可能发生永久的精子活动能力缺乏,建议在放疗前取患者精子存入"精子银行",以备需要时使用。为减少健侧睾丸受量,在放疗患侧睾丸或阴囊时,必须仔细保护健侧睾丸,用低熔点铅做成 1 cm 厚的专用保护挡块置被保护的睾丸上,这种铅块可使睾丸受量减少到处方剂量的 1%～2%。

十一、全身性放射反应

(一) 消化道反应

主要反应为食欲不振、恶心、呕吐及腹泻等,腹腔肿瘤照射时难免,非腹腔肿瘤治疗时出现消化道反应,可能是对肿瘤破坏时的毒性代谢产物的反应,此时应对症处理,令患者多饮水及补充大量维生素,适当用些镇静剂,同时应解除患者顾虑,增强患者与疾病作斗争的信心。

(二) 造血系统

临床上恶性肿瘤的放疗最常用的是局部照射,如照射范围小于造血骨髓的 3%,对全身的血象没有太大的影响。若照射区包含相当部分骨髓,分次照射的累积剂量达到 20～40 Gy 以上,外周血象可迅速下降,受照区骨髓组织明显损伤。损伤程度轻则恢复较快,因为造血干细胞(HSC)具有迁移能力,未照射区内的骨髓 HSC 迁移至受照区而开始造血重建。由于白细胞和血小板寿命短,因此外周血中下降很快。红细胞寿命相对较长,贫血出现较慢,其原因并非红细胞对放射抗拒。

如白细胞<$3.0×10^9$/L,血小板<$80×10^9$/L 要考虑暂停放疗。放疗中要注意患者的营养,对已有下降者可用中西医治疗。当前对放、化疗所致白细胞减少、血小板减少的造血抑制已普遍采用多种造血生长因子(HGF)。它们不仅能刺激正常机体的造血活动,同时能加速受照后机体造血功能重建。

(三) 皮肤过敏反应

有时可发生皮肤瘙痒、丘疹样荨麻疹等,这是对肿瘤破坏的毒性产物过敏所致。

(四) 免疫系统

低剂量电离辐射与高剂量电离辐射对免疫功能有完全不同的效应,低剂量照射有刺激作用,高剂量照射则有抑制作用。对天然高本底辐射地区人群的研究表明,其外周 T 淋巴细胞对植物凝集素(PHA)刺激的反应性上调,白介素-2(IL-2)分泌增高。对日本原子弹爆炸后幸存者(受照剂量为 0.01～1.00 Gy)40 年后的调查发现,其 NK 细胞对 K562 细胞系的杀伤作用显著高于对照组。另有报道低剂量辐射可促进 IFN-γ 的分泌。低剂量辐射可能部分通过促进细胞因子来提高免疫细胞的反应性。同时低剂量全身照射可降低下丘脑-垂体-肾上腺(HPA)轴的功能,引起血清促皮质醇释放激素(ACTH)和糖皮质激素水平下降,从而减轻了 HPA 轴对免疫系统的抑制,成为免疫增强作用的一个整体因素。高剂量照射对机体的免疫功能有较大的影响,可使患者的免疫功能明显而持久地下降。患者经放疗后淋巴细胞数减少,CD3、CD56、CD25 阳性率和 CD4/CD8 比值明显下降。恶性肿瘤患者免疫功能处于不同程度的抑制状态,电离辐射作用于机体后,其免疫功能可进一步受到抑制,且与辐射剂量成负相关关系。因此放疗患者辅以免疫增强剂可增强机体免疫功能,以提高疗效。

复习思考题

1. 皮肤急性反应和分类。皮肤反应的处理原则。
2. 中枢神经系统放射反应分几种及其处理原则?
3. 放射性肺炎的发生机制。
4. 中枢神经系统、全肺、全肾和小肠的放射耐受量。

参 考 文 献

[1] 沈 瑜,糜福顺主编.肿瘤放射生物学. 北京:中国医药科技出版社,2002
[2] 许昌韶主编. 高等教育教材:肿瘤放射治疗学.北京:原子能出版社, 1995
[3] 申文江,徐国镇主编.放射肿瘤学新进展.北京:中国医药科技出版社,2001
[4] 申文江,王绿化主编.放射治疗损伤.北京：中国医药科技出版社,2001
[5] 胡立宽,魏奉才主编.头颈部肿瘤放射治疗学.上海：第二军医大学出版社,2002
[6] 黄征难,陈发明. 放射性龋的研究进展. 中华放射医学与防护杂志,2003,23(6):480～481
[7] 沈春英,胡超苏,何少琴.头颈部恶性肿瘤放射治疗后唾液腺功能减退的防治.中华放射肿瘤学杂志,2003,12(sup):62～64
[8] 黎 功,于益民,申文江.心血管的放射损伤及防护,中华放射肿瘤学杂志,1997,4(8):249～251
[9] 曹京旭,张旭志.细胞因子与放射性肺损伤.国外医学:放射医学核医学分册,2001,25(4):181～185
[10] 姜 锋,傅真富,马胜林.低剂量全身放射治疗的基础研究和临床应用.中华放射肿瘤学杂志,2004,13(1):70～72
[11] 许昌韶,姚德元,高耀明,等.肿瘤病人体外放射治疗对血清总 T3,T4 和 TSH 的早期影响. 苏州医学院学报,1991,11(4):288～289
[12] 许昌韶,俞志英,姚德元,等.10-羟基癸烯酸在肿瘤放疗病人中的免疫保护及升白细胞作用.中华放射医学与防护杂志,1987,7(1):40～42

[13] 苏燎原,田海林,徐映东,等.淋巴细胞亚群的NK活性及低剂量辐射对其效应.癌症,1997,16:95～98

[14] Hancock SL, Mcdougall IS, Constine LS, et al. Thyroid abnormalitied after therapeutic external radiation. Int J Radiat Oncol Biol Phys, 1995, 31(5):1165～1170

[15] Stewart JR, Fajardo LF, Gillette SM, et al. Radiation injury to the heart. Int J Radiat Oncol Biol Phys, 1995, 31(5):1205～1211

[16] Zhou JM. High levels of natural radiation 1996 — radiation dose and health effects. Proceedings of 4th ICHLNR. Elsevier Amsterdam, 1997

[17] Movsas B, Raffin TA, Epstein AH, et al. Pulmonary radiation injury. Chest, 1997, 111(4):1061～1076

[18] Charles AS, Louis SC. Chronic neuroendocrinological sequelae of radiation therapy. Int J Radiat Oncol Biol Phys, 1995, 31(5):1113～1121

(周菊英)

第十一章 放射治疗计划的设计和实施

第一节 放射治疗计划设计的基本原理

一、临床剂量学的基本原则

放疗的目的是对靶区实施肿瘤致死剂量,同时把周围正常组织的受量控制在耐受剂量范围之内,从而得到最小并发症的理想的治疗比。所谓肿瘤致死剂量是指使绝大部分肿瘤细胞破坏死亡而达到局部治愈的放射线的剂量,正常组织耐受剂量则分为最小的损伤剂量(TD5/5)和最大的损伤剂量(TD50/5),TD5/5(TD50/5)是指在所用标准治疗条件的肿瘤患者中,治疗后5年因放射治疗造成严重损伤的患者不超过5%(50%)时的照射剂量。正常组织耐受剂量与肿瘤致死剂量之比称为治疗比,当治疗比≥1时,肿瘤才有可能被治愈。不同类型肿瘤的治疗比不相同,对于具体部位的肿瘤虽然治疗比已经确定,但可以通过治疗计划的精心设计,改善肿瘤与周围正常组织的受量情况,以期达到更好的治疗效果。

长期的放射治疗学实践告诉我们,一个较好的治疗计划应满足下列要求:(1)准确的肿瘤剂量:靶区的准确定义是治疗计划设计的关键,靶区应包括肉眼见的肿块、潜在转移的区域淋巴结、亚临床灶以及考虑由于运动和摆位误差而应外放的范围。术后放疗应包括手术范围,然后严格按照放射肿瘤医师给出的靶区剂量予以照射。(2)靶区剂量分布均匀:在治疗的肿瘤区域内剂量变化应<±5%,在治疗计划设计时,同时还要求90%或以上的剂量线包绕靶区,以避免少量的肿瘤细胞受到低剂量照射而增加复发的概率。(3)尽量提高靶区的剂量,同时减少照射区内正常组织的受量。(4)保护肿瘤周围重要器官,重要脏器受量应控制在允许范围之内。以上四点被称为临床剂量学四项基本原则。

二、外照射靶区剂量学的规定

在进行放疗结果的分析和比对时,用一个国际性的规定来描述靶区和正常组织的受照体积与剂量是十分重要的。目前国际辐射单位与测量委员会(ICRU)第50号和第62号报告的规定已被广泛用来进行对照射体积和剂量的描述,这将有利于放射肿瘤学工作者更好地按照规定执行治疗方针,并能与国内外放疗中心直接进行经验交流。

(一) ICRU 靶区体积的规定

见图11-1所示。

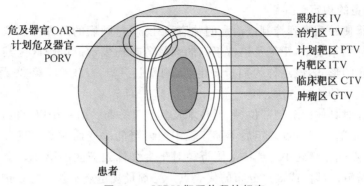

图 11-1　ICRU 靶区体积的规定

1. 肿瘤区(GTV)　指用一般诊断手段能诊断出的、肉眼可见的肿瘤病灶,包括转移的淋巴结或其他转移病灶。确定肿瘤区的方法应与 UICC、AJCC 等国际组织制定的肿瘤分期标准相一致。

2. 临床靶区(CTV)　根据肿瘤生物学知识,在肿瘤病灶周围可能存在的亚临床灶或肿瘤潜在的向周围侵犯的范围,在 GTV 周边增加一个间隙来包括这个潜在的肿瘤范围而确定的一个体积称为 CTV。CTV 的确定依赖于放射肿瘤医师对肿瘤生物学行为的了解和临床经验。

3. 内靶区(ITV)　在患者体内,不同的器官都存在生理性的运动包括我们所定义的 GTV 与 CTV,而在定义 GTV(CTV)时是在静态影像上进行的,当考虑了这一运动的范围后,在 CTV 周边外放一个间隙,形成一个新的体积就被称为 ITV,它使得运动着的 CTV 在此体积内出现的概率最大。ITV 的确定使得 CTV 受到最大的处方剂量照射。ITV 一旦确定,它与患者坐标系的参考物内外标记应保持不变。

4. 计划靶区(PTV)　在勾画靶区时,我们不仅需要考虑器官的生理性运动,而且还要考虑日常摆位时患者体位重复性的不确定性。因此在 ITV 周边再外放一个间隙形成 PTV,间隙的大小由靶体积运动的范围(S_{cv})和治疗摆位误差(S_i)的综合误差(S_t)确定:$S_t^2 = S_{cv}^2 + S_i^2$。在头颈部肿瘤照射时,由于采用较好的固定装置,其 PTV 与 CTV 几乎相同。因此 PTV 的范围包括了 CTV 本身,还有因 CTV 生理性运动以及摆位误差而需扩大的范围。PTV 是决定照射野大小的最终概念,是联系患者坐标系和机器坐标系的几何概念,专用于治疗计划的设计和执行。

5. 治疗区(TV)　由若干个照射野形成的由某一等剂量线(90%甚至95%剂量线,由放射肿瘤医师确定)所包括的范围,评价包围的情况可以使用"靶区适形度"来说明。

6. 照射区(IV)　由若干个照射野形成的、需要考虑正常组织受量的一个照射范围,由50%剂量线规定。照射区的范围直接反映了正常组织所受剂量的大小。

7. 危及器官(OAR)　指可能卷入射野内的重要组织或器官,它们的耐受剂量将影响靶区处方剂量的大小。与计划靶区的定义一样,在确定危及器官时,应考虑器官本身的运动和治疗摆位误差的影响,扩大后的范围称为计划危及器官区(PORV)。在确定危及器官的受量时,应考虑其放射生物学类型为"并型组织"或"串型组织"。前者主要受照射体积和平均剂量的影响,后者的并发症概率主要决定于所接受的最大剂量。

（二）靶剂量的规定

靶剂量是指使肿瘤得到控制或治愈的肿瘤致死剂量,肿瘤的局部控制取决于靶剂量的选择。在治疗计划系统中,靶区及正常组织的剂量分布均表示成以靶区内某一点剂量归一的相对剂量分布的形式,该点称为剂量规定点(剂量归一点)。ICRU 第 29 号及 50 号报告推荐了剂量规定点的选择方法。

靶剂量应针对具体的解剖部位、照射技术及其剂量分布。对一个以上的计划靶区,应有相应的靶剂量,靶剂量规定点确定后不随疗程中照射野的改变而改变。只有 1 个计划靶区时,靶剂量规定点选在靶区中心或中心附近。对于多个计划靶区的第 2、3 个计划靶区的靶剂量规定点应是解剖部位或剂量分布的代表点。靶剂量规定点不能选择在剂量变化梯度大的地方,并至少离开射野边缘 2 cm。如果靶区剂量分布按照前面规定的剂量规定点(100%)归一时,100% 等剂量线就代表着靶剂量。

三、治疗计划设计步骤

一个完整的治疗计划贯穿了放疗的整个过程,它包括体模及影像采集、计划的设计、计划的确认和计划的执行与验证等 4 个主要步骤。

（一）体模及影像采集阶段

患者决定接受放疗以后,便可以初步根据肿瘤的部位和患者的一般全身情况等来确定患者的治疗体位,用热塑膜或真空垫等固定体位。患者采取治疗体位在常规模拟机或 CT 模拟机定位。三维适形放疗肿瘤定位主要使用 CT 模拟机,让患者处于治疗体位(通常使用体位固定装置)进行 CT 扫描,采集肿瘤以及正常组织的影像资料并通过网络传输至治疗计划系统(TPS),为治疗计划设计做好准备。而传统的二维治疗计划患者的解剖资料主要通过手工脱模或使用有限的几层 CT 图像来获取,在剂量计算时存在很大的局限性。

（二）计划的设计

当 CT 扫描的影像数据传输至计划系统后,由放射肿瘤医师和放射物理师勾画出患者身体外轮廓、靶区、危及器官或者某些感兴趣区域。计划设计者根据一些物理因素,如靶区位置、性质、大小、形状以及与周围正常组织的毗邻关系来合理地选择射线的种类和能量,选择照射技术以及对于射野的安排,还有生物因素如靶剂量以及给予方式的选择,使靶区和正常组织受到符合要求的剂量照射。

在用 TPS 评价一个治疗计划是否符合临床剂量学原则时,可以使用剂量分布的三维显示以及剂量体积直方图(DVH),观察靶区剂量的均匀性、靶剂量与靶体积的关系以及靶剂量与正常组织受量的关系。根据科室机器的实际情况,选择一个相对理想的可执行性较好的计划用于治疗。

（三）计划的确认

治疗计划由放射肿瘤医师认可后,打印并输出计划文件,在常规模拟机或模拟机 CT 进行计划的核对。患者以治疗体位睡于定位床上,按照治疗计划调节好升床、机架准直器转角等机械参数,观察机架转角过程中是否会与体位固定装置发生碰撞;若设计后斜野照射时,射线是否穿过床板或床边金属杆或固定装置。评估计划的可执行性,若计划不可执行,应修改计划直至被证实可以执行。

(四) 计划的执行与验证

计划确认以后,由医师填写治疗单(放疗处方),其内容包括详细描写患者的治疗体位和体表参考点的位置,说明固定装置的名称、头枕型号甚至膀胱的充盈状态等。首天治疗应在医师的观察下进行。计划的执行由技术员来进行,要求技术员不仅要掌握正确的治疗理论和熟练的操作技术,还应具有高度的工作责任感,以保证治疗计划能安全、准确地执行。治疗计划的验证可分为几何摆位验证及等剂量分布验证两大方面。

1. 几何摆位的验证 在摆位过程中会存在一些误差(系统误差和随机误差),甚至是严重的错误,因此位置的验证非常有必要。传统的方法是拍摄射野证实片,使用慢感光胶片,用摄片架固定在身体后方,照射前预照射 1~3 MU 来拍摄射野影像,与计划的 BEV 图像比较。由于拍摄射野证实片需要经过胶片的安装和冲洗等过程而较为费时,且照片对比度也较为有限。近年来发展了电子射野影像系统(EPID),可以在每次治疗时动态地观察射野的影像与变化,EPID 的位置验证主要有治疗前校正射野、离线评价患者摆位、治疗前校正患者摆位和治疗中校正患者摆位等几种形式。

2. 剂量验证 确认患者所接受的剂量是否等于计划所给予的剂量,最直接的方法是使用热释光(TLD)和半导体剂量计进行体外剂量测量,但只能测量数量有限的几个点的剂量,且测量时间较长。EPID 除了能应用于几何位置的验证以外,经过适当的刻度还可以测量平面的剂量分布。在治疗计划系统中,可以把某一个治疗计划移植至模体中,计算出在模体中的剂量分布,也可使用一些剂量仪矩阵来验证两维平面的剂量分布。

四、治疗体位及体位固定技术

放疗的目的是使肿瘤组织接受最大剂量的照射并且使周围正常组织的受量最小,达到这一目的的一个重要方法是减少 PTV 外放的范围。虽然内部器官的运动较难以控制,但可以通过外部的固定来减少治疗中摆位的误差以及患者的移动。摆位误差可以分为随机误差和系统误差。随机误差是指由于患者体位重复性的变化以及治疗过程中体位的运动而引起的误差,可以通过改善摆位技术来使得误差最小化;系统误差是由于摆位过程中机器方面如等中心、光学源皮距指示器等的误差而引起的,可以通过日常的机器质量保证程序来消除。Verhey 总结了治疗摆位时不同解剖部位使用不同固定技术时的平均误差,结果见表 11-1。

表 11-1 患者摆位的重复性

部 位	固 定 技 术	平均误差范围(mm)
盆腔腹部	热塑料网罩	3~4
	未固定	6~8
乳腺	真空垫	3
胸部	未固定	4
头颈部	面罩	2.5~4
	机械固定	3
	牙托	4
头颅	未固定	3
	面罩	2.0~2.5
	颅内固定(立体定向治疗)	<1

(一) 治疗体位的选择

患者的治疗体位必须是舒适的、可重复的,而且能够便于模拟定位与治疗的实施。对于患者来说,越是简单的、舒适的体位越是容易保持和重复,如仰卧体位明显优于俯卧体位。特别是随着等中心技术的广泛使用,多数的肿瘤治疗患者都可采用仰卧体位,或者采用同一体位进行多靶区的照射,其优点是摆位简单又精确,而且能使相邻射野能够更好地连接。如鼻咽癌照射时,患者取仰卧体位头戴固定面罩,分别照射鼻咽部以及颈部淋巴灶两个靶区。而有些情况患者需要采取俯卧位,如全脑全脊髓照射,这对体位的固定提出了更高的要求。

(二) 体位固定技术

采用体位固定装置可以限制治疗过程中患者有意识或无意识的运动以及更好地保持每一次治疗的体位重复性。固定装置可以应用于局部固定也可以用于全身固定。目前常用的固定技术有:(1) 高分子低温水解塑料热压成型技术:将用于头颈部的头颈膜和用于体部的体膜置于 75℃ 左右水中 3~4 min,透明软化后取出按压在患者治疗部位冷却成型即可,且对剂量的影响一般<2‰~3‰。(2) 真空袋成型技术:在封闭的塑料或橡胶袋中充满了许多微小的塑料颗粒,患者睡于真空袋上摆好治疗体位,通过塑料袋上的抽气口抽真空,使塑料颗粒积压变硬而达到固定的目的。真空袋可用于局部(如腿和手臂)的固定也可以用于全身的固定,可以单独使用也可以与其他固定装置(如体架)组合使用。在设计射野时,当射线需要穿过真空袋到达靶区时应注意射线的衰减和皮肤的反应。(3) 立体定向系统:用于 X 或 γ 线立体定向放疗的体位固定。它分为定位框架和治疗框架,并通过基础环和各自的适配器与 CT、MRI 等影像设备的诊断床和加速器的治疗床连接,以达到精确固定的目的。

五、体位参考标记

体位及体位固定以后,使用常规模拟机或 CT 模拟机等影像设备,利用 TPS 确定靶区中心,得到了以靶区中心为原点的靶区坐标系。利用两侧墙和天花板上的激光灯描绘出靶中心的体位参考点。在治疗时,通过体位参考点将靶区坐标系对准治疗机坐标系,使靶中心位于治疗机等中心处。体位参考点通常是皮肤标记或纹身,是代表靶坐标系的位置符号。由于器官的运动,它们的对应关系将发生变化。头颈部变化较小,而对于胸腹部由于呼吸等运动而使变化相对较大。合理地选择参考标记点应遵循下列原则:(1) 可选择相对固定的解剖位置,如食管癌照射时可选在气管隆突处。(2) 头颈部肿瘤照射时,因皮下脂肪较薄,标记点可设在固定面罩上。(3) 腹部因皮下脂肪较厚,皮肤标记点应设在皮肤位移最小处。(4) 内标记定位的精度要高于外标记,因此立体定向治疗时使用内标记如在肿瘤周围预埋金点的方法。

六、模拟机与 CT 的应用

在靶区定位时,使患者处于治疗体位定出靶区中心,并作出相应的参考标记。当前常用的靶区定位方法包括常规模拟机、CT 模拟机和模拟机 CT。

(一) 模拟定位机

模拟定位机用于放射治疗始于 20 世纪 60 年代末,此前一直使用诊断 X 线机作为诊断与定位的工具。模拟定位机是一个模拟治疗机功能的等中心机组合了诊断X线机而成,具有动态透视、摄片、诊断和定位的功能。由X线球管、准直器、机架、影像增强器、定位床以及控制台等几部分组成。X线球管和准直器安装于机架的一端相当于治疗机的机头,X线球管代替了^{60}Co源或加速器的靶位置,准直器由限束装置和"井"形射野界定线组成。限束装置用来调节X线束范围(透视视野范围),井形射野界定线用来指示射野的位置和范围,帮助医生观察病变与周围组织的关系,准直器的运动功能应与治疗机相同。机架的另一端是影像增强器,将X线影像信号放大,通过电视系统显示在监视屏上。影像增强器可以向前后、左右以及上下运动,定位时用于移动透视视野范围。机架除了与治疗机一样能作等中心旋转外,还能调节源轴距以适应不同的治疗机。模拟机定位床的运动和承重应与治疗机相同,一般由碳素纤维材料组成。

在进行计划设计过程中,模拟定位机起着重要的作用,它主要包括:(1)靶区及重要器官的定位。模拟机提供了患者治疗状态的影像资料,可以动态观察射野方向、靶区或正常组织的运动、靶区和正常组织的毗邻关系,并拍摄射野方向的X线平片用于射野挡块的设计。(2)用于治疗计划的模拟与验证。在治疗机治疗之前,设计好的计划必须经过模拟机确认,评估可执行性;将制作好的挡块插入托架,观察挡块的形状与位置,并拍摄验证片。

(二) CT模拟机

CT模拟技术是20世纪70年代末发展起来的一种新的肿瘤定位技术,并在近10年来成为三维适形放疗不可缺少的手段。研究表明有30%～80%接受放疗的患者可以得益于CT计划,因为较常规模拟机而言,CT的信息增加了定义靶区的准确性。据估计,使用CT可大致提高约3.5%的5年生存率,特别是对脑、喉部、盆腔和腹部等小野治疗时产生较大的影响。一套完整的CT模拟系统是由CT扫描机、治疗计划系统和激光射野定位仪组成。CT在治疗计划设计中的应用主要指:(1)治疗计划要求CT床面必须是平坦的,以使扫描体位与治疗体位能保持一致。同时扫描孔径应该足够大(应在70cm以上),以适合放疗的各种体位。(2)肿瘤和正常组织的确定:CT具有较高的密度分辨率,相对于常规X线机大大提高了定义靶区和危及器官的精确性。(3)CT值提供了非均匀组织的密度信息,使用矫正曲线将CT矩阵数据转换成相对电子密度来提供剂量计算所需要的密度数据。

CT模拟的过程分为以下几个步骤:(1)让患者按治疗体位睡于CT扫描床,并使用体位固定装置固定体位,确定扫描范围并在体表标上定位参考点标记(通常是3个铅点)。进行CT扫描以获得治疗部位的CT影像资料。(2)CT影像资料通过网络传输至治疗计划系统,重建出患者治疗部位的"三维假体",并在"三维假体"上进行治疗方案的设计与验证(虚拟模拟)。(3)将模拟定位的结果主要是照射野的等中心点,相对于CT扫描时定位参考点的位移,传输给激光照射野定位仪并通过其两侧墙和天花板上的激光灯完成位移,在患者皮肤或固定装置上做好照射野等中心标记,再次行CT扫描,以检验等中心点是否准确。确认无误后,才算完成了模拟定位工作。CT模拟机和虚拟模拟构成的整个过程称为CT模拟。CT模拟与常规模拟机应用特点的比较见表11-2。

表 11-2 CT 模拟与常规模拟机应用的比较

	CT 模拟	常规模拟机
靶区定位	+++	+
观察器官运动	+	+++
射野证实片	++	+++
计划设计	+++	+*
射野皮肤标记	++	++
置放射野挡块	++	+

* 附加 CT 功能后

(三) 模拟机 CT

模拟机 CT 是一套在模拟机的机架附加了 CT 的设备,它在模拟过程中可用来产生相对有限分辨率的影像,它提供外轮廓和一些内部正常解剖数据,例如肺和薄层胸壁,并做简单的非均匀组织校正。影像不能产生肿瘤信息的细节和准确的 CT 值,且较为耗时,通常只扫描靶区的中心层、上一层和下一层。然而相对于 CT 扫描,它的费用较低,且不受 CT 孔径的影响,特别适合乳腺的治疗技术和斗篷野以及全身放疗。模拟机 CT 的优越性是为乳腺的治疗提供了定位选择的自由,3 层靶区定位也改善了乳腺的剂量均匀性。

七、治疗计划系统(TPS)

治疗计划的设计是整个放疗过程中非常重要的一个步骤。随着计算机技术的发展以及计算机技术在放疗中的应用,发展了以高速计算机作为操作平台的三维适形放疗计划系统。它不仅改进和充实了早期计划系统的剂量计算和显示功能,并可与影像定位设备如 CT、MRI 以及治疗机连成网络系统。

(一) 二维与三维计划系统

利用计算机进行二维治疗计划的设计始于 20 世纪 50 年代末。相对于现在的三维计划系统,二维计划系统具有许多的局限性,主要表现为:患者治疗部位的解剖资料主要通过手工脱模和拍摄 X 线平片获得,靶区及正常组织定位不精确,提供的密度数据也较为有限。70 年代以后 CT 的使用改善了这些情况,但二维的计算模型忽略了射线的扩散,不考虑相邻层面对计算点剂量的影响,仍然具有局限性。随着计算机技术的发展,一些三维显示软件以及三维计算模型相继得到开发。使得放疗计划的三维剂量显示和三维剂量计算成为可能。表 11-3 显示了二维与三维计划系统的主要区别。

(二) 患者治疗部位解剖数据的获得与表达

目前用于治疗计划设计的解剖数据主要通过 CT 扫描获得,必要时使用"影像融合"技术将 MRI 或 PET 等影像叠加于 CT 影像上,有助于放射肿瘤医师更为精确地勾画出肿瘤及周围正常组织。在二维治疗计划中,患者解剖结构是用有限的几层横断影像(一般<10 层)来表示的;在传统的三维治疗计划中以三维轮廓图表示,而在现代三维治疗计划中解剖结构是以 CT 值的三维矩阵转换成三维电子密度的形式来表示。

表 11-3　二维与三维计划系统的主要区别

	二　　维	三　　维
患者信息(解剖结构)		
图像(轮廓)层面	横断面	任意平面
图像层面数	≤10	任意(≥30)
三维结构(CT)显示	无	有
使用 MRI、PET 等	无	有
使用模拟机/射野影像	无	有
使用立体定位框架	无	有
射野安排与显示		
用 BEV 确定射野形状	无	有
射野方向	横断面	任意
射野显示	横断面	三维
剂量计算		
三维患者轮廓	无	有
三维组织密度	无	有
三维射野或放射源的位置和形状	无	有
三维射野几何扩散度	无	有
三维射野平坦度/对称性	无	有
三维射野挡铅的散射处理	无	有
三维组织密度不均匀性修正	无	有
剂量显示和计划评估		
剂量显示	单平面等剂量线	三维等剂量面
计划评价工具(DVH 等)	无	有
计划比较	无	有

（三）图像登记

治疗计划系统对输入的以图像表示的解剖数据进行图像登记。图像登记的目的是：(1) 通过预置的 CT 扫描中心建立患者坐标系；(2) 在患者坐标系中重建出治疗部位的三维解剖结构；(3) 将不同种类的图像进行融合；(4) 等剂量分布在不同图像中相互映射。

（四）治疗方案的评估

在治疗计划系统中除了有射野设计工具外还有治疗计划的评估工具。它主要包括等剂量显示和剂量体积直方图两种。

等剂量显示又分为：(1) 二维剂量分布显示包括多层面(横断位、矢状位、冠状位等)的剂量分布，以及任一截面剂量的分布(profile)；(2) 三维剂量分布显示使用等剂量线面或不同颜色体积来三维地显示等剂量分布。等剂量的显示可以直观地观察到靶区内剂量分布的均匀性、剂量、与靶区的适形度、靶区周围剂量变化梯度以及与周围正常组织的关系。

剂量体积直方图(DVH)是治疗计划目前最常用的评估工具，它以二维图形的方式定量地表达了靶区或重要器官多少体积受到多高剂量的照射。一个理想的治疗计划应为靶区内 100%的体积接受到剂量规定点的剂量(100%)，而危及器官内 100%体积接受零剂量的照射。但这在实际的治疗计划设计过程中一般难以达到。DVH 的基本形式是某一剂量区间内出现的体积单元数。若是使用单位剂量体积则为微分 DVH，用于了解同一器官内受照体积与剂量间的相对关系。若是使用某一剂量水平以上的体积数则为积分 DVH，用于同一治疗计划中不同器官间剂量分布的评估，如图 11-2 所示。除了可以通过 DVH 提供如靶区（或危及器官）的总体积、受到的最大剂量、最小剂量、平均剂量以及某一剂量线（如 90%）所包绕的体积等统计数据来评价计划的优劣外，还可以根据曲线的形状显示计划的优劣，计划 1 与计划 2 的比较见图 11-3。DVH 也有其局限性，它不能够标明靶体积或危及器官内高剂量、低剂量的位置，这需要结合断层面等剂量分布来评价。

肿瘤控制概率（TCP）和正常组织并发症概率（NTCP）是近年来治疗计划系统中使用的新指标。用 DVH 对具有相同靶剂量分布的不同计划，根据正常组织照射的不同来选择最好的计划，这样的选择较为困难和主观，而 TCP 和 NTCP 是从生物学角度对治疗计划进行评估，可作为 DVH 的一个重要的补充，但目前临床经验有待丰富。

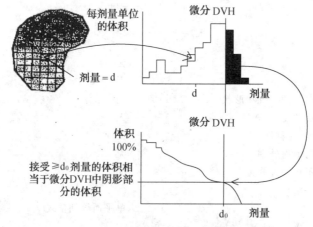

图 11-2　微分 DVH 和积分 DVH

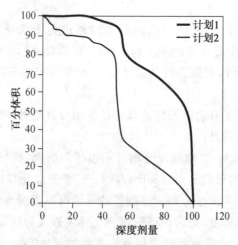

图 11-3　两个计划的 OAR 受量情况
（计划 1 优于计划 2）

第二节 照射野设计的主要内容

一、体外照射技术

常用的外照射技术有固定源皮距(SSD)技术、等中心定角技术(SAD)和旋转技术(ROT)。(1)固定源皮距照射是将源至皮肤的距离固定,将皮肤距离置于标准源皮距(如100 cm,机器等中心)处。在单野治疗表浅肿瘤时通常使用此技术。(2)等中心定角照射是将靶区中心置于机器等中心处,治疗完一个射野后体位保持不变,将机器参数(如机架和准直器角度以及射野大小等)调整至另一个射野的状态进行照射。其优点是摆位简单准确,照射不同射野时体位保持不变,它是目前最常用的照射技术。(3)旋转技术与等中心定角照射一样将靶区中心置于机器等中心处,机架在某一弧度范围内转动过程中出束照射靶区。其剂量学优点是提高肿瘤剂量,同时减少正常组织的受量。

二、高能光子的剂量学特点

通常把能量在2 MV以上的光子束称为高能光子束,相对于低能 X 线机产生的低能光子束,它具有穿透力强、皮肤剂量低、旁向散射小、骨与软组织有相似的剂量吸收以及等剂量曲线平坦等优势。应用于放疗的光子束的剂量特性将随着线束能量、射野大小以及治疗机本身的设计而变化。图 11-4 为典型的光子束百分深度剂量曲线,由最大剂量点将曲线分成剂量建成区和指数衰减区。剂量建成区是指从表面至最大剂量点的区域,此区域

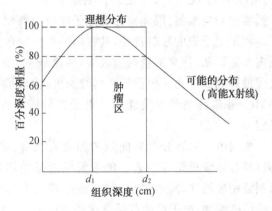

图 11-4 高能 X 射线剂量分布特性

内剂量随深度的增加而增加。由于剂量建成区剂量变化梯度大,一般将肿瘤区放在最大剂量点之后。随着能量的增加,最大剂量点的深度增加,皮肤剂量下降,在肿瘤区域内剂量曲线较为平坦,但肿瘤后的正常组织受量稍有增加。照射野由小变大时,散射线剂量的贡献增加,到达一定程度后趋于饱和。低能光子变化较大而高能光子则变化相对较小。

三、电子束的剂量学特征

电子束易散射,浅表剂量高,具有一定的射程,达到最大剂量点后剂量较快跌落,临床主要用来治疗表浅、偏心的肿瘤。图 11-5 显示了电子束的百分深度剂量曲线。它可以用最大

剂量点（D_m）和 90%（95%）的剂量深度将曲线分成剂量建成区、治疗区、剂量跌落区和 X 线污染区 4 个区域。从皮肤至最大剂量点称为建成区，由于入射电子直接把能量传递给组织，故剂量建成不明显，且表面剂量（皮下 0.5 cm 处的剂量）高，一般在 70% 以上，而高能 X 线表面剂量在 50% 以下。最大剂量点至 90%（95%）剂量深度处的区域由于剂量变化梯度较小而设为治疗区，一般将靶区后缘深度置于 90%（95%）剂量深度处。临床上多把 90% 剂量深度 R_{90} 定义为有效治疗深

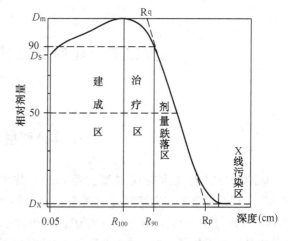

图 11-5　电子束的深度剂量曲线

度，但有时也放宽至 R_{85}。不同能量的电子束，其剂量跌落也不同，因此每个能量的电子束都有确定的有效治疗深度（cm），它约为电子束能量的 1/3～1/4。90%（95%）剂量深度以后剂量曲线快速跌落称为剂量跌落区。曲线最陡处作一切线与 X 线污染外推直线交点的深度称为电子束的射程（Rp），临床上根据经验公式来获得：射程（cm）=（电子束能量）/2；切线与过 D_m 的水平线交于 Rq 点。使用剂量梯度（G）来描述剂量跌落的程度：G= Rp/(Rp－Rq)，该值约在 2～2.5 之间。曲线末端的"尾巴"称为 X 线污染区，是电子束从电子窗引出过程中与均整器、限光筒等高原子序数材料相互作用发生康普顿散射引起的。

由于电子束的散射特性，其在模体中的剂量分布具有自己的特点：随深度增加，低剂量线向外侧扩张，而高剂量向内收缩，剂量分布受线束能量、射野大小、体表弯曲以及线束入射角度的影响而变化。根据靶区后缘深度，由经验公式 $E_0 \approx 3(MeV/cm) \times d_后(cm) + (2\sim3)MeV$ 来选择电子束的能量。电子束射野的大小应根据计划靶区（PTV）再扩大 20% 来设定。

影响电子束百分剂量曲线的因素有能量、射野大小以及有效源皮距等因素。随着射线能量的增加，表面剂量相应增加，高剂量区变宽，曲线跌落变得缓慢，X 线污染增加，电子束的剂量学优势逐渐消失，所以在放疗中电子束的能量一般选择在 20～25 MeV 以下，如图 11-6 所示，小野照射时，射野内的电子易散射出野外，故深度增加时剂量下降很快。随着射野的增加，散射出野外的电子被射野周边的散射电子所补偿并逐渐达到平衡，当照射野直径大于电子束射程的 1/2 时，其深度剂量随射野的变化较小；也是由于电子束散射的特性，源皮距变化对深度剂量的影响并不完全遵循平方反比定律，而是通过实际测量获得的有效源皮距来描述。此处提及的电子束的"源"称为虚源，代表入射电子束的最大几何方向反向投影后的交点位置。当源

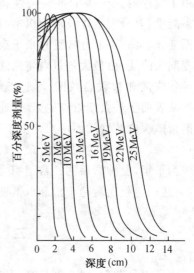

图 11-6　不同能量电子束的 PDD 曲线

皮距增加时,表面剂量降低,最大剂量深度变深,剂量梯度变陡,X线污染也略有增加。

四、光子束照射的射野安排与剂量特征

(一)单野照射

单野照射时,沿线束中心轴方向剂量分布随深度增加而呈现指数递减的变化(如图11-7),这对于较大的靶区,剂量分布很不均匀。在安排射野时,对于位于浅表且体积较小的靶区(如颈部淋巴结)考虑使用单野照射。靶区位置较深时,靶区前方的正常组织受量将高于靶区,这些局限性使得单野照射很少被使用。

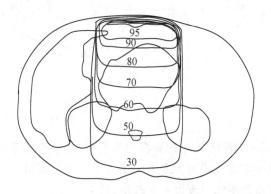

图 11-7　单野照射剂量分布

(二)两野对穿照射

当两射野的交角为180°时,形成了对穿照射。对穿照射常用于姑息治疗或较小射野间隔靶区的照射,其剂量分布优于单野照射。如图11-8,两对穿野剂量权重相同时剂量归一点选在靶区的中心,可以得到一个对称的剂量分布。靶区内中心轴垂直方向的高值等剂量线内凹而使得靶区剂量不均匀,需要适当扩大照射野使剂量线更好地包括靶区。而且靶区外正常组织受到了与靶区相同的剂量照射,当

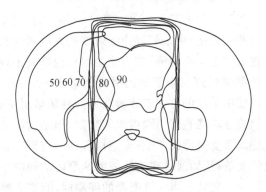

图 11-8　两野对穿照射剂量分布

射野间隔较大时,正常组织的受量将高于靶区,为了提高治疗增益比,应使每个射野在体位中心处的深度剂量不少于75%。胸腹部肿瘤体厚常在20cm以上,通常使用多野照射,以弥补对穿照射的不足。

(三)多野照射技术

多数肿瘤位于一定的深度,使用对称射野会引起正常组织的高受量,而且靶区剂量分布不均匀,只有使用多个射野的联合照射,才能够得到一个满意的治疗方案。

1. 多野技术的应用情况　见图11-9。三野技术如胆管癌病例,设置两水平照射对穿野,射野的后界避开脊髓,再使用一个垂直照射的前野,通常在两水平对穿野各使用一个楔尖朝下的楔形板,并适当调节3个射野的剂量权重以获得较好的剂量分布。四野技术又称箱式技术,两对穿射野交角照射使得剂量分布更为均匀,治疗比约为两野对穿的2倍。

2. 共面技术与非共面技术　在多野技术的设计过程中,如果各射野的中心轴位于同一个平面之内,称为共面技术。否则称非共面技术,如在三维治疗计划设计过程中,通过治疗床旋转一定的角度后再设置照射野,它们的中心轴彼此不在同一平面之内。共面射野具有一定的局限性,多野对穿技术的每一个射野的射入部位与射出部位互相重叠,射野内单位正常组织的单位体积剂量与靶区相同。若有N对对穿野,正常组织单位体积剂量约为靶区的

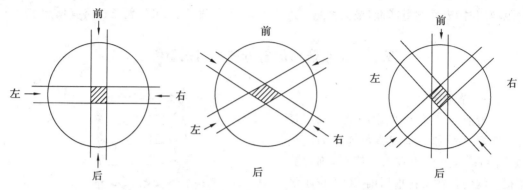

图 11-9 多野照射技术

1/N；而若有 N 个射野交角照射时，正常组织单位体积剂量约为靶区的 1/N，显然多野对穿技术的治疗比劣于多野交角技术。在提高治疗增益比方面，非共面技术优于共面技术、多野交角技术优于多野对穿技术。

（四）射野的连接

当所治疗的靶区与另一靶区相邻近时，就会产生射野连接的问题。如果两射野在皮肤表面共线连接，由于射野边缘射线的发散而在某一深度引起剂量重叠出现超剂量；如果两射野在皮肤上留有间隔，在表浅的组织内则会出现低剂量。射野相邻比较常见，如鼻咽癌治疗时鼻咽部射野与颈部淋巴引流区射野相邻；乳腺癌治疗时胸壁切线野与锁骨上野的相邻。可以使用不同的方法来改善在不同临床情况下射野连接处的剂量不均匀问题。如使用半野铅挡或独立准直器消除射线的发散，但是需要依靠患者位置的固定以及依赖皮肤标记点来较好地重复射野的匹配；当连接乳腺胸壁野和锁骨上野时，可以使用治疗床的旋转来消除射线的发散；然而通过在皮肤表面两野间的间隔来匹配射野仍然较为常见，使两射野边缘在需要的深度交叉。当计算射野的间隔时，有必要略微增加间隔的值以允许患者或体表纹身移动的可能，以保证没有超剂量。无论什么可能性，患者治疗时为了匹配邻近的射野都应保持同一个体位（仰卧或俯卧）。

共面野的连接如图 11-10 所示，两共面野从体位一侧入射，在深度 d 处两射野边缘交叉，因照射野大小定义在 50% 等剂量线，两野在深度 d 处的交叉点处将得到 100% 的剂量。根据几何相似原理，两射野在皮肤上的间隔 S 可由下式求得：$S = S_1 + S_2 = (L_1/2) \cdot (d/SSD_1) + (L_2/2) \cdot (d/SSD_2)$；当 $SSD_1 = SSD_2 = SSD$ 时，$S = [(L_1 + L_2)/2] \cdot (d/SSD)$。

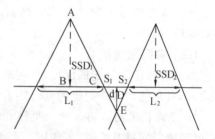

图 11-10 共面野的连接

正交野相邻：非共面照射时，相邻两射野中心轴互相垂直但不相交，称为正交野相邻。如全脑全脊髓的全脑射野与邻近脊髓射野的连接、鼻咽癌的鼻咽部射野与颈部淋巴结引流区射野的连接以及乳腺癌照射时两切线野与锁骨上野的连接等。射野间隔可由公式 $S = (L/2) \cdot (d/SSD)$ 求出，其中 d 为两射野在体内交接处的深度。在实际情况中正交野相邻有诸多方法可以选择。在乳腺癌照射时由于胸壁的不规则或者需避开肺组织而需要使切线野旋转一定的角度，导致计算变得复杂，因此使用半野技术或 1/4 野技术更为方便有效；在头颈部肿瘤正交相邻野照射时，由于病变较浅（如淋巴结），故也主张使用半野技术照射。

五、射线与射野的改造

（一）挡铅的制作

可以使用低熔点挡铅将规则射野变成不规则射野，使射野的形状与靶区形状的投影一致，并减少危及器官的受量。通常放在治疗机头下端的托盘上，距离皮肤要求在15cm以上。根据临床治疗要求可以制作成全挡、半挡或1/4挡等。根据半值层的定义，半挡需要1个半值层（HVLS），有50%的射线穿射；全挡需要使用5个半值层，约有5%的射线穿射。以往挡铅常使用纯铅来制作，由于纯铅熔点高（327℃）而制作困难。通常使用低熔点铅来为每位患者制作特定的挡铅。低熔点铅为铋（50%）、铅（26.7%）、镉（10.0%）、锡（13.3%）的合金，熔点在70℃~75℃，密度约为9.4 g/cm³，为纯铅的83%。其优点是制作方便且能反复利用。表11-4显示了不同射线种类及其不同能量全挡时需要的纯铅和低熔点铅的厚度。

挡铅的制作过程如图11-11所示。在治疗计划系统中BEV图像上设计好该射野挡铅的形状，将此挡块文件通过网络传输至控制挡块自动切割机的计算机上，驱动切割机切割出挡块的形状并通过绘图仪在挡块承托板上绘制出射野中心和挡块的位置。经过浇铸铅水、冷却成形后将挡块固定在挡块承托板上。在模拟机或治疗机验证以后可以应用于临床治疗。也可以通过模拟机定位片勾画的靶区形状，由手动切割机切割塑料泡膜，但切割的精度受操作者人为因素以及切割机本身误差的影响较大。在临床治疗中，挡铅只遮挡射野的一小部分，散射线可以大量增加挡铅下的剂量（即15%~20%，最大可达30%）。在人工计算剂量时需要考虑此因素的影响。

表11-4 不同射线种类及其不同能量全挡时需要的纯铅或低熔点铅的厚度

射线种类及能量	纯铅厚度(mm)	低熔点铅厚度(mm)
铯-137γ	30	36
钴-60γ	50	61
4 MV X	60	73
6 MV X	65	79
10 MV X	70	85
25 MV X	70	85
6 MeV电子束		2.3
9 MeV电子束		4.4
12 MeV电子束		8.5
16 MeV电子束		18
20 MeV电子束		25

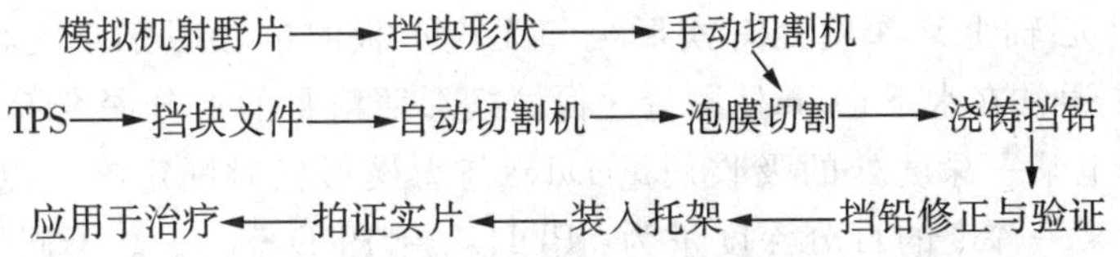

```
模拟机射野片 ──→ 挡块形状 ──→ 手动切割机
TPS ──→ 挡块文件 ──→ 自动切割机 ──→ 泡膜切割 ──→ 浇铸挡铅
应用于治疗 ←── 拍证实片 ←── 装入托架 ←── 挡铅修正与验证
```

图11-11 挡铅制作过程

（二）多叶准直器的应用

在射野过程中需要在BEV方向上制作挡铅使射野形状与靶区的投影形状一致，而挡铅的制作费时又费力,产生的铅气可影响工作人员的健康,现代加速器大多配置电动多叶准直器(MLC)来取代挡铅的使用。在三维适形放疗过程中,MLC显示了明显的优势,大大提高了治疗摆位的效率。由于机械结构的优良性能以及由微机自动化控制的精确性和灵活性,MLC还被应用于动态或静态调强治疗、动态楔形板以及旋转治疗时的动态适形等。

MLC一般由20~60对叶片组成,呈相对两侧排列。通过计算机控制多个微型电机(少数由手动控制)独立驱动每个叶片单独运动达到射野动态或静态成形的目的。每对叶片宽度在等中心处的投影宽度为10mm左右,一般由钨或钨合金制成,叶片高度按5个半值层设计。为了减少叶片间的漏射线,叶片间采用凹凸槽连接技术。叶片的横截面与端面均聚焦于放射源,以减少半影的影响。为了防止叶片端面间隙以及相邻叶片间隙的漏射线,MLC通常与常规准直器配合使用,常规准直器根据MLC的位置,调至一个相对有效射野的最小外接矩形。MLC的控制文件直接由TPS在射野时生成,或由计算机控制的数字化仪接受模拟机射野定位片射野的形状,通过网络传输至MLC的控制计算机,计算机通过传来的控制文件确定每个叶片的位置,并驱动相应的电机来完成叶片的走位。

(三)楔形过滤板的应用

在照射过程中,某些情况如体表轮廓的不规则或组织密度的不均匀性都会影响靶区剂量的分布。通常在射野中插入楔形过滤板改变线束的分布,以获得较为均匀的剂量分布。角度可变的楔形板是现代直线加速器完整的组成部分,临床使用的有固定角度楔形板,通常分为15°、30°、45°、60°几种,治疗时需要手动插入治疗机;而一楔合成楔形板则用一固定角度楔形板(如60°)照射一定的剂量与平野照射一部分剂量相配比,得到0°~60°范围任一楔形角相同的效果。目前还有虚拟楔形板,它通过准直器在垂直于射野方向运动一定时间而改变靶区不同照射时间来改变剂量分布。

1. 楔形角定义

按照ICRU规定,楔形板对平野剂量的修正作用用楔形角α来表示。因为楔形板多数用来治疗深度≤10cm的肿瘤,因此ICRU第24号报告建议用10cm作为楔形角的定义深度。按照国际电工委员会(IEC)976标准,在10cm参考深度处的某一条等剂量曲线与1/2射野宽的交点连线AA′和通过射野中心轴垂直线BB′的夹角定义为楔形角α,如图11-12所示。应注意楔形角决不是楔形过滤板的物理制作角度。

2. 楔形因子

楔形板在改变平野剂量分布的同时也衰减了入射线的剂量,射野中心轴上某深度处有楔形板和无楔形板时的吸收剂量之比称为楔形因子(Fw)。楔形因子通常在水下10cm处测量获得。楔形照射野的百分深度量定义为体模中楔形照射野中心轴上某一深度处的吸收剂量Ddw与无楔形板时固定参考点吸收剂量之比。使用楔形滤板时某一深度的百分深度量为:$PDDw = PDD \cdot Fw$。不同楔形板的楔形因子不同。同一楔形板的楔形因子随射线能量、照射野面积、源皮距的变化而变化,与深度变化无关。

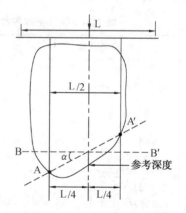

图11-12 楔形角定义图

3. 一楔合成楔形板

有的加速器如 ELEKTA 加速器使用一楔合成楔形板。用一固定角度楔形板(主楔形板,如 60°)照射一部分剂量与平野照射一部分剂量相配比,根据不同比例的照射可以合成 0°~60° 范围的任一角度的楔形板。设主楔形板的楔形角为 $a_n(a_n=60°)$,合成后的楔形角为 α,两者的关系为 $tgα=K×tga_n$。K 为平野和主楔形野的肿瘤剂量配比,$K=Da_n/(Da_n+D_平)$。合成后的楔形因子 $Fwa = Fwa_n/[(1-K)Fwa_n + K]$。可以得到平野和主楔形野的肿瘤剂量配比为:$Dm_平=[(1-K)Fwa_n]/[(1-K)Fwa_n+K]$;$Dma_n=K/[(1-K)Fwa_n+K]$。

4. 楔形板的应用

楔形板在放疗中的应用主要可以分为 3 种情况:(1) 两楔形野交角照射,用于偏身体一侧肿瘤(上颌窦癌)的治疗。楔形角 α 与射野间的夹角 φ 有关,关系式为:$α=90°-(φ/2)$。两野垂直照射时,可以选用 45°的楔形板。但在实际应用中,需要根据肿瘤的具体情况,如上颌窦癌的病变主要在后壁,则应选较大角的楔形板(60°),使后壁剂量足够高;肿瘤如局限在前壁,则可以选用较小的楔形板,其剂量分布见图 11-13。(2) 位于深部的肿瘤用两水平对穿野照射时,靶区深度量常常不够,需要用第 3 野(前野)来补偿。这会导致剂量分布呈现由前向后递减的形状。如果在两水平野各加一个适当角度的楔形板可以明显改善这种情况(图 11-14 和图 11-15)。楔形角 α 可以通过下式求出:$α=arctg[2×PDD_2×PDD_3/[(PDD_2+PDD_3)×PDD_1]]$,式中 PDD_1 为前野的百分深度剂量,PDD_2 和 PDD_3 为两侧野的百分深度剂量。(3) 对于某些部位的肿瘤如乳腺癌或喉癌的照射由于曲面体表轮廓的存在,剂量分布不均匀,使用楔形板来对人体曲面和缺损组织进行补偿,可以得到较好的剂量分布,如图 11-16。

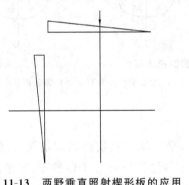

图 11-13 两野垂直照射楔形板的应用

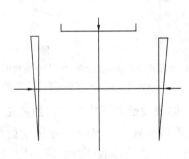

图 11-14 三野照射楔形板应用

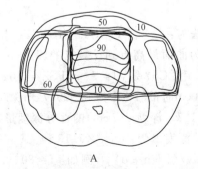

A

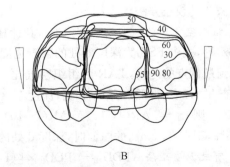

B

图 11-15 三野照射楔形板应用

(A:两水平对穿野不加楔形板;B:三野照射前野和两侧加 45°楔形板)

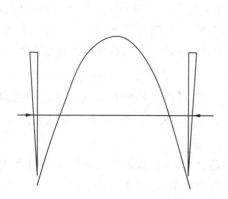
图 11-16 两楔形野用于不规则轮廓的修正

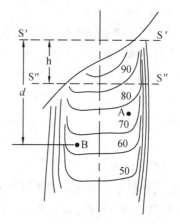
图 11-17 人体曲面的校正(1)

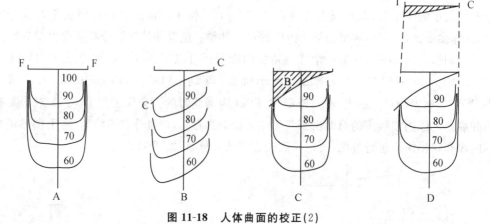
图 11-18 人体曲面的校正(2)

(A:为规则轮廓的剂量分布;B:为曲面轮廓的剂量分布;C:为组织填充物对曲面轮廓剂量分布的修正;D:为组织补偿器对曲面轮廓剂量分布的修正)

(四)体表曲面和不均匀组织的校正

用计算法或查表得出的百分深度量都是在以平整体表及实体组织的标准条件下得出的,在对于不平整的体表(曲面)或不均匀组织进行剂量计算时应予以校正,以求减少误差。体表曲面校正情况见图 11-17 和图 11-18。主要有组织空气比法、有效源皮距法和等剂量曲线移动法 3 种校正方法。

1. 组织空气比法 取校正因素 C_F,其计算方法为:$C_F = [TAR(d-h, FSZ_d)]/[TAR(d, FSZ_d)]$,式中 FSZ_d 为深度 d 处的射野宽度,d 为曲面最高点到计算点的深度,h 为曲面最高点到最低点的距离,TAR 为组织空气比。例:用 $^{60}Co\gamma$ 线,$d=7 cm$,$FSZ_d=10 cm$,$h=3 cm$。查 TAR 表,得照射野10cm宽,深度 $7-3=4 cm$ 时的 TAR 为 0.929,7cm深时 TAR 为 0.817。则 $C_F=TAR(4, 10)/TAR(7, 10)=1.137$。深度 d(7cm)的百分深度量查表得知为 68%,则在有 3cm 高的曲面时,深度 d 处的百分深度量为:$68\% \times 1.137 = 77.3\%$。

2. 有效源皮距法 $PDD'_B = PDD_B \times [(f+dm)/(f+h+d)]^2$,例如:$f=80 cm$,$dm=0.5$,$h=3 cm$,$PDD_B=81\%$,则 $PDD'_B=81.0\times(80.5/83.5)^2=75.3\%$。式中 PDD_B 为假设源皮距 $f=80 cm$,取在 S″S″ 平面时的百分深度剂量,PDD'_B 为取在 S′S′ 平面时的百分深度

剂量。

3. **等剂量曲线移动法** 由于深度 h 处的空气代替了组织,使 B 点剂量升高,则相当于等剂量曲线下移,下移距离 t 的计算方法为:t＝K·h。式中,K 为移动系数,根据不同能量的 K 值列于表 11-5。

表 11-5　不同能量射线的移动系数

射线能量	K 值
150 kV～1 MV X 射线	0.8
1～5 MV X 射线(包括^{60}Coγ 线)	0.7
5～15 MV X 射线	0.6
15～30 MV X 射线	0.5

例:用^{60}Coγ 线,曲面 h＝3 cm,则等剂量曲线下移距离为 t＝K·h＝0.7×3＝2.1 cm。在行斜入射野照射时,人体表面虽然平整,但此时相当于曲面,亦可用上述方法校正。在日常临床工作中,若在靶区内无重要正常组织时,可粗略地取射野中心计算深度量而不作校正。

关于组织不均匀性校正,对高能射线来说要校正组织不均匀性的主要器官是肺,校正方法有肿瘤-空气比法、有效衰减系数法、等剂量曲线移动法和肿瘤空气比的指数校正(电子密度法)4 种。由于计算方法较复杂而不实用,故在临床实际应用时可直接采用表 11-6 所列的校正因素加以校正。在进行肺癌放疗时,若肿块较小,应作肺校正,但若肿块较大,使有病肺部变为实质性组织,故不必行肺校正。

表 11-6　不同质的射线的肺组织校正系数

射线的质	6 cm 肺组织造成的剂量升高值
300 kV X 线	＋40%/6 cm 肺
4 MV X 线	＋25%/6 cm 肺
^{60}Coγ 线	＋20%/6 cm 肺
20 MV X 线	＋10%/6 cm 肺

(五) 等效组织填充物(bolus)

在照射时有两种情况需要使用等效组织填充物,一是改善因体表轮廓不规则而导致剂量分布的不均匀性;二是提高皮肤剂量。组织等效物的电子密度、物理密度以及原子序数应近似于组织或水,而且应柔韧易弯曲以符合皮肤表面轮廓的形状。

(六) 组织补偿器

如上所述在照射时会涉及如体表轮廓不规则、靶区深度的变化、射线的斜入射以及组织不均匀的照射等情况,我们除了可以做剂量校正或者使用等效组织填充物以外,还可以使用组织补偿器。用于补偿体表轮廓的不规则,我们称之为缺损组织补偿器;而用于补偿密度不均匀组织引起的剂量不均匀性,称为剂量补偿器。原则上任何材料都可以用做补偿器,只要它能提供与缺损组织近似的 X 线衰减数(从这个意义上来说,等效组织填充物也是补偿器的一种),但通常选择使用铝合金,因为它轻便而便于手拿。不像等效组织填充物使用时紧贴在皮肤上,组织补偿器使用时应与皮肤保持足够的距离(>15 cm)以避免次级电子的污染。补偿器的制作包括用铅或铜的小方块叠成的 ELLIS 补偿器,还有使用铅皮粘贴的方法。随着计算机控制的三维铣割技术的开发,三维补偿器的制作成为可能。

第三节 几种特殊外照射技术的方法与应用

一、全淋巴结照射(TNI)

全淋巴结照射是恶性淋巴瘤的主要照射方式,包括斗篷(mantal)野、倒 Y 形野和锄形野的组合使用。这里介绍斗篷野的射野和剂量计算方法,倒 Y 形野和锄形野与此类似。

(一) 定位

患者取仰卧位,用真空垫等固定体位。在透视下定出射野范围,应包括全颈、锁骨下、腋、纵隔和肺门。在侧位透视下调整升降床的位置,行前后对穿照射,在皮肤上的射野中心点、射野形状以及激光灯的投影线作为摆位参考。调整源片距(如130 cm),拍摄前后位定位片,并勾画出靶区的范围(见图 11-19),用于挡铅的制作。

(二) 剂量计算

对于大面积不规则射野有多种计算方法,如 Clarkson 法、等效长方形近似法以及线性回归经验公式等。其中 Clarkson 原散射线计算方法是

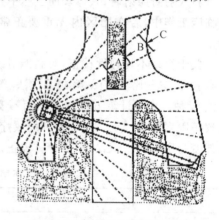

图 11-19 斗篷野剂量计算图示

较为通用的方法。根据定位片所勾画的靶区范围(定位片所示的靶区经过缩小 1.3 倍成为等中心处靶区大小)先设定剂量计算点 Q,并以 Q 点为圆心,将整个靶区按 10°角间隔分割成 36 个扇区,根据靶区的深度以及每个扇区的半径计算每个扇区的散射最大剂量比 SMR_Q(d,ri)(遇挡铅时须减去挡铅部分的散射最大剂量比)和模拟散射因子 $Sp(ri)$。计算出靶区平均散射最大剂量比 $SMR_Q(d,FSZ_d)$ 和平均模体散射因子 $Sp(FSZ_d)$。由下式计算出 Q 点的平均组织最大剂量比。

$$TMR(d,FSZ_d)=[POAR_{Q(p)} \cdot TMR(d,0)+SMR(d,FSZ_d)] \cdot [Sp(0)/Sp(FSZ_d)]$$

式中 $TMR(d,0)$、$Sp(0)$ 为零野时的组织最大剂量比和零野时的模体散射因子。$POAR_{Q(p)}$ 为原射线的离轴剂量比。

(三) 制作挡铅

由放射肿瘤医师在定位片上勾画出靶区后,由模室技术员根据定位片靶区形状手动切割泡膜,或通过数字化仪将挡块形状输入至控制自动切割机的计算机切割泡膜。制作好的挡铅须在模拟机透视下观察与患者靶区的位置误差,若在中心平面误差超过 2%,则需要修改挡铅。经确认无误差或误差在允许范围之内方可用于治疗。

二、乳腺癌切线野照射

根据肿块和淋巴引流的区域(腋下、内乳和锁骨上),乳腺癌治疗照射野通常包括锁骨上野、内乳野和胸壁野,切线野是胸壁照射的最常用的照射技术。设野时要考虑与锁骨上野的连接以及避免射线的扩散而累及肺组织。通常使用半野技术或 1/4 野技术,定位的中心点均置于锁骨上野和胸壁切线野两野交界线的中点上(图 11-20)。使用半野技术时,上半野(X1,0;Y2,Y1)垂直照射锁骨上野;下半野(0,X2;Y2,Y1)以切线方式照射胸壁,两射野中心轴交角为 185°,以消除射线的扩散而累及肺组织。1/4 野技术照射时,上半野(X1,0;Y2,Y1)垂直照射锁骨上野;胸壁切线野用(0,X2;Y2,0)和(0,X2;0,Y1)两野照射。由于胸壁轮廓不规则,通常使用楔形板来改善剂量的不均匀性。楔形板的角度 α 根据组织斜面角 φ 计算得出:$\tan\alpha = K \times \tan\varphi$,其中 K 通过试验获得。剂量归一点选在射野中心轴中点上,通过适当调节两野的剂量权重可获得较为均匀的剂量分布。

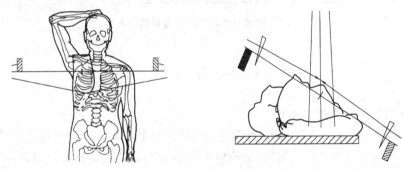

图 11-20 乳腺癌切线野照射

三、全脑全脊髓照射

对于一些中枢神经系统肿瘤如髓母细胞瘤,由于病变易侵犯蛛网膜下腔和脑室,常规采用全脑全脊髓技术实施照射。

(一) 定位

患者采取俯卧位使体中线平行于床的长轴,体部用真空垫固定;调节头的位置,使颈椎尽量伸直且与胸腰椎处在同一矢状线上,用网状面膜固定。将机架旋转至 90°和 270°设置水平对穿全脑射野,射野的上界和后界包括至头皮,前界放至鼻尖处,下界放在第 5 颈椎水平。拍摄双侧定位片并制作挡铅。根据脊髓的长度将脊髓野分成 1~2 个射野,脊髓深度可由侧位透视观察确定。一般用高能光子束来照射全脊髓,但近年来也较多地使用电子束照射或电子束和光子束的混合照射,以避免胸腹部正常器官受到过多的照射,电子束能量由脊髓的深度确定。

(二) 射野间的连接

(1) 相邻脊髓野之间的连接:相邻脊髓野之间应该在皮肤上预留一定的间隙使得两射野在脊髓处交叉,避免脊髓处高剂量或低剂量的出现。预留间隙 S 由下式计算得出:$S = [(L_1 + L_2)/2] \cdot (d/SSD)$。其中 L_1 和 L_2 分别是相邻两脊髓野的野长,d 为两射野交叉点的深度。(2)全脑野与相邻脊髓野之间的连接：定位时先定出全脑野，在皮肤上画出下界，并按此下界间隔 S 作为相邻脊髓野的上界，S 由下式得出：$S = (L/2) \cdot (d/SSD)$。其中 L 为脊髓野的野长，d 为脊髓野与全脑野在体内交叉处的深度。定时向某一方向移动射野间隙使得相邻射野连接处的剂量更为均匀（图 11-21）。

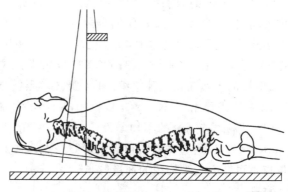

图 11-21　相邻脊髓野之间的连接的半束照射

四、全身照射

(一) X(γ)线全身照射(TBI)

X(γ)线全身照射用于骨髓移植、急性白血病等疾病的照射。全身照射技术虽然已有几十年的历史，但由于它涉及到放射医学、放射生物学和剂量学等多方面的问题，特别是对照射技术和剂量学目前国际上尚无统一的规定。全身照射可以分为单次全身照射和分次全身照射，后者由于对正常组织的损伤较小而被广泛应用。线束剂量率的选择与正常组织的损伤也有着紧密的联系，目前倾向于 0.04～0.06 Gy/min 的低剂量率方案。为了能得到一个足够大的射野，一般将治疗距离延长至 3～5 m，且旋转准直器使对角线与患者长轴平行。患者采取站立位或平卧、侧卧等体位，重要器官如肺组织等应使用挡铅遮挡，伴有严重心、肺、肝、肾等脏器病变或功能障碍或处于肿瘤病变的终末期或其他脏器接受过根治性放疗的患者禁止做全身照射。

(二) 电子束全身治疗

电子束全身治疗主要用于治疗蕈样霉菌病等全身浅表性的肿瘤。使用双机架多野技术或双对称旋转技术，使全身皮肤受到均匀的剂量照射。用于全身治疗的电子束要求有较高的剂量率，还有适当的能量（通常使用 4～9 MeV 的能量）以及足够低的 X 线污染。患者采取站立位（双对称旋转技术患者取仰卧位），通过身体旋转不同的角度，接受多野多角度照射，使全身各部位受到均匀的照射。根据需要在患者前方放置一块 3～10 mm 的散射屏以增加表浅剂量以及控制治疗深度。

(三) 全身照射的剂量检测

全身照射由于治疗距离和射野大小远大于常规治疗时的状态，治疗参数会有一些变化。这使得在照射前以及照射过程中剂量的测量显得尤为重要。热释光剂量计（TLD）和半导体剂量仪常被用做全身照射的剂量测量。热释光读数周期较长，尤其在多点测量时较为费时;半导体剂量仪空间分辨率高,读数快,虽然易受环境等因素的影响,但仍然是一种较好的测量方法。

第四节 放射治疗的质量保证和质量控制

一、质量保证和质量控制的意义

随着肿瘤放疗事业的发展,放疗的质量保证(QA)和质量控制(QC)的问题日益受到肿瘤学术界的重视,并为此多次召开了国际会议进行讨论,有关国家和地区组织了QA工作网,出版了相应的文件,力图使各部门的肿瘤放疗水平达到地区、国家或国际性水平。我国由于种种原因,尚未普遍推行,但已引起高度重视。

放疗的QA是指经周密计划并采取一系列必要的措施,保证放疗整个过程的各个环节,按国际统一的标准,安全准确地执行。这个标准应不因地区、部门间的设备条件的差别而有变化,并能按统一的标准度量和评价整个治疗过程中的服务质量和治疗效果(包括生存质量)。放疗的QC则是采取各种必要的措施以保证QA的执行,并不断修改治疗过程各个环节的QA,以达到新的QA级水平。显然,QA和QC能保证肿瘤患者成功地接受放疗,而这将有赖于参与放疗整个过程工作的放疗医生、放射物理人员和放疗技术员的共同努力和通力合作。

二、部门QA的主要内容

在放疗的全过程中,放疗医师、物理人员和放疗技术员的工作既有分工、又要密切配合,共同组成一个执行QA的组织。放疗医师负责治疗方案的制定和治疗计划的评定、记录和监督执行,在QA组织中起主导作用。物理人员的主要任务是对放疗和辅助设备特性的确定和定期检查、射线剂量的定期校对,并参与治疗计划的制定,保证工作人员和患者的放射安全防护等。放疗技术员是放疗计划的具体执行者。QA组织的中心任务是在部门负责人领导下,协调QA组织内成员间的职责分工,及时发现和纠正QA执行过程中的失误和差错,随时总结经验,提高本部门的QA工作水平。表11-7中为放疗科QA的工作内容规定。

三、国家QA的主要内容

国家的QA应得到国家的确认,或相应的组织支持。主要内容有:(1)建立全国性的QA工作网;(2)确定QA工作水平;(3)建立和批准各种与QA有关的标准,如具体的肿瘤治疗方案、统一病历记录、统一临床剂量标准、有关放疗设备的规定和放射源的管理等。(4)人员培训计划;(5)与国际上相应组织的协调联系。

表 11-7 放疗科 QA 的工作内容规定

目 的	QA 内容	执 行 者
一、建立 QA 程序	(1) 整个治疗环节包括临床计划、物理计划、纠正措施等 (2) 治疗病例,各种记录等文件的统一与保存 (3) QA 人员的组织	QA 负责人 (一般是科主任)
二、患者剂量控制	(1) 剂量控制 { 剂量学 / 体外、腔外放射源 / 及治疗设备 (2) 患者材料 { 患者定位(标记、证实等) / 患者材料(靶区、危及器官) (3) 治疗计划 { 外轮廓等 / 剂量计算(包括体内剂量测量) / 治疗单	物、技、工 医、物、技
三、患者安全	(1) 靶区和野外患者剂量 (2) 机器设备连锁(射线连锁、机械连锁) (3) 患者监视和通话系统 (4) 电安全(设备接地等) (5) 放射性污染、臭氧、毒气排出等	医、物、技、工 物、技、工 物
四、工作人员安全	(1) 建筑防护[X(γ)线、中子] (2) 工作人员剂量监督[X(γ)线、β线、中子] (3) 电器安全(高压操作、设备接地) (4) 系统连锁(治疗室门、灯、紧急开关、设备连锁)	工、物

注:表中"医"为医生,"物"为物理师,"工"为工程师,"技"为技术员。

四、临床 QA 的主要内容

(一) 治疗方针的确定

肿瘤患者经确诊后,必须做全面的检查,才能根据肿瘤的部位、病理类型、分化程度、临床分期和各种肿瘤的生物学行为来选择最佳治疗方案。肿瘤的分类、分期均有一个统一的标准,不论单纯放疗或综合治疗,在一个医院、一个地区乃至全国,均期望能有统一的治疗方案作为主导方案,并有统一的疗效评定标准,在实践中逐渐修订和完善。

(二) 治疗计划的制定

放疗医师根据已确定的治疗方案,按具体情况决定正确的技术,如放疗总剂量、总疗程时间和分割方式的安排,靶区大小的确定以及照射野的计划和实施等。

(三) 放疗计划的执行

在治疗时保证患者体位的一致性、重复性。疗程中定期检查患者,观察肿瘤和正常组织对放疗的反应性,随时修正计划或作相应的处理。经常核对治疗计划的执行情况,发现差错及时纠正。

(四) 疗效评价及随访

疗效评价包括肿瘤局部控制率、生存率和生存质量,都应有统一的评判标准。随访制度是 QA 的重要组成部分,在随访中可以总结经验,及时改进 QA 的要求,使 QA 达到一个新的水平。

五、剂量不准确性的原因

放疗全过程的各个环节,涉及到不同部门和人员以及设备条件的限制,不可避免会发生误差,各个环节细小误差的积累,最终会直接影响到患者肿瘤部位受照剂量的准确性,标准的要求是使靶区剂量的准确性达到误差<±5%。造成剂量准确性的原因主要有以下几个方面,在工作中应加以避免。(1) 物理剂量的不准确性,如一级剂量标准的建立,一级标准到次级标准的传递以及医院放疗部门剂量仪的比对等产生的不准确性。(2) 剂量测定时的不准确性,如输出量和照射野物理参数测定的不准确性。(3) 照射部位解剖结构的差异,包括肿瘤位置、大小和形状以及身体外轮廓和组织不均匀性等方面确定的不准确性。(4) 剂量计算方法的不准确性,包括对组织的剂量校正和补偿中产生的不准确性。(5) 照射时患者的摆位及处方剂量的给予中发生的不准确性。(6) 治疗机故障。(7) 各环节操作人员的操作失误(图 11-22)。

靶区剂量的总不确定度<5%
- 计划设计时,靶区剂量计算的不确定度 4.2%
  - (1) 楔形板、射野挡块和组织补偿块的射野中心轴上的相应系数的精度应<2%
  - (2) 不计组织不均匀性的影响时,剂量分布计算的精度应<3%
  - (3) 肿瘤位置和形状的确定对剂量的影响 2%,按每厘米 PDD 按 4% 计算,靶区和身体轮廓确定的精度应<5mm
- 模体中处方剂量的不确定度 2.5%

图 11-22　放疗所允许的剂量不确定度及其误差分配(95%可信度)

六、物理技术方面的质量保证

物理技术方面的质量保证主要包括治疗机和模拟机机械参数的检查、照射野特性的检查、剂量测量系统的校正等几个部分,定期详细的检查是整个治疗方案得以安全精确治疗的保证。

(一) 机器参数检查包括治疗机(加速器或^{60}Co)模拟机的检查

其中对于模拟机的要求与治疗机相同,表 11-8 列出了检查项目及其允许的标准,某一项参数如果超出允许的范围,应与维修工程师一起进行调整。

表 11-8 检查项目及其允许的标准

检查项目	允许精度	检查频度	备注
机架(等中心形)	±0.5°	每年	检查水平、垂直4个位
治疗机头(^{60}Co 机)	±0.2°	每月	机头零度时
	±0.5°	每年	机头零度时
机架等中心	±2mm	每年	机头零度时
源距离指示	±2mm	每周	对不同源皮距检查
束流中心轴	±2mm	每月	十字线符合性
灯光野指示	±2mm	每周	标准治疗距离处
准直器旋转	±0.5°	每年	
治疗床			
横向、纵向运动标尺	±2mm	每年	
旋转中心	2mm	每年	和机械等中心
垂直标尺	2mm	每月	相对等中心高度
垂直下垂(患者坐上时)	5mm	每年	
激光定位等(两侧及天花板)	±2mm	每周	

(二) 射野特性的检查

见表 11-9。

表 11-9 射野特性的检查

检查项目	允许精度	检查频度
灯光野射野一致性	<±2mm	每周1次
平坦度和对称性	<±3%	^{60}Co 每月1次,加速器每月2次
射线质 加速器X线(J20/J10)	<±2%	每月或修理后
电子束(R90变化量)	<±2mm	每月或修理后

(三) 剂量测量系统的检查

测量系统包括现场剂量仪的刻度和加速器剂量仪的刻度。放疗科应拥有两台剂量仪：现场剂量仪和参考剂量仪。现场剂量仪用于剂量的日常检测，应至少每月1次检查其稳定性且至少每年或修理后与参考剂量仪进行比对；参考剂量仪应至少每3年与次级标准比对1次，或当稳定性变化>±2%时送国家标准或次级标准实验室进行比对。加速器剂量仪的性能检查是利用现场剂量仪在标准水模体中通过吸收剂量的测量实现的。根据国家规定，对于X线和电子线，加速器剂量仪经过比对后应使在标准源皮距或源轴距、10cm×10cm射野条件下，标准水模体内射野中心轴上参考剂量点(最大剂量深度)处的读数为1MU=1cGy。

复习思考题

1. 临床剂量学的基本原则有哪些内容？
2. 一个完整的放射治疗计划应包括哪几个主要步骤？
3. 常规模拟机与CT模拟机在放射治疗计划中的应用？

4. 三维治疗计划系统中治疗计划的评估工具有哪些？
5. 治疗计划的定义及其主要内容？
6. 体外照射技术的分类及各自的特点？
7. 何为剂量建成区？
8. 电子束和光子束的临床剂量学特点？
9. 试述楔形角、楔形因子的定义以及楔形板的应用？
10. 全脑全脊髓照射时的设野以及射野间的连接？
11. 临床 QA 的主要内容有那些？

参 考 文 献

[1] 许昌韶主编. 高等教育教材：肿瘤放射治疗学，北京：原子能出版社，1995
[2] 胡逸民主编. 肿瘤放射物理学. 北京：原子能出版社，1999
[3] 殷蔚伯，谷铣之主编. 肿瘤放射治疗学. 第3版. 北京：中国协和医科大学出版社，2002
[4] Dobbs J, Barrett A, Ash D. Practical radiotherapy planning. 3rd ed. London：Arnold,1999
[5] Chao KSC, Perez CA, Brady LW. Radiation oncology：management decisions. 2nd ed. Philadelphia：Lippincott Williams & Wilkins, 2002

（田　野）

下篇 各论

第十二章 头颈部肿瘤放射治疗总论

头颈部肿瘤是肿瘤学的重要组成部分,它的领域包括自颅底到锁骨上、颈椎以前这一解剖范围的肿瘤。据统计我国头颈部肿瘤约占全身恶性肿瘤的 10%～30.3%,最多见的为鼻咽癌,其次为喉癌、口腔癌、鼻腔及副鼻窦癌、口咽癌、涎腺肿瘤、甲状腺癌等。由于头颈部集中了诸多重要器官,且担负着重要的生理功能,如视、听、嗅觉、思维、呼吸、发声与进食等,某一部位肿瘤的手术和放疗都累及邻近器官,因此,在治疗时既要考虑达到控制肿瘤的目的,又要尽量减轻对器官功能的损伤,故需要采用合理的、有计划的多学科综合治疗,在设计和执行治疗方案时一定要严密仔细,慎之又慎。近代头颈部恶性肿瘤的治疗中,有 80% 左右的患者接受放疗这一手段。随着放疗设备的不断更新,放疗技术的不断改进,放射生物学和放射物理学的进展,放疗与手术、化疗、生物治疗等各种治疗方法的有机结合,使头颈部肿瘤的放疗效果有了明显的提高。

一、头颈部肿瘤的特点

1. 病变部位多数较表浅,相对来说有利于早期发现,早期诊断,早期治疗,且治愈率较高。同时该区肿瘤容易取得组织病理学诊断,对估计放射敏感性和预后有利。但往往容易被忽视,造成误诊或漏诊。
2. 具有重要的生理功能,如发音、感官和呼吸等功能。在治疗时应尽量保护其功能,在制定治疗计划时,应权衡利弊,选择最佳治疗方案。
3. 由于解剖上的特点,常给手术及放疗设野造成困难,故不但放疗技术要求较高,而且综合治疗也显得特别重要。
4. 多数头颈部肿瘤淋巴引流丰富,常可发生颈部淋巴结转移,有些病种(如鼻咽癌、扁桃体癌)早期即可发生淋巴结转移,且常与对侧有交通支而致两侧颈淋巴结转移。
5. 绝大多数肿瘤为低分化鳞状上皮癌,对放射相对敏感,但淋巴转移的比例高,且有较高的血行转移率。

二、扩 散 规 律

头颈部恶性肿瘤扩散可通过以下三条途径:

(一) 局部扩展

某一部位的肿瘤生长到一定大小后,可经局部侵犯邻近结构和器官,也可经体腔或自然管道蔓延,如鼻咽癌通过耳咽管侵入中耳,副鼻窦癌侵入鼻腔、口腔等。头颈部肿瘤另一个特点是可沿神经扩展,如腺样囊性上皮癌可沿神经鞘蔓延,鼻咽癌可通过这条途径直接侵犯颅底并进入颅内。

(二) 淋巴转移

颈部淋巴系统十分丰富,很多头颈部肿瘤患者在初诊时即有颈淋巴结转移。发生颈淋巴结转移的危险性与肿瘤的原发部位、肿瘤大小和组织学分化程度等因素有关。在检查转移淋巴结时,应注意淋巴结的部位、大小、质地和固定与否,这些均与查找原发病灶和估计预后有关。对于颈部肿块,Skondalakis 曾提出著名的"80%规律"(图 12-1),在排除甲状腺肿块后,对以颈部肿块为首发症状的就诊患者,在考虑诊断时有一定帮助。

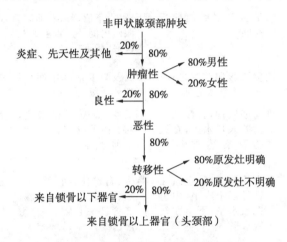

图 12-1 颈部肿块"80%规律"示意图

结合淋巴结的穿刺涂片或活检的病理类型,按上述"80%规律"及越靠近原发灶的肿大淋巴结越多、越大及质地越硬的一般规律,根据淋巴结所在部位,寻找原发灶。当临床查不到原发病灶时,若进行放疗,则应把可能的原发区设计在照射野内。颈部主要淋巴结的分布见图 12-2。

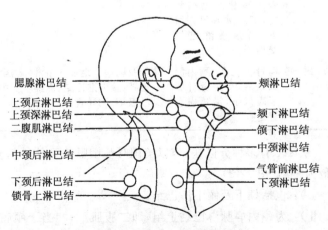

图 12-2 头颈部主要淋巴结分布图

1. 颈部淋巴结解剖 从解剖学上说,颈淋巴结共有 10 组,约 300 余个淋巴结。其解剖位置及淋巴引流区见表 12-1。

表 12-1 颈部淋巴结局部解剖

淋巴结分组(数目)	淋巴结解剖位置	淋巴引流区	下一站淋巴汇流处
1. 枕淋巴结(2~9)	胸锁乳突肌及斜方肌交界	头皮后部、颈后部	副神经淋巴结
2. 耳后淋巴结(1~2)	乳突部	颞部、耳廓	腮腺淋巴结,颈内静脉淋巴结
3. 腮腺淋巴结(4~7)	腮腺包膜外,耳屏前,腮腺下极,面后静脉旁,腮腺腺体内	头皮、腮腺、上下睑外侧、鼻翼、上唇、耳廓、外耳道、泪腺	颌下淋巴结,颈内静脉淋巴结
4. 颌下淋巴结(4~7)	颌下腺及二腹肌前后腹间	下颌、上下唇、颊、鼻前庭、眼睑内侧、腭、舌前2/3、口底、颏下	颈内静脉淋巴结
5. 颏下淋巴结(2~8)	两侧二腹肌前腹之前,底为下颌舌骨肌	下唇及口腔前庭中间、下切牙牙龈、舌尖	颌下淋巴结(同侧或对侧)
6. 咽后淋巴结(2~5)	椎前筋膜前,自颅底至胸腔入口水平,在颈鞘及交感神经干内侧	咽后壁、鼻腔后部、鼻窦、腭、中耳、鼻咽、口咽、下咽、后壁	颈内静脉淋巴结,舌骨附近淋巴结
7. 颈内静脉淋巴结(12~33),可分上、中、下 3 组	颈内静脉周围,上组在舌骨以上水平,中组在喉水平,下组在气管水平	鼻咽、扁桃体、咽、腭、舌、喉、下咽、食管、甲状腺、气管、1~4 及 6~9 组淋巴结	自上而下,下组淋巴管在颈内静脉及锁骨下静脉交角处注入血循环
8. 喉气管食管淋巴结(脏器附近淋巴结)(4~12)	喉及气管前,左右两侧,喉返神经周围	喉、下咽、气管、颈段食管、甲状腺	颈内静脉淋巴结、锁骨上淋巴结、上纵隔淋巴结
9. 副神经淋巴结(3~20)	沿副神经周围,在颈后三联单角区,上端被胸锁乳突肌掩盖,与颈内静脉淋巴结相交,下端进入斜方肌下,与颈横淋巴结交界	枕部、耳后、腮腺区、颈后软组织、枕淋巴结	锁骨上淋巴结,颈内静脉淋巴结
10. 锁骨上淋巴结(颈横动脉淋巴结)(4~12)	在锁骨上三角,颈内静脉以后,肩胛舌骨肌下腹以下,沿颈横血管走行	颈侧及胸壁 7 组及 9 组淋巴结、腋下淋巴结、纵隔淋巴结、胸导管	为全身淋巴汇流最后集中处,注入血循环

2. 淋巴结临床分区 有多种分区法,但以美国耳鼻咽喉头颈外科基金学会头颈部淋巴结划分为 6 个区最为常用(图 12-3)。

第 1 区(Leve Ⅰ):包括颏下及颌下淋巴结。

第 2 区(Leve Ⅱ):为颈内静脉淋巴结上组,即二腹肌下,相当于颅底至舌骨水平,前界为胸骨舌骨肌侧缘,后界为胸锁乳突肌后缘。

第 3 区（Leve Ⅲ）：为颈内静脉淋巴结中组，从舌骨水平至肩胛舌骨肌与颈内静脉交叉处，前后界与Ⅱ区同。

第 4 区（Leve Ⅳ）：为颈内静脉下部淋巴结，从肩胛舌骨肌到锁骨上。前后界同Ⅱ区。

第 5 区（Leve Ⅴ）：为枕后三角区或称副神经淋巴链，包括锁骨上淋巴结，后界为斜方肌，前界为胸锁乳突肌后缘，下界为锁骨。

第 6 区（Leve Ⅵ）：为内脏周围或前区淋巴结，包括环甲膜淋巴结、气管及甲状腺前淋巴结、气管食管间淋巴结（咽喉返神经）。有人把咽后淋巴结也归属这一区，这一区两侧界为颈总动脉，上界为舌骨，下界为胸骨上窝。

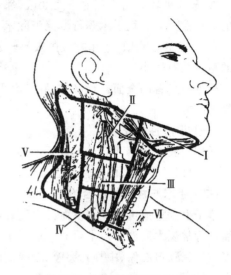

图 12-3　颈部淋巴结临床分区

3. 颈部转移淋巴结分期　按美国癌症协会的分期：

N_0　临床上无阳性淋巴结查到。

N_1　同侧单个直径≤3 cm的淋巴结。

N_2　同侧单个淋巴结直径＞3 cm，但＜6 cm（N_{2a}）；或同侧多个淋巴结，但无 1 个＞6 cm（N_{2b}）。

N_3　同侧淋巴结直径＞6 cm或有双侧淋巴结或出现对侧淋巴结。

N_{3a}　同侧淋巴结，其中有 1 个＞6 cm。

N_{3b}　双侧阳性淋巴结，每一侧需分别描述（如 N_{3b}：左 N_{2a}，右 N_1）。

N_{3c}　只有对侧淋巴结（单个或多个）。

头颈部肿瘤淋巴扩展特别要注意咽淋巴环，即鼻咽、口咽、下咽的淋巴组织共同组成的咽淋巴环（Waldeyer ring）。环中任何一个部位发生的肿瘤都可通过淋巴网累及到环内的其他部位，这是头颈部肿瘤较为独特的播散方式，制定放疗计划时应加以考虑。

（三）血行转移

晚期患者行单纯放疗或手术的患者的血行转移机会较大。颈淋巴结转移的有无及期别，对血行转移的发生率有所影响，$N_0 \sim N_1$ 者远处转移的危险性为 10%，而 $N_2 \sim N_3$ 则上升到 30%。某些病理类型的甲状腺癌血行转移率最高，上颌窦癌及皮肤癌则极少发生远处转移。最常见的转移部位为肺，其他为骨、肝等部位。远处转移症状按转移部位而定。

三、放射治疗适应证

对某些头颈部肿瘤用单纯放疗和手术治疗可达到治愈，而单纯化疗的疗效较差，只能作为辅助治疗。鉴于头颈部解剖和生理上的重要性，对于大多数早期的头颈部肿瘤，放疗比手术有更多的优越性，主要表现在以下几个方面：

1. 手术的创伤太大，且有 1%～2% 的手术死亡率。放疗一般不会直接引起死亡。
2. 放疗造成器官功能障碍的影响远比手术为小。

3. 放疗可较大面积照射原发灶区、邻近组织和淋巴引流区，达到治疗性和预防性预期目的的可能性大。而手术需行淋巴清除术，创伤大，功能和美容效果均差。

4. 一旦放疗失败，手术补救的效果较好，因肿瘤放疗后复发多在原发区中心部位，再手术的范围相对较小。

根据对患者的全面体检，确定肿瘤大小、范围、期别、病理类型和个体情况，按治疗目的选择治疗方案。

（一）根治性放疗

适用于放射敏感性高或不宜手术部位的较早期肿瘤，如鼻咽癌、口底癌、声门癌、外耳道癌、皮肤癌以及各部位的恶性淋巴瘤等。

（二）手术与放疗的综合治疗

鉴于手术疤痕可致局部供血减少而影响放射敏感性，原则上以术前放疗为主，但也有些肿瘤可行常规术后放疗。术后放疗适用于放射敏感性较差或手术不易切净的肿瘤，如上颌窦癌、口咽癌、口腔癌、中耳乳突癌、较晚期的鼻腔癌等。甲状腺癌、大涎腺癌的术后放疗疗效亦较满意。

（三）姑息性放疗

用于头颈部各种较晚期但有一定放射敏感性的肿瘤。

四、放射治疗前的准备

（一）病理取材

组织病理学检查是确诊的最主要的依据，明确病理类型对确定治疗方案和预后具有重要的价值。

（二）影像学检查

CT、MRI扫描、超声波检查、PET显像（氟脱氧葡萄糖正电子放射断层显像，FDG PET）等检查，可帮助临床医生了解肿瘤范围、大小、形态及周围组织器官的情况，有利于制定治疗计划。

（三）抗炎治疗

多数患者（特别是溃疡型肿瘤）常合并局部炎症，炎症能降低放射敏感性，加重放射反应，先控制炎症有利于随后放疗的进行。

（四）患齿处理

因放疗后较长时间内不能拔牙，以免引起颌骨坏死，故在放疗前应先拔除龋齿，待牙床创口愈合后再进行放疗。

（五）局部处理

病灶局部清理、换药，消除局部的炎症和水肿，保持口腔卫生。如上颌窦癌做根治性放疗应先开窗引流。

（六）梗阻的处理

可能出现呼吸困难的喉癌应先行气管切开术，有进食困难者（如软腭癌等）需插鼻饲管。

（七）出血的处理

因肿瘤导致的出血，在局部止血（用药物及压迫法）后，即给予快速放疗，肿瘤缩小后可自行止血。随后按常规放疗进行。

(八) 颈淋巴结的活检创口

一般待愈合后照射,但若发生局部肿瘤性创口不愈则应尽早放疗。

(九) 改善患者的全身情况

纠正贫血,增加营养,戒烟戒酒。

(十) 思想疏导

了解患者的生活和精神状况,解除顾虑,增强患者对疾病治疗的信心。

五、放射治疗方法学

(一) 选源

选源必须按照既要消灭肿瘤,又要保护正常组织的原则。采用高能射线,有利于提高深度量,减轻皮肤反应。但颈部淋巴区则应选用穿透力较小的 X 线或电子束以保护脊髓;口腔内小病灶可用近距离放疗;腮腺照射亦要采用电子束或低能光子以保护对侧腮腺。

(二) 照射野的设计

照射范围应包括原发肿瘤区和淋巴引流区。淋巴引流区照射可包含在原发灶照射野内,也可另外设野。有可触及的转移淋巴结时,设大野照射整个引流区,在达一定剂量后,缩野照射局部淋巴结。因即使临床上阴性的淋巴区,也至少有 15%~20% 的亚临床转移淋巴结,故某些部位的肿瘤(如鼻咽癌、口咽癌、舌癌等)应设区域淋巴引流区预防性照射野,给予 50 Gy/5 周左右的预防剂量。当前,根治性的颈清扫已被较小的手术和并用放疗所代替。

(三) 照射剂量

1. 单纯放疗剂量 根治性放疗 D_T 65~80 Gy/7~8 周,预防性放疗 D_T 50~55 Gy/5~5.5 周。

2. 术前放疗剂量 D_T 40~50 Gy/4~5 周,放疗结束后 2~4 周内手术。

3. 术后放疗剂量 D_T 60 Gy 左右,如有肿瘤残留需达 70 Gy 左右。手术与放疗的间隔时间一般为术后 2~4 周,放疗间隔时间过长会影响疗效。

(四) 时间、剂量、分割方法

1. 常规分割照射 1.8~2.0 Gy/次,1 次/d,5 次/周。

2. 超分割照射 每日照射 2 次,每次剂量 1.2 Gy,两次间隔时间 6 h。

3. 分段照射 适用于老年体弱及放疗中反应严重者,一般不作为常规使用。

4. 同步缩野加速超分割照射 即"野中野"的照射技术,先大野按常规照射,6 h 后在肿瘤部位用小野每日增加照射 1 次,使局部剂量每次达 2.6~3 Gy,当肿瘤缩小明显时,及时改为常规分割照射。也可采用先大野常规照射,在疗程后两周加肿瘤局部小野照射。

头颈部鳞癌的放疗多年来一直采用常规分割照射方法但疗效无明显提高,为了进一步提高放疗对头颈部癌的局部控制率,许多研究者通过改变分割次数或(和)分次剂量的大小,主要是采用超分割和加速分割照射技术,试图进一步提高疗效。RTOG9003 随机性研究明确了几种不同分割方法在头颈部鳞癌放疗疗效上的差别,对 1113 例晚期肿瘤包括无远处转移的Ⅲ~Ⅳ期口咽、口腔、下咽、喉声门上区鳞癌,以及Ⅱ~Ⅳ期的舌根和下咽癌,分别采用常规分割、超分割、分段加速超分割、同步缩野加速超分割等照射技术,随访 2 年的结果表明超分割和同步缩野加速超分割较常规分割明显提高了肿瘤的局部控制率。

六、原发灶不明的颈部淋巴结转移癌的处理

原发灶不明的颈部转移癌，又称隐性原发灶的颈部转移癌，是指经组织病理学检查诊断为淋巴结转移癌，但治疗前和治疗中经各科检查均未能找到原发灶。Grau 等对 352 例原发灶不明的颈转移癌的研究发现，以后有 20% 出现原发灶。Randall 等报道原发灶不明的颈部转移癌约有 2%～9% 的患者经过仔细全面检查后仍然无法发现原发灶。

对于颈部出现原发灶不明的转移淋巴结时，首先要继续努力查找原发肿瘤。当通过全面检查后，仍未找到原发灶时，行颈部放疗的方法要比手术切除肿大淋巴结为优越。据 Jesse 等报告 184 例，手术治疗后原发病灶出现率为 20%，放疗后为 6%，手术和放疗综合治疗者为 14%。在颈部转移淋巴结 N_2～N_3 的患者中，治疗后的失败率在放疗者中为 22%（9/40 例），低于手术者的 32%（19/59 例）。

(一) 诊断

1. 根据淋巴结的部位寻找原发灶　如上、中颈部淋巴结多来源于头颈部肿瘤，应检查鼻咽、口咽、下咽、喉（直接喉镜）、口腔及腮腺等。首发下颈部、锁骨上窝肿大淋巴结的原发灶多位于锁骨以下的各种脏器，应予胸部、乳腺、胃肠 X 线以及腹部（包括妇科）、后腹腔的全面检查。应注意约有 2%～10% 的颈部淋巴结呈跳跃性转移。

2. 根据病理类型与原发灶的关系　大多数头颈部肿瘤为鳞癌，上、中颈部转移性鳞癌，多数来源于鼻咽、舌根、下咽、扁桃体。腺癌可能来源于涎腺、甲状腺或甲状旁腺；下颈部或锁骨上转移性腺癌可能来自于胸腹部的乳腺或胃肠道，鳞癌可能来源于食管或肺。

3. 活组织检查　为得到病理结果，应做肿大淋巴结的针吸或摘除活检。也可针对原发灶可能性大的部位做活检（如鼻咽、扁桃炎、喉等部位），但活检后应及时放疗。

4. 影像学检查　(1) CT 和 MRI 检查是应用最普遍的方法，是最常用和有效的寻找原发灶的检查手段，如疑为头颈部原发，应重点检查头颈部。既能了解颈部转移灶情况，还可以发现隐性原发灶，有时常常会发现鼻咽、舌根、梨状窝等处的小原发灶。(2) 彩色多普勒检查，除可以进一步了解颈部淋巴结情况，为分期提供依据外，也可发现腮腺、甲状腺的微小病灶。(3) FDG、PET 对寻找原发病灶有很大的帮助。

CT 诊断颈部淋巴结转移的标准是：(1) 肿瘤直径 $\geqslant$ 8 mm；(2) 肿瘤中心坏死或为环形增强影；(3) 包膜外浸润，血管脂肪层破坏。MRI 诊断颈部恶性肿瘤的标准是：(1) 肿瘤中心坏死；(2) 二腹肌下的淋巴结最小径 > 11 mm，或其他部位的淋巴结 > 10 mm；(3) 在肿瘤引流区有 3 个或 3 个以上的淋巴结。

5. 肿瘤标记物的测定　肿瘤标记物的测定对寻找原发灶具有一定的意义。如鼻咽癌做血清免疫学测定，其血清 EB 病毒抗体 VCA-IgA 和 EA-IgA 效价增高。

(二) 设野方法

对上颈部淋巴结肿大的患者，设野一般均应包含鼻咽、口咽、下咽或喉以及双侧颈淋巴引流区，但不照射口腔。若为颌下淋巴结转移，则应照射口腔和口咽而不照射鼻咽、下咽和喉。可用面颈联合野、颈部切线野等方法。如为单纯锁骨上区转移灶，可先采用锁骨上淋巴区照射，缩野局部病灶加量。

(三) 照射剂量

用常规分割照射法。隐性原发灶区及全颈部剂量55～60 Gy/5.5～6周(在40 Gy/4周后缩野,保护脊髓),针对局部肿块再增量至70～75 Gy。对肿瘤病灶大、估计难以消退时,可采用超分割治疗。对于肿瘤固定、估计对放射线抗拒者,可采取"野中野"的照射技术,作加速超分割治疗。淋巴结照射的参考剂量见表12-2。

表12-2 淋巴结照射的参考剂量

淋巴结大小(cm)	剂量(Gy)	
	10 Gy/周	9 Gy/周
≤1.0	60	65
1.5～2.0	65	70
2.5～3.0	70	75
3.5～6.0	75	80

(四) 预后

预后与颈部淋巴结的数量、大小、部位、N分期、病理类型、治疗方法及治疗后原发病灶的出现率有关。多个淋巴结转移或双颈淋巴结转移者预后不良;上颈部转移癌的预后好于下颈部,尤其是锁骨上转移癌预后差;颈淋巴结转移性鳞癌 N_1、N_2 和 N_3 患者的5年生存率分别为100%、68%和40.9%;低分化鳞癌的疗效比腺癌好;治疗后出现原发病灶的生存率为50%,比不出现原发灶者低;Lganej等报道单一治疗的颈部失败率为43%,放疗加手术综合治疗的颈部失败率为20%。对于原发灶不明的颈部转移癌患者,应在治疗中和治疗后定期复查,如有自觉症状,应随时就诊,以尽早发现原发灶,及时予以治疗。

七、肿瘤残留或复发的处理

不论是原发肿瘤还是转移淋巴结,希望能在放疗过程中达到消退。据美国RTOG资料,初程单纯计划性放疗的497例患者,疗程末各期总的完全消退率(CR)达79%,另有5%可用较小范围的手术补救,总的CR率可达84%。其中淋巴结活动者的CR率达93%;颈部淋巴结阴性者,用预防性放疗后复发率仅为2%。当放疗末有原发肿瘤或淋巴结残留时,应至少观察1～3个月,等待退化或死亡的瘤细胞经过血循环清除。我们曾发现数例颈部淋巴结残留者,经切除后病理检查,未见到存活瘤细胞,但若原已消退的病灶又复增大则应考虑复发。对于"残留"或复发病灶可采取以下几种治疗措施:

(一) 局部加量

对肿瘤残留的患者,病灶局部适当加量。可根据肿瘤部位的不同,选择不同的照射方式,如腔内照射、组织间照射、电子束补量。

(二) 小范围手术补救

原发灶肿瘤未控或复发的病例可采用挽救性手术治疗。对残留淋巴结放疗后观察3个月,如不消退并经超声多普勒检查有明显血流者应做手术切除。

(三) 再程放疗

治疗原则是尽可能延长与上程放疗的间隔时间,设多野、小野照射。但必须指出,除鼻咽癌外,对同一部位一般不宜进行第2次放疗。即使是鼻咽癌,也应配合不同方法,如腔内放疗、立体定向放疗、调强适形放疗、化疗、加温及并用放射增敏剂等。再程放疗时,只需照射复发部位,一般不做区域淋巴引流区的预防性照射。

(四)化疗

对残留或复发病灶,化疗疗效较差,但化疗可延缓病变发展速度或缩小肿瘤大小,有利于延长再次放疗的间隔时间和提高放疗效果。

八、综合治疗

早期头颈部肿瘤的治疗以手术或放疗为主,局部控制率可达70%~80%,甚至更高。对晚期病例单纯放疗的局部控制率低,而单纯手术则复发率高,因此不宜用单一的治疗方法,应采用放疗与手术和(或)化疗的综合治疗。

(一)术前放疗

用常规分割照射45~50Gy,随机临床研究结果表明,对切口的愈合无明显影响,且不增加手术的并发症,并能提高肿瘤控制率和生存率,如上颌窦癌、口腔癌等。

(二)术后放疗

经验表明,术后放疗特别对喉癌、下咽癌、甲状腺癌、腮腺癌等益处较大。术后照射50Gy,对原发部位另外补量10Gy。对于切缘阴性的局部复发率,在单纯手术组为39%,而行术后放疗者仅为2%;对切缘阳性的患者,则分别为73%和10.5%。

术后放疗的时间一般在术后2~4周开始,最迟不得超过6周,一方面由于间隔时间的延长而引起手术区域内纤维疤痕的形成造成局部血运变差,降低了放射敏感性;另一方面残存的肿瘤细胞可增殖,引起肿瘤负荷增加,从而影响术后放疗的疗效。Trotti等的随机性研究报道,对具有高危复发的患者(如淋巴结包膜外受侵、转移淋巴结数超过4个或直径超过6cm、原发肿瘤侵及颈部软组织、周围神经受侵、局部复发性病变等)均采用加速分割照射,中位随访时间6年;结果显示,术后放疗开始时间≤4周者,无1例局部复发,而术后间隔时间>4周者复发率为45%;结论是术后放疗的时间应≤4周,最好不要超过4周,采用加速分割照射技术可以明显提高肿瘤的局部控制率。

(三)化疗加放疗

对头颈部恶性肿瘤有效的化疗药物有5-氟尿嘧啶(5-Fu)、博莱霉素(BLM)、顺铂(DDP)、环磷酰胺(CTX)、氨甲喋呤(MTX)、长春新碱(VCR)、羟基脲(Hu)、阿霉素(ADM)等。联合用药要比单一用药疗效好,尤其是以DDP为基础的联合化疗,在头颈部癌的治疗中起着重要的作用。单一大剂量DDP或5-Fu连续输注能取得明显的疗效。近年来研制的新药如紫杉醇(PTX,Taxol)、泰素帝(DTX)和吉西他滨(健择,GEM)等,在头颈部癌中亦取得了较好的临床疗效。Ⅱ期临床研究结果显示TPF方案(PF方案+紫杉类药物联合方案)优于PF方案。有些药物如PTX、DTX、GEM等在体外试验中证明具有增敏作用,且将这些新药单独或用于常规放疗的增敏作用。常用的化疗方案有PF方案(DDP+5-FU)、PFB方案(DDP+5-FU+BLM)、CBF方案(CTX+BLM+5-FU)、CAP方案(CTX+ADM+DDP)、CAO方案(CTX+ADM+VCR)、EAP方案(VP16+ADM+DDP)、CO方案(CTX+VCR)、PFA方案(DDP+5-FU+ADM)等。头颈部恶性肿瘤有以下几种化疗方式:

1. 诱导化疗(又称新辅助化疗) 即放疗前化疗,其优点为:(1)尚无放疗副反应的干扰,有利于化疗药物在瘤体内的分布及发挥作用;(2)在放疗前即起到减少肿瘤负荷并减轻由于肿瘤引起的各种症状;(3)提高局部控制率和杀灭亚临床灶。常用的诱导化疗方案为 PF 方案(DDP+5-Fu),一般以 2～3 周期为宜。

2. 同步化疗、放疗 即放疗同时并用化疗,其优点:(1)化疗药物直接作用于肿瘤干细胞而起杀瘤作用;(2)药物作用使肿瘤的细胞同步化,以增加放射敏感性;(3)化疗药物可以阻断远处转移的发生;(4)不延误放疗时间,毒副反应能耐受。一般采用单药增敏,如 DDP(30～50mg)。于放疗全程中并用化疗 6～7 周,或联合化疗 1～2 周期。头颈部肿瘤同步化疗、放疗的疗效明显优于单纯放疗组。

3. 辅助化疗 指在放疗结束后休息 2～4 周进行化疗,主要目的是杀灭放疗后局部残留的肿瘤细胞和全身亚临床转移灶,特别是晚期患者。

九、常见的放射反应与损伤

头颈部肿瘤根治性放疗时的放疗不良反应是常见的,且有时是不可避免的。

(一) 放射反应

1. 急性 皮肤和黏膜反应、喉头水肿、卡他性中耳炎等。
2. 慢性 表皮干燥、萎缩,皮下组织纤维化或硬性水肿,颞颌关节纤维化导致张口受限,耳鸣耳聋、口干、喉头水肿等。

(二) 放射损伤

1. 放射性龋齿 是由于放射线对齿槽骨及其供血血管的损伤,加之放疗后唾液腺分泌的量和质(pH 降低)的变化,导致口腔自洁作用降低,有利于细菌繁殖,可导致放射性龋齿。
2. 咽部(包括软腭)坏死 多数由于鼻咽癌做腔内近距离照射所致。
3. 皮肤放射性溃疡 用千伏 X 线照射及多次照射时易发生。
4. 放射性骨坏死 用千伏 X 线照射时易发生,诱因常为感染或外伤(手术)。
5. 放射性脑脊髓病 最常见的损伤部位为双侧颞叶、脑干和颈髓。

十、预 后

头颈部肿瘤的预后与肿瘤部位、分期、病理类型和治疗方法等因素均有关。从大部分肿瘤的 5 年生存率分析,一般说来,单纯手术(病期较早)比单纯放疗(病期较晚)疗效好,而综合治疗尤其是术前放疗的疗效更比任一单种治疗方法为好。部分头颈部肿瘤单纯放疗、单纯手术、术前放疗/术后放疗等不同治疗方法的 5 年生存率见表 12-3。

表 12-3 部分头颈部肿瘤治疗结果(5年相对生存率,%)

病 种	R	S	R+S	S+R	发表单位
鼻咽癌	53.0				北京
舌癌	20.0		60.0	80.0	苏州
颊粘膜癌	27.0		38.0		北京
硬腭癌	24.0		64.0	54.0	北京
齿龈癌	22.0	45.0	33.0	81.0	北京
口底癌	18.7	44.4		33.3	湖北
扁桃体癌	59.2				北京
鼻腔筛窦癌	38.3			76.0	北京
晚期上颌窦癌	30.0		61.1	75.0	苏州
下咽癌	29.4	46.2	57.6	70.7	北京
喉癌	55.0	62.0	33.0	60.0	北京
外耳道癌及中耳癌	69.6		50.0	73.9	上海
大涎腺恶性肿瘤		59.2		88.2	苏州
甲状腺癌		92.0(全切)		78.0	北京
		33.0(次切)		71.0	北京
眼睑癌	73.0				北京

注:北京:中国医学科学院肿瘤医院;苏州:苏州大学附属第一医院;湖北:湖北省肿瘤医院;上海:上海医科大学附属眼耳鼻喉科医院。R:放疗;S:手术

复习思考题

1. 头颈部肿瘤有何特点?
2. 头颈部肿瘤有哪些扩散途径?
3. 对原发灶不明的颈部淋巴结转移性癌,用何种方法推断可能的原发灶部位?
4. 头颈部肿瘤综合治疗的方法有哪些?

参 考 文 献

[1] 谷铣之,殷蔚伯,刘泰福,等主编.肿瘤放射治疗学.第2版.北京:北京医科大学中国协和医科大学联合出版社,1993
[2] 殷蔚伯,谷铣之主编.肿瘤放射治疗学.第3版.北京:中国协和医科大学出版社,2002
[3] 许昌韶主编.高等教育教材:肿瘤放射治疗学.北京:原子能出版社,1995
[4] 李树玲主编.新编头颈肿瘤学.北京:科学技术文献出版社,2002
[5] 董志伟,谷铣之主编.临床肿瘤学.北京:人民卫生出版社,2002
[6] 刘泰福主编.现代放射肿瘤学.上海:复旦大学出版社、上海医科大学出版社,2001
[7] 屠规益,徐国镇主编.头颈部恶性肿瘤的规范性治疗.北京:人民卫生出版社,2003
[8] 于金明,邢力刚.头颈部肿瘤放射治疗研究进展.耳鼻咽喉-头颈外科,2003,10(2):118~123
[9] 罗京伟,徐国镇,高 黎.循证医学与头颈部癌.中华放射肿瘤学杂志,2002,11(4):275~279
[10] 田 野,徐国镇,余子豪.头颈部鳞癌超分割加速放疗的理论基础和临床结果.中华放

射肿瘤学杂志,1994,3(3):204~207

[11] 陆雪官,冯 炎,胡超苏,等.60例原发不明的颈转移鳞癌放射治疗.中华放射肿瘤学杂志,2001,10(4):246~249

[12] 王建平,许昌韶.原发灶不明颈部转移性癌34例放疗分析.苏州医学院学报,1998,18(1):92~93

[13] 卢泰祥,韩 非,赵 充,等.适形调强放射治疗在头颈肿瘤总的临床应用.癌症,2001,20(10):1098~1099

[14] 高洪章,李宏礼,傅豫川,等.口底癌四种治疗方法远期疗效分析.临床口腔医学杂志,1994,10(3):161~162

[15] 俞志英,周菊英,许昌韶.舌癌的放射治疗.肿瘤防治研究,2003,30(4):326~327

[16] 布 洁,高 黎,徐国镇,等.160例扁桃体癌的放射治疗及预后.中华放射肿瘤学杂志,2001,10(2):104~107

[17] 肖光莉,高 黎,徐国镇.下咽癌的治疗.中华放射肿瘤学杂志,2002,11(1):1~4

[18] 高 黎,徐国镇,胡郁华.上皮源性鼻腔筛窦癌.中华放射肿瘤学杂志,1999,8(1):5~8

[19] 俞志英,许昌韶,姚德元,等.晚期上颌窦癌放射治疗远期疗效分析.中国放射肿瘤学,1991,5(1):10~12

[20] 张海燕,陈庆芳.外耳道癌及中耳癌52例临床分析.中国癌症杂志,1999,9(5—6):503~504

[21] 俞志英,许昌韶,姚德元,等.105例大涎腺恶性肿瘤疗效分析.中华放射肿瘤学杂志,1992,1(3):159~161

[22] Fu KK, Pajak TF, Trotte A, et al. A Radiation Therapy Oncology Group(RTOG) phase III randomized study to compare hyperfraction and tow variables of accelerated fractionations to standard fractionation radiotherapy for head and neck squamous cell carcinomas: first report of RTOG 9003. Int J Radiat Oncol Biol Phys, 2000, 48:7~16

[23] Tupchong L, Scott CB, Blitzer PH, et al. Randomized study of preoperative versus postoperative radiation therapy in advanced head and neck carcinoma: long-term follow-up of RTOC study 73-03. Int J Radiat Oncol Biol Phys,1991,20:21~28

[24] Trotti A, Kloth D, Endicott J, et al. Postoperative accelerated radiotherapy in high-risk squamous cell carcinoma of the head and neck: long-term results of a prospective trial. Head Neck,1998,20:119~123

[25] Browman CP, Hodson DI, Mackenzie RJ, et al. Choosing a concomitant chemotherapy and radiotherapy regimen for aquamous cell head and neck cancer a systematic review of the published literature with subgroup analysis. Head Neck, 2001, 23:579~589

[26] Butler EB, The BS, Grant WH, et al. Smart(simultaneous modulated accelerated radiation therapy)boost: a new accelerated fractionation schedule for the treatment of head and neck cancer with intensity modulated radiotherapy. Int J Radiat Oncol Biol Phys,1999,45(1):21~32

[27] Lowe VJ, Boyd JH, Dunphy FR, et al. Surveillance for recurrent head and neck

cancer using positron emission tomography. J Clin Oncol, 2000,18,651~658

[28] Chua DT, Sham JS, Kwong DL, et al. Treatment outcome after radiotherapy alone for patients with stage Ⅰ－Ⅱ nasopharyngeal carcinoma. Cancer, 2003,98,74~80

[29] Grau C, Johansen LV, Jakobsen J, et al. Cervical lymph node metastases from unknown primary tumours results from a national survey bythe Danish society for head and neck oncology. Radiother Oncol,2000,55(2),121~129

[30] Randall DA, Johnstone PA, Foss RD, et al. Tonsillectomy in diagnosis of the unknown primary umor of the head and neck. Otolaryngol Heal Neck Surg,2000,122 (1),52~55

[31] Pignon JP, Bourhis J, Domenge C, et al. Chemotherapy added to locoregional treatment for head and neck squamous-cell cancer: three meta-analyses of updated individual data. Lancet,2000,355,949~955

[32] Robert Haddad, Roy B Tishler, Charles M. Norris, docetaxel, cisplatin, 5-fluorouracil (TPF)-based induction chemotherapy for head and neck cancer and the case for sequential. Combined-Modality Treatment the Oncologist, 2003,8(1),35~44

(俞志英)

第十三章 鼻 咽 癌

鼻咽癌(nasopharyngeal carcinoma，NPC)是我国常见的恶性肿瘤之一，在头颈部恶性肿瘤中占首位。鼻咽癌的分布具有明显的地区性差异，以我国南方广东、广西、福建、湖南、江西等地为最高发区，世界其他地区少见。鼻咽癌可发生于各种年龄，据文献报道年龄分布为3～90岁，其中30岁以上呈增长趋势，40～60岁为发病的高峰年龄，60岁以后呈下降趋势。男性多于女性。有一定的种族易感性和家族高发倾向，与EB病毒感染、环境致癌因素等密切相关。由于鼻咽腔周围解剖关系复杂，在治疗方法中以放疗最为有效，放疗后平均5年生存率为50%～60%，早期可高达80%～90%以上。

第一节 解剖和淋巴引流

一、鼻 咽 腔

鼻咽腔位于咽腔的后上部，上下径、左右径各约3～4cm，前后径约2～3cm。鼻咽腔分顶壁、底壁、前壁、后壁和两侧壁共6个壁。顶壁：依附颅底，由蝶骨体和枕骨基底部构成。底壁：由部分软腭背面构成，肿瘤极少原发于此。前壁：由双侧后鼻孔和鼻中隔后缘组成。后壁：紧贴第1、2颈椎。侧壁：两侧壁由腭帆张肌、腭帆提肌、咽鼓管咽肌及咽鼓管软骨构成。侧壁有耳咽管开口，与中耳相连，开口后方有指状隆起，称耳咽管隆突。在隆突后与后壁交界处有一凹陷称咽隐窝，深约1cm，肿瘤易由此侵至颅底，该区是鼻咽癌最好发的部位(图13-1、图13-2)。

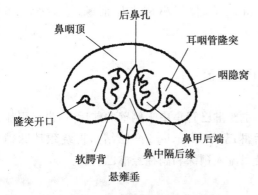

图13-1 鼻咽腔间接鼻咽镜下所见

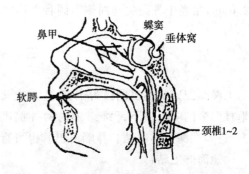

图13-2 鼻咽腔相邻结构(矢状面)

二、咽旁间隙

咽旁间隙是位于面颌上颈部分一个深在的脂肪间隙,与鼻咽、口咽为邻,介于颅底、舌骨与脊柱之间,构成一个以颅底为底,以舌骨小角为顶的倒锥体形,前窄后宽。内侧环绕咽部筋膜,外侧是翼肌及腮腺深叶,整个咽旁间隙可分为3个相邻的间隙(图13-3、图13-4)。

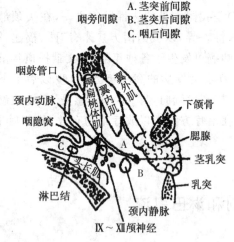
图 13-3 鼻咽旁间隙横切面(鼻咽腔水平面)

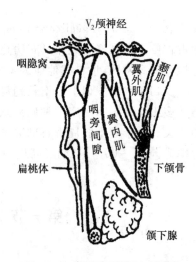
图 13-4 鼻咽旁间隙(矢状面)

1. 茎突前间隙 亦称茎突前区,内上方与咽隐窝为邻,顶端为中颅窝底,对应卵圆孔、棘孔和蝶骨大翼,内侧与咽筋膜相贴,下方与扁桃体的底对应。肿瘤侵及此间隙时,可出现单一的三叉神经第3支麻痹症状,向前可侵及翼板、翼腭窝、上颌窦、后壁,向下扩展到颞下窝、颌下区、腮腺区。

2. 茎突后间隙 亦称为茎突后区或颈动脉鞘区。位于茎突的内侧稍后方,上端与颅底骨的颈静脉孔、前内侧与咽后间隙为邻,前外侧与茎突前间隙相毗邻。内有颈内动脉、颈内静脉、Ⅸ-Ⅻ对颅神经、交感神经干(颈上节)及颈深上淋巴结。

3. 咽后间隙 位于咽腔后壁正中,该间隙上接颅底,下通入后纵隔,前壁为颊前筋膜,后壁为椎前筋膜,中线处有一纤维隔将此间隙分为左右两半,其内各有咽后淋巴结内、外侧组,尤以外侧组更为明显,亦称为 Rouviere 淋巴结,位于枢椎椎体前缘、中线旁1.5~2.0cm,相当于乳突尖与同侧下颌骨角连线中点的深部。

三、淋巴引流

鼻咽腔壁的淋巴网极为丰富,左右交叉。主要淋巴管集中于侧壁的前后方,淋巴引流入枢椎侧旁的咽后壁下纤维组织内的外侧咽后淋巴结(Rouviere 淋巴结),再绕颈动脉鞘后方,进入颈深上淋巴结。鼻咽淋巴管也可直接回流入颈深和副神经淋巴结链。

颈部淋巴结:

1. 上颈深淋巴结 分为3组:(1)颈深上组:即由鼻咽直接引流来的咽后淋巴结和颅

底颈内动静脉前方出入颅底处的淋巴结;(2)颈深后组:位于乳突部深处的淋巴结;(3)颈深前组:可分为二腹肌组及颈内动静脉链上组淋巴结。

2. 中下颈淋巴结组　沿胸锁乳突肌由上而下走行。

3. 脊副神经淋巴结链　位于颈后三角区斜方肌前缘。

4. 锁骨上下及胸骨切迹上淋巴结　位于锁骨上窝,沿颈横血管分布。

5. 其他　晚期、手术或放疗后可逆流至耳前、颊部、颌下、颏下等处的淋巴结。

第二节　病理分型

一、大体分型

1. 菜花状型　呈大块状或形态不规则,表面高低不平,常有坏死。
2. 溃疡型　癌灶呈盘状凹陷,周围呈围堤状,表面不规则突起。
3. 结节型　鼻咽部局部隆起,边缘光滑,与正常组织分界清楚。
4. 黏膜下型　原发肿瘤向黏膜深部生长时,使黏膜增厚,或局部稍隆起。
5. 浸润型　局部组织普遍性隆起,边界不清。

二、组织学分型

目前我国基本采用如下分类法:

1. 原位癌　上皮癌变,基底膜完整。
2. 浸润癌

(1) 微小浸润癌　已突破基底膜,但范围未超过400倍光镜一个视野。

(2) 鳞癌　高分化鳞癌放射敏感性差。此类型的特点为以局部侵蚀为主,早期可侵犯颅底、鼻窦、颅神经等,较少出现淋巴转移,临床上常被称为"上行型"鼻咽癌。中分化鳞癌和低分化鳞癌,后者占85%左右,早期即可出现淋巴转移,对放疗敏感,预后相对较好。

(3) 泡状核细胞癌　属低分化鳞状细胞癌范畴,以往称为大圆细胞癌和淋巴上皮癌,患者早期出现颈部多个且大的淋巴结转移,侵犯颅底相对少见,故常称为"下行型"鼻咽癌,对放疗敏感,预后好。

(4) 未分化癌　除有明显的局部颅内外扩展及广泛的淋巴结转移外,更倾向于高发的血行转移,临床上常称为"上下行型"鼻咽癌,对放疗敏感,但预后差。

(5) 腺癌　分为高、中、低分化癌,包括小涎腺癌(如腺样囊性癌、黏液表皮样癌等),以局部浸润扩展为主,较少淋巴转移而常见血行转移,对放疗敏感性差,预后不良。

第三节 扩散方式

一、直接扩展

1. 向前扩展 经后鼻孔累及鼻腔，进而到上颌窦或筛窦→眼眶→眶下裂→颞下窝。
2. 向下扩展 沿鼻咽侧壁到口咽，从鼻咽顶后壁沿颈前软组织延达后壁甚至喉咽后壁。
3. 向两侧扩展 向咽旁间隙侵犯。咽旁间隙上端被茎突咽肌、茎突舌肌、茎突舌骨肌分为前、后两个间隙：(1)茎突前间隙：该间隙受侵时，可向上扩展至颅底，侵犯卵圆孔、棘孔和蝶骨大翼等部位，晚期可侵犯至颞窝、颌下腺区和腮腺区等。(2)茎突后间隙：肿瘤侵入此间隙可引起相应的神经受累症状和淋巴结转移。肿瘤还可直接通过耳咽管侵入中耳。且易沿颈内动脉鞘侵及颅内。
4. 沿筋膜间隙扩展 可侵及翼腭窝翼板，并沿翼板基部侵及颅底或眶下裂眶底，亦可自翼腭窝往前累及上颌窦后壁至上颌窦腔内。
5. 向上扩展 侵犯颅底骨和颅神经，引起颅底骨质破坏和出现颅神经症状。蝶骨大翼区以破裂孔、卵圆孔最为薄弱，易受侵。
6. 侵犯眼眶 一条途径为肿瘤向鼻腔扩展后向上侵犯筛窦，破坏纸板进入眼眶；另一条途径是浸润咽旁间隙，侵及翼腭窝再由眶下裂进入眶尖区。鼻咽癌向周围直接扩展，根据部位不同可引起多支颅神经受损症状(图13-5)。

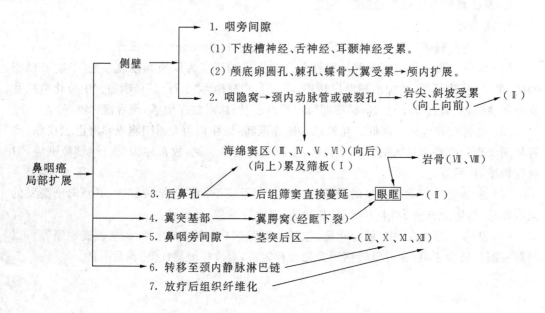

图13-5 鼻咽癌局部扩展与颅神经受损关系图

二、颈部淋巴结转移

颈部淋巴结转移是鼻咽癌十分常见的扩散方式,转移率高,多为颈深上组淋巴结(乳突尖下方淋巴结、胸锁乳突肌深部淋巴结和二腹肌组淋巴结)(图13-6)。晚期或手术、放疗后可逆流到颌下、颏下淋巴结组。一般情况下,颈内静脉淋巴结群的转移由上而下逐站转移,但有少数鼻咽癌的淋巴结扩散可能是多方式的,有时可能会出现跳站转移。分化差的癌可能有更广泛的转移,如耳前、腮腺区、枕后等处淋巴结,晚期可出现远隔淋巴结转移,如腹股沟、腋窝、纵隔、腹主动脉旁、腹股沟及甲状腺区等淋巴结。

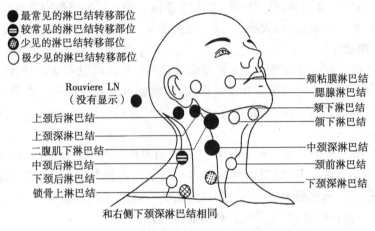

图13-6 鼻咽癌颈淋巴结转移好发部位

1. 咽后淋巴结(Rouviere淋巴结),是鼻咽癌首先受侵的淋巴结,可见于颈部淋巴结转移之前,要靠CT/MRI才能发现。咽后淋巴结分为内侧组和外侧组,内侧组位于体中线附近;外侧组位于咽壁的后外侧,毗邻颈动脉,一般于第1颈椎至第3颈椎水平。如咽后淋巴结的最小径>4mm,或内侧组发现有淋巴结,一般视为异常。据香港一组材料表明,在150例鼻咽癌治疗前MRI检查中,发现115例有区域淋巴结转移,其中咽后淋巴结转移的概率为94%,明显高于颈部其他部位的淋巴结转移(76%)。椎前肌或咽后淋巴结受侵与远处转移有密切的关系,据中国医学科学院肿瘤医院资料分析结果显示,Rouviere淋巴结阳性者远处转移率高达32%,而该淋巴结阴性者远处转移率仅为13%。

2. 颈静脉链淋巴结的上、中、下组,占72%。

3. 二腹肌组(属颈深上组的前组),也是鼻咽部常见的转移淋巴结的部位。

4. 副神经淋巴结链组。

5. 锁骨上组淋巴结。

6. 晚期或手术、放疗后逆流到浅淋巴结如颌下、颏下淋巴结组。

三、血 行 转 移

鼻咽癌易发生血行转移,占初治患者的10%～13%,死亡病例中远地转移率高达45%～60%。病期越晚,远处转移的机会就越大。以骨转移最多见,扁骨为最高发,其次为肺和肝转移,脑转移较少见。鼻咽癌的远处转移除了骨、肺、肝、脑等脏器外,还可以发生一些其他癌很少发生转移的部位,如脾、甲状腺、心包、肾上腺等。已有多脏器转移者可发生皮肤、皮下转移或骨髓内侵犯。

第四节 临床表现、诊断与分期

一、临床表现

鼻咽癌部位隐蔽,又与耳、鼻、咽、眼、颅底及颅神经等重要组织器官紧密相邻,易侵及周围的组织器官。根据肿瘤部位、大小、外侵情况的不同,而出现复杂的临床表现。

(一) 五官症状

1. 耳鸣、耳闷　由于耳咽管隆突及鼻咽侧壁肿瘤压迫或侵犯耳咽管,致使耳咽管阻塞,而引起一侧耳闷、耳鸣,放疗后随着肿瘤的退缩,症状即可改善或消失。严重者肿瘤可侵入中耳突破鼓膜达外耳道,合并感染时可有疼痛,首诊时易被误诊为中耳炎。耳鸣、耳闷是鼻咽癌的早期症状之一。

2. 鼻塞、出血　涕中带血或回吸血涕,尤以清晨起床后回吸血涕为多见,也是鼻咽癌的早期症状。一般出血量不多,如果出血量较多或反复顽固性鼻出血,很可能病情已进入晚期。黏膜下型癌可无出血症状。原发肿瘤逐渐增大可堵塞或侵入后鼻孔,引起单侧或双侧鼻堵,严重者出现张口呼吸,多见于晚期鼻咽癌患者。

3. 口咽　肿瘤向底壁及口咽侵犯,引起软腭下陷、咽后壁或侧壁隆起,严重者可造成吞咽困难、呼吸困难。

4. 眼　肿瘤直接侵犯眼眶、侵及或压迫第Ⅱ～Ⅵ对颅神经时,可以出现眼部症状。最常见表现为视力障碍、复视、斜视或突眼。

(二) 头痛

头痛为鼻咽癌常见症状,常为单侧性,呈间歇性或持续性,进行性加重。引起头痛的原因多数是肿瘤直接侵蚀颅底,也可因肿瘤压迫颅底组织、三叉神经受侵、颅内受侵或合并感染引起。外压或侵及颈内静脉血管或上颈深淋巴结压迫颈血管,均可导致同侧搏动性头痛。

(三) 颈淋巴结肿大

鼻咽癌颈淋巴结转移的特点是发生率很高,且出现早。初诊时以颈部肿块为主诉的达45%～50%,治疗前颈部淋巴结转移率达70%～80%。常首发于颈深上组淋巴结,初起无痛,活动,质偏软。转移淋巴结逐渐增多、增大甚至融合成巨块,严重者可坏死液化并溃破,出现疼痛。随着病程进展,淋巴结质地由软变硬,由活动变为固定。颈深上组后淋巴结转移(在颈动脉出入颅处或乳突深面淋巴结转移),可压迫或侵犯后 4 对颅神经和交感神经,临床上有头痛、后组颅神经麻痹及 Horner 综合征。

(四) 颈运动障碍

鼻咽癌沿后壁向下浸润到椎前肌肉可引起伸颈运动受碍和颈痛。有些病例颈运动障碍是由于癌肿浸润导致第 1 颈椎前移半脱位引起。颈运动障碍的程度与颈淋巴结转移的有无及大小无平行关系。在放疗过程中,多数患者颈运动障碍症状消退迅速。临床上,对有本症状的鼻咽癌病例,应避免颈前屈,小心搬动,必要时作头部牵引,以免发生脊髓受压。

(五)张口困难

张口困难一般为肿瘤由鼻咽腔向咽旁间隙浸润,病变累及翼内、翼外肌所致。

(六)颅神经受损征象

表现为颅神经麻痹并出现相应的症状和体征(见表13-1)。

表 13-1 鼻咽癌颅神经走行、受损表现及发生率

颅神经	出脑处	出颅处及走行	临床表现	发生率(%)
Ⅰ 嗅神经	颞叶嗅球	筛孔→鼻腔	嗅觉减退或失嗅	0
Ⅱ 视神经	枕叶外侧膝状体	视神经孔→眼眶	视力下降或失明	2.88
Ⅲ 动眼神经	中脑脚间窝	海绵窦前外侧→眶上裂→眼眶	复视,病眼向内上、外上、内下活动不能,上睑下垂,瞳孔大(副交感神经麻痹)	6.8
Ⅳ 滑车神经	中脑四叠体下方	海绵窦前外侧→眶上裂→眼眶	病侧眼球往外下看时复视或不能往外下活动	5.72
Ⅴ 三叉神经	脑桥	沿岩骨海绵窦前行	患侧头面部感觉麻痹,咬肌萎缩	26.8
1支(眼支)		海绵窦前外侧→眶上裂	患侧眼裂以上皮肤黏膜感觉过敏或麻木	
2支(上颌支)		海绵窦外侧→圆孔→翼腭窝→眶上裂→眶下孔	患侧面颊部眼裂以下至口角以上皮肤黏膜感觉过敏或麻木,颞肌无力或萎缩	
3支(下颌支)		海绵窦后外侧→卵圆孔→茎突前间隙	患侧口角下、颞耳部皮肤黏膜过敏或麻木,咬肌无力或萎缩,张口困难,张口时下颌偏向患侧	
Ⅵ 外展神经	脑桥	海绵窦后外侧→前外侧→眶上裂、眼眶	复视,患侧眼球外展活动受限或不能	17.61
Ⅶ 面神经	桥延沟外侧	岩骨面神经管	面神经核下性麻痹表现(鼻唇沟浅)	1.63
Ⅷ 听神经	桥延沟外侧	内耳内→茎乳孔	鼓腮、吹哨、皱额不能,兔眼、眩晕、呕吐、耳鸣、耳聋(神经性)	0.19
Ⅸ 舌咽神经	延脑	颈静脉孔→茎突后间隙	口咽、舌后1/3感觉麻痹,软腭活动困难,咽反射弱或消失,吞咽困难	11.0
Ⅹ 迷走神经	延脑	颈静脉孔→茎突后间隙	声哑,呛咳,患侧声带麻痹	6.94
Ⅺ 副神经	延脑	颈静脉孔→茎突后间隙	颈肌活动无力,抬头、耸肩困难,胸乳肌、斜方肌萎缩	1.18
Ⅻ 舌下神经	延脑	舌下神经孔	早期患侧舌肌变肥厚、无力,晚期舌肌萎缩,讲话吞咽困难,伸舌舌尖指向患侧或偏患侧	13.14
交感神经		后颅窝颈动脉和颈静脉出入颅底处周围交感神经丛及颈交感神经节	Horner征(眼裂及瞳孔缩小,眼球内陷、同侧汗闭)	2.22

注:本表中的发生率是综合了湖南401例,杭州740例,广州1463例,广西988例,北京1379例,共4971例鼻咽癌的放疗前资料

(七) 其他体征

1. **眶上裂症候群** 眶上裂是Ⅲ、Ⅳ、Ⅴ、Ⅵ颅神经出颅处,有肿瘤侵犯时上述颅神经可麻痹,出现患侧眼球固定伴轻微外突、上眼睑下垂、复视等症状。

2. **岩蝶症候群** 又称海绵窦综合征或破裂孔综合征,是肿瘤侵及破裂孔、岩骨尖后继续往前外卵圆孔和海绵窦发展,出现$V_{1,2,3}$、Ⅲ、Ⅳ、Ⅱ颅神经麻痹。

3. **眶尖症候群** 肿瘤侵犯眶尖视神经管一带,引起Ⅲ、Ⅳ、Ⅵ、Ⅴ、Ⅱ颅神经麻痹,表现为患侧眼外肌麻痹,眼球固定,视力下降,眼盲及某些眶上裂症候群表现。

4. **颈静脉孔症候群** 肿瘤从破裂孔岩骨尖往后入颅,或茎突后间隙受侵均可侵及到后颅凹颈静脉孔一带,出现Ⅸ、Ⅹ、Ⅺ颅神经麻痹,表现为咽反射减弱或消失、吞咽困难、声嘶等症状。

5. **Horner 综合征 (Horner syndrome)** 当肿瘤直接侵犯或肿大的淋巴结压迫颈交感神经节时,可出现 Horner 综合征,表现为同侧瞳孔缩小、眼球内陷、眼裂变小、同侧分布区无汗。

6. **桥脑小脑角受侵症状** 肿瘤侵入后颅凹的桥脑小脑角,临床特点常见Ⅵ、Ⅴ和Ⅻ颅神经麻痹,其次为Ⅶ、Ⅷ颅神经麻痹,除这些颅神经症状外,常伴有走路不稳、颅内高压、锥体束征等症状。

(八) 远处转移症状

最常见的转移部位依次为骨、肺、肝。

1. 骨转移以椎骨、肋骨、骨盆为最多见,其次为股骨、肩胛骨、肱骨、颅面骨和颌骨。椎静脉系统播散是骨转移的重要途径。骨转移多数先出现骨疼痛,而后摄 X 线片证实为骨转移,X 线表现溶骨性最为多见,其次为虫蚀状,成骨性少见。放射性核素骨显像是一种无损伤性和灵敏度较高的诊断方法,可比 X 线片早 3～6 个月检出病灶,表现为单发或多发性片状浓聚区,多发性的病灶绝大多数为骨转移癌,单发灶除骨转移外,其他因素亦可出现,如骨感染、骨创伤、外科手术等,需结合临床注意鉴别,定期复查。另外,晚期病例可有远隔淋巴结转移,如腋下、腹股沟、纵隔、腹膜后等,这些可能是血行转移所致。

2. 鼻咽癌肺转移多数无明显症状,有些出现轻度咳嗽,晚期可出现痰血、胸痛或呼吸困难等。X 线表现可见单发或多发圆形或类圆形、大小不等的结节或块状阴影,以多发性为多见,预后单发性好于多发性。少数鼻咽癌肺转移患者经放疗、化疗后可长期存活。

3. 肝转移可见单发或多发转移结节,随着转移灶的增大、肝小管的堵塞可出现全身黄疸,晚期可出现腹水。

其他部位转移会出现不同的症状及体征。多脏器转移时常伴有发热、消瘦、贫血和恶液质。

二、诊 断

(一) 临床征象

根据病史、症状和体征作出初步诊断。但是鼻咽癌的早期症状不明显,也无特殊性,容易误诊或漏诊。因此,在临床工作中,必须认真询问病史,详细进行体检,并作必要的辅助检查。

(二) 间接鼻咽镜或光导纤维镜检查

间接鼻咽镜或光导纤维镜检查是一种简便、快速、有效的检查,也是诊断鼻咽癌必不可少的最基本的检查。间接鼻咽镜(后鼻镜)检查:经口腔后鼻镜检查,一般可以观察到鼻咽腔内有无新生物及鼻咽部的结构情况,如咽隐窝是否对称,局部有无隆起等。光导纤维镜检查:是经鼻腔表面麻醉后由鼻腔进路置入光导纤维鼻咽镜,可以清楚地观测到鼻腔及鼻咽腔内的结构和病灶。

光导纤维镜检查的优点:(1)不受患者张口大小及咽反射的约束;(2)能发现早期肿瘤甚至黏膜下病灶;(3)能够直观肿瘤全貌,确定肿瘤向周围蔓延的范围;(4)在光导纤维镜直视下活检,阳性率高;(5)令患者做吞咽动作等方法进行动态观察,可判断疗中、疗后黏膜下有无残存肿瘤或复发。光导纤维镜检查的阳性率明显高于间接鼻咽镜及 CT 检查。

(三) 病理检查

肿瘤活组织病理检查是确诊的惟一定性的手段,无论是初诊还是复发后再治者,治疗前都必须先取得病理证实,组织病理学是最有力的诊断依据。当鼻咽部、颈部均有肿块时,应首选鼻咽部粘膜下肿瘤做深层活检,如鼻咽部重复活检均为阴性才考虑做颈部淋巴结活检。颈部淋巴结尽可能摘除活检,不宜行部分切取或反复多次穿刺活检。文献报告颈部淋巴结部分切取或穿刺活检会增加 20% 的远处转移率。

(四) 影像学检查

1. CT 和 MRI(鼻咽加颈部增强扫描) 作为常规和必要的诊断措施之一,能清楚显示和了解鼻咽腔内病变累及的范围,对正确制定治疗计划、临床分期、预后估计、长期随访观察、诊断放射损伤等都有很大帮助。MRI 对鼻咽癌的诊断更显出它的优势,尤其是在早期鼻咽癌的诊断、颅底斜坡的早期破坏、椎前肌受累、咽后淋巴结转移、斜坡后硬脑膜受侵、肿瘤侵入后颅窝及辨别副鼻窦内肿瘤入侵和鼻窦内感染等方面都明显优于 CT。对放疗后的肿瘤残留/复发或放射性组织纤维化,MRI 有一定的鉴别诊断作用。

2. FDG PET(氟脱氧葡萄糖正电子发射断层显像)检查 可检测原发灶、颈部的潜在转移灶、远处转移灶及肿瘤的局部复发或转移,特别是在鼻咽癌放疗后肿瘤复发的早期定性诊断上具有优势,若结合 CT 和 MRI 综合分析,更能提供局部病变结构与代谢改变的综合信息,尤其对局部复发病灶行精确的适形放疗非常重要。随着 FDG PET 临床应用的日益成熟,它必将成为放疗计划制定中不可缺少的重要组成部分。CT-PET 检出更能将形态显像和功能显像融合在一起,更有利于肿瘤靶区的勾画和调强放疗的计划设计。

3. 彩色多普勒超声检查 彩色多普勒超声检查在血流动力学上有特征性表现,可鉴别复发和纤维化。颈部复发灶内血流丰富,Ⅱ~Ⅲ级血流占 90.5%,而纤维化组肿物以 0~Ⅰ级血流为主,占 82.3%。故彩色多普勒超声可作为鉴别鼻咽癌颈部淋巴结复发和纤维化的主要诊断依据。另外还有助于检出临床扪诊阴性的深部肿大的淋巴结。

(五) 血清免疫学检查

鼻咽癌与 EB 病毒感染有一定的相关性,用血清免疫学测定血清抗 EB 病毒(EBV)、抗病毒壳抗原(VCA)、抗早期抗原(EA),鼻咽癌患者的滴度明显增高,可作为辅助诊断手段。有作者报告认为 EBV-DNA 检查比临床检查可以提早 6 个月发现鼻咽癌复发,并认为外周血 EBV-DNA 检测可以作为诊断鼻咽癌复发的有价值的指标之一。

三、分期

我国目前最常用的分期为1992年全国鼻咽癌福州会议重新修定的简称"92分期"法，国际上常用的是 UICC 分期（国际抗癌联盟），介绍如下：

（一）1992 年福州分期

T 原发灶

    T_1 局限于鼻咽腔内。

    T_2 局部浸润，鼻腔、口咽、茎突前间隙、软腭、颈椎前软组织、颈动脉鞘区部分侵犯。

    T_3 颈动脉鞘区肿瘤占据，单一前组或后组颅神经损害，颅底、翼突区、翼腭窝受侵。

    T_4 前后组颅神经同时损害，副鼻窦、海绵窦、眼眶、颞下窝及第1、2颈椎受侵。

N 淋巴结转移

    N_1 上颈淋巴结直径<4cm，活动。

    N_2 下颈淋巴结肿大或上颈淋巴结直径4～7cm。

    N_3 淋巴结直径>7cm，或固定及皮肤浸润，或有锁骨上区淋巴结。

M 远地转移

    M_0 无远处转移。

    M_1 有远处转移。

分期组合

    Ⅰ期　$T_1N_0M_0$。

    Ⅱ期　$T_2N_{0\sim 1}M_0$，$T_2N_1M_0$。

    Ⅲ期　$T_3N_{0\sim 2}M_0$，$T_{0\sim 3}N_2M_0$。

    Ⅳ$_a$期　$T_4N_{0\sim 3}M_0$，$T_{0\sim 4}N_3M_0$。

    Ⅳ$_b$期　任何 T，任何 N，M_1。

（二）1997 年 UICC 分期

T 原发癌

    T_1 肿瘤局限于鼻咽腔内。

    T_2 肿瘤扩展到口咽和（或）鼻腔。

    T_3 骨结构或（和）鼻窦有侵犯。

    T_4 肿瘤侵入颅内和（或）颅神经、颞下窝、下咽、眼眶受侵。

N 区域淋巴结

    N_0 淋巴结未见转移。

    N_1 锁骨上窝以上单侧颈淋巴结≤6cm。

    N_2 锁骨上窝以上双侧颈淋巴结≤6cm。

    N_{3a} 淋巴结>6cm。

    N_{3b} 锁骨上窝淋巴结转移。

M 远地转移

 M_0 无远处转移。

 M_1 有远处转移。

分期组合

 Ⅰ $T_1N_0M_0$。

 Ⅱ$_A$ $T_2N_0M_0$。

 Ⅱ$_B$ $T_1N_1M_0$,$T_2N_1M_0$,$T_2N_{0\sim1}M_0$。

 Ⅲ $T_1N_2M_0$,$T_2N_2M_0$,$T_3N_{0\sim2}M_0$。

 Ⅳ$_A$ $T_4N_{0\sim2}M_0$。

 Ⅳ$_B$ 任何T,任何N,M_1。

第五节 治 疗 原 则

  鼻咽部位置深在,肿瘤多向邻近组织结构浸润,易发生广泛性和双侧颈淋巴结转移,且鼻咽癌大多为低分化鳞癌,对放射线敏感,故鼻咽癌最适合、最有效的治疗手段应首选放疗,包括初治患者和复发后再程放疗者。

  1. 对早期患者可给予单纯体外放疗,也可采用以体外放疗为主,辅以腔内近距离放疗。

  2. 晚期患者应采取放疗与化疗综合治疗(新辅助化疗或同步化疗或放疗后化疗)。

  3. 鼻咽癌手术治疗无法彻底清除原发灶及颈部转移灶,达不到根治的目的,仅适用于放疗后鼻咽部局限性残存病灶、颈部淋巴结残留或复发者,可作为一种补救性措施,但绝不能作为初治手段。

  4. 其他辅助治疗方法有热疗、免疫增强剂、生物调节剂、中医中药等。

第六节 放射治疗方法

一、放射治疗原则

  1. 以体外放疗为主,腔内近距离放疗为辅。近年来应用适形调强放疗(可用于全程或后半程推量照射),或立体定向放疗。

  2. 外照射应选用高能射线(^{60}Coγ线或6~15MV高能X线),颈部淋巴区先用高能射线,再加电子束(4~15MeV)或深部X线混合照射。鼻咽腔内近距离放疗可作为补充剂量的一种方法,不能单独应用。

  3. 照射野范围应先大后小,采用多野、缩野、多方位投照技术,在保证肿瘤组织高剂量的同时,尽量保护正常组织。

4. 根据病情,因人而异进行个体化设计,不能用千人一法、一成不变的放疗计划。

二、照射设野

照射靶区必须包括颅底、鼻咽腔及其邻近结构和颈部淋巴引流区。即对于肿瘤限于鼻咽腔内或仅有小的周围组织浸润者,照射内容应包含:(1) 整个鼻咽腔;(2) 鼻腔后部 2cm 范围;(3) 后组筛窦;(4) 全部蝶窦和枕骨底部;(5) 海绵窦;(6) 颅底(包括卵圆孔、颈动脉管和棘孔),范围约宽 7~8cm;(7) 翼状窝;(8) 上颌窦后 1/3 部;(9) 口咽侧壁,下到扁桃体窝中部水平,软腭鼻底,约在第二颈椎椎体下缘;(10) 咽后侧组淋巴结;(11) 双侧颈淋巴引流区,上起乳突尖部,下至锁骨上缘或锁骨下缘及胸骨切迹下 2~3cm。对 N_0 期鼻咽癌,必须全颈预防性照射,以降低颈部淋巴结复发率。若肿瘤向邻近结构扩展范围较广,则应扩大射野或另设野照射。

采用 CT 模拟定位机及 TPS 进行照射野设计,不但能得出常规设野合理的剂量分布,而且可根据肿瘤累及情况,作出非常规的照射野设计。目前都使用热塑面罩来固定患者的体位,鼻咽和颈部的照射采用同一体位的等中心照射。在模拟机下完成摆位和固定后,设置不同的照射野,并根据需要制作不规则低熔点铅遮挡重要的组织器官,尤其是脑、垂体、脊髓、眼等。

鼻咽周围结构具重要功能,因此所设计的照射野必须精确,既不要漏掉肿瘤,又不能损伤重要组织。据文献报告鼻咽癌咽旁间隙受侵率高达 41.0%~45.7%。所以应把鼻咽、颅底、颈动脉鞘区、口咽和上颈淋巴引流区视为一个连续的靶区,置于同一照射野内。布野时还要注意一个肿块应完全包括在同一个照射野内。以下介绍常规设野的方法。

(一) 与设野有关的体表标志

1. **颅底线** 眼外眦与外耳孔连线(称眼耳线、基准线、颅底线)为中颅窝底,眶上缘与基准线平行的线为前颅窝底,基准线向后延长线为后颅窝底(图 13-7)。

2. **鼻咽腔** 鼻咽顶壁在颅底线水平;前壁相当于耳屏前 4~5cm 垂直线;后壁为外耳孔后缘垂直线;底壁为鼻翼水平与耳垂下 1cm 连线(图 13-8)。

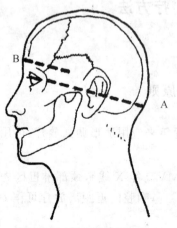

图 13-7 颅底线体表标志

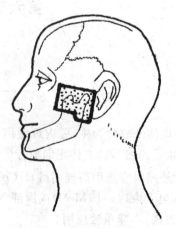

图 13-8 鼻咽腔体表标志

3. **垂体** 基准线中后 1/3 交界处向上 2~2.5cm。

4. 枕骨斜坡 垂体体表标志处与耳外孔后上缘的连线,与基准线成45°夹角的斜坡。

5. 咽后外侧淋巴结(Rouviere 淋巴结) 位于第2颈椎椎体前、中线旁1~1.5cm处。侧位体表投影在乳突尖与下颌角连线中点处(图13-9)。

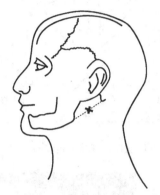
图13-9 Rouviere淋巴结体表标志

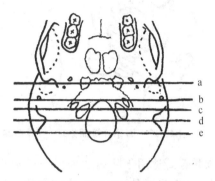
图13-10 颅底诸骨孔体表标志

6. 颈交感神经节及后组颅神经 相当于Rouviere淋巴结体表标志处往后0.5cm。

7. 颅底诸孔 (1)双侧颞颌关节连线(图13-10a线):过破裂孔正中,卵圆孔与棘孔之间;(3)双侧外耳孔后缘连线(图13-10b线):过枕骨大孔前缘;(3)双乳突前缘连线(图13-10c线):过颈静脉孔后缘;(4)双乳突尖连线(图13-10d线):过枕骨大孔正中、舌下神经孔后方;(5)双乳突后缘连线(图13-10e线):过枕骨大孔后1/3。

(二) 常用照射野的设计

1. 面颈联合野

(1) 前界 同侧眼眶外缘后1.5~2.0cm,如后鼻孔鼻腔受侵,则前界向前扩大。

(2) 后界 上段距斜坡上段0.5cm,下段距斜坡下段1~1.5cm,颈段包括乳突周围淋巴结和副神经链淋巴结,应包括斜方肌前缘。如上颈后组有巨大淋巴结转移、皮下有浸润、颈椎直接受侵者,后界可完全开放。

(3) 上界 眉弓结节与外耳孔上缘或上0.5cm连线。若有明显头痛、颅神经麻痹、颅底骨破坏者,应按CT或MRI冠状面、矢状面显示的病变高度来设定。

(4) 下界 甲状软骨切迹水平或以不切割上颈肿大淋巴结为准。

面颈联合野目前常作为鼻咽癌放疗主野,为布野的第1阶段,病变包括完整且不易被遗漏,并可避免剂量重叠。照射野包括了颅底、鼻咽、鼻腔后部、上颌窦后1/3、口咽、咽后间隙、咽侧间隙和上颈甚至中颈淋巴引流区、颈椎、脊髓相应节段、部分脑组织,故应注意保护牙齿、颊粘膜、喉部、颌下三角区及脑组织、垂体、眼等(图13-11)。待两侧面颈联合野给予D_T 36~40Gy时,改面颈分野照射,后界前移避开脊髓,椎后以适当能量的电子束补量(图13-12)。

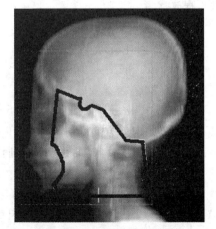
图13-11 面颈联合野

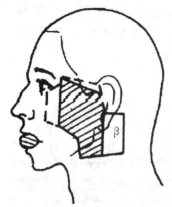 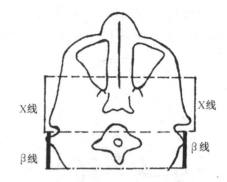

图 13-12 面颈分野照射后,后界前移避开脊髓,椎后以适当能量的电子束补量

面颈联合野适用于除病灶局限于鼻咽部 1～2 个壁的早期 T_1N_0 患者外的,余各期病变的初程放疗者,且均属首选。

2. 耳前野(耳颞部侧野)

(1) 上界、前界 同面颈联合野。

(2) 后界 应设在外耳孔后缘。如颈动脉鞘区侵犯时可放至外耳孔后缘 0.5～1.0 cm(按病变后侵情况而定),关键是要避让脑干和颈髓。

(3) 下界 约在鼻唇沟中点与耳垂下 1.5～2 cm 连线。若肿瘤累及口咽,下界应置于舌骨下缘水平。耳前野亦为鼻咽癌放疗主野(图 13-13)。

耳前野适用于肿瘤局限于鼻咽腔 1～2 个壁的早

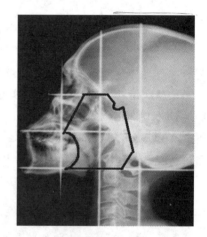

图 13-13 耳前野

期 T_1N_0 患者和面颈联合野照射后改为面颈分野照射(布野的第 2 阶段)或鼻咽癌局部复发做再程放疗者。

3. 鼻前野(面前野)

上、下界同耳前野,左右界各向中线外放 3.5 cm。若肿瘤超过鼻咽腔者应包括肿瘤外缘 1～1.5 cm,或按病变累及范围设"L"形、"凸"形或矩形野。此野仅作为补充野。

4. 耳后野

前界平耳根,后界以前界向后 4.5～5 cm,上界平耳前野或低 1 cm,下界平耳前野下界,以 42°～45°角向前方向入射。适合于一侧或双侧茎突后间隙、破裂孔、斜坡、后组颅神经受损者。此野重复性、精确性差,靶区剂量不均匀,故只能作为补充野。

5. 颅底野

前界同耳前野,上下界在眼外眦与外耳孔为基准线的上下各放 2.5 cm,后界包括斜坡(图 13-14)。适用于颅底受侵犯、前组颅神经麻痹或蝶窦、海绵窦受侵者。

6. 全颈切线野

包括仰卧位颈前切线野及俯卧位颈后切线野。

全颈前切线野边界:上界为下颌骨下缘上 1 cm 与乳突尖连线,垂直于治疗床面;下界达锁骨上缘或下缘,当锁骨上淋巴结转移时甚至在锁骨下缘下 2～3 cm;外界在锁骨外端,肱骨头内缘。野中间(体中线)用上宽3cm、下宽2～2.5cm的楔形铅块遮挡脊髓、喉、气管和食管(图13-15)。如为未分化癌或锁骨上有淋巴结转移者,只挡喉体以上部分;若颈部巨大淋巴结肿大者,只挡喉部。全颈切线野的缺点是切线野的上部与耳前野下部有重叠区,颈椎及椎前病变可因挡铅而漏照。

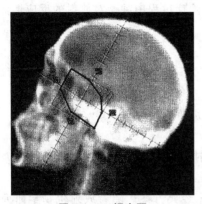
图13-14 颅底野

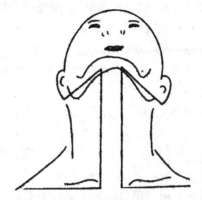
图13-15 全颈前切线野

全颈前切线野适用于早期的T_1N_0患者和面颈联合野剂量完成后改为面颈分野患者。

全颈后切线野头后仰,颏尖抵床面,上界在枕骨粗隆与外耳孔下缘连线,余同颈前切线野,中间挡铅保护颈髓(图13-16)。

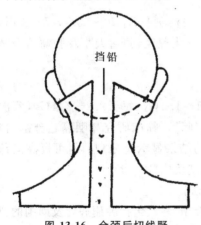
图13-16 全颈后切线野

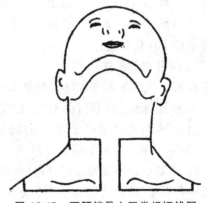
图13-17 下颈锁骨上区常规切线野

7. 下半颈锁骨区野

在面颈联合野照射时已包括了上颈淋巴区,此时可同时设下半颈锁骨区野垂直照射,上界与面颈联合野共用一条线(此两野可能会在衔接处出现超剂量或欠剂量,前者导致放射后遗症,后者导致颈淋巴结复发,故应采用半束照射)。其下缘、外缘、中间挡铅等同全颈切线野(图13-17)。

8. 颈侧垂直野

上缘与耳前野下缘为邻,前界为喉、气管后缘,后界为斜方肌前缘。此野最大的缺点是不能避开脊髓及下咽黏膜,若选用深部X线照射可克服这一缺点。

9. 颈部小野

用于根治量放疗后残留淋巴结的补量,根据淋巴结大小形状设野,多以电子束补量

10～15Gy左右。

三、照 射 剂 量

根据病理类型、肿瘤形态、颅底侵犯情况以及治疗过程中肿瘤对放射的反应性而决定剂量。以下是大致的参考剂量：

1. 鼻咽部　60～70Gy/6～7周。
2. 颅底　有颅神经侵犯或颅骨破坏时75～80Gy/8周；无颅神经侵犯或颅骨破坏时，60～70Gy/6～7周。
3. 颈淋巴区　治疗剂量60～80Gy/6～8周；预防剂量50～55Gy/5～6周。

四、分割照射方法

目前常用的照射法为常规分割照射，这是临床经典方案。随着放射生物学研究的不断深入，目前提出了很多新的非常规分割照射法，如超分割照射、加速超分割照射、野中野照射法、后程加速超分割照射等(详见本书第五章)，以期取得较好的肿瘤放射生物学效应。可按鼻咽癌肿瘤缩小程度、病理类型等差异来选择。

(一) 常规分割照射(即连续照射法)

每周连续5d，每天1次，每次D_T 1.8～2.0Gy。根治剂量D_T 70～80Gy/7～8周，预防剂量50～55Gy/5～5.5周。具体可根据肿瘤类型、分化程度、肿瘤大小及肿瘤消退情况的不同而进行个体化处理。

(二) 超分割照射法

采取每周连续照射5d，每天照射2次，每次1.1～1.2Gy，每天2.2～2.4Gy，两次间隔6～8h，但原计划的总疗程时间不变，相应提高了总剂量。临床研究鼻咽癌超分割治疗(包括全程超分割、后程加速超分割等)的报告不少，总的结果显示超分割照射可提高局部控制率，但长期生存率尚未显示明显提高，不增加远期毒副反应。

(三) 同期小野加量加速超分割(即野中野照射法)

野中野照射法(即大野套小野的方法)，开始每天先大野(包括肿瘤病灶及周围的亚临床灶区)常规分割照射，每周照射5d，每次1.8～2.0Gy；以后在疗程最后2周另加一个小野，紧扣病灶部位再照射1次，每次1.5～1.6Gy，共10次，与大野照射间隔6h以上，对局部小范围即用快速分割方法。胡超苏等报告48例鼻咽癌采用超分割合并缩野加量放疗的前瞻性随机研究，24例常规分割照射，总量70.2Gy，如颅底骨质破坏加到74Gy；研究组24例先行超分割照射，1.1Gy/次，2次/d，间隔6h以上，照射44Gy，40次，4周后，则按常规分割照射，1.8Gy/次，5次/周，同时另设小野约5cm×(5～6)cm，包括原发灶，每天1次，每次1.2Gy，与大野间隔时间6h以上，总量达73～75Gy/6周，颈部照射同常规；结果显示，研究组与常规组的5年生存率分别为62.5%及58.3%，但局部控制则为100%及75%，研究组5年无1例复发，常规组有6例复发，口腔黏膜反应明显高于常规组，晚期反应两组相似。

(三) 分段照射法

把放疗过程及总剂量分成两段时间完成，每周连续照射5d，每次1.8～2.0Gy，两段之间休息 2~4 周,每段照射约 3~4 周。分段治疗可缓解放疗反应,但延长了总疗程时间,从生物学效应角度来看,导致肿瘤细胞加速再增殖,不利于肿瘤的控制。罗荣喜等报告 1446 例鼻咽癌连续与分段放疗的比较,结果显示连续放疗组的 5 年生存率和局部控制率均高于分段放疗组,而远处转移率则低于分段治疗组,且提示间歇期超过 3 周以上者预后更差。故这一方法目前极为少用,除非是年老体弱、一般情况差或急性放疗反应严重者。

五、近距离放射治疗

鼻咽腔内近距离放疗是鼻咽癌外照射后主要的补充治疗手段。适合治疗小的局限性病灶或外照射后肿瘤残留者,绝对不能单独治疗鼻咽癌。许多资料表明,外照射加腔内放疗比单纯外照射的局控率明显提高,尤其对鼻咽癌复发病例,再程积极的外照射加腔内后装治疗仍可获得根治,可减轻单纯再程外照射所加重的后遗症。

治疗方式有:

1. 对于 $T_{1~2}$、$N_{0~1}M_0$ 的初治患者给予外照射 D_T 60 Gy,加腔内近距离照射 15~20 Gy;

2. 对已做外照射 65~75 Gy 后的初治患者,鼻咽部仍有肿瘤残留者,可以补充近距离放疗 15 Gy;

3. 鼻咽癌复发病变较局限者,在体外照射 40~45 Gy,休息 1~2 周后补充近距离放疗 25~35 Gy,以达根治。

4. 采用体外照射加经颌下咽旁间隙区和(或)蝶窦、筛窦插植技术近距离后装加量治疗鼻咽癌,结果显示可以显著提高鼻咽癌残留的局部控制率,后遗症少,扩大了鼻咽癌近距离放疗的适应证。

六、调强适形放射治疗(IMRT)

在鼻咽癌的治疗中引入 IMRT 技术,目的是力求提高放疗的治疗增益比,最大限度地将放射线剂量集中到病变区(靶区)内,有效地杀灭肿瘤细胞,使靶区周围正常组织、重要器官少受或免受不必要的照射,从而提高肿瘤局部控制率和生存率,改善患者的生存质量。

IMRT 对剂量分布的改善主要体现在咽旁间隙、颅底和靠近中线的淋巴结。同时,IMRT 减少了正常组织的照射剂量,脊髓平均最大量从传统二维的 49 Gy 降到了 3DCRT 的 44 Gy 和 IMRT 的 34.5 Gy;下颌骨和颞叶受到 60 Gy 以上剂量的照射体积降到了 10%~15%;腮腺的平均剂量也明显下降,基本降至 20~30 Gy 水平。鼻咽癌的 IMRT 能保证靶区受到高剂量照射的同时,充分保护敏感器官(特别是腮腺功能的优势),而且可操作性强,必将成为本世纪鼻咽癌放疗的主流。

(一) IMRT 治疗鼻咽癌的优势

鼻咽癌是 IMRT 最理想的适应证之一,将 IMRT 应用于鼻咽癌的治疗,能够最大程度地发挥技术上的优势,这是因为:

1. 鼻咽癌以放疗为主;
2. 与其他肿瘤相比,疗后生存期长,生活质量相对较高;
3. 靶区形状极不规则;

4. 危及器官众多密集，而且与靶区的解剖关系错综复杂；

5. 鼻咽癌的生物学特性要求将其原发灶与淋巴引流区涵盖在同一照射野内，避免相邻野的剂量重叠或漏脱；

6. 靶区内的不同部位所需的根治剂量不同，因此要求靶区内的剂量能够按照要求分布，肿瘤区的分次剂量应高于其他靶区；

7. 头颅部体位固定简单可靠，器官无相对运动，这是保证高精度放疗顺利实施的前提。

(二) 鼻咽癌 IMRT 的应用方法

目前大致有以下 4 种：

1. 首程常规外照射后复发时再程放疗；
2. 常规外照射半量时，后半程推量照射；
3. 常规接近根治量或达根治量时肿瘤残存补量照射；
4. 全程 IMRT 根治性治疗，这是目前临床最常用的方法。

鼻咽癌 IMRT 较多采用共面照射法，射野布于鼻咽腔横轴线后，一般用 5～9 个定向野照射。放疗科医生要熟悉影像解剖，需准确勾画靶区（GTV、CTV）和邻近的敏感器官，包括晶体、视神经、垂体、腮腺、颞颌关节、脑干、脊髓等。正确授予处方剂量（包括靶区单剂量和分次剂量，敏感器官的剂量限制）和精确的摆位技术等。

(三) 鼻咽 IMRT 靶区与敏感器官处方剂量

1. 靶区剂量 常规分割方法照射 GTV 予以 65～70 Gy，CTV 予以 50～60 Gy。
2. 敏感器官剂量 脊髓 45 Gy，脑干 50 Gy，垂体 45 Gy，视交叉 45 Gy，晶体 10 Gy，腮腺 30 Gy，下颌骨 50 Gy，颞颌关节 45 Gy。

据文献报道，鼻咽癌 IMRT 剂量分布理想，急性毒性可耐受，对肿瘤的局部控制率和近期疗效满意，其远期疗效及后期放射性损伤有待进一步观察。最近美国 UCSF 报告 67 例鼻咽癌应用 IMRT 治疗结果：4 年局部控制率为 100%，4 年局部区域控制率为 97%，4 年无转移生存率为 94%，总生存率达 94%，结果优于历史和同期其他文献报道。

七、立体定向放射治疗(SRT)

SRT 即采用 X 线/γ 线分次大剂量照射，亦称为分次立体定向放疗（fractionated stereotactic radiotherapy，FSRT），是用多个小野经非共面、多个弧等中心旋转照射。能精确地将高剂量射线集中于靶区，严格地保护邻近重要器官，又能使肿瘤得到最大可能的杀伤。SRT 亦为提高局部控制率的有效治疗方法，但由于鼻咽癌易向邻近结构侵犯和淋巴结转移，常规放疗必须包括鼻咽、颅底、咽旁间隙及颈淋巴引流区，所以不主张对首诊鼻咽癌病人单独使用立体定向放疗。

SRT 比较适宜用于：

1. 鼻咽癌首程根治量外照射后鼻咽部、咽旁间隙有肿瘤残存或海绵窦、蝶窦及后组筛窦受侵者的补充照射，外照射剂量不超过 70Gy；
2. 鼻咽癌常规外照射一定剂量后加用 SRT 后程推量；
3. 鼻咽癌复发患者，外照射加 SRT 推量治疗，对病变较局限的病例可单纯采用分次立体定向放疗。

中国医学科学院肿瘤医院对119例鼻咽癌放疗后残存病变或复发的患者作立体定向放疗，采用6MV X线在一程外放射64～82Gy（中位70Gy），或二程放疗50～74Gy后（中位50Gy），对肿瘤残存明显者推量照射24Gy/4次/12d或12Gy/2次/13d；单纯采用分次立体定向放疗技术治疗13例，剂量为44Gy/11次/31d，39Gy/12次/25d或29Gy/5次/18d。分割方式：4～6、7、8、10或12Gy/次，间隔1～6d。结果：1、2、3、4、5年生存率残存组分别为92%、85.6%、81.8%、78.5%和67.3%，复发组分别为50%、29.2%、29.2%、21.9%和21.9%。中山大学肿瘤防治中心放疗科治疗结果提示FSRT对局部残留或复发鼻咽癌有较好的局部控制效果和较高的安全性。

第七节 肿瘤残留或复发的处理

一、局部加量

中国医学科学院肿瘤医院的经验是肉眼残存病灶经病理证实，仅1/3为癌残存，活检阳性应局部适当加量，可使其局部复发率由36%降低至6%；而2/3的肉眼残存为非癌因素，活检阴性可随诊观察。加量的方法采用后装腔内放疗、立体定向放疗、调强适形放疗等。

二、化学治疗

对复发患者用序贯化疗、同步化疗或大剂量间歇化疗均取得一定效果，化疗后5年总生存率30.7%。新近有文献报道采用异环磷酰胺+阿霉素（ID方案）可作为治疗复发性鼻咽癌患者的有效方案。紫杉醇联合异环磷酰胺方案（TI方案）治疗鼻咽癌放化疗后复发、远处转移癌的效果亦较满意。

三、手术治疗

对放疗后鼻咽原发灶和颈淋巴结残留可手术治疗，但放疗结束后应观察3个月。对颈部淋巴结残留灶<2～3cm者放疗后观察2～3个月内有43%可消退，若不消退可给予手术补救。若残存淋巴结为单个、活动、<3cm者，可做局部淋巴结剜除；如淋巴结为多个、>3cm或粘连，则需行颈清扫术。术后病理有残存癌者，采用X线或电子束照射，设小野，D_T 30～40Gy，注意保护脊髓。

四、再程放射治疗

鼻咽癌用常规放疗，无远处转移的局部复发率为20.6%，2年以内复发率为52%，2～5年复发率为29%，局部复发是放疗失败的主要原因之一。对复发病变放疗仍是最有效的治疗方法。距首程放疗时间＞1年者,可进行再程放疗;如＜1年者可采用大周期化疗2～3个周期后,争取再程放疗。两程间隔3年以上者疗效较好。

复发性鼻咽癌再程放疗的原则:

1. 设野以小野为主,多方位投照,剂量仍需达到65～70Gy。
2. 复发性鼻咽癌再程放疗时,只需照射复发部位,一般不做区域淋巴引流区的预防性照射。
3. 可选用外照射或外照射加近距离照射,最好采用调强适形放疗或补充立体定向放疗。
4. 对于已出现脑、脊髓放射损伤的复发患者,不主张再程常规外照射。

第八节 综合治疗

鼻咽癌放疗后仍有较高的局部失败和远处转移,据文献报道鼻咽癌初诊时远处转移率约5%～11%,N_3患者中约有40%存在亚临床转移灶,尸检资料证实晚期鼻咽癌患者87%有远处转移。所以要全面改善预后仅依靠单纯放疗是不够的,尤其是中晚期鼻咽癌患者。为此通过在放疗前、放疗中或放疗后辅予化疗,希望能加强鼻咽癌的局部控制和杀灭可能存在的亚临床灶,从而提高疗效。

一、鼻咽癌常用的化学治疗药物

鼻咽癌常用的化疗药物有:顺铂(DDP)或卡铂(CBP)、5-氟尿嘧啶(5-Fu)、环磷酰胺(CTX)、博莱霉素(BLM)或平阳霉素(PYM)、长春新碱(VCR)、阿霉素(ADM)或表阿霉素(EPI)、泰素类等。联合用药优于单一用药,尤以DDP为主的化疗方案效果较好。近年来的研究结果显示紫杉醇类药物的疗效较好。

二、常用的联合化学治疗方案

常用的联合化疗方案有:PF方案(DDP+5-FU)、PFB方案(DDP+5-FU+BLM)、PFA方案(DDP+5-FU+ADM)、CBF方案(CTX+BLM+5-FU)、EAP方案(VP16+ADM+DDP)、CAP方案(CTX+ADM+DDP)、CAO方案(CTX+ADM+VCR)、CO方案(CTX+VCR)、TP方案(Taxol+DDP)、TPF方案(Taxol+DDP+5-FU)等。以下介绍几种常用的化疗方案:

(一) PF方案

DDP 20mg/m^2,静脉滴注,第1～5天;或80～100mg/m^2,静脉滴注,第1天,需用水化和利尿。

5-Fu 750～1000mg/m^2,持续静脉滴注,第1～5天;可加CF 100～200mg/m^2,静脉滴注,第1～5天。

21 d 为 1 个周期,3 个周期为 1 个疗程。

(二) PFB 方案

BLM　10 mg/m² 肌肉注射,第 1、5 天。

DDP　80~100 mg/m²,静脉滴注,第 1 天,需用水化和利尿,或第 1~3 天、第 1~5 天分次给药。

5-Fu　750~1000 mg/m²,持续静脉滴注,第 1~5 天。

21 d 为 1 个周期,3 个周期为 1 个疗程。

(三) PFA 方案

DDP　30 mg/m²,静脉滴注,第 1~3 天。

5-Fu　300~500 mg/m²,静脉滴注,第 4~6 天。

ADM　30~40 mg/m²,静脉滴注,第 1 天。

21 d 为 1 个周期,3 周期为 1 个疗程。

(四) TP 方案

Taxol　150 mg/m²,静脉滴注,第 1 天。

DDP　80~100 mg/m²,静脉滴注,第 1 天,需用水化和利尿,或第 1~3 天、第 1~5 天分次给药。

28 d 为 1 个周期,3 个周期为 1 个疗程。

(五) CAO 方案

CTX　600 mg/m²,静脉滴注,第 1、8 天。

ADM　40 mg/m²,静脉滴注,第 1 天。

VCR　1.4 mg/m²(<2 mg),静脉推注,第 1、8 天。

21 d 为 1 个周期,3 个周期为 1 个疗程。

三、计划性化学治疗、放射治疗的综合方式

计划性化疗、放疗不同的综合方式有:

(一) 诱导化疗(inductive chemotherapy)

诱导化疗又称新辅助化疗(neoadjuvant chemotherapy),是指在放疗前先给予 1~3 个周期正规的化疗,休息 1 周后开始放疗。据文献报道有效率可达 75%~93.7%。可明显提高患者的局部控制率,改善近期疗效,同时提高 5 年生存率。常用的化疗方案为 PF 方案、PFA 方案等。

(二) 同步化疗、放疗(concomitant chemoradiotherapy)

在常规放疗的同时,每周给予化疗 1 次,共 6~7 次。常用单药化疗,如铂类,也可使用紫杉醇类等。美国西南肿瘤协作组的 0099 号研究结果报道采用 PDD 单药同步化疗、放疗鼻咽癌取得较好的疗效。苏勇等报告 32 例初治中晚期鼻咽癌以 DDP 70 mg/m² + ADM 30 mg/m²,分别在放疗开始后第 1、22、43 天同步化疗疗程,毒副反应可耐受,所有患者顺利完成疗程。与历史配对病例资料对照,同步化疗明显提高区域淋巴结转移灶的局部控制率,对提高鼻咽部原发灶的控制率也有帮助。

(三) 辅助化疗(adjavant chemotherapy)

辅助化疗是指在放疗结束后进行化疗,适用于高危患者(如放疗前作过淋巴结穿刺或部分切取、颈部淋巴结过大、临床Ⅲ～Ⅵ期)或肿瘤有残留者。一般放疗后休息2～4周,然后开始化疗。常用PF、PFA、CBF等方案。化疗疗程以4～6个周期为佳。对于辅助化疗的确实作用,所得结果尚不一致,仍需进一步做大宗前瞻性随机对照研究。

第九节 预 后

一、疗 效

鼻咽癌的平均5年生存率在20世纪60年代前约20%左右,70年代30%左右,70年代以后已达40%以上。随着放疗的设野不断合理化、新的治疗技术不断提高和医疗设备的不断更新,鼻咽癌的疗效亦有很大的提高。早期(Ⅰ、Ⅱ期)可达76%～90%,但晚期(Ⅲ、Ⅳ期)单纯放疗的仅22%～51%。各期平均5年生存率中山大学肿瘤医院1974年为47.0%,1999年为75.9%。江苏省肿瘤医院1971年为46.6%,1991年为74.5%。台湾报道单纯放疗5年生存率为43.5%～56.0%,放疗加化疗达70.6%。

二、影响预后的因素

(一) 年龄、性别

儿童及青少年的发病率低,病期较晚,但预后较好,生存率较成年人高,平均5年生存率可达70%左右。妊娠哺乳期妇女预后极差,5年生存率仅11%～23%。性别对5年生存率影响不大,但有报道女性治疗效果较男性为佳。在放疗后死亡病例中,骨、肺、纵隔转移及鼻咽癌复发和放射性脊髓病等以男性患者为多见。

(二) 临床分期

病期的早晚是影响预后的重要因素,病期越早预后越好。Ⅰ、Ⅱ、Ⅲ、Ⅳ期5年生存率中国医学科学院肿瘤医院报道分别为85.7%、59.5%、45.8%和29.2%,复旦大学肿瘤医院报道分别为91.4%、74.9%、50.7%和33.1%,香港玛丽医院报道分别为85%～90%、70%～75%、40%～45%和20%～30%。原发病灶越大控制率越低,复发率越高。茎突后间隙、颅神经麻痹(特别是后组颅神经)和颅底骨破坏等,都影响预后。颈部淋巴结越大、固定、部位越低等,控制率越低,远处转移率越高,预后越差。

(三) 病理类型

低分化鳞癌及泡状核细胞癌预后较好。未分化癌易远处转移,疗效差。中高分化鳞癌及腺癌放射敏感性差,预后欠佳。

(四) 治疗方法

根据肿瘤的期别进行分层综合治疗,能提高疗效。5年生存率Ⅰ期可高达95%,Ⅱ期

80%，Ⅲ期61%，Ⅳ期仅为35%。超分割或加速超分割照射方法、调强适形放疗、腔内照射的补量与化疗的综合治疗等均能提高局部控制率。

（五）放疗技术

鼻咽肿瘤范围估计失误、照射野过小、辅助野配合不当、照射剂量偏低或分配不均是放疗失败的主要原因。

第十节 放射反应及损伤

一、早期反应

（一）全身性反应

主要表现为食欲不振、无味、恶心、呕吐、乏力、头晕、精神萎靡和对血象的影响等。

（二）口腔、口咽黏膜反应

可表现为充血、糜烂、白色伪膜形成，尤其是软腭、腭弓、咽后壁区较为明显。多数患者可以耐受，嘱保持良好的口腔卫生习惯，用软牙刷和碱性牙膏每餐后刷牙，避免吃过硬、过热及刺激性食物。少数患者反应严重时，用口腔溃疡糊剂局部涂拭、$VitB_{12}$含服等，此外还可以适当加强支持疗法和抗炎及对症处理，最好不要中断放疗。

（三）腮腺急性放射反应

患者照射1~2次即可发生。主要表现为腮区肿胀、张口困难、局部疼痛。一般不需特殊处理，待照射3~4次后可自行消退。

（四）皮肤反应

有干性反应和湿性反应。干性反应表现为皮肤色素沉着或粗糙，一般不必处理。湿性反应可表现为皮肤肿胀、水泡、溃破，应保持局部干燥、清洁、避免理化刺激，可用松花粉、贝复济等，忌用膏药、胶布、酒精等。

二、晚期反应及损伤

（一）面颈部水肿

由于颈深部组织受照射后淋巴回流不畅，故颈部、颌下、颏下常出现肿胀，一般不需处理，1年左右可逐渐消退。由于局部免疫功能低下，易因风吹、日晒、雨淋、感冒等诱发面颈部急性蜂窝组织炎。可在放疗后任何时候发生，起病急，来势凶猛，可伴有寒战、高热、头痛、呼吸困难。延误诊治可致死亡，及时得当的处理可完全康复，但常常会反复发生感染，发作时应即刻使用抗生素，必要时加用皮质激素。

（二）口干

放疗过程中三对大唾液腺（腮腺、颌下腺、舌下腺）受到不同程度的照射，导致唾液腺萎缩，唾液分泌量减少所引起。所有放疗过的患者都有不同程度的口干，且常持续多年。

(三) 中耳炎及听力减退

当外耳道受照射 D_T 50 Gy 左右时,可出现耳道粘膜湿性反应或中耳积液,用抗炎治疗、耳咽管通气、经鼓膜抽液等方法可减轻症状。

中耳和内耳受辐射损伤后,血管和结缔组织发生变性改变,导致纤维变性及听骨坏死,引起耳聋(常为混合性耳聋)。

(四) 张口困难

咀嚼肌和颞颌关节纤维强直,表现为张口时颞颌关节处发紧、疼痛,甚至牙关紧闭,影响进食,患者非常痛苦。故在制定放疗计划时,应采用多野照射,避免高剂量区集中于颞颌关节和咬肌处,放疗后嘱患者张口锻炼。

(五) 放射性龋齿和颌骨坏死

放疗前修补龋齿或拔除,放疗后由于口腔内环境的改变及对牙齿本身的影响,造成放射性龋齿。典型的放射性龋齿的特点为牙颈部环状龋坏,导致牙冠折断,整个残牙色素沉着而呈棕黑色。放疗后原则上不允许拔牙,若要拔牙应在放疗后 3~5 年,可分批拔除龋齿,拔牙前、后应常规抗炎治疗 3~7 d。放射性龋齿多发生在牙齿颈部以致断裂,留有的齿根可引起感染,只能进行消炎和止痛对症处理。一旦发生放射性骨炎或骨坏死,可进行死骨清除、抗炎及高压氧舱治疗。

(六) 放射性脊髓病及颞叶脑病

放射性脊髓早期反应的潜伏期约为 1~10 个月,早期出现一过性低头时触电样感觉,经适当休息及营养神经药物治疗 3~6 个月,症状可以完全消失,少数可能发展为放射性损伤。当脊髓受量达 40~50 Gy 以上,可出现脊髓晚期反应(即放射性脊髓病),表现为一侧或双侧下肢麻木,浅感觉减退,症状由下而上发展,严重者可出现完全截瘫。

放射性脑病最常见的损伤部位是双侧颞叶,临床表现为记忆力下降、反应迟钝、呆滞、头晕等,部分患者出现颅内高压症状,少数患者可无临床症状。CT 或 MRI 检查可见颞叶底部水肿或液化、坏死。据田野等分析报道,在 1979 年至 2001 年 6 月,国内 16 家医院(18 篇文献)553 例鼻咽癌放疗所致的放射性脑病患者中,经 CT、MRI 发现放射性脑病发生率平均为 1.9%。首程常规放疗后放射性脑病患者鼻咽和颅底区总剂量达 72.9 Gy(70.7~75.1 Gy),发病潜伏期平均 3.6 年。

放射性脑干损伤,临床上常有头晕、复视、语言不清、吞咽困难和共济失调等表现。早期用大剂量皮质激素、B 族维生素、血管扩张剂、能量合剂及高压氧舱治疗可望恢复,一旦出现脑坏死可考虑手术切除。

(七) 放射性颅神经损伤

据香港 Lee 等报道,在 4527 例鼻咽癌接受首程放疗后,颅神经损伤发生率高达 5.3%,这与耳前野和上颈前切线野的组合有密切的关系,主要是上颈前切线野与耳前野的后下角之间有不同程度的重叠剂量,使后组颅神经(Ⅸ~Ⅻ)穿过颈动脉鞘区接受过高的放射剂量,应慎重对待照射野的组合设计。

第十一节 鼻咽癌放射治疗后的随诊

鼻咽癌放疗后的随诊工作非常重要,随诊的目的在于早期发现可以再治疗的复发及转移性肿瘤,同时还可以及时、正确地处理患者放疗后出现的晚期反应及损伤,进行必要的临床指导或心理治疗,解除或减轻患者的痛苦,从而提高患者的生存质量和生存期。

一、随诊频率

根据不同情况可在 1~3 个月内进行首次随诊,第 1~2 年每 3 个月随诊 1 次,3~5 年内每 6 个月随诊 1 次,5 年以后每 12 个月随诊 1 次。

二、随诊项目

(一) 临床常规检查

包括鼻咽部、区域淋巴结、颅神经、牙齿、唾液腺、听力、视力、记忆力、张口、颈部皮肤软组织及脑脊髓急慢性症状及体征等。

(二) 辅助检查

1. 头颈部 CT、MRI　是鼻咽癌放疗后随诊的首要检查方法,MRI 检查对放疗后局部复发或纤维化的鉴别诊断尤为重要。放疗后 3 个月应作基准片以利于随诊对比,以后定期复查一次,并与基准片对比,重点观察有无肿瘤复发,如有可疑复发征象,可行活检病理证实。

2. 全胸片、颈部及腹部 B 超　有时患者无症状,可通过每半年一次的检查发现转移灶。

3. 骨 ECT 或 PET 检查　N_3 病例骨转移发生率高,定期检查可及时发现骨转移灶,尽早得到治疗。

4. 血清学检查　测定 EBV 抗体(VCA-IgA,EA-IgA),动态观察其效价水平,一般随病情进展而增高,随病情好转而下降。

复习思考题

1. 简述鼻咽部的解剖及淋巴引流。
2. 鼻咽癌淋巴结转移的主要部位。
3. 鼻咽癌的扩展途径和主要临床表现。
4. 鼻咽癌的治疗原则是什么?
5. 鼻咽癌的放疗技术(靶区、设野、剂量)。
6. 复发性鼻咽癌再程放疗的原则。
7. 有哪些主要因素影响鼻咽癌的预后?

参 考 文 献

[1] 谷铣之,殷蔚伯,刘泰福,等主编.肿瘤放射治疗学.第2版.北京:北京医科大学、中国协和医科大学联合出版社,1993

[2] 殷蔚伯,谷铣之主编.肿瘤放射治疗学.第3版.北京:中国协和医科大学出版社,2002

[3] 刘泰福主编.现代放射肿瘤学.上海:复旦大学出版社、上海医科大学出版社,2001

[4] 许昌韶主编.高等教育教材:肿瘤放射治疗学.北京:原子能出版社,1995

[5] 夏云飞,钱剑扬,张恩罴主编.实用鼻咽癌放射治疗学.北京:北京大学医学出版社,2003

[6] 管迅行,张思黑,王启华.鼻咽癌淋巴系统扩散的临床探讨.实用癌症杂志,1996,11(4):241～243

[7] 张宜勤,魏宝清.20年来鼻咽癌放射治疗疗效全面提高的原因分析.中华放射肿瘤学杂志,1999,8(2):73～76

[8] 肖光莉,蔡伟明,徐国镇,等.CT上的咽旁间隙异常对鼻咽癌T分期的影响.中华放射肿瘤学杂志,1993,2(1):2～3

[9] 魏宝清.对比88例鼻咽癌的MRI与CT及研究茎突后间隙受累的组成.中华放射肿瘤学杂志,1996,5(2):77～80

[10] 赵惠峥,钱超文,边晔萍,等.鼻咽癌放射治疗后颈部复发的二维及彩色多普勒超声表现.实用肿瘤杂志,2002,17(2):92～94

[11] 李立伟,金 泉,马璐娜,等.鼻咽癌放射治疗后FDG、PET显像的临床价值.中华放射肿瘤学杂志,2001,10(1):1～3

[12] 罗 伟,张恩置,钱剑杨,等.改进鼻咽癌外照射技术的前瞻性临床研究.癌症,2000,19(9):903～905

[13] 罗 伟,邓小武,卢泰祥.早期鼻咽癌三维适形常规和传统外照射计划的剂量学评价.癌症,2004,23(5):605～608

[14] 胡超苏,环素兰,张有望,等.鼻咽癌超分割合并缩野加量放射的前瞻性随机研究.中华放射肿瘤学杂志,1998,7(2):93～96

[15] 陈晓钟,张鸿来,李 斌.后程加速超分割放射治疗鼻咽癌的远期疗效分析.中华放射肿瘤学杂志,2002,11(3):153～155

[16] 陈显钊,唐启信.加速超分割放射治疗鼻咽癌前瞻性研究的近期结果.中国肿瘤临床,1998,25(10):742～745

[17] 朱小东,王安宇,李 龄,等.后程加速超分割放疗和同程化疗治疗Ⅰ～Ⅱ期鼻咽癌的疗效观察.癌症,2001,20(2):180～182

[18] 罗荣喜,唐启信,郭凯平,等.1446例鼻咽癌连续与分段放射治疗的比较.中华放射肿瘤学杂志,1994,3(2):78～80

[19] 张万团,陈昆田,何智纯,等.鼻咽癌原发灶复发联合外照射和腔内后装治疗.癌症,1996,15(5):361～363

[20] 张有望,胡超苏,刘泰福,等.^{60}Co外照射加高剂量率腔内后装放射治疗鼻咽癌的长期观察.中华放射肿瘤学杂志,1996,5(2):74～76

[21] 潘建基,吴君心,陈 梅,等.经鼻腔蝶窦、筛窦组织间插植后装治疗鼻咽癌蝶窦、筛窦

复发. 癌症,2000,19(2):183~184

[22] 惠国光,徐国镇. 鼻咽癌调强适形放疗的临床应用. 实用肿瘤杂志,2004,19(2):104~106

[23] 肖建平,徐国镇,苗延竣. 鼻咽癌复发与残存病变分次立体定向放射治疗. 中华放射肿瘤学杂志,2000,9(4):256~260

[24] 吴少雄,催念基,赵 充,等. 局部残存或复发鼻咽癌的分次立体定向放射治疗. 中华放射肿瘤学杂志,2004,13(1):4~7

[25] 徐震纲,屠规益,唐平章. 鼻咽癌放射治疗后的手术治疗. 中华耳鼻咽喉科杂志,1998,33(2):103~105

[26] 马 骏,麦海强,洪明晃,等. 中晚期鼻咽癌新辅助化疗联合放疗前瞻性临床试验的长期结果. 癌症,2001,20(5):505~510

[27] 洪明晃,闵华庆. 鼻咽癌的分层综合治疗. 中国肿瘤,1997,6(7):16~17

[28] 陈善义,李先明,李而周,等. 影响 N_0 期鼻咽癌放射治疗后颈淋巴结复发因素分析. 中华放射肿瘤学杂志,2001,10(1):4~6

[29] 田 野,郭志荣,祝梅芳. 中国大陆地区鼻咽癌放疗后放射性脑病的系统分析. 中华肿瘤杂志,2002,24(5):471~473

[30] Chua DT,Sham JST,Kwong DL,et al. Locally recurrent nasopharyngeal carcinoma: treatment results for patients with comuted tomography assessment. Int J Radiat Oncol Biol Phys,1998,41(2):379~386

[31] Zidan J,Kuten A,Robinso E. Intensive short course chemotherapy followed by radiotherapy of locally adwanced nasopharyngeal curdinoma. Cancer,1996,77(10):1973~1977

[32] Teo PM, Chan AT, Lee WY, et al. Enhancement of local control in locally advanced node-positive nasopharyngeal carcinoma by adjunctive chemotherapy. Int J Radiat Oncol Biol Phys,1999,43:261~271

[33] Cmelak AJ. Cox RS. Adcer JR, et al. Radiosurgery for skull base malignancies and nasophyarygeal carcinoma. Int J Radiat Oncol Biol Phys,1997,37(5):997~1003

[34] Kim GE, Lim J, Park HC, et al. A feasibility study using three-dimensional conformal boost technique in locally advanced carcinoma of the nasopharynx. Acta Oncol,2001,40(5):582~587

[35] Hunt MA,Zelefsky MJ,Wolden S,et al. Treatment planning and delivery of intensity-modulated radiation therapy for primary nasopharynx canceer. Int J Radiat Oncol Biol Phys,2001,49:623~632

[36] Xia P,Fu KK,Wong GW,et al. Comparison of treatment plans involving intensity-modulated radiotherapy for NPC. Int J Radiat Oncol Biol Phys,2000,48:329~337

[37] Sultanem K, Shu HK, Xia,P, et al. Three-dimensional intensity-modulated radiotherapy in the treatment of nasopharyngeal carcinoma: the University of California-San Francisco experience. Int J Radiat Oncol Biol Phys,2000,48(3):711~722

[38] Lee N, Xia P, Quivey JM, et al. Intensity-modulated radiotherapy in the treatment

of nasopharyngeal carcinoma: an update of the UCSF experience. Int J Radiat Oncol Biol Phys,2002,53:12~22

[39] Cooper JS, Lee H, Torrey M, et al. Improved outcome secondary to concurrent chemoradiotheraphy for advanced carcinoma of the naspharynx: preliminary corroboration of the intergroup experience. Int J Radiat Oncol Biol Phys,2000,47(4):861~866

[40] Tan EH, Chua ET, Wee J, et al. Concurrent chemoradiontherapy followed by adjuvant chemotherapy in Asian patients with nasopharyngeal carcinoma: toxicities and preliminary results. Int J Radiat Oncol Biol Phys,1999,45(3):597~601

[41] Lee AW, Poon YF, Foo W, et al. Retrospective analysis of 5037 patients with nasopharynegeal carcinoma treated during 1976－1985: overall surival and patterns of failure. Int J Radiat Oncol Biol Phys,1992,23:261~270

[42] Lee AW, Foo W, Law SC, et al. Reirradiation for recurrent nasopharyngeal carcinoma: factors affecting theraputic ratio and ways for improvement. Int J Radiat Oncol Biol Phys,1997,38:43~52

[43] Huang JM, Fu KK, Phillips TL. Results and prognostic factors in the retreatment of locally recurrent nasopharyngeal carcinoma. Int J Radiat Oncol Biol Phys,1998,41:1099~1111

[44] Al-Sarraf M, LeBlanc M, Giri PG, et al. Cheomoradiotheraphy versus tadiotherapy in patients with advanced nasopharyngeal cancer: phase Ⅲ randomized Intergroup study 0099. J Clin Oncol,1998,16(4):1310~1317

（俞志英）

第十四章 其他头颈部肿瘤

第一节 口 腔 癌

口腔癌(carcinoma of the oral cavity)是头颈部较常见的恶性肿瘤。据国内报道统计,占全身恶性肿瘤的 1.8%~3.5%,占头颈部恶性肿瘤的 4.7%~33.7%。口腔癌包括舌(前2/3)、口底、颊粘膜、齿龈和硬腭部位的癌,最常见的病理类型是鳞癌,占 90%以上,少数为小涎腺肿瘤、腺癌或其他类型。

口腔癌按其解剖部位、临床表现及预后各有不同,但在治疗方面则有类似之处。由于该部位的癌经根治手术所造成的伤残,影响患者的美容、功能、生活和工作,所以首选的治疗方法须由头颈外科专家和放疗科专家共同商议确定。

早期口腔癌手术和放疗的疗效相似,而且治愈率较高。如 T_1N_0 舌癌,单纯放疗的 5 年生存率可达 80%~95%。一般来讲,如果不会造成残疾、影响美容和功能,早期癌可首选手术治疗。如果手术有以上情况的危险,则首选放疗。T_2N_0 早期病变推荐放疗,残留病灶加手术补救。对于晚期病变采用单纯放疗或单纯手术治疗的效果均差,术前或术后放疗是提高局部控制率的有效方法。对失去手术机会的晚期患者,放疗加化疗可达到姑息减症的作用。

口腔癌目前较常用 1997 年 UICC 分期:

T 原发肿瘤

T_x 原发肿瘤不能评价。

T_0 没有原发肿瘤的依据。

T_{is} 原位癌。

T_1 肿瘤最大直径≤2 cm。

T_2 肿瘤最大直径>2 cm 但≤4 cm。

T_3 肿瘤最大直径>4 cm。

T_4 肿瘤侵犯邻近结构如骨、颈部软组织或舌的深部肌肉、上颌窦、皮肤。

N 淋巴结

N_x 淋巴结情况不能评价。

N_0 临床检查淋巴结阴性。

N_1 同侧单个淋巴结转移,其最大径≤3 cm。

N_2　同侧单个淋巴结转移,其最大径>3cm但≤6cm;或同侧多个淋巴结转移,但其最大径均≤6cm;或双侧、对侧淋巴结转移,但其最大径均≤6cm。

N_{2a}　同侧单个淋巴结转移,其最大径>3cm但≤6cm。

N_{2b}　同侧多个淋巴结转移,但其最大径均≤6cm。

N_{2c}　双侧或对侧淋巴结转移,但其最大径均≤6cm。

N_3　转移淋巴结的最大径>6cm。

M　远处转移

M_x　有无远处转移不能确定。

M_0　无远处转移。

M_1　有远处转移。

TNM　临床分期

Ⅰ期　$T_1N_0M_0$。

Ⅱ期　$T_2N_0M_0$。

Ⅲ期　$T_3N_0M_0$,$T_{1\sim3}N_1M_0$。

Ⅳ期　Ⅳ期A:$T_4N_{0\sim1}M_0$。

Ⅳ期B:任何T,N_3,M_0。

Ⅳ期C:任何T,任何N,M_1。

一、舌　癌

我国舌癌(carcinoma of the tongue)占口腔癌的32.3%～50.6%,在口腔癌中居第1位。常见于40～60岁的患者,30岁以下者甚少。男性稍多于女性。好发部位在舌中1/3侧缘,其次为舌腹及舌背,舌尖最少。其发病与口腔卫生不良、长期嗜好烟酒、局部创伤(多为牙齿残根、不适合的义齿)等因素有关。临床上有的舌癌有明显的癌前病变史,主要是白斑,有时可能为扁平癣。一般认为发生在舌腹部的白斑极易恶变。病理类型以分化好的鳞癌最为常见,占90%以上,少数为腺癌,如腺样囊性癌等。

(一) 解剖和淋巴引流

舌为肌肉器官,以轮廓乳头为界分为舌游动部(前2/3)和舌根(后1/3)两部。舌根癌归入口咽癌中讨论。舌游动部分为舌背、舌腹和舌侧缘,中线肌间纤维间隔将舌分为左右两半。舌的淋巴管网丰富,舌前1/3淋巴引流至颏下或颌下淋巴结;舌背和侧缘淋巴注入颌下或颈深上淋巴结;舌根淋巴管进入颈深上淋巴结。各组淋巴管互相吻合,并可向对侧颈淋巴结引流。在口腔癌中,舌癌的区域淋巴结转移发生率高,约60%～80%,初诊时约40%有转移,原发癌累及中线时,对侧颈淋巴结转移机会可明显增多。

(二) 诊断

舌癌多表现为舌部硬结、糜烂或溃疡,特别是位于舌侧缘者,经2～3周治疗后仍无好转或增大时,应仔细检查以排除本病,皆须活检确诊。当肿瘤侵犯范围较大时,可出现舌活动受限,影响言语和吞咽功能。舌癌常见有颈或颌下淋巴结转移,颏下淋巴结转移较少见,少数可发生锁骨上转移。颈淋巴结肿大虽有炎性表现,也不应轻易排除癌的转移。CT、MRI及颈部彩色多普勒超声检查对了解肿瘤的浸润深度、邻近器官的侵犯和颈淋巴结情况等有很大的帮助。

(三) 治疗原则

1. 舌癌的治疗主要有放疗及手术治疗。两者运用得当，均可达到根治的目的。

2. 放疗与外科综合治疗可提高生存率，对于较晚期的肿瘤，术前放疗有助于增加手术切除率及减少局部复发机会；术后放疗因手术残留的细胞血运欠佳，降低了对放疗的敏感性，可采取术后尽早放疗（术后2～4周内）和适当增加剂量来弥补。

3. 全身化疗对本病效果差，且反应重。近年来有用动脉插管化疗配合手术或放疗进行综合治疗，常用的药物有 MTX、5-Fu、BLM 等。

(四) 放疗

放疗为舌癌的有效治疗方法之一，多采用组织间插入及外照射配合治疗。对原发灶可达到较满意的局部控制率，且可保持舌的正常功能。治疗前要做好口腔卫生，拔除患齿。

1. 组织间照射

适用于舌背、舌侧缘或舌腹部较小的病变（直径<2cm）。瘤体越小，效果越好。此法的优点是疗程短，全身反应较轻，可保存舌的功能，不致影响患者治疗后的生活和工作能力。组织间插植放射源目前最常用的为^{192}Ir，根据瘤体大小确定靶区，布源时应尽可能采用多平面、多管插植。单纯高剂量率组织间近距离放疗剂量为50～60Gy，2～3次，3～4周。

2. 外照射加组织间照射

对大的肿瘤单独使用组织间或外照射，其疗效均差。宜先用外照射，使瘤体缩小和抑制外围的肿瘤细胞，并能控制舌癌伴有的炎症，然后再行组织间照射。两者间隔的时间不宜过长，一般为1～3周。外照射剂量 D_T 40～50Gy/3～4周，后行组织间插植照射，20～40Gy，1～3次，1～2周。

3. 口腔筒照射

口腔筒接触X线照射是一种局限性的放疗手段，适用于舌的前部或口底前部的早期病变，病灶的厚度<0.5cm，需要与外照射配合治疗，也可选用合适能量的电子束和适当大小的限光筒进行照射。

4. 外照射

对于 T_3、T_4 患者应以外照射为主，但单独外照射效果欠佳，只能起到姑息作用。故须尽可能与组织间照射或采用手术和放疗的综合治疗。

(1) 外照射技术　放射源可选用^{60}Co、4～6MV高能X线、8～12MeV电子束。仰卧位，含口含器将舌体下压，常规用头部固定器。设野包括原发灶和双侧上颈淋巴引流区。上界：舌背上1.5～2cm。下界：平甲状软骨切迹。前界：以避开下唇为度。后界：以包括颈深上淋巴结为准。照射36～40Gy时后界前移至椎体中后1/3交界处以避开脊髓。对下颈、锁骨上淋巴引流区采用颈前切线野照射技术。

(2) 照射剂量　单纯放疗根治性剂量70Gy/7周，预防性放疗剂量50Gy/5周，术前放疗剂量50Gy/5周，术后预防性放疗剂量50～54Gy/5～5.5周，对切缘阳性或有明显残留者60～70Gy/6～7周。

本病的颈淋巴结转移率较高，需进行颈部预防性手术或放疗。有作者报道舌癌患者颈预防性淋巴清除手术的无瘤生存率是治疗性手术的2倍（57%比28%）。做预防性放疗 D_T 50Gy左右，颈部失败率仅为9%，而颈部未作放疗时，失败率达44%。

(五) 预后

舌癌治疗后总的 5 年生存率为 50% 左右。预后主要取决于以下几个因素：

1. 临床分期

病期的早晚是影响疗效的主要因素。5 年生存率 I 期可高达 92.3%，II 期为 71.1%～80.4%，III 期仅为 3.6%～47.7%。有口底受累及颈淋巴结转移者预后不佳，口底受累者 5 年生存率为 52.9%，而未累及口底可达 86.3%；预防性颈淋巴结清除手术后 5 年生存率 90.2%，治疗性颈淋巴结清除手术后仅为 47.6%。所以在舌癌治疗中，正确处理颈淋巴结是一个重要问题。

2. 肿瘤部位及生长方式

舌尖部癌除晚期外，一般预后较其他部位者为好，舌后部的预后差。浸润性生长的肿瘤较外突型效果差。

3. 治疗方法

单纯外照射的疗效要比外照射加组织间插植者差，如以同期 T_3N_0 比较，5 年生存率前者仅为 22.6%，而后者可达 50%。苏州大学附属第一医院报告 60 例舌癌治疗结果显示，放疗加手术的综合治疗组显著优于单纯外照射组，综合治疗中术前放疗的疗效明显好于术后放疗者，5 年生存率单纯放疗组为 20%，术前放疗组为 80%，术后放疗组为 60%。

二、口 底 癌

口底癌(carcinoma of the floor of the mouth)在口腔癌中约占 10%～15%。病因与吸烟等因素有关，口底白斑易发生恶变。好发年龄为 50～70 岁，男性多于女性。病理类型以鳞癌为多见，也有来源于涎腺组织的肿瘤，如腺样囊性癌、粘液表皮样癌等。

(一) 应用解剖

口底呈半月形，前为下牙弓，上为舌腹面，后界为舌腭弓，深层为颌舌骨肌。口底黏膜下有舌下腺、颌下腺前部及其导管。口底癌易侵及周围组织，向内侵及舌侧缘，深入舌腹肌层，早期即可引起舌运动受限；向后浸润下颌骨。口底癌区域淋巴结的转移率较高，就诊时约 30% 的患者伴有淋巴结转移，主要转移至颌下淋巴结和颈深上淋巴结，其中 20% 可发生双颈淋巴结转移，少数可转移至颏下淋巴结。口底癌的淋巴结转移率与肿瘤的大小和浸润的深度密切相关。Shana 等报告 320 例口底癌，T_1～T_4 肿瘤的颈淋巴结转移率分别为 11.6%、40.4%、46.7% 和 71.7%。口底癌的远处转移率约为 9%，常见受累器官为肺、肝、骨和纵隔。

(二) 治疗原则

1. 早期浅而小的病灶，采用手术切除或放疗都可以获得较好的疗效。
2. T_2、T_3(早期外生型)可做全程放疗，残存病灶可行手术挽救。
3. 晚期病变首选手术与放疗的综合治疗(术前或术后放疗)。
4. 颈部淋巴结转移率高，应考虑行选择性颈清扫或预防性放疗。

(三) 放疗

1. 外照射技术

取仰卧位，头颈部固定(用面罩)，在模拟机透视下定位。照射野包括原发灶区、颈部淋巴引流区,设两侧平行相对野或加口底野,上界设在舌背上 1~1.5 cm,其他具体要求基本同舌癌。对 T_1N_0、T_2N_0 病例应作颌下、颏下及上颈淋巴结预防性放疗,下颈和锁骨上一般不做常规预防性放疗。$T_{2\sim3}N_{1\sim2}$ 的晚期病例应行下颈和锁骨上预防性放疗。照射剂量:根治性放疗剂量为 D_T 70 Gy/7 周,术前放疗 D_T 50 Gy/5 周,休息 2 周后行手术治疗。对切除不净或切除不够的病例,应做术后放疗,D_T 60~70 Gy/6~7 周。注意保护脊髓。

2. 组织间照射

对早期病变可行单纯组织间插植近距离放疗。剂量与分割方法为 15~20 Gy/次,1~2 次/1~3 周。也可采用大分割技术,每次剂量不超过 5 Gy,约 4~5 次(每周 2 次)完成。

(四)预后

早期口底癌的疗效较好,晚期较差。预后与有无颈淋巴结转移密切相关,病变累及舌根者疗效差。5 年生存率Ⅰ~Ⅳ期分别为 68%、70%、50% 和 6%。对于晚期病例采用放疗与手术综合治疗可提高疗效,肿瘤控制率明显高于单纯手术者。

三、齿 龈 癌

齿龈癌好发于老年男性,约 80% 的齿龈癌起源于下齿龈,其中 60% 发生于前磨牙的后部,多数为鳞状细胞癌。在诊断齿龈癌时应注意与上颌窦的原发癌相鉴别。齿龈癌位置表浅,易被发现,但由于患者疏忽,就诊时多属晚期。

(一)解剖及淋巴引流

齿龈覆盖于牙槽嵴之上。上齿龈由上颌骨的齿龈缘构成,表面覆盖黏膜和牙齿,并延伸至硬腭。下齿龈从龈颊沟至口底的范围内,覆盖在下颌骨齿槽突的表面,但不包括磨牙后区齿槽突基底部。上齿龈癌常直接侵犯上颌窦或上龈颊沟,下齿龈癌就诊时下颌骨受侵率约为 50%。淋巴引流的部位与肿瘤的原发灶部位有关,原发于齿龈颊面的病变淋巴引流至颌下、颏下和二腹肌下淋巴结,原发于齿龈舌面的病变淋巴引流至二腹肌下、上颈深和咽后淋巴结。上、下齿龈癌的转移方式相似。

(二)治疗原则

齿龈癌的治疗以手术为主,早期病灶可用口腔筒近距离放疗或加外照射,中晚期病变以手术和放疗的综合治疗为主,行术前或术后放疗可提高疗效。

(三)放疗

1. 设野

取仰卧位,含口含器,面罩固定头部。采用同侧正交楔形野照射,或两斜野加同侧电子束补充照射。上齿龈癌易侵犯上颌骨及上颌窦,照射野应包括上颌窦。下齿龈癌照射野应包括同侧全下颌骨,颈部淋巴结阴性者,上颈部做预防性放疗。对晚期患者,可做姑息性放疗,采用两侧野对穿照射技术。

2. 照射剂量

单纯放疗原发灶 D_T 65~70 Gy/6.5~7 周,先用大野照射 D_T 40 Gy/4 周后缩野避开脊髓,D_T 50~60 Gy/5~6 周后可进一步缩野推量至根治剂量。术前、术后放疗 D_T 50~60 Gy/5~6 周,颈部预防性放疗 D_T 50 Gy/5 周。

(四) 预后

齿龈癌的预后比舌及口底癌好,5年生存率为 50%~80%。单纯放疗 T_1、T_2 病变的 5 年生存率为 60%,但 T_3、T_4 病变仅为 23.1%;放疗加手术综合治疗效果较好,5 年生存率可达 70% 以上。但有区域淋巴结转移者预后明显低于无转移者。颌下淋巴结转移者疗效好于颈深上淋巴结转移者,5 年生存率前者为 80%,而后者仅 38%。下齿龈癌疗效明显优于上齿龈癌。

四、颊黏膜癌

颊黏膜癌的发病率较低,仅占口腔癌的 5%,好发于老年患者,男性多于女性。病理类型最常见为分化好的鳞癌,其他类型少见。病变好发于颊黏膜中后部的咬合线上,通常有溃疡形成,伴深部浸润,仅有少部分表现为疣状或乳头状外突型,有的是白斑癌变而来。

(一) 解剖及淋巴引流

颊黏膜由颊部黏膜面、上和下唇黏膜面、臼后三角区和上、下龈颊沟的黏膜组成。淋巴主要引流至颌下、二腹肌下及颈深上淋巴结,部分可引流至颏下、中颈部及腮腺淋巴结。颊黏膜癌的淋巴结转移率较高,血行转移较少见。

(二) 治疗原则

1. 颊黏膜癌可根据肿瘤累及范围来决定治疗方案,早期癌无论放疗或手术治疗,效果均较好。
2. 病变仅限于颊黏膜者,可采用外照射合并组织间插植治疗或手术治疗。
3. 如肿瘤范围较广或已累及骨质,宜用术前放疗或术后放疗,单纯手术不易根治。
4. 对无法切除的浸润性癌,进行单纯放疗可起到姑息作用。

(三) 放疗

1. 放疗技术

对早期颊黏膜癌(T_1、T_2 病变)的照射方式最好为外照射与组织间插植或口腔筒的综合治疗,可取得较好的疗效。外照射采用同侧两楔形野(前野和侧野用 45°楔板,夹角 90°),照射野上界应放至颧弓水平,前界至唇联合后缘,后界至 1/2 椎体外(如臼后三角区病变应放至椎体后缘),下界根据淋巴结转移情况决定。用高能 X 线照射至 D_T 40 Gy/4 周后避开脊髓,照射至 50 Gy/5 周后予以组织间插植或电子束或口腔筒加量 20 Gy 左右。对分化好的早期病变,一般不主张做颈部预防性照射。

2. 放疗与手术综合治疗

适用于晚期颊粘膜癌(T_3、T_4),采用术前放疗加手术治疗效果较好。术前放疗的照射野应包括原发病灶及上颈淋巴结引流区,照射 D_T 50 Gy/5 周,注意保护脊髓(脊髓量<40 Gy/4 周)。对于手术未切净或安全界不够的病例,可行术后放疗,照射剂量 D_T 55~60 Gy/6 周。

(四) 预后

肿瘤部位及类型与预后有关,一般肿瘤位于前颊部较后颊部好。当肿瘤侵犯齿龈时,尤其是臼后三角区,不论肿瘤大小,预后均差。疣状型较溃疡型好。有无区域淋巴结转移可明显影响疗效,有淋巴结转移的 5 年生存率为 28.9%,无淋巴结转移者为 62.5%。

五、硬 腭 癌

硬腭癌(carcinoma of the hard palate)以来源于小涎腺者居多,发生自黏膜的鳞状细胞癌次之。前者对放疗敏感性差。

(一) 解剖及淋巴引流

硬腭是腭骨的水平板,为口腔的顶壁和鼻腔的底壁,后界与软腭交界。硬腭的黏膜紧密附着于肌膜表面,黏膜下有较多的小涎腺。淋巴引流主要至咽后、颌下、二腹肌和颈外侧深部淋巴结。在临床上硬腭癌淋巴转移较少发生,远处转移率很低。

(二) 治疗原则

大多数作者认为硬腭癌的单纯放疗疗效欠佳,而主要以手术为主。早期鳞癌手术及放疗效果均好,早期浅表的病变可用口腔筒照射技术。中晚期应有计划性地采用放疗与手术综合治疗,配合动脉插管化疗疗效更佳。

(三) 放疗

1. 放疗技术

早期硬腭癌照射野仅包括原发灶,上界包括上颌窦下半部、全部硬腭和部分软腭。如来源于小涎腺的腺样囊性癌,因有沿神经鞘播散的可能,故照射野要适当加大,上界至颅底,后界至 1/2 椎体处,下界至舌骨水平。以两侧对穿照射为主,可另加前野或前野加侧野两楔形野技术照射。

2. 照射剂量

单纯放疗应达 D_T 70 Gy /7 周,照射 50~60 Gy 后改野用电子束或 X 线口腔筒加量至 70Gy。术前放疗 D_T 50 Gy/5 周,术后放疗 D_T 60 Gy/6 周,颈部淋巴引流区一般不做常规预防性放疗。

(四) 预后

本病总的 5 年生存率 Ⅰ 期为 75%,Ⅱ 期为 66%,Ⅲ 期为 36%,Ⅳ 期仅 17%。病灶大小及颈淋巴结转移直接影响疗效,5 年生存率肿瘤>3 cm 者为 16%,有颈淋巴结转移为 15%。综合治疗预后优于单纯放疗。上海医科大学肿瘤医院 99 例硬腭癌放疗的,5 年生存率为 46.5%,其中单用外照射者为 39.3%,外照射加体腔管照射为 68%。

第二节 口 咽 癌

口咽位于软腭及舌骨两个平面之间,上接鼻咽,下连下咽,并由舌乳头环、咽前柱及软腭与口腔分界。口咽包括软腭、腭扁桃体、舌根、会厌周围(会厌舌面、会厌谿、会厌咽襞)及咽壁。口咽部的淋巴引流主要到二腹肌下及上颈深淋巴结。鼻、口、咽、喉矢状面见图 14-1。

口咽癌(carcinoma of the oropharynx)的病理类型多为上皮型癌,次为恶性淋巴瘤,其他则少见,但根据发生部位的不同,病理类型亦各有异:腭扁桃体多见恶性淋巴瘤、低分化癌,软腭多见分化较好的癌,舌根及会厌癌分化程度较差者稍多见,舌根部亦好发恶性淋巴瘤。口咽癌的颈淋巴结转移率颇高,可达 60% 左右,且多为双侧性。

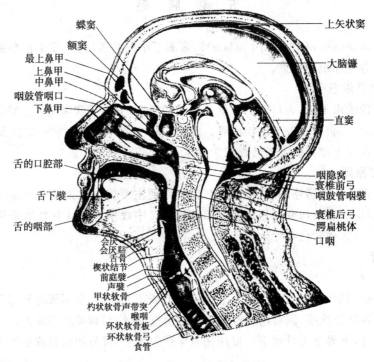

图 14-1 鼻、口、咽、喉矢状面

临床分期常用 UICC1997 年的分期标准:
T(原发肿瘤)
 T_{is} 原位癌。
 T_1 肿瘤的最大直径≤2 cm。
 T_2 肿瘤的最大直径>2 cm 但≤4 cm。
 T_3 肿瘤的最大直径>4 cm。
 T_4 肿瘤侵犯邻近结构,如翼肌、下颌骨、硬腭、舌深部肌肉、喉等。
N(区域淋巴结)
 N_x 淋巴结情况不能评价。
 N_0 临床检查淋巴结阴性。
 N_1 同侧单个淋巴结转移,其最大径≤3 cm。
 N_2 同侧单个淋巴结转移,其最大径>3 cm 但≤6 cm;或同侧多个淋巴结转移,但其最大径均≤6 cm;或双侧、对侧淋巴结转移,但其最大径均≤6 cm。
 N_{2a} 同侧单个淋巴结转移,其最大径>3 cm 但≤6 cm。
 N_{2b} 同侧多个淋巴结转移,但其最大径均≤6 cm。
 N_{2c} 双侧或对侧淋巴结转移,但其最大径均≤6 cm。
 N_3 转移淋巴结的最大径>6 cm。
M(远处转移)
 M_x 有无远处转移不能确定。

M_0 无远处转移。

M_1 有远处转移。

TNM 临床分期(见图 14-2)

Ⅰ期　$T_1N_0M_0$。

Ⅱ期　$T_2N_0M_0$。

Ⅲ期　$T_3N_0M_0$。

Ⅳ期　Ⅳ期 A：$T_4N_{0\sim1}M_0$。

　　　Ⅳ期 B：任何 T，N_3，M_0。

　　　Ⅳ期 C：任何 T，任何 N，M_1。

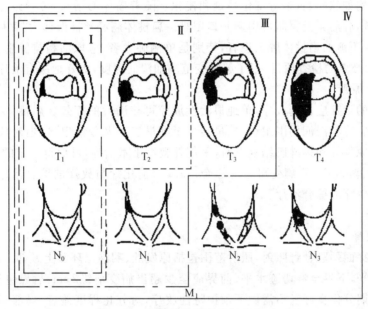

图 14-2　口咽癌的临床分期示意图

临床表现主要为口咽异物感、疼痛、溃疡、出血。检查可见口咽部有新生物，触诊质硬，颈部常有淋巴结肿大。最后需取活组织检查证实。CT、MRI 检查可了解肿瘤与周围组织结构的关系，对手术和制定放疗方案都有很大的价值。

口咽癌的治疗由于解剖结构和生理功能等因素，限制了大范围根治性手术的应用，故口咽癌的治疗原则以放疗为主。早期口咽癌采用单纯放疗，不仅能取得根治性效果，而且能有效地保留器官解剖结构的完整性，保存了正常生理功能。晚期口咽癌单纯手术和单纯放疗均不理想，而采用手术和放疗的综合治疗可明显提高生存率和降低局部复发率。不宜手术的晚期口咽癌可做姑息性放疗，或与化疗综合治疗可提高疗效。有作者报道外照射加高剂量 ^{192}Ir 组织间插植放疗可作为早期口咽癌的根治性手段，对拒绝手术、有手术禁忌证和失去手术指征的晚期患者是一种有效的姑息性治疗手段。

一、扁桃体癌

扁桃体癌(carcinoma of the tonsil)是最常见的口咽部恶性肿瘤，约占口咽部肿瘤的

2/3。男性多于女性，发病的高峰年龄在 50～70 岁，长期嗜烟酒与肿瘤的发生有关。病理以未分化癌和低分化癌多见。

（一）解剖和淋巴引流

扁桃体区位于口咽两侧壁，包括扁桃体、扁桃体窝（腭扁桃体）、咽后柱和舌扁桃体沟。扁桃体区有丰富的黏膜下淋巴网，主要引流至二腹肌下、上颈深、中颈、颌下和咽旁淋巴结。淋巴结转移率可高达 60%～70%，且早期即可发生淋巴结转移，淋巴结转移率可随肿瘤分期而增高。T_1～T_4 分期的颈淋巴结转移率分别为 10%、30%、65% 和 70%。

（二）临床表现

咽喉疼痛是扁桃体癌最常见的症状，并可放射至耳部，吞咽时疼痛会加重。扁桃体癌易向周围邻近结构如软腭、舌根等部位蔓延和侵犯。随着瘤体的增大，可导致呼吸困难、言语不清、进食困难，肿瘤累及翼肌可引起张口困难。扁桃体癌经常被误诊为"扁桃体炎"而延误治疗，故对经久不愈的扁桃体肿大患者，特别是单侧肿大者，应取活检排除扁桃体癌。治疗前 CT、MRI 为必要的检查项目，以了解病变范围和浸润深度，更好地决定治疗方案。

（三）治疗原则

扁桃体癌的治疗应首选放疗，单纯根治性放疗可获满意的疗效。扁桃体癌因组织分化差，恶性程度高，容易浸润周围组织，较早转移至咽淋巴环及颈淋巴区，但对放疗较为敏感。当放疗失败或原发灶和颈淋巴结复发时，采用补救性手术治疗，可取得一定的效果。对 T_1、T_2 病变放疗为首选，T_3、T_4 病变可考虑综合治疗，目前化疗与放疗的综合治疗应用较多，也可采用手术与放疗的综合治疗。

（四）放疗

1. 放射设野

用两侧对穿面颈联合野照射，照射范围包括原发灶、咽淋巴环和上颈部。设野的上界一般定于颧弓水平，下界至喉切迹水平，前界应至少超出病变前缘 2cm，后界包括颈后淋巴引流区。对于早期分化良好者不需做下颈预防性放疗，对分化程度差者、局部病灶较大、上颈淋巴结有转移者，下颈应做预防性放疗。一般用单前野垂直照射，注意保护脊髓。如局部淋巴结残留可用电子束加量。先大野照射 D_T 40 Gy，后避开脊髓缩小野照射，以下颌角为中心，针对扁桃体窝，总量增至 60～70 Gy/6～7 周。颈后区可用适当能量电子束补量（图 14-3）。如原发灶有残留，可采用口腔内限光筒适当增加剂量。

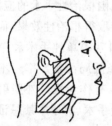
两侧相对野，包括原发灶、咽淋巴环及上颈深淋巴引流区

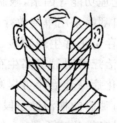
颈部切线野包括下颈、锁骨上区，作为预防治疗性照射

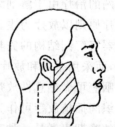
肿瘤剂量达 40 Gy 时缩野照射，后上颈（虚线示）可用电子束补量

图 14-3　扁桃体癌照射野

2. 照射剂量

最佳剂量为DT60～70Gy/6～7周。也可根据病理类型及肿瘤大小来确定适当的剂量,如对未分化、低分化癌或较小的肿瘤,给予DT60～65Gy为宜,中、高分化鳞癌或较大的肿瘤,DT可给予70Gy左右。颈预防性剂量50Gy左右。

(五) 预后

扁桃体癌对放疗敏感,单纯放疗是本病的有效治疗方法,平均5年生存率约60%左右。预后与下列因素相关:

1. 病期的早晚是影响预后的重要因素,Ⅰ期为74%～93%,Ⅱ期为62%～83%,Ⅲ期为43%～52%,Ⅳ期为21%～33%。

2. 疗终时原发灶与颈淋巴结全部消退者预后好,5年生存率为43%～53%;有残留者预后明显差,5年生存率仅为23%～26%。

3. 肿瘤外突型生长者预后较溃疡型和坏死型好。病变侵及舌根者预后不佳。

4. 有淋巴结转移者疗效差于无淋巴结转移者,双侧均有淋巴结转移预后更差。

5. 放疗的总疗程对扁桃体癌的疗效有影响,总疗程时间的延长会降低局部控制率,这与肿瘤干细胞在放疗疗程中的加速再增殖有关。Withers分析了9个研究单位676例扁桃体癌,结果发现在计划的总剂量中,总疗程每延长1d,局部控制率下降1%,所以在扁桃体癌的治疗中,应尽量减少不必要的治疗中断。

二、舌 根 癌

舌根癌(carcinoma of the base of tongue)是头颈部较少见的恶性肿瘤,生长部位隐蔽,症状不明显,早期难以发现,当症状明显时大多已属晚期。由于舌根、舌会厌豁及会厌舌面的解剖部位接近,故常累及邻近组织及器官。舌根部的淋巴组织丰富且属于中线结构,因此舌根癌不仅容易发生颈部淋巴结转移,而且双侧颈部的转移率也较高。常见于上颈深部及二腹肌组淋巴结,其次为颈后淋巴结、颌下淋巴结和咽后淋巴结。病理类型以鳞癌最为常见,也有未分化癌、小涎腺来源的癌和恶性淋巴瘤等。

(一) 治疗原则

舌根癌早期小的病灶手术与放疗都可以取得较好的局部控制效果,但一般均以放疗为主,采用外照射加手术治疗可提高疗效。有作者提出采用外照射加组织间放疗,即^{192}Ir后装技术治疗,对Ⅰ、Ⅱ期患者为最佳的治疗方案。也可采用放疗加同步化疗的方法治疗,最常用的药物为DDP。

(二) 放疗技术

通常采用两侧相对平行野照射,照射野包括原发肿瘤、邻近受侵部位、咽淋巴环及上、中颈淋巴引流区。照射野的上界达颧弓上缘,下界包括声门上区,前界包括咽峡及部分舌体,后界包括颈后三角淋巴引流区。先用大野照射,D_T 40Gy后缩野,两侧野的后界前移以避开脊髓,继续照射至D_T 60Gy时再次缩野,针对原发灶区加量至D_T 65～70Gy。颈后野用8～12MeV的电子束补量。下颈锁骨上淋巴引流区另设一个单前野垂直照射,注意保护脊髓。

(三) 预后

舌根癌放疗后总的 5 年生存率可达 40%～60%。早期 T_1、T_2 病变放疗的局部控制率可高达 80%～100%，晚期 T_3、T_4 病变放疗的局部控制率也能达到 30%～60%。中国医学科学院肿瘤医院 59 例舌根癌单纯放疗后的 5 年生存率为 49.1%，临床 Ⅰ～Ⅳ 期的 5 年生存率分别为 100%、75%、43.4% 和 36.3%。预后与期别、病理类型、疗终有无肿瘤残存等因素有显著的相关性。

三、咽壁癌

咽壁癌(carcinoma of the pharyngeal walls)分为咽侧壁癌和咽后壁癌，两者均相对少见。咽壁癌部位隐匿，就诊时肿瘤仅局限在这一解剖部位者少见，常已扩展到鼻咽或下咽，有时侵及扁桃体、舌根和梨状窝，致使临床难以辨别肿瘤的起源部位。淋巴引流主要至二腹肌下、中颈和咽后淋巴结。

(一) 治疗原则

因咽壁癌晚期病变多，累及范围广，故单纯放疗或手术治疗均疗效较差，可采用手术加术后放疗或术前放疗，对于年老不能承受手术或肿瘤已达晚期无法手术者，可行姑息放疗。

(二) 放疗技术

设野采用两侧平行相对野照射，因咽壁癌通常向鼻咽和下咽蔓延，故照射野须从颅底至食管入口，包括鼻咽及下咽部。先大野照射 40 Gy，缩野后避开脊髓针对局部病灶增至 D_T 60～70 Gy/6～7 周。术前放疗 D_T 40～50 Gy/4～5 周，术后放疗 D_T 50～60 Gy/5～6 周。

(三) 预后

咽壁癌的预后较差，3 年无瘤生存率约 25%。Marks 报道 89 例咽壁癌的 5 年生存率为 19%，指出单纯放疗效果差，而应以手术加术后大剂量放疗为主要治疗方案。

四、会厌谿癌

会厌谿癌(carcinoma of the vallecule)不多见，一般只沿表面扩散到邻近的会厌、咽侧壁和舌，而不向深部浸润。虽然常有颈淋巴结转移，但原发灶和转移淋巴结对放疗均较敏感，预后较舌根癌为好。

治疗以放疗为主，设野及剂量同舌根癌。

五、软腭癌

软腭癌(carcinoma of the soft palatel)及悬雍垂(腭垂)癌以鳞状细胞癌多见，好发于 60～70 岁，男性多于女性。软腭构成咽腔的顶壁，前缘与硬腭的后缘相连接，后缘为游离缘，两侧延伸为咽前柱及咽后柱，于中线处汇合形成腭垂。软腭淋巴组织丰富，于中线形成交叉网，故常发生双侧淋巴结转移，二腹肌下和上、中颈淋巴结转移较为常见，颌下淋巴结也可受侵。

(一) 治疗原则

以放疗为主，T_1和T_2病变采用根治性放疗可达治愈。T_3和T_4病变可采用手术与放疗的综合治疗（术前或术后放疗），亦可行外照射加^{192}Ir间质插植治疗。

(二) 放疗技术

软腭癌的基本照射技术以外照射为主，设两侧野对穿照射，包括软腭、扁桃体区和上颈淋巴引流区。但对腺上皮来源的分化程度较高的腺癌，设野可以保守一点，以软腭、腭垂为中心，包括部分周围结构。对T_1N_0病例，下颈部及颌骨上区不推荐预防性放疗，若双侧上颈部有淋巴结转移和病理类型为分化较低的鳞癌、低分化癌、未分化癌者，均应做全颈预防性放疗。中线部位病变的剂量比为1∶1，偏一侧的病变剂量比为3∶2或2∶1，总剂量应给予60～70Gy/6～7周（D_T 40Gy后避开脊髓）。也可加用口腔筒近距离照射补量，或与组织间插植综合治疗。

(三) 预后

软腭癌早期病变局部控制率高，预后较好；T_3、T_4病变单纯放疗效果较差。软腭癌的5年生存率Ⅰ期为83%、Ⅱ期为78%、Ⅲ期为38%、Ⅳ期仅16.7%。疗终时原发灶完全消失者疗效比有残留癌者为好。

第三节 下咽癌

下咽癌（carcinoma of the hypopharynx）亦称喉咽癌，在全身恶性肿瘤中仅占0.06%，占头颈部恶性肿瘤的1.4%～7.0%。下咽癌中最多见的是梨状窝癌，占59%～81%。梨状窝和咽后壁癌以男性多见，环状软骨后区癌则以女性较为多见。发病的高峰年龄在40～70岁。下咽癌因解剖部位较隐蔽，早期体征不易发现，同时该部位具有丰富的淋巴网，易致淋巴结转移，故本病的预后较差。

一、解剖与淋巴引流

下咽位于喉的背面，介于舌会厌襞与环状软骨下缘平面之间，相当于第3至第6颈椎的前方。上界平舌骨水平，下界平环甲膜下缘，连接食管。临床上又可分为3个解剖区域，即梨状窝区、环状软骨后区、咽后壁区（图14-4）。下咽部淋巴网丰富，区域淋巴结转移率高达70%～80%，且早期即可出现颈淋巴结转移。N_0的患者行颈淋巴结清扫术，发现30%～40%的患者

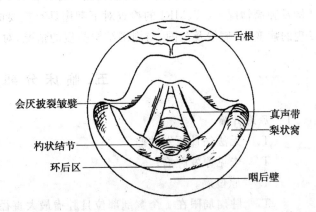

图14-4 下咽癌的解剖位置（镜下观）

已有微小转移灶。下咽的淋巴主要回流至颈内静脉旁淋巴结,故下咽癌多数转移至颈中部淋巴结,少数至咽后淋巴结,晚期可转移至锁骨上、纵隔或血行转移至肺、肝、骨等。

二、病理类型

主要为分化差的鳞状细胞癌,未分化癌、腺癌和来源于涎腺型癌少见。梨状窝癌多呈浸润性生长,易侵及喉部及气管,常可累及甲状软骨和甲状腺的上极。环状软骨后区癌可侵犯颈段食管,往往与颈段食管癌难以区分。咽后壁癌主要向下发展,可累及食管入口,向上可蔓延到咽侧壁、舌根部。

三、临床表现

1. 咽部异物感或吞咽疼痛　多不严重,又因位置较低,临床不易发现而被忽略。
2. 吞咽困难　由于病变的进展和感染,使疼痛加剧或梗阻而引起进行性吞咽困难,颈段食管受累时更为明显。
3. 声音嘶哑　是较晚期的症状,通常为病变侵犯喉部、压迫喉部或侵犯喉返神经引起。
4. 咳嗽或呛咳　因下咽部组织水肿及肿瘤阻塞咽腔,使唾液或食物易误入气管而引起。
5. 颈淋巴结肿大　约有50%的患者首发症状为颈部肿物,肿大的淋巴结活动度差,质地较硬。

四、诊断依据

1. 临床表现及体征　临床应根据临床表现和体征做进一步的检查。
2. 咽喉镜检查　可看到肿瘤的部位、大小、形态和侵及的范围,但环状软骨后区常显示不清。用光导纤维喉镜可清楚地看到各解剖区的肿瘤情况。
3. 病理组织学检查　是确诊下咽癌最主要的证据。
4. 影像学检查　传统的X线检查摄颈部侧位片、下咽及喉正位体层片,可了解喉部的结构及肿瘤情况。CT、MRI的检查对下咽癌具有重要的作用,能发现及了解临床查体不易发现的病变、肿瘤侵及范围、与周围结构受侵的情况,对制定治疗计划具有重要的价值。

五、临床分期

T　原发肿瘤

T_x　无法估计原发肿瘤。

T_0　未见原发肿瘤。

T_{is}　原位癌。

T_1　肿瘤局限在1个解剖部位且肿瘤最大直径≤2cm。

T_2　肿瘤侵犯1个以上解剖部位或侵犯邻近组织,或肿瘤直径>2cm,但≤4cm,没有喉固定。

T_3　肿瘤的最大直径>4 cm,或伴有喉固定。

T_4　肿瘤侵犯附近结构,如甲状腺/甲状软骨、颈动脉、颈部软组织、椎前筋膜/肌肉和(或)食管。

N　区域淋巴结

N_x　无法估计区域淋巴结。

N_0　无区域淋巴结转移。

N_1　同侧单个淋巴结转移,直径<3 cm。

N_2　同侧单个淋巴结转移,其最大径>3 cm,但<6 cm;或同侧多个淋巴结转移,最大径≤6 cm;或双侧或对侧淋巴结转移,最大径≤6 cm。

N_{2a}　同侧单个淋巴结转移,其最大径>3 cm,但<6 cm。

N_{2b}　同侧多个淋巴结转移,最大径≤6 cm。

N_{2c}　双侧或对侧淋巴结转移,最大径≤6 cm。

N_3　单个淋巴结转移,最大径>6 cm。

临床分期

0期　$T_{is}N_0M_0$。

Ⅰ期　$T_1N_0M_0$。

Ⅱ期　$T_2N_0M_0$。

Ⅲ期　$T_1N_1M_0;T_2N_1M_0;T_3N_{0\sim1}M_0$。

Ⅳ期A　$T_4N_{0\sim1}M_0$;任何T,N_2M_0。

Ⅳ期B　任何T,N_3M_0。

Ⅳ期C　任何T,任何N,M_1。

六、治 疗 原 则

1. 早期下咽癌可做单纯放疗,效果较好,如肿瘤未控或复发时可做手术补救。单纯手术治疗也可以取得较好的疗效,但往往会损害器官的功能。

2. 对晚期病变,采用单纯手术治疗或单纯放疗总的疗效均不理想,但通过综合治疗可降低局部复发率和改善远期生存率。因此,对晚期肿瘤应采用术前放疗或术后放疗的综合治疗模式,以最大程度地提高肿瘤的局部控制率,尽量降低治疗手段对器官功能损害的程度。M. D. Anderson医院的资料显示,对晚期下咽癌术后放疗,将单纯手术的局部失败率降低了11%~39%。

3. 不宜手术的晚期患者可行姑息性放疗。

4. 对晚期下咽癌近来有文献报道可采用手术或放疗联合化疗的综合治疗,主要是术前或放疗前进行诱导化疗以降低全喉切除率和提高局部控制率。常用的化疗方案主要以铂类化疗药物为主;联合化疗疗效优于单一用药,DDP常与5-Fu、MTX、BLM、MMC、VCR等组成2~4种药物的联合化疗方案。

七、放射治疗技术

主要采用 ^{60}Co 或高能 X 线,辅以电子束。照射体位为仰卧,面罩固定头颈部,水平侧位照射或加楔形过滤板,下颈、锁骨上区野照射时,则应注意脊髓的受量。

(一)设野

一般需包括整个下咽部、喉部及颈部淋巴引流区。由于下咽癌有沿黏膜下扩散及颈部淋巴结转移率高的特点,故设野开始时宜大,上界至颅底,下界至食管入口(相当于环状软骨下缘水平),前界至颈前缘前1cm,后界如颈部淋巴结阴性至颈椎棘突,如颈部淋巴结阳性则应向后移至包括颈后淋巴区为准。D_T 40 Gy时,后界前移至颈椎椎体中后 1/3 交界处以避开脊髓。D_T 50 Gy时上界适当内收,D_T 达 60 Gy 时再次缩野,针对原发灶增至 D_T 70 Gy(图 14-5)。对淋巴结阳性的患者,如缩野后不能全部包括转移淋巴结者,则 D_T 40 Gy 改野时,颈后可用合适能量的电子束补量。

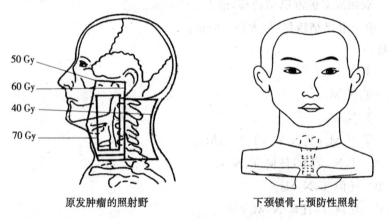

原发肿瘤的照射野　　　　下颈锁骨上预防性照射

图 14-5　下咽癌照射野的体表标记

(二)照射剂量

术前放疗为 D_T 50 Gy/周,术后放疗控制亚临床病灶的剂量 D_T 50 Gy/周,但对有肿瘤残留者,应针对局部病灶加 D_T 10~20 Gy/1~2 周,根治性放疗以70Gy为宜。下颈锁骨上野预防性照射 D_T 50 Gy/5 周。

八、预　后

早期下咽癌不论是单纯放疗或手术,均能获得较好的疗效。但临床所见大多为中晚期癌,故预后较差。5 年生存率单纯放疗为 10%~25%,单纯手术为 20%~24%。肖光莉等报道中国医学科学院肿瘤医院下咽癌治疗的结果,手术与放疗的综合治疗能提高局部控制率和 5 年生存率,其中术前放疗组Ⅰ~Ⅳ期的 5 年总生存率和 5 年无瘤生存率分别为 76.2%、66.5%、49.4%、42.0%和 71.6%、60.2%、47.5%和 39.9%;全组总生存率和无瘤生存率分别为 57.6%和 51.6%,术后放疗组分别为 70.7%和 68.6%,单纯放疗组则仅为 29.4%和 32.5%。预后还与起源部位有关,肿瘤起源于咽壁、梨状窝者预后较好,位于环状软骨后和食管开口处者预后较差。

第四节 喉 癌

喉癌(carcinoma of the larynx)也是头颈部常见的恶性肿瘤,发病率仅次于鼻咽癌。由于不同致癌因素的作用及对致癌环境暴露的增加,喉癌的发病率有增高趋势。好发年龄在50~60岁,男性多于女性。喉癌的病因尚不完全清楚,但吸烟为目前众所公认的致癌因素之一,据统计,喉癌患者中有吸烟史者占80%~90%。另外,慢性喉炎、长期接触石棉及有毒气体、颈部电离辐射、某些良性疾病的恶变等均为喉癌的发病因素。喉癌的治疗目前国内外学者多提倡早期者首选放疗,既可获80%~90%的5年生存率,又能保留喉的形态和功能。如有复发或未控,行手术挽救性治疗,仍能取得较好的结果。手术治疗早期喉癌也有较好的效果,但常遗留不同程度的功能损害。对于中晚期喉癌,采用放疗与手术综合治疗能提高疗效。

一、解剖与淋巴引流

喉位于颈前部,约相当于第4至第6颈椎水平,上通口咽,后为喉咽,下接气管。临床上将喉腔分成以下3个解剖区(图14-6)。

1. **声门上区** 自会厌上端至喉室,包括会厌喉面、杓会厌皱襞、杓状软骨、假声带及喉室。
2. **声门区** 包括声带、前联合、后联合。
3. **声门下区** 包括声带以下至环状软骨下缘。

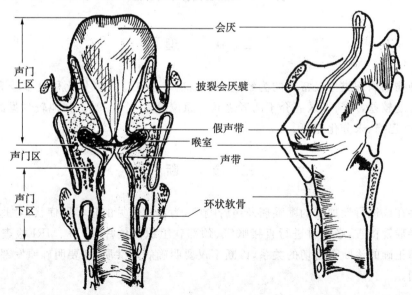

图14-6 喉的解剖分区

喉的淋巴引流：声门上及声带淋巴管汇合后穿过甲状舌骨膜而注入颈内静脉淋巴结，主要在上组和中组。声门下淋巴管经环甲膜注入喉气管前或喉返神经周围淋巴结，最后都汇合至颈内静脉淋巴结或上纵隔淋巴结。声门区淋巴管细而少，故罕见颈淋巴结转移。声门上区及声门下区的淋巴引流丰富，该两区的颈淋巴结转移多见。喉的淋巴引流多向同侧引流，一侧病变者均发生同侧淋巴结转移，但少数病例亦有引流至对侧（图14-7）。喉癌经血行播散而转移者较少，主要转移至肺、肝、骨骼等处。

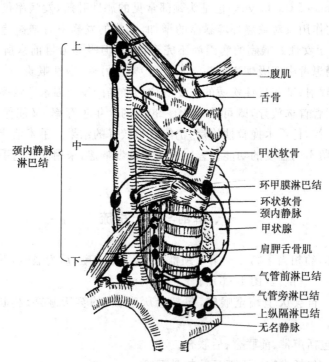

图14-7 喉淋巴结分布及引流

二、病　　理

喉部肿瘤的病理类型最常见的为鳞癌，约占90％。声门区癌分化程度多较高，声门上区癌分化程度较差，声门下区癌介于两者之间。原位癌占6％～9％，其他较少见的有腺癌、肉瘤、恶性淋巴瘤、未分化癌等。

三、诊　　断

持续存在或进行性加重的咽喉痛及声音嘶哑，为本病常见的较早期症状，对此类患者均应进行间接喉镜检查，必要时进行直接喉镜、颈部软组织侧位片或CT、MRI检查。放疗的成功与否和正确的诊断有密切的关系，诊断不仅要明确病理性质，还要明确原发部位和肿瘤侵及的范围。

四、临床分期

目前临床上多采用 1997 年 UICC 提出的 TNM 分期：

T 原发病灶

 T_x 原发肿瘤不能被确定。

 T_0 无原发肿瘤的证据。

 T_{is} 原位癌。

声门上区癌的 T 分期标准

 T_1 肿瘤局限于声门上区一侧，声带活动正常。

 T_2 肿瘤累及声门上区 1 个以上邻近结构的黏膜，或声带受侵，或病变超出声门上区，如侵及舌根黏膜、会厌、梨状窝内侧壁，不伴有喉的固定。

 T_3 肿瘤限于喉内，声带固定和(或)侵犯以下的任何一个结构，环后区、会厌前间隙、舌根深部。

 T_4 肿瘤侵及甲状软骨，和(或)侵及颈部软组织、甲状腺和(或)食管。

声门癌 T 分期标准

 T_1 肿瘤限于声带，可以累及前、后联合，声带活动正常。

 T_{1a} 肿瘤限于一侧声带。

 T_{1b} 肿瘤限于两侧声带。

 T_2 肿瘤累及声门上区或声门下区，声带活动正常或受限。

 T_3 肿瘤限于喉内，声带固定。

 T_4 肿瘤侵犯甲状软骨或(和)侵及气管、颈部软组织、甲状腺和喉。

声门下区癌的 T 分期标准

 T_1 肿瘤局限于声门下区。

 T_2 肿瘤累及声带，声带活动正常或受限。

 T_3 肿瘤限于喉内，声带固定。

 T_4 肿瘤侵及环状软骨或甲状软骨，和(或)超腔侵及口咽、颈前软组织。

N 淋巴结

 N_0 临床无淋巴结转移。

 N_1 同侧单个淋巴结转移，其最大径≤3cm。

 N_2 同侧单个淋巴结转移，其最大径＞3cm，但≤6cm；或同侧多个淋巴结转移，但最大径均≤6cm；或双侧、对侧淋巴结转移，但最大径均≤6cm。

 N_{2a} 同侧单个淋巴结转移，其最大径＞3cm，但≤6cm。

 N_{2b} 同侧多个淋巴结转移，其最大径≤6cm。

 N_{2c} 双侧或对侧淋巴结转移，其最大径≤6cm。

 N_3 转移淋巴结的最大径＞6cm。

M 远处转移

 M_x 不能确定。

 M_0 无远处转移。

M_1 有远处转移。

分期组合

0 期　$T_{is}N_0M_0$。
Ⅰ 期　$T_1N_0M_0$。
Ⅱ 期　N_0M_0。
Ⅲ 期　N_0M_0；$T_{1\sim3}N_1M_0$。
Ⅳ 期　$T_4N_0M_0$；$T_4N_1M_0$；$T_{1\sim4}N_{0\sim3}M_1$。
Ⅳ 期 A　$T_4N_0M_0$；$T_4N_1M_0$；任何 T，N_2M_0。
Ⅳ 期 B　任何 T，N_3M_0。
Ⅳ 期 C　任何 T，任何 N，M_1。

五、治疗原则

喉癌的治疗方案不仅要治愈肿瘤，获得最高的肿瘤局部控制率和治愈率，而且最理想的是要尽可能地保存喉的生理功能，提高患者的生存质量。放疗和手术都是治疗喉癌的主要手段，早期喉癌单纯放疗和单纯手术治疗都可以获得很高的局部控制率和长期生存率，总的 5 年生存率相似。但早期喉癌还被认为应首选放疗，其主要理由有：(1) 有较高的治愈率，疗效并不亚于手术治疗；(2) 保留了喉的呼吸和发音功能；(3) 放疗后若局部复发或未控，可用手术治疗来补救。

六、放射治疗原则

1. 早期(T_1)病例首选根治性放疗。
2. T_2 病例在照射总量的 2/3 时，若肿瘤消退不明显或声带活动未能恢复（提示肿瘤有深部浸润），可考虑改为手术治疗。
3. $T_{3\sim4}$ 或有颈淋巴结转移的病例，应采用有计划性的综合治疗（术前或术后放疗），能显著地提高疗效，至于先手术还是先放疗则有争论，各有优缺点，可与外科医师商定或根据经验而定。
4. 不宜手术的晚期患者可行姑息性放疗。
5. 有气道严重阻塞者应首选手术，然后做术后放疗。
6. 晚期喉癌术前或放疗前做诱导化疗，可使肿瘤缩小（降期），便于缩小手术范围，防止或消除微小转移病灶。同步放、化疗又提高了局部控制率并可能改善预后。

七、不同部位喉癌的临床特点和治疗

不同解剖部位的喉癌其临床症状、治疗方法和预后均所有不同，分别叙述如下：

(一) 声门癌

1. 特点　(1) 起病时即有声嘶，并持续存在，进行性加重；(2) 多为分化好的鳞癌；(3) 罕见有淋巴结转移，淋巴结转移发生于病变晚期；(4) 一旦声带活动受限，预后变差；(5) 确诊时相当一部分属早期,但也有误诊为喉炎而致病期趋中、晚期。

2. 放疗技术 早期声门癌最佳治疗方案应首选根治性放疗,既能达到很高的治愈率,又能保持声带生理功能。早期声门癌设野以声带为中心平面,包括全声带和前、后联合区,环后区至颈椎椎体前缘。设野一般上界位于舌骨水平,下界为环状软骨下缘,前界开放至颈前缘前1cm,后界设在颈椎椎体前中1/3交界处,两水平侧野对穿照射,加楔形过滤板使剂量分布均匀(图14-8)。患者取仰卧位,常规应用头颈部固定器,照射野多选用5cm×5cm~6cm×6cm大小。照射量应达根治剂量为 D_T 60~70Gy/6~7周(图14-9)。

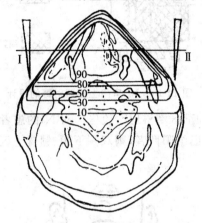 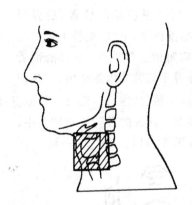

图 14-8 声门癌楔形野照射示意图　　图 14-9 T_1、T_2 声门癌照射野的体表标志

T_3、T_4 声门癌通常以综合治疗为宜,包括术前放疗、术后放疗与化疗的综合治疗等。做术前放疗时,照射野应放大,设野方法要根据肿瘤累及的范围而定,应包括原发灶及淋巴引流区。照射 D_T 50~60Gy后(注意脊髓受量),休息2~4周做手术治疗。术后病理检查切端阳性或有肿瘤残留者,加术后放疗补量至60~70Gy。晚期病变目前多主张超分割治疗,每天照射2次,每次1.2Gy,两次照射间隔6h,也可采用诱导化疗或同步化疗。

3. 预后 与下列因素有关:

(1) 预后与期别密切相关。目前国外报道早期声带癌单纯放疗的5年生存率可达80%~90%。中国医学科学院肿瘤医院2002年报道单纯放疗的 $T_1N_0M_0$ 声门型喉鳞癌238例,其5年、10年的总生存率分别为84.0%和74.9%。

(2) 预后与声带活动有密切关系。肿瘤虽累及两侧声带或前联合,但声带活动仍好者,5年生存率可达80%,一旦声带活动受限,则下降到约60%,声带完全固定的仅25%。如有复发可由手术挽救,5年生存率仍可高达70%。

(3) 血红蛋白的下降与预后也有关系。Krzysztof报道血红蛋白每下降10g/L,则可能导致局部控制率下降6%。因此在放疗过程中应定期观察血红蛋白水平,及时给予支持治疗,纠正贫血,从而可提高局部控制率和长期生存率。

(二) 声门上癌

1. 特点 (1) 临床症状为咽部异物感、吞咽疼痛、反应性耳痛及呼吸困难等,晚期可出现声嘶;(2) 大多为分化差的鳞癌;(3) 淋巴转移率高(达30%~50%);(4) 肿瘤可直接累及梨状窝、环后区和舌会厌或舌根。

2. 放疗技术

(1) 投照体位 患者取仰卧位头部过伸，使颈段椎体伸展与床面平行，常规应用头部固定器在模拟机下定位，设两侧野水平照射。

(2) 照射野的设计 上界：下颌骨下缘上1cm左右；下界：环状软骨水平；前界：颈前缘前1～2cm，后界：颈椎棘突（图14-10）。对颈淋巴结阳性者，后界后移至完全包括淋巴结，下颈、锁骨上野的上界与两水平侧野的上界共线，下界沿锁骨下缘走行，外界至肩关节内侧缘内，作颈前切线垂直照射。照射野要大，充分包括原发灶和颈部区域淋巴引流区。对N_0的患者也必须行上、中颈淋巴引流区的预防性照射。中、上颈淋巴结阳性者，则双侧下颈、锁骨上区均要做预防性照射（图14-11）。

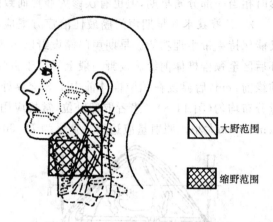

图14-10 N_0声门上癌照射野的设计

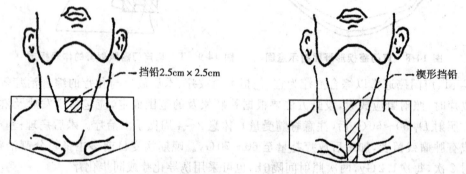

图14-11 T_1～T_4声门上癌下颈、锁骨上淋巴引流区照射野

(3) 照射剂量 双侧水平野D_T 36～40Gy时，后界向前移至避开脊髓，颈后区用合适能量的电子束补量。D_T 50～60Gy时，可再次缩野针对原发灶加量至65～70Gy/6.5～7周。下颈及锁骨上区预防性照射D_T 50Gy/5周。术前照射剂量为D_T 40～50Gy/4～5周。术后照射剂量一般为50～60Gy，但切缘阳性或不够（距瘤缘在0.5cm以内）者应给予根治剂量60～70Gy。

3. 预后 声门上癌疗效不如声门癌。表面外突和早期病变单纯放疗的治愈率达70%～80%，但一般病期都较晚，5年无瘤生存率仅为20%～36%，故对晚期的声门上癌，目前都主张采用术前放疗加手术的综合治疗。采用超分割放疗技术可提高晚期声门上癌的局部控制率。Wang报道常规分割放疗对T_1～T_4声门上癌5年局部控制率为74%、61%、56%和29%，而超分割放疗可明显提高5年局部控制率（分别为84%、83%、71%和84%）。

(三) 声门下癌

1. 特点 (1) 在喉癌中较少见，早期症状不明显，或仅有咳嗽、轻度呼吸困难等，但大多数患者在就诊时即有喘鸣、严重呼吸困难，需要进行紧急气管切开或喉切除术；(2) 手术切除后气管造瘘口处复发率高，故需采用术后放疗；(3) 颈部淋巴转移率为10%～20%；

(4) 单纯放疗效果差。

2. 放疗技术　声门下癌的单纯根治性放疗适应证为 T_1、T_2 病变,中、晚期者以术前或术后放疗的综合治疗为主,对不适宜手术治疗的晚期病变可做姑息性放疗。

设野：应包括肿瘤的原发部位,气管前、气管旁、下颈与锁骨上区及上纵隔淋巴引流区。先设单前野或前、后两野对穿照射,上界根据病变范围而定,下界接近隆突水平以包括气管、上纵隔。高能束 X 线照射 $D_T \leqslant 40\,Gy$ 时,脊髓处挡3 cm宽铅块,继续 X 线照射至 $D_T\,50\,Gy$,而挡铅处用合适能量的电子束补10 Gy(使总量也达到 $D_T\,50\,Gy$)。然后改用两侧水平野,避开脊髓针对肿瘤区加量,使总量达 65~70 Gy(图 14-12)。

3. 预后　早期声门下癌单纯放疗的 5 年生存率约 40%~50%,晚期预后差。

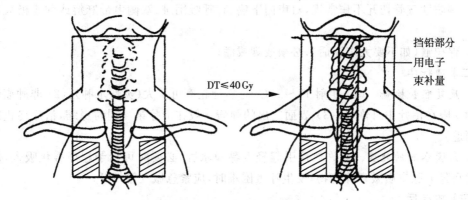

图 14-12　声门下癌的照射野

八、复发性喉癌的治疗

喉癌治疗后局部复发较常见,且一般侵及范围较广。

(一) 根治性放疗后复发

根治性放疗后复发无论是原发灶还是颈部淋巴结,有效的治疗方法为进行手术补救。据文献报道部分喉切除对放疗后喉腔内复发者可达到满意的疗效,局部控制率为 77.7%。对区域淋巴结复发的患者,采取手术治疗是首选的方式,如淋巴结巨大与周围组织黏连明显者,单纯手术难以切净,辅助放、化疗可取得一定的效果。

(二) 根治性手术后复发

此类患者如仍有手术治疗的可能应首选手术切除,也可采用术前放疗或术后放疗的方法。若不宜手术者可进行姑息性放疗,但疗效差。

九、与化学治疗的综合治疗

随着手术和放疗技术的改进,喉癌的生存率有所提高。但由于患者就诊时大多已是晚期,局部复发和远处转移等问题很难解决。因此,对于晚期喉癌有必要与化疗综合治疗,常用的药物有 MTX、BLM、VCR、5-FU、DDP、IFO、CTX 等。联合化疗疗效优于单一化疗用药,以 DDP 为基础的联合化疗是目前最有效的方案。常用的联合化疗方案为：PF 方案

(DDP+5-FU)、PB 方案(DDP+BLM)、PPM 方案(DDP+5-FU+PYM)、PLP 方案(DDP+5-FU+CF)等。紫杉醇(Taxol)对喉癌有一定的疗效,目前多采用 Taxol 分别与 DDP、MTX、IFO、NVB(去甲长春花碱)等药物组成联合化疗方案。

十、放射治疗前、中、后的注意事项

(一) 放疗前

1. 告知患者在疗程中或治疗后可能发生发音变化,照射 3~4 周后,声音变嘶哑,60~70Gy 时常可失音,放疗结束后 3~4 周可恢复。

2. 预防性气管切开不作常规,对声门下癌、有呼吸困难、双侧声带麻痹或肿瘤极大者应考虑。

3. 保护喉(如不要大声说话),必须戒烟戒酒。

(二) 放疗中

1. 反复喉镜检查　(1) 照射 15~20Gy 时病灶轮廓可扩大(炎性水肿);(2) 非肿瘤性声带活动受限在治疗中可恢复;(3) 表面突出的肿瘤一般在治疗第 4 周时退缩,治疗终止时应完全消退。

2. 黏膜水肿的处理　允许放疗引起轻度黏膜水肿,必要时可给予超声雾化吸入,加用抗生素和肾上腺皮质激素等药物,发生呼吸困难时,应紧急做气管切开。

(三) 放疗后

1. 放疗结束超过 2 个月,若仍有肿瘤残存,应考虑手术治疗(部分或全喉切除)。

2. 放疗后 3~6 个月内,要密切注意水肿情况,尤其是会厌。喉癌放疗后 3 个月喉水肿仍持续存在、加重,或放疗后 3 个月再次出现喉水肿经抗生素治疗后不消退,喉部肿胀伴有声带固定,则要警惕有可能存在残留肿瘤,必要时行喉切除术,但术前最好有病理证实。Kagan 等在临床实践中发现,放疗后会厌长期水肿者,局部复发率要比无水肿者高 1 倍,活检阴性者做喉切除术后显示 60% 的患者有镜下肿瘤。

3. 随访期:放疗后第 1 年应每 6~8 周复查 1 次,第 2 年每 3 个月、第 3 年每半年复查 1 次,以后每年复查 1 次。

第五节　鼻腔和副鼻窦癌

一、鼻腔和筛窦癌

鼻腔与筛窦癌(carcinoma of the nasal cavity and the ethonoid sinus)除早期外,临床表现相似,难以辨别其原发部位,故一般常将两者视为一体,合并讨论。鼻腔、筛窦癌的发病高峰年龄在 40~60 岁,男性多于女性。病理类型绝大多数为鳞癌,其次为未分化癌、低分化癌、腺癌和腺样囊性癌等。鼻腔淋巴瘤在本书第十八章介绍。

(一) 应用解剖

鼻腔呈锥体形,以鼻中隔分为左右两侧,前鼻孔与外界相通,后鼻孔与鼻咽相连接,侧方与上颌窦,上方与眼眶、筛窦、额窦及蝶窦等为邻。筛窦位于筛骨中,主要由 8~10 个筛房组成,骨壁薄如纸。筛窦与眼眶、鼻腔、上颌窦、蝶窦、额窦及前颅窝等毗邻。鼻腔、筛窦的淋巴引流,主要注入咽后淋巴结、颌下淋巴结和颈深上淋巴结。

(二) 诊断要点

1. **主要的症状及体征** 有进行性鼻塞、血涕、鼻腔异常渗液,鼻外形变宽、隆起或塌陷。肿瘤侵入眶内可出现突眼或复视。若侵入颅底、颅内出现持续性的头痛。筛窦肿瘤可侵及前组颅神经,引起Ⅰ~Ⅴ对颅神经损害。晚期病变可出现颌下或上颈淋巴结肿大。

2. **鼻镜及 X 线检查** 鼻镜检查可见鼻腔内有新生物;副鼻窦华氏及卡氏位 X 线或 CT、MRI 可见鼻腔内软组织阴影,患侧鼻腔扩大,常见侧壁骨质破坏合并副鼻窦混浊;必须注意其周围骨质破坏情况。鼻镜发现新生物一定要查上颌窦,因有些"鼻腔癌"系上颌窦癌侵入鼻腔所致。

3. **活组织病理检查** 钳取活检,如疑为早期癌难以窥见肿瘤时,可行脱落细胞学检查;如为黏膜下肿瘤,宜行穿刺吸取病理检查。

4. **鉴别诊断** 须与鼻腔恶性淋巴瘤、上颌窦癌、鼻硬结症、浆细胞肉瘤等鉴别。

(三) 治疗原则

早期手术与放疗的疗效相似,治愈率较高。由于鼻腔的特殊解剖特点,手术易影响功能和美容。因此对于早期病变者可首选单纯放疗,对于中、晚期患者可采取放疗与手术综合治疗,但必须根据病理类型和侵及的范围制订治疗方案。一般认为未分化癌、低分化癌早期者可采用单纯放疗。鳞癌、腺癌和腺样囊性癌应采用手术加放疗的综合治疗。晚期患者及未分化癌可与化疗综合治疗。不宜手术的晚期病例可采用姑息性放疗。

(四) 放疗技术

1. **设野** 可根据肿瘤累及的范围及病理类型设计适合的照射野(14-13)。一般以面前野为主,开始照射野要大,在照射 45~50Gy 后改侧野或电子束加量。

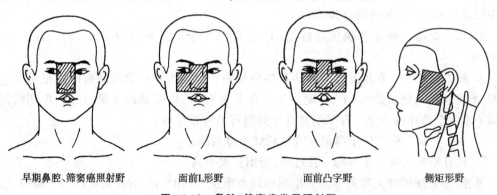

早期鼻腔、筛窦癌照射野　　面前L形野　　面前凸字野　　侧矩形野

图 14-13　鼻腔、筛窦癌常用照射野

(1) 面前"矩"形野及"L"形野　病变位于一侧鼻腔和筛窦而未侵犯上颌窦者,用面前单个矩形野。照射野包括同侧鼻腔、筛窦,对侧过中线 1~2cm;如有同侧上颌窦内侧壁受侵,则改为"L"形野,包括同侧上颌窦内壁或全上颌窦,上界达眉弓,下界达硬腭下缘水平。

(2) 面前"凸"字形野　适用于肿瘤侵犯鼻中隔、对侧鼻腔或双侧上颌窦者。

(3) 面前"口"形大野 适用于病变已广泛累及上颌窦、颅底、眼眶或有突眼者。

(4) 楔形过滤板的正、侧矩形野 主要适用于病变靠后，侵及鼻咽、眶后，可使剂量分布均匀并提高后组筛窦的剂量(图14-14)。

(5) 颈部照射野 以往颈部无淋巴结转移，一般不做预防性照射。近年来有研究证实，选择性颈部淋巴结预防性照射后，颈部淋巴结的转移率明显下降。因此，建议对晚期病变及分化程度差的鼻腔癌做颈部预防性照射。若有颌下或颈深淋巴结转移，则应进行上颈或全颈淋巴区照射。

2. 照射剂量 未分化和低分化癌 D_T 60~65 Gy/6~6.5 周，鳞癌、腺癌和

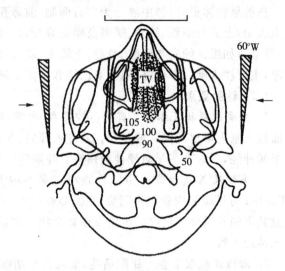

图 14-14 鼻腔、筛窦癌的三野楔形板照射剂量分布

腺样囊性癌 D_T 65~70 Gy/6.5~7 周，采用6 MV高能 X 线，6~15 MeV电子束补量。也可用三维适形放疗技术。手术前放疗用 D_T 40~50 Gy/4~5 周，放疗后休息2周进行手术。术后放疗剂量根据病灶残留情况或切缘的安全界等不同情况，采用55~70 Gy/6~7 周不等。颈部如有淋巴结转移，照射剂量需达70 Gy/7 周，先用大野双侧颈部照射50~55 Gy后缩小野用电子束加量至70 Gy。颈部预防性照射 D_T 50 Gy/5 周。

(五) 预后

鼻腔、筛窦癌的5年生存率单纯放疗为43%~45%；综合治疗(手术加放疗)为50%~76%。影响预后的主要因素有：

1. 病理类型及治疗方法 在单纯放疗中，未分化癌、低分化癌及恶性淋巴瘤的5年生存率(65.7%)明显优于鳞癌、腺癌及腺样囊性癌(41.5%)，腺样囊性癌手术＋放疗的5年生存率可高达84.4%，单纯放疗为50.0%。

2. 临床分期 病期越晚预后越差，T_1~T_4 的5年生存率分别为68.5%、50%、40%和16%。

3. 淋巴结转移 有颈淋巴结转移者预后较差。中国医学科学院肿瘤医院报道231例鼻腔、筛窦癌结果分析显示，Ⅰ、Ⅱ期5年生存率为66.7%，明显高于Ⅲ、Ⅳ期，Ⅳ期病例放疗加手术综合治疗的5年生存率明显高于同期行单纯放疗者。

4. 病变部位 病变位于鼻前部者预后好于鼻后部。

5. 照射野及照射剂量 均不宜过小，否则复发率高。

鼻腔、筛窦癌治疗失败的原因亦根据病理类型及不同的治疗方法而有不同。鳞癌、腺癌和腺样囊性癌治疗失败的原因在于局部未控，故主张采用手术与放疗综合治疗。未分化癌及低分化癌则在于远处转移，故需采用放疗与化疗综合治疗。

二、上颌窦癌

上颌窦癌(carcinoma of the maxillary sinus)是最常见的副鼻窦恶性肿瘤,约占头颈部恶性肿瘤的23%,占所有副鼻窦癌的60%～90%。本病男性多于女性,好发于40～60岁。由于病变隐匿,就诊者大多为晚期,采用任何单一的治疗方法效果都不满意,目前常用手术与放疗综合治疗。

(一) 解剖和淋巴引流

上颌窦位于颌骨体内,是一个形状很不规则的窦腔,窦孔位于上颌窦内上方,开口于中鼻道,与鼻腔相通。上颌窦有6个壁,即上壁为眼眶底部,下壁(底壁)为上齿槽和硬腭,前壁在面颊软组织下方,后壁接近翼板及翼腭窝,内壁与鼻腔共用,外壁为颧骨弓。窦腔黏膜的淋巴引流是经中鼻道与鼻腔淋巴汇合注入咽后、颌下和前上颈淋巴结。上颌窦淋巴系统不太丰富,所以上颌窦癌淋巴转移发生较晚。

(二) 病理类型

上颌窦癌以中分化鳞状上皮癌最常见,约占60%。其次为腺癌、腺样囊性癌、黏液表皮样癌、未分化癌等。此外还有淋巴瘤、纤维肉瘤、骨肉瘤等,但较少见。

(三) 临床表现

由于上颌窦解剖位置较隐蔽,早期多无症状,一旦出现症状提示病变多已破坏骨壁而侵出窦外。最常见的症状为鼻腔异常分泌物、鼻堵、面部肿胀、疼痛(牙痛、头痛、鼻痛)、三叉神经第2支分布区感觉障碍等。肿瘤侵犯各壁可出现表14-1所示的各种征象。

表 14-1 上颌窦癌侵犯各壁引起的症状和体征

窦 壁	临床症状与体征
上 壁	突眼、复视、球结膜充血水肿、眶下疼痛、流泪、两侧眶下缘不对称
下 壁	硬腭肿胀、进行性上牙痛、牙齿松动、第2～7齿龈处有肿物
内侧壁	鼻腔外壁隆起、肿块、鼻堵、血涕
外、前壁	面颊部隆起、局部皮肤感觉减退、疼痛、溃疡、穿孔
后 壁	侵入翼腭窝引起张口困难

(四) 诊断

肿瘤局限于窦腔内的早期病例,临床难以发现,晚期上颌窦癌的诊断并不困难。

1. 症状及体征 根据上述的临床症状及体征。
2. X线检查 (1)枕颏位、颅底位、水平体层片;(2)CT、MRI可显示一般X线摄影所难以发现的上颌窦各壁的骨质变化和侵及的范围,还能确定病变与周围结构的关系,为治疗设计确定靶区提供有价值的参考资料,应列为常规检查。
3. 组织病理学检查 早期可行上颌窦穿刺细胞学检查,必要时行上颌窦开窗探查,以取得活组织病检。上颌窦癌患者有前壁破坏,可经龈颊沟行穿刺吸取组织,天津肿瘤医院多年来采用此法,成功率达90%以上。晚期肿瘤破溃者,可在瘤组织表面直接钳取活检。
4. 鉴别诊断 需与上齿龈癌、鼻腔癌、筛窦癌等鉴别。

(五) 分期

采用美国癌症分期联合委员会(AJCC-2002)的上颌窦癌分期标准。

T 原发瘤

T_X 原发肿瘤无法评估。

T_0 无原发肿瘤的证据。

T_{is} 原位癌。

T_1 肿瘤局限于上颌窦黏膜,无骨质侵蚀或破坏。

T_2 肿瘤导致骨侵蚀或破坏,包括侵入腭或中鼻道,除外侵犯上颌窦后壁和翼板者。

T_3 肿瘤侵犯下列任何一个部位:上颌窦后壁骨质、皮下组织、眶底或眶内容物、颊部皮肤、翼板、颞下窝、筛板、蝶窦或额窦。

T_4 肿瘤侵犯下列任何一个部位:眶尖、硬脑膜、脑、颅中窝、除三叉神经上颌支(V_2)以外的脑神经、鼻咽部或斜坡。

N 区域淋巴结

N_X 区域淋巴结无法评估。

N_0 无区域淋巴结转移。

N_1 同侧单个淋巴结转移,最大径≤3cm。

N_2 同侧单个淋巴结转移,最大径>3cm,但≤6cm;或同侧多个淋巴结转移,最大径≤6cm;或双侧或对侧淋巴结转移,最大径≤6cm。

N_{2a} 同侧单个淋巴结转移,最大径>3cm,≤6cm。

N_{2b} 同侧多个淋巴结转移,最大径≤6cm。

N_{2c} 双侧或对侧淋巴结转移,最大径≤6cm。

N_3 淋巴结转移,最大径>6cm。

M 远处转移

M_X 远处转移无法评估。

M_0 无远处转移。

M_1 有远处转移。

(六) 治疗原则

上颌窦癌的治疗方法有手术、放疗、化疗等。但单用任何一种方法疗效都不满意,单纯手术或单纯放疗后遗症较多,而且局部复发率也高。近年来临床经验证明,综合治疗(手术加放疗)使上颌窦癌的疗效有显著的提高,且合并症少,外貌保存也较好。综合治疗中尤以手术前放疗的效果最佳,这可能是:(1) 无手术疤痕形成,血运丰富,含氧高,对放疗敏感性好;(2) 放疗后肿瘤缩小,可提高切除率;(3) 控制亚临床灶,减少复发率;(4) 癌细胞受照射后,其活力降低,降低了手术中、手术后的种植或播散。配合颞浅动脉插管灌注化疗可提高疗效。

(七) 放疗

1. 放疗前、中、后的注意事项

(1) 放疗前的准备 ① 拔除龋齿,清洁口腔;② 开窗引流(在唇龈沟切开,凿通前下壁),保持引流通畅,且便于冲洗换药,清洁窦腔,增加放疗敏感性;③ 抗炎治疗。

(2) 放疗中的处理　放疗中要经常使用抗生素或可的松类眼药水,睡前涂眼药膏,以预防角、结膜炎及角膜溃疡的发生。

(3) 放疗后的处理　① 治疗后发生照射区慢性感染急性发作,如角膜溃疡、眼球炎、蜂窝组织炎等时予以对症处理,必要时需作眼球摘除;② 上颌骨骨髓炎(放疗后 1～5 年)、骨坏死,应作死骨摘除;③ 坚持张口锻炼,以防放疗后咬肌及颞颌关节纤维化。

2. 放疗方法及剂量

(1) 术前放疗　适用于 T_1～T_2 期及部分 T_3N_0 期病例。

① 术前放疗加根治性手术:体外照射 D_T 45～50 Gy/4～5 周,休息 2～3 周后行上颌骨癌根治术。如眼眶受侵应包括眼球照射,但应尽可能保护部分眼球和位于眼眶外上方的大泪腺。

② 术前放疗加小手术:先开窗引流,然后体外照射 D_T 60～70 Gy/6～7 周,后行小型手术摘除部分上颌骨或行肿瘤搔括术。

(2) 术后放疗　适用于 T_3、T_4 肿瘤或手术不彻底及疑有肿瘤残留者。

① 未做过术前放疗,手术未能彻底切除或 T_3、T_4 肿瘤,先用包括整个上颌窦区的大野照射 40 Gy 左右,然后缩小野加至 D_T 60～70 Gy。

② 手术前已照射 40～50 Gy 者,但手术中上壁、后壁切除不彻底,需要补足剂量,用侧野补照 30 Gy 左右,重点照射肿瘤残留区。

(3) 单纯放疗

① 病期较晚不宜手术者,如肿瘤侵及前壁皮肤、鼻咽、颅底、蝶窦或肿瘤已超过中线等。

② 未分化癌或恶性淋巴瘤等,对放疗敏感。

③ 手术后复发不宜再手术者,对小的复发性肿瘤,可配合窦腔内近距离放疗。

④ 患者拒绝手术或有手术禁忌证者。

单纯放疗的病例照射野开始要大,D_T 40 Gy 左右后缩小野照射,增至 70～75 Gy。但未分化癌及恶性淋巴瘤只需 50～60 Gy 左右。

(4) 照射野的设计

① 前野:照射范围要包括可能的扩散途径。上壁不破坏者,照射野上界在内外眦联线;如肿瘤已侵犯眶底,则应包括眼眶;照射野内界到对侧内眦,则包括鼻腔和双侧筛窦;照射野外界开放,下界包括全部硬腭(图 14-15)。

② 侧野:上下界参照前野,前界以上颌窦前壁或肿瘤前缘为界,当加用楔形滤板时,前野的外界与侧野的前界即使重叠,也并不会造成剂量热点;肿瘤未侵及翼腭窝时,后界至翼板前缘(位于下颌骨升支的中央线水平),肿瘤侵及翼突,则照射野后缘在下颌骨升支的后缘(包括翼突)。

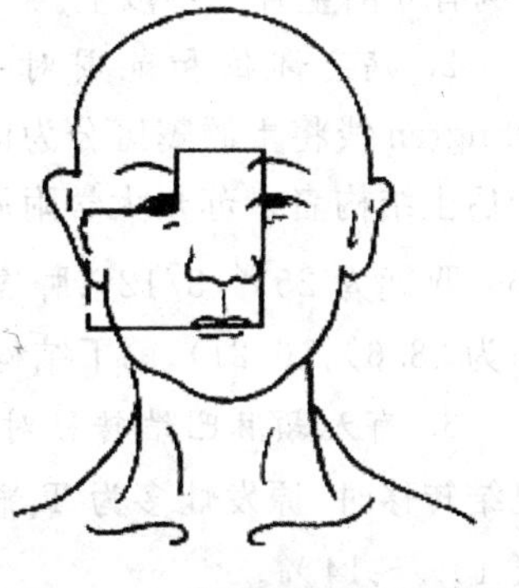

图 14-15　上颌窦癌常用布野

前野和侧野均用楔形滤板照射,既可保证剂量均匀性和靶区高剂量,又可减少脑干的损伤,最好要经 TPS 进行照射野的设计及优化(图 14-16)。

颈部野除晚期外,一般不做常规预防性颈淋巴区照射,如有淋巴结转移,则应另设野照射。先设同侧全颈照射,D_T 50 Gy 后缩野针对局部淋巴结用电子束补充照射 15～20 Gy(图 14-17、图 14-18)。

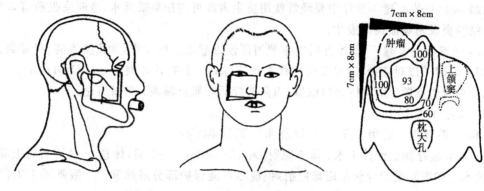

图 14-16　上颌窦癌前、侧楔形野(45°)及剂量分布

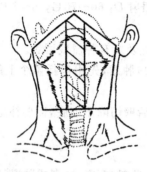

图 14-17　上颌窦癌颈部布野

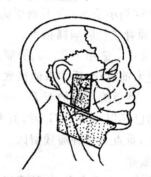

图 14-18　上颌窦癌补充野

(八) 预后

1. **治疗方法对疗效的影响**　手术与放疗的综合治疗明显优于单一治疗方法,5 年生存率在综合治疗者为 53%～67%,其中以术前放疗者为最佳,可达 75%,单纯放疗为 27%～39%,单纯手术仅为 20%～30%。苏州大学附属第一医院报道 48 例晚期上颌窦癌,结果 5 年生存率在单纯放疗组为 30%,术前或术后放疗的综合治疗组为 61.1%,其中术前放疗者 8 例有 6 例生存 5 年以上。

2. **病变部位和范围对疗效的影响**　肿瘤侵犯范围越广预后越差。原发部位用 Ohngren 线将上颌窦区分为前下部和后上部(图 14-19),肿瘤发生于前下结构者预后明显优于后上结构者。苏州大学附属第一医院的治疗结果显示Ⅲ期的 5 年生存率为 47.2%(17/36),Ⅳ期为 25%(3/12);肿瘤侵及后上结构的 5 年生存率为 28.6%(6/21),前下结构为 51.9%(14/27)。

3. **有无颈淋巴结转移对预后的影响**　当出现颈淋巴结转移时,原发灶多为 T_4 病变,预后较差,5 年生存率仅 10%～14%。

4. **多野照射比单野照射好**　中国医学科学院肿瘤医院报道 5 年生存率一野照射为 11%(1/9),二野照射为 21%(11/51),三野照射为 24%(21/88)。尤其肿瘤侵及后壁时,在前野照射后更应另设侧野,以提高后壁剂量。

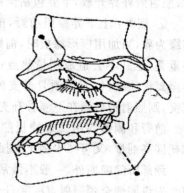

图 14-19　Ohngren 线

5. 开窗引流者预后优于不开窗者 据报道5年生存率前者为31.2%,后者仅为19.8%。苏州大学附属第一医院进行开窗引流者7例,有4例生存5年以上。

第六节 外耳道癌和中耳癌

外耳道癌和中耳癌(carcinoma of the external auditory canal and middle ear)较为少见。由于外耳道和中耳仅一膜之隔,原发于外耳道的癌肿向内常可蔓延到中耳,而原发于中耳的癌肿常易穿破鼓膜侵犯外耳道,因此临床上往往难以明确其原发部位。本病好发年龄在40~60岁,男性多于女性(6:1)。病理类型主要为鳞癌(占80%以上),其次为乳头状瘤恶变、未分化癌、腺癌、汗腺癌、耵聍腺癌、基底细胞癌、中耳化学感受器瘤等。

一、应用解剖

外耳道和中耳均在颞骨内。颞骨由颞骨鳞部、岩部、鼓窦和乳突四部分组成。外耳道为弯曲的管道,起自外耳门,向内至鼓膜,成人为2.0~2.5cm长,外1/3为软骨部,内2/3为骨部。鼓膜内为中耳,包括鼓室、岩骨管和乳突小房三部分。由于外耳道和中耳位于颞骨内,淋巴组织不丰富,因此很少发生淋巴结转移或晚期才出现。外耳道前壁淋巴引流到腮腺淋巴结,后壁引流到耳后淋巴结,下壁引流到颈二腹肌淋巴结。中耳淋巴注入咽后外侧淋巴结,少部分直接注入颈内静脉淋巴结上群。中耳和外耳道癌的血行转移极少,个别可转移到肺、肝、骨等处。

二、临床特点

1. 耳道流脓或带血 多数患者有长期慢性中耳炎病史,中耳癌伴中耳炎者占70%~80%。分泌物多有臭味,常伴血性。

2. 耳痛 可为早期症状之一。大多向乳突或枕颞部放射,开始时隐痛,继而为持续性疼痛,尤以夜间为甚。

3. 听力减退或耳鸣 多为早期症状,因肿瘤破坏鼓室声音传导器所致。常被误诊为中耳炎。

4. 颅神经症状 肿瘤侵及面神经骨管后,可有面瘫。肿瘤若向颅内扩展,可引起第Ⅴ、Ⅵ、Ⅶ、Ⅷ、Ⅸ、Ⅹ、Ⅺ、Ⅻ颅神经的麻痹。

5. 张口困难 肿瘤穿破外耳道骨壁侵犯颞颌关节、翼腭窝或剧痛时出现。

6. 颈淋巴结转移 较少见,一般可出现二腹肌下、乳突下的淋巴结肿大,耳前淋巴结少见。

7. 检查 耳道内可见肉芽组织,触之易出血;通过X线检查,特别是CT、MRI可清楚地显示肿瘤侵及的范围,最后需做活组织检查证实。

8. 中耳化学感受器瘤(chemodectomas of the middle ear) 本病在耳镜检查时的特征

表现为带红蓝色的膨隆性鼓膜或耳道内有息肉状肿块。有时可转移到区域淋巴结及肺，少数转移至骨。

三、治疗原则

以手术治疗为主，但由于解剖结构的影响，受邻近重要器官的限制，给手术治疗造成一定的困难，单独手术治疗难以达到根治的目的，故一般都主张采用手术与放疗综合治疗。但有作者认为外耳道癌可用单纯放疗根治。

四、放射治疗

宜用 ^{60}Co 或高能 X 线、电子束，最好加用楔形板野照射。靶区范围及照射角度以 CT 或 MRI 所示的肿瘤情况为依据，经 TPS 制定治疗计划。

（一）设野方法

主要采用耳前、耳后两野斜向交叉照射，交叉点在中耳（在耳道横切面图上，联结两侧外耳道口连线，自一侧外耳道口向内 4.0 cm，再向前 1.0 cm 处为中耳所在处）。一般耳前野与两外耳道连线成 20°～25°角，耳后野与连线成 50°～60°角（图 14-20）。常用 5 cm×6 cm 大小的照射野，或根据病变范围决定是否扩大野。外耳道癌的照射野和剂量与中耳癌相同，耳前、耳后野的中心线束交叉点与中耳相比再向外 1 cm，一般在外耳孔向内 3～3.5 cm 处，照射角度比中耳癌略大些。有些病灶小的病例，还可采用外照射和腔内放疗配合治疗。

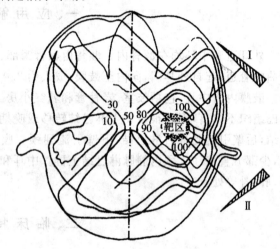

图 14-20 中耳癌设野及剂量分布

颈淋巴引流区不必做预防性放疗。对有淋巴结转移者，宜做颈淋巴结清扫术。不宜手术者，则可行单纯放疗，先用颈前切线野照射 D_T 40 Gy/4 周，然后缩小野用电子束垂直照射 20～30 Gy/2～3 周。

（二）照射剂量

单纯放疗 D_T 60～75 Gy/6～8 周，术前或术后放疗 D_T 50～60 Gy。如手术后有残留，照射剂量需达到 60～70 Gy/6～7 周。

对中耳化学感受器瘤，Kim 报告认为术后放疗者用 D_T 40 Gy/4 周，控制率可达 85%。综合文献中的放疗≥40 Gy 的 200 例患者，复发率仅 1.4%。单纯放疗 50 Gy 可达 88% 的控制率。

五、预　后

本病总的 5 年生存率为 40%～60%。影响预后的相关因素主要有：

(一) 治疗方式

一般认为单纯放疗和单纯手术的疗效均低于手术与放疗综合治疗,但根据苏州大学附属第一医院及上海市肿瘤医院的资料分析表明,术前放疗的 5 年生存率为 73.6%,术后放疗为 62.5%～67.1%,单纯放疗为 51.9%～65.3%,这三组比较无明显差异。如能掌握好放疗技术和合适的剂量,则单纯放疗的疗效可能并不差于术后放疗。

(二) 肿瘤范围

肿瘤限于外耳道者预后好,5 年生存率可达 76.9%～100%;肿瘤侵及中耳为 40%～88.2%,肿瘤同时累及中耳和外耳道者预后较前两者为差。如有颅底骨破坏、面神经麻痹、张口困难等均影响预后。

(三) 颈淋巴结转移

本病淋巴结转移发生率低,但一旦有颈淋巴结转移,则疗效明显下降,5 年生存率仅为 28.9%。

(四) 发病年龄

青壮年预后好于高龄患者,50 岁以下 5 年生存率为 71.4%,50 岁以上者为 50%。

第七节　涎　腺　癌

涎腺有大涎腺和小涎腺两类。大涎腺包括腮腺、颌下腺和舌下腺。小涎腺分布于唇、颊、舌及软硬腭等处的黏膜下层,约 500 个。涎腺肿瘤中的 80% 以上位于腮腺,其中 80% 为良性肿瘤。颌下腺约占 9%,50% 以上为恶性肿瘤。舌下腺仅占涎腺肿瘤的 1%,但 90% 以上为恶性肿瘤。涎腺癌(carcinoma of the salivary glands)常见的病理类型有腺样囊性癌、黏液表皮样癌、腺泡细胞癌、恶性混合瘤及腺癌等。

一、应用解剖

腮腺是涎腺中最大的一对腺体,位于外耳道的前下方,上界在颞颌关节及颧弓下方,下界达下颌骨角或第 2 颈椎水平,后界紧邻乳突及胸锁乳突肌,前界与咬肌的后部重叠。以面神经为界,腮腺分为浅叶和深叶。腮腺深叶位于下颌骨升支的深面,紧邻茎突和咽旁间隙,该区域的肿瘤容易穿过筋膜侵及咽旁间隙和咽部。腮腺淋巴组织丰富,有腺内和腺周围淋巴群,最后主要引流到颈深上淋巴结和颌下淋巴结。颌下腺是涎腺中第 2 对大腺体,位于二腹肌的前、后腹与下颌骨下缘形成的三角间隙中,颌下腺腺体呈扁椭圆形,导管开口于舌系带旁。腺体内无淋巴结,颌下区有 3～6 个淋巴结,引流至颈深上淋巴结。舌下腺是最小的大涎腺,位于口底的粘膜下和下颌舌骨肌之上,呈卵圆形,沿着下颌骨内侧缘分布。淋巴引流先注入颌下淋巴结和颏下淋巴结,然后引流至颈深上淋巴结。

涎腺肿瘤大多生长缓慢,如肿瘤突然生长加快或出现疼痛时应考虑恶性可能。恶性肿瘤局部侵袭性强,容易向周围扩展累及神经、骨及皮肤等。涎腺癌的淋巴转移率:腮腺癌为20%～25%,颌下腺癌为44%,舌下腺癌＜20%。高度恶性的黏液表皮样癌、鳞癌、未分化癌和分化差的腺癌,淋巴转移率可高达50%。涎腺癌总的远处转移率不高,但未分化癌和腺样囊性癌容易出现远处转移,前者的远处转移率达63.6%,后者约为30%～40%。最常见的转移部位是肺,其次为骨、肝、脑,后者预后差。据文献报告腺样囊性癌的远处转移肺占69%～88%。

二、临床表现及诊断

腮腺癌90%以上发生于腮腺浅叶,肿瘤以耳垂为中心,位于其下方或后方。肿瘤生长迅速,质地较硬,边界不清,可伴有疼痛(10%)或面神经麻痹(1/3)。颌下腺癌最常见的主诉是颌下无痛性肿块,其次为患侧舌麻和舌痛。舌下腺癌无明显症状,肿块较大时可有舌下异物感,有时伴牙痛。小涎腺分布较广,根据肿瘤部位的不同而出现相应的临床表现及体征。

涎腺癌的诊断主要依靠病理组织学的证实。超声检查可了解肿块部位的大小、形态,并对区分病变为囊性或实质性、良性或恶性很有帮助。CT和MRI检查更能清晰地显示肿瘤的大小、形态及与周围组织的关系。

三、分　　期

采用2002年JACC的大涎腺癌分期方案

T　原发肿瘤

　T_X　原发肿瘤无法评估。

　T_0　无原发肿瘤证据。

　T_1　肿瘤最大径≤2cm,无肿瘤实质外侵。

　T_2　肿瘤最大径＞2cm,但≤4cm,无肿瘤实质外侵。

　T_3　肿瘤最大径＞4cm,和(或)肿瘤有实质外侵。

　T_{4a}　肿瘤侵犯皮肤、下颌骨、耳道和(或)面神经。

　T_{4b}　肿瘤侵犯颅底和(或)翼板和(或)包绕颈动脉。

N　区域淋巴结

　N_X　区域淋巴结无法评估。

　N_0　区域淋巴结转移。

　N_1　同侧单个淋巴结转移,最大径≤3cm。

　N_2　同侧单个淋巴结转移,最大径＞3cm,但≤6cm;或同侧多个淋巴结转移,最大径≤6cm;或双侧或对侧淋巴结转移,最大径均≤6cm。

　N_{2a}　同侧单个淋巴结转移,最大径＞3cm,但≤6cm。

　N_{2b}　同侧多个淋巴结转移,最大径≤6cm。

　N_{2c}　双侧或对侧淋巴结转移,最大径均≤6cm。

N_3 转移淋巴结最大径>6cm。

M 远处转移

M_X 远处转移无法评估。

M_0 无远处转移。

M_1 有远处转移。

分期

Ⅰ期 $T_1N_0M_0$。

Ⅱ期 $T_2N_0M_0$。

Ⅲ期 $T_3N_0M_0$,$T_1N_0M_0$,$T_2N_0M_0$,$T_3N_0M_0$。

ⅣA期 $T_{4a}N_0M_0$,$T_{4a}N_1M_0$,$T_1N_2M_0$,$T_2N_2M_0$,$T_3N_2M_0$,$T_{4a}N_2M_0$。

ⅣB期 T_{4b},任何 N,M_0;任何 T,任何 N,M_1。

四、治 疗 原 则

涎腺癌的治疗首选手术,但单纯手术疗效差,且复发率高。单纯放疗敏感性差,疗效不理想。因此,涎腺恶性肿瘤合理的治疗方法是手术和放疗的综合治疗。多数作者认为涎腺恶性肿瘤术后应予放疗(除早期以外),术后放疗可明显降低局部复发率和减少远处转移率。

五、放射治疗适应证

1. 有术后残留、镜下切缘阳性,或术中肿瘤切破者,放射对亚临床灶或小的残存病灶效果比大块肿瘤为好;
2. 病变超出涎腺,肿瘤侵犯神经、肌肉、骨、软骨或有广泛的颈淋巴结转移;
3. 二次手术以上或根据病理特点,估计有高度复发危险者;
4. 病期较晚或复发不宜手术者,可行姑息性单纯放疗;
5. 有内外科禁忌证或拒绝手术者。

六、放射治疗技术

涎腺恶性肿瘤的放疗主要用外照射,最好用 ^{60}Co 或 4~6MV X 线加 12~16MeV 电子束混合照射,并用楔形技术或联合电子束照射(图 14-21)。术后放疗的时间应在手术伤口愈合后立即进行。

(一) 设野方法

1. **腮腺癌** 采用单野垂直照射,照射范围应包括原发灶和全部手术疤痕区及上颈淋巴引流区(图 14-22)。上界在颅底,下界达甲状软骨切迹水平,前界至少到咬肌的前缘(约外耳孔前6cm),后界在乳突后缘。分化好的肿瘤包括乳突尖。当有耳道、颞骨或颅底侵犯时,照射野应向上扩大。

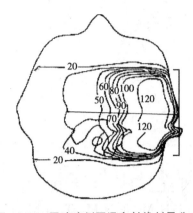

图 14-21 腮腺癌侧野混合射线剂量分布
(14 MeV E 线：6 MV X 线＝1∶1；d＝5 cm)

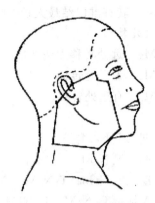

图 14-22 腮腺癌单野照射

最好用 45°的楔形滤板两斜野夹角照射,利用 CT 或 MRI 片做 TPS 计划。采用调强适形放疗可以得到理想的靶区剂量,同时能最大限度地保护周围的正常组织。

2. 颌下腺癌 对分化好的肿瘤及病变较局限,可设一前一侧两野夹角照射；分化差或病变广泛者,设两平行相对野照射,包括颌下区及上颈部,上界为耳根与口角连线,下界至甲状软骨切迹水平,前界开放,后界在下颌骨升支后缘。

3. 舌下腺癌 主要采用两侧平行相对野,设野方法同颌下腺肿瘤。

4. 小涎腺恶性肿瘤 以腭部最多见,约占 70%,其次为舌、颊、唇及鼻咽部。治疗以手术为主,可行术后放疗,但在某些部位(如舌根、鼻咽)放疗是主要的方法。照射野的设计根据肿瘤的部位和侵及的范围而定。

(二) 照射剂量

术后放疗剂量一般给予 55～60 Gy/5.5～6 周,如有肿瘤残存或面神经受累时,D_T 65～70 Gy/6.5～7 周。单纯放疗 D_T 70～75 Gy/7～7.5 周或超分割照射。术前放疗 D_T 50～60 Gy/5～6 周。注意保护脊髓。

快中子治疗适用于复发、残存或晚期肿瘤。常规剂量 D_T 1.2～1.6 nGy/次,2～4 次/周。单一治疗的总剂量 D_T 12～16 nGy,与光子射线混合治疗时剂量为 8 nGy 左右。

七、预 后

涎腺恶性肿瘤的 5 年生存率约 50%～80%。预后主要与下列因素有关:

(一) 治疗方法

手术与放疗综合治疗的效果明显优于单一治疗方法。Fitxpatrick 报告 403 例涎腺恶性肿瘤的治疗结果分析表明,手术加放疗者的效果最好,肿瘤局部控制率为 72.8%(174/239),而单纯手术或单纯放疗者仅为 27%(30/110)和 10%(6/50)。另有一组单纯手术者,5 年生存率为 59%,术后放疗者为 75%；单纯手术组的复发率为 26%,而术后放疗者仅为 4%。苏州大学附属第一医院报道 105 例大涎腺恶性肿瘤的治疗结果,其中综合治疗组和单纯手术组的 5 年生存率为 88.2%和 59.2%,局部控制率分别为 94.1%和 75.4%,复发率分别为 5.9%和 24.0%。

(二) 病理类型

俞光岩等分析 405 例涎腺癌的 10 年生存率,其中泡状核细胞癌为 100%,黏液表皮样癌为 84.6%,腺样囊性癌为 43.2%,腺癌为 31.8%,鳞癌及未分化癌无 1 例 10 年生存。肿瘤原发于腮腺者 10 年生存率 50% 以上,而颌下腺为 38%。

(三) 临床分期

病变的大小、面神经受损及淋巴结转移等均影响预后。预后随临床分期依次递减。屠规益等报道 Ⅰ~Ⅳ 期的 5 年生存率分别为 100%、95.7%、55.6% 和 3.0%。故对于 Ⅲ、Ⅳ 期和病理类型属于分化差的肿瘤患者,需加用化疗。常用的化疗药物有 MTX、CTX、5-Fu 等。

第八节 甲 状 腺 癌

一、应用解剖

甲状腺癌(thyroid carcinoma)是头颈部常见的恶性肿瘤,占全部恶性肿瘤的 1.2%~3.2%,好发于青壮年,女性多于男性。甲状腺分为左、右两个侧叶,中间以峡部相连,形如"H"状,两叶贴附在甲状软骨和颈段食管的前面两侧,上界在甲状软骨的中部,下界在第 6 气管软骨环水平,侧叶的两面贴近气管、食管及喉返神经,后方邻近颈动脉鞘。甲状腺的淋巴引流随着甲状腺上下血管而走行,可向上方、下方和侧方引流。甲状腺癌发生区域性淋巴转移较为常见,转移的第 1 站为喉旁、气管旁和喉前淋巴结,第 2 站为中、下颈淋巴结,上纵隔淋巴结、颌下淋巴结、颏下淋巴结和咽后淋巴结也可受侵,但并不常见。

二、治疗原则

甲状腺癌的治疗以手术为主,且主张做全甲状腺切除术。如手术已切净,无残余肿瘤者,手术后不必进行预防性放疗。但对于分化差的癌、未分化癌或手术切除不彻底者,进行放疗是有价值的。对已丧失手术时机的晚期甲状腺癌,可做姑息性放疗,但疗效差。中国医学科学院肿瘤医院报告的 405 例甲状腺癌中,108 例手术后有残留癌,进行手术后放疗的 5 年生存率为 71%(36/51),明显高于未进行放疗者(33%,19/57)。

三、TNM 分类及分期

采用 UICC 制定的第 5 次修订(1997)的国际 TNM 分类及分期。本分类仅适用于癌,并需经病理组织学证实,以确定组织学类型。

(一) 分类

T 原发癌

T_X 无法对原发肿瘤作出估计。

T_0　未发现原发肿瘤。
T_1　肿瘤限于甲状腺,最大直径≤1 cm。
T_2　肿瘤限于甲状腺,最大直径>1 cm,但≤4 cm。
T_3　肿瘤限于甲状腺,最大直径>4 cm。
T_4　肿瘤不论大小,超过甲状腺包膜。

注：以上各项可再分为：(1)孤立性肿瘤；(2)多灶性肿瘤。

N　区域淋巴结转移
N_X　未确定有无淋巴结转移。
N_0　未发现区域淋巴结转移。
N_1　区域淋巴结转移。
N_{1a}　同侧单发或多个颈淋巴结转移。
N_{1b}　双侧、中线或对侧颈或纵隔单个或多个淋巴结转移。

M　远处转移
M_X　未确定有无远处转移。
M_0　无远处转移。
M_1　有远处转移。

(二)组织学分型
1. 乳头状癌(包括含滤泡成分者)。
2. 滤泡癌(包括所谓 Hurthle 细胞癌)。
3. 髓样癌。
4. 未分化(间变)癌。

(三)分期
根据该分类法,分期需按病理类型而分,乳头状癌或滤泡癌还需按年龄分组分期。

1. 乳头状癌或滤泡癌

	45 岁以下	45 岁或 45 岁以上
Ⅰ期	任何 T,任何 N,M_0	T_1　N_0　M_0
Ⅱ期	任何 T,任何 N,M_1	T_2　N_0　M_0
		T_3　N_0　M_0
		T_4　N_0　M_0
Ⅲ期		任何 T,N_1 M_0
Ⅳ期		任何 T,任何 N,M_1

2. 髓样癌

Ⅰ期	T_1	N_0	M_0
Ⅱ期	T_2	N_0	M_0
	T_3	N_0	M_0

　　　　T_4　N_0　M_0

Ⅲ期　任何 T,$N_1$$M_0$

Ⅳ期　任何 T,任何 N,M_1

3. 未分化癌

Ⅳ期　任何 T,任何 N,任何 M

(所有病例均属于Ⅳ期)

四、分类和治疗方法

(一) 未分化癌或分化差癌

此类癌恶性度高,发展快,且常有颈淋巴结转移。手术不易切净或不能手术。放疗较为敏感,放疗需行较大范围的根治性照射,先用大野照射40Gy后缩野,针对局部病灶增至65Gy左右/6~7周,注意脊髓量勿超过耐受量。一般需与化疗综合治疗。

设野范围应包括全部甲状腺体及区域淋巴引流区,上界至下颌骨下缘上1cm,下界至气管分叉水平以包括上纵隔淋巴结。常用的照射技术可采用:(1) 两前斜野交角楔形照射技术;(2) 电子束单前野照射;(3) X线与电子束的混合照射技术(图14-23);(4) 小斗篷照射技术。在实际应用过程中,应根据患者的具体情况而采用合理的照射野,在同一治疗过程中可以分别采用不同的照射技术来完成放疗总量。

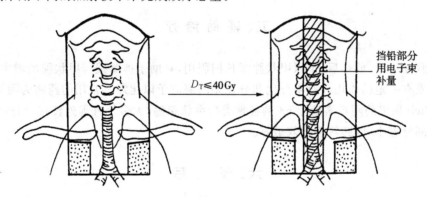

图 14-23　甲状腺癌高能 X 线与电子束混合照射技术

(二) 分化好的乳头状癌或滤泡细胞癌

此类癌生长缓慢,恶性度低,即使手术后复发,也可再次手术和颈清扫,仍能达到根治或长期的姑息治疗作用。本类肿瘤对放射线不很敏感,需用较高剂量,若进行大面积照射后,一旦复发会给再次手术带来困难,故治疗方法应首选手术。如肿瘤扩散广泛,手术未能完全切净者,则放疗有一定的作用,可明显降低复发率和提高生存率。有一组539例分化性甲状腺癌,其中93例肿瘤不全切除后进行术后放疗,复发率明显低于单纯手术者(15年时复发率前者为11%,后者为23%)。

照射野的设计一般只需用小野照射,针对残留病灶即可,但对未进行颈清扫者,应包括淋巴引流区。照射剂量65Gy左右,每日照射1次,每次2.0Gy,每周5次。

（三）髓样癌

髓样癌发展慢，病程长。本病有家族倾向，有家族史者常为双侧性。临床症状主要表现如类癌综合征（顽固性腹泻伴阵发性面部潮红等），淋巴结转移率高，本病对放射线有一定的敏感性，设野范围及方法同未分化癌。

（四）甲状腺转移性癌

甲状腺转移性癌多数来自乳腺癌、肺癌、皮肤癌、恶性黑色素瘤、恶性淋巴瘤、肾癌等。少数鼻咽癌亦可转移到甲状腺。在原发灶已被控制的基础上，可进行病变侧甲状腺腺叶切除术。对原发肿瘤放射敏感者，可用放疗。

（五）甲状腺癌肺转移

甲状腺癌肺转移采用 ^{131}I 内照射有较好的疗效，特别是对分化较好的滤泡癌和乳头状癌，常可达到高度姑息治疗作用。给药方法除参考病理类型外，尚需结合病灶的实际浓集 ^{131}I 的情况来制定治疗计划。一般可根据 ^{131}I 排泄量，排泄愈少，表明转移癌灶浓集 ^{131}I 愈多，疗效愈好。24～72 h 测定转移灶吸收 ^{131}I 情况，以修正用药剂量及治疗计划。关于用药剂量，意见不一，有的主张少量多次，每次 0.56～1.11 GBq。此法安全、有效、反应亦较轻，适用于晚期患者，尤其是广泛转移，全身情况差者。另有人主张一次性大剂量法，予肿瘤致死剂量，每次给药 2.78～5.55 GBq 甚至 7.4 GBq，半年后根据病情需要，考虑是否重复给药。此法适用于转移较少，而且全身情况好的患者。本疗法可并发骨髓抑制，少数可并发再生障碍性贫血或白血病。肺转移者常并发放射性肺炎、肺纤维化等。甲状腺癌骨转移，用 ^{131}I 治疗亦可取得较好的效果，也可采用局部小野外照射治疗和全身化疗，可望能够提高生存率。

五、辅 助 治 疗

甲状腺癌手术、放疗后，予以甲状腺素长期服用，有助于抑制残留甲状腺的增生，对防止癌灶的复发有一定的作用。对未分化和分化差的癌应予以化疗。常用的药物为阿霉素及铂类。Gottlieb 用单药阿霉素治疗 53 例各种类型甲状腺癌，大多伴有远处转移，用药后有 1/3 患者肿瘤部分缩小，以肺转移疗效最好。

六、预　　后

甲状腺癌的预后与病理类型、肿瘤的大小、是否累及包膜、性别和年龄等因素有关。乳头状癌预后最好，5 年生存率为 73%～93%；滤泡癌次之，5 年生存率为 57%～85%；髓样癌为 50%；未分化癌最差，5 年生存率仅为 18.9%；Rafla 报告未分化癌约 3/4 的病例生存不超过 1 年。原发肿瘤越大，预后越差，病变限于甲状腺包膜内比超出甲状腺外者存活率高。乳头状癌，滤泡癌和髓样癌的预后与年龄有密切的关系，≤40 岁者 10 年生存率为 92.6%，>40 岁者为 70.1%。

第九节 眼部肿瘤

一、眼睑癌

眼睑癌(carcinoma of the eyelids)是指发生在眼眶缘域内,原发于皮肤内的恶性肿瘤,在眼部恶性肿瘤中占首位,多见于老年人。病理类型以基底细胞癌最多,其次为鳞癌及腺癌。

(一)基底细胞癌

为眼睑最多见的恶性肿瘤,好发于下睑内眦部,病程较长,病变发展缓慢。一般仅在局部浸润性生长,极少发生转移。放疗、手术和冷冻对病灶小、未累及眼眶的病例均可适用,晚期宜用手术与放疗综合治疗。

(二)睑板腺癌

本病发生率仅次于基底细胞癌。多从眼睑的睑板腺起源,上睑发生率高于下睑。病理组织学可分为分化型、鳞状细胞型、基底细胞型、腺型及梭形细胞型。分化型者病程较长,发展慢,很少转移;鳞癌发展快,转移率高,多转移至同侧耳前、颌下或颈深上组淋巴结,少数可经血行转移至内脏。治疗以手术为主,对放疗敏感性差。

(三)鳞状细胞癌

眼睑皮肤或粘膜均可发生,而以下睑的眼睑缘为好发部位,病程短,发展快。早期的小结节可似乳头状瘤,高度发展往往形成菜花样肿块或溃疡。晚期可破坏眼睑及眼眶组织,并发生区域淋巴结转移,且治疗后易复发。治疗方法同基底细胞癌,如有淋巴结转移,则应做手术清除。

(四)临床分期

采用 UICC 制定的第 5 次修订(1997)的国际 TNM 分期。

T_1 肿瘤任何大小,但未侵及睑板;或在眼睑边缘,最大径≤5mm。

T_2 肿瘤侵犯睑板;或在眼睑缘,最大径>5mm,但≤10mm。

T_3 肿瘤侵及眼睑全层;或在睑缘,最大径>10mm。

T_4 肿瘤侵犯邻近组织结构。

N_0 无区域淋巴结转移。

N_1 有区域淋巴结转移。

M_0 无远处转移。

M_1 有远处转移。

(五)治疗原则

眼睑癌在治疗方法选择上应考虑到既能根治肿瘤,又能保持眼睑的功能及美容。本病的治疗方法有手术、放疗、冷冻等。放疗可作为首选的治疗方法,其优点为:(1)肿瘤控制率高,基底细胞癌和鳞癌的 5 年生存率分别可达 95% 和 93%;(2)能保持眼睑功能,美容效果好;(3)并发症少;(4)如有复发可再程放疗或手术治疗。对晚期患者,如肿瘤已侵犯眼眶或眼球，以采用手术与放疗综合治疗为宜。

（六）放疗方法

可采用低能电子束和（或）近距离治疗。照射野根据肿瘤的大小和形状而定，距肿瘤边缘外放出 0.5（基底细胞癌）～1.0 cm（鳞状细胞癌），照射时在眼睑及眼球之间放置屏蔽物，一般为铅制杯状物，表面包以塑料，凹面敷于眼球表面，屏蔽物必须挡住角膜和晶体。照射时严格摆位。照射的总剂量单纯放疗为 55～60 Gy/6～7 周。术前放疗 D_T 50 Gy，术后放疗 60 Gy 左右。睑板腺癌手术后有残留者，照射剂量需达 65～70 Gy/7～8 周。可采用常规分割照射或快速分割照射，快速分割照射为 D_T 30～40 Gy/4～5 次/5～10 d。

Fitzpatrick 报告了多伦多 Margaret 皇家医院用 100～250 kV X 线或 ^{60}Coγ 线放疗 1166 例经病理证实的眼睑癌，其中基底细胞癌 1062 例，鳞癌 104 例，多数肿瘤直径＜2 cm，51 例肿瘤直径＞5 cm 或累及软骨、骨和肌肉等。方法：照射野根据肿瘤大小，包括瘤周 4～5 mm，524 例为 35～40 Gy/5 次/5～7 d，260 例为 40～45 Gy/10 次/2 周，45 例为 45～50 Gy/15 次/19 d，41 例为 50～60 Gy/4～6 周（根据照射范围，选用每次剂量大小）。结果基底细胞癌和鳞癌的 5 年控制率分别为 95％和 93％，复发率为 5％和 6.7％，复发多见于放疗后 2 年内。

（七）预后

眼睑癌的疗效较好，5 年生存率为 76％～95％。晚期或复发的病例，放疗或（和）手术也可取得 70％～80％的 5 年控制率。病灶越小，预后越好。一般认为病期晚者，原发灶不易控制，转移和复发的机会增加。基底细胞癌预后略优于鳞状细胞癌。

二、结 膜 癌

结膜癌（carcinoma of the conjunctiva）并不多见，可采用接触 X 线或电子束照射，每次高剂量、短疗程治疗，30～40 Gy/3～4 d，或每周 2 次，每次 5 Gy，总剂量达 60 Gy。照射野应包括正常组织 2～3 mm。照射前先用可卡因局麻，疗程中滴鱼肝油、金霉素或可的松眼膏，照射时用铅眼罩保护角膜及周围的正常组织。

三、眼眶肿瘤

眼眶系指除眼睑及眼球以外的全部眼眶内组织，常见的眼眶肿瘤（orbital tumors）有泪腺肿瘤、瘤样淋巴组织增生及泪囊肿瘤。少数为间叶组织来源的肿瘤，如横纹肌肉瘤、纤维肉瘤等。

（一）泪腺肿瘤（iacrimal gland tumors）

在眼眶原发性肿瘤中占第 1 位，病理类型以多形性腺癌（过去又称恶性混合瘤）、腺样囊性癌（也称圆柱瘤）为多见，少数为腺癌。

1. 临床特点 （1）眼球突出为最主要的表现；（2）眼眶外上缘可扪及肿块；（3）影像学检查如 MRI、CT 可显示眶内外上方有软组织肿块影，增强扫描病变有强化，重者可伴有虫蚀状骨质破坏，病程较长者眼眶腔扩大；（4）易发生远处转移，以肺转移最为常见，其次为骨、肝和脑，偶尔发生区域淋巴结转移。

2. 治疗　首选手术治疗,但手术往往难以切净肿瘤,复发率较高(尤其是腺样囊性癌),可达60%～80%。手术加放疗可预防复发和转移,术后预防性放疗可采用加速器或^{60}Co外照射,D_T 50～60 Gy/5～6周。对晚期病例可做姑息性单纯放疗,常规外照射 D_T 60～70 Gy/6～7周,照射野应包括整个眼眶,设前野或加侧野照射,并根据眼眶及肿瘤的深度选择电子束的能量,要注意保护角膜和晶体。设野以局部为主,一般不做区域淋巴引流区预防性照射。有条件可采用分次立体定向放疗或调强适形放疗。国外对<3 cm的泪腺腺样囊性癌用快中子或光子治疗,均能达100%控制率,而对复发或晚期(尤其是3～6 cm的肿瘤)患者,采用快中子优于光子照射。化疗对泪腺腺样囊性癌有一定的疗效,常与手术或放疗联合使用,常用药物有CTX、VCR、ADM等。

3. 预后　5年生存率为45%。常因局部复发或远处转移而死亡。约有40%～50%发生远处转移。

(二) 炎性假瘤(inflammafory pseudotumor)

炎性假瘤是眼眶较常见的肿瘤样病变,约占眼眶肿瘤的10%,好发于中、壮年,多为单侧,约25%为双侧,双眼可同时患病,也可相隔数年前后发病。其发病机制尚未十分明确,目前认为是一种免疫性疾病。根据组织学主要形态分为5型:(1) 淋巴组织增生型;(2) 淋巴纤维增生型;(3) 血管纤维增生型;(4) 纤维增生型;(5) 混合型。近年文献报道眼眶炎性假瘤实际上多数为低度恶性的黏膜相关组织 NHL(MALT)(详见本书第十八章)。

1. 诊断要点　(1) 病情有反复性,时好时发;(2) 多数患者对皮质类固醇治疗敏感有效,但停药后复发;(3) 临床表现主要为眶内疼痛、眼睑及眼球结膜水肿和充血、突眼及眼球移位、视力障碍、眶下缘或内缘处肿块等;(4) B超、CT或MRI检查均显示框内有形状不规则、边界不清、密度不均匀的肿块;(5) 实验室检查多数患者血液中嗜酸性粒细胞增加,血沉加快。

2. 治疗　本病对糖皮质激素治疗反应较好,约50%以上患者的症状和体征可以得到完全缓解,但又有70%的患者治疗后复发,20%的患者无效。常用口服药物是泼尼松片60～80 mg/d,症状缓解后药量可减少,并小剂量维持3个月以上。采用小剂量放疗,可控制其发展或达根治。顽固性病变可用免疫抑制剂,如环磷酰胺、硫唑嘌呤或环孢霉素等治疗。

3. 放疗技术及预后　一般采用医用直线加速器4～6 MV X线照射,必要时配合适宜能量的高能电子束治疗。取仰卧位,用面膜固定头部,在眼睛前方的面膜上开窗,令睁开眼睛。设野应根据CT图像所显示的病变范围来确定靶区。多采用常规外照射,1.8～2.0 Gy/次/d,推荐的总剂量为20～30 Gy。放疗后眼球突出和软组织肿胀症状缓解的时间约2周～3个月,视力改善需4～11个月,完全缓解率为70%～100%。约60%以上的患者可得到永久性控制。对于复发患者采用糖皮质激素治疗也可得到较好的控制率。

(三) 泪囊癌(carcinoma of the lacrimal sac)

泪囊癌较为少见,在临床上常被误诊为泪道阻塞或慢性炎症而延误治疗。其病理类型大多为鳞状细胞癌,其次为移行细胞癌,少数为腺癌。泪囊肿瘤可分为原发性和继发两类,多来源于泪囊邻近器官或组织,如眼睑、结膜、副鼻窦,特别是筛窦等处的肿瘤直接扩展。肿瘤可经淋巴道转移至耳前、颌下淋巴结,通过血行转移至颅内、肝脏、肺等器官。

1. 临床表现　主要为溢泪,内眦部肿块,伴有局部炎症,颇似慢性泪囊炎,有时可有少量血性分泌物和疼痛等。晚期可破坏眼眶造成眼球突出、移位或侵入颅内。行泪囊造影可见囊壁软组织影凸出，CT 或 MRI 检查有助于了解肿瘤对周围组织的浸润破坏情况。惟一可靠的确诊方法是活组织病理检查。

2. 治疗 泪囊癌的治疗以手术切除为主。较大的肿瘤宜行术前放疗，对于肿瘤较大者或扩展到上颌窦、筛窦、眼眶和鼻部的患者，术后应给予放疗，可以明显地降低复发率。设野应根据 CT 图像所显示的病变范围来确定靶区。采用常规外照射，1.8～2.0 Gy/次/d，总剂量 55～60 Gy 为宜。

3. 预后 本病常因处理不当而复发，预后与组织类型有关，大多数的上皮性肿瘤预后尚好。

眼球肿瘤见本书第二十六章。

复习思考题

1. 早期舌癌放疗的优点有哪些？
2. 扁桃体癌的治疗原则。照射靶区应包括哪些范围？
3. 喉癌的治疗原则是什么？
4. 喉癌中声门癌、声门上癌、声门下癌的临床特点。
5. 上颌窦癌的治疗原则和放疗方法。
6. 影响上颌窦癌疗效的因素有哪些？
7. 涎腺恶性肿瘤治疗原则及放疗适应证。
8. 其他头颈部癌治疗方法的选择。

参 考 文 献

[1] 谷铣之，殷蔚伯，刘泰福，等主编.肿瘤放射治疗学.第 2 版.北京：北京医科大学、中国协和医科大学联合出版社，1993

[2] 殷蔚伯，谷铣之主编.肿瘤放射治疗学.第 3 版.北京：中国协和医科大学出版社，2002

[3] 蒋国梁主编.现代肿瘤放射治疗学.上海：上海科学技术出版社，2003

[4] 许昌韶主编.高等教育教材：肿瘤放射治疗学.北京：原子能出版社，1995

[5] 李树玲主编.新编头颈肿瘤学.北京：科学技术文献出版社，2002

[6] 屠规益，徐国镇主编.头颈部恶性肿瘤的规范性治疗.北京：人民卫生出版社，2003

[7] 环素兰，刘泰福.早期舌活动部鳞癌远期疗效分析.中国放射肿瘤学，1991，5(4)：206～208

[8] 俞志英，周菊英，许昌韶.舌癌的放射治疗.肿瘤防治研究，2003，30(4)326～327

[9] 徐国镇，屠规益.齿龈癌根治性治疗的选择.癌症，1983，2(1)：5～6

[10] 布 洁，高 黎，徐国镇，等.160 例扁桃体癌的放射治疗及预后.中华放射肿瘤学杂志，2001，10(2)：104～107

[11] 肖光莉，高 黎，徐国镇.下咽癌的治疗.中华放射肿瘤学杂志，2002，11(1)：1～4

[12] 金 晶，高 黎，黄晓东等.早期声门型喉瘤放射治疗的预后因素分析.中华放射肿瘤学杂志，2002，11(2)：77～82

[13] 吴雪林，严洁华，胡郁华.喉癌的放射治疗——附 330 例疗效分析.中华放射肿瘤学杂志，1987，1：39～42

[14] 袁伟,陈庆芳,何少琴,等.鼻腔癌治疗效果分析.中华放射肿瘤学杂志,2000,9(2):80～83

[15] 高莉,徐国镇,胡郁华.上皮源性鼻腔筛窦癌.中华放射肿瘤学杂志,1999,8(1):5～8

[16] 许昌韶,姚德元,高耀明等.鼻腔癌放射治疗30例分析.苏州医学院学报,1991,11(4):292～293

[17] 中国医学科学院日坛医院放射科.上颌窦癌放射治疗的方法、疗效及其改进.肿瘤防治研究,1976,(4):69～71

[18] 俞志英,许昌韶,姚德元,等.晚期上颌窦癌放射治疗远期疗效分析.中国放射肿瘤学,1991,5(1):10～12

[19] 上海市肿瘤医院放射科.外耳道及中耳癌的治疗(附274例临床分析).中华肿瘤杂志,1979,1:41～46

[20] 俞志英,许昌韶,姚德元,等.中耳和外耳道癌放射治疗疗效分析.中华耳鼻咽喉科杂志,1992,27(5):159～161

[21] 林国础.涎腺腺癌的治疗体会.口腔医学,1985,5(3):113～115

[22] 屠规益,蒋佩玉.腮腺癌的手术与综合治疗.中华口腔科杂志,1982,17(3):133～136

[23] 俞志英,许昌韶,姚德元,等.105例大涎腺恶性肿瘤疗效分析,中华放射肿瘤学杂志,1992,1(3):159～161

[24] 金晶,徐国镇,殷蔚伯,等.快中子治疗头颈部复发的涎腺腺样囊腺癌的近期疗效.中华放射医学与防护杂志,2001,21(2):126～128

[25] 邱杏仙,王建国,何少琴,等.甲状腺癌手术后残留和复发病灶的放射治疗.中华放射肿瘤学杂志,1996,5(1):32～35

[26] 吴雪林,胡郁华,李庆宏,等.甲状腺癌手术后放射治疗的价值.中国放射肿瘤学,1988,2(1):8～10

[27] 吴根娣,姚伟强,何少琴,等.眼睑癌放射治疗62分析.中华放射肿瘤学杂志,1993,2(2):98～99

[28] 肖利华.眼眶肿瘤治疗进展.中华眼科杂志,2003,39(9):574～576

[29] Leung TW,Wong VY,Wong CM,et al. High dose rate brachy therapy for carcinoma of the oral tongue. Int J Radiat Oncol Biolphys,1997,39(5):1113～1120

[30] White D,Byers R M. What is the preferred initial method of treatment for squamous carcinoma of the tongue. Amer J Surg, 1980,140(4):553～555

[31] Fakih AR,Rao RS,Patl AR,et al. Prophylactic neck dissection in squamous cell carcinoma of oral tongne: prospective randomized study. Semina surg Oncol,1989,5(5):327～530

[32] Wendt CD, Peters LJ,Delclos LS,et al. Primary radiotherapy in the treatment of stage I and II oral tongue cancer: importance of the propor tion of therapy delivered with interstitial therapy. Int Radiat Oncol Biol Phys,1990,18(6):1287～1292

[33] Cunningham MJ,Johnson JT,Myers EN,et al. Cervical lymphnode metastasis after local excision of early squamous cell carcinoma of the oral cavity. Am J Surg,1986,

152:361~366
[34] Hoffman HT, Karnell LH, Shah JP, et al. Hypopharyngeal cancer patient care evaluation. Laryngoscope, 1997,107: 1005~1017
[35] Godballe C, Jorgensen K, Hansen O, et al. Hypopharyngeal cancer: results of treatment based on radiation therapy and salvage surgery. Laryngoscope, 2002,112: 834~838
[36] Mendenhall WM, Werning JW, Hinerman RW, et al. Management of T1—T2 glottic carcinomas. Cancer, 2004,100(9):1786~1792
[37] Sarada PR, Najeeb M, Silvio M, et al. Effect of tumor bulk on local control and survival of patients with T_1 glottic cancer. Radiother Oncol, 1997,47:161~166
[38] Jones AS, Fish B, Fenton JE, et al. The treatment of early laryngeal cancers($T_1 \sim T_2 N_0$): surgery or irradiation? Head Neck, 2004,26(2):127~135
[39] Krzysztof S, Rafal T, Boguslaw M, et al. Clinical radiobiology of glottic T_1 squamous cell carcinoma. Int J Radiat Oncol Biol Phys, 1999,43:101~106
[40] Yiotakis J, Stavroulaki P, Nikolopoulos T, et al. Partial laryngectomy after irradiation failure. Otolaryngol Head and Neck Surgery,2003,128(2):200~209
[41] Jorsensen K, Godballe C, Hansen O, et al. Cancer of the larynx: treatment results after primary radiotherapy with salvage surgery in a series of 1005 patients. Acta Oncol, 2002,41:69~76
[42] Ampil FL, Mills GM, Caldito G, et al. Induction chemotherapy followed by concomitant chemoradiation-induced regression of advanced cerwical lymphadenopathy in head and neck cancer as a predictor of outcome. Otolaryngol Head Neck Surg, 2002, 126(6):602~606
[43] Pervy C, Levine PA, Williamson BR, et al. Preservation of the eye in paranasal sinus cancer surgery. Arch Otolaryngol Head Neck Surg,1988,114:632~634
[44] Galati LT, Myers EN, Johnson JT. Primary surgery as treatment for early squamous cell carcinoma of the tonsil. Head Neck, 2000,22:294~296
[45] Fein DA, Lee WR, Amos WR, et al. Orapharyngeal carcinoma treated with radiothearapy: a 30-year experience. Int J Radiat Oncol Biol Phys, 1996,34:289~296
[46] Parsons J T, Mendendenhall WM, Mancuso AA, et al. Malignant tumors of the nasal cavity and ethmoid and sphenoid sinuses. Int J Radiat Oncol Biol Phys,1988,14(1): 11~22
[47] Paulino AC, Fisher SG, Marks JE. Is prophylactic neck irradiation indicated in patients with squamous cell carcinoma of the maxillary sinus? Int J Radiat Oncol Biol Phys, 1997, 39:283~289
[48] Korzeniowski S. The results of radiotherapy of cancer of the middle ear. Int J. Radiat Oncol Biol Phys,1990,18(3):631~633
[49] North CA, Lee DJ, Piantadosi S, et al. Carcinoma of the major salivary glands treated by surgery plus postoperative radiotherapy. Int J Radiat Oncol Biol Phys, 1990,

18(6):1319
[50] Garden AS, Weber RS, Morrison WH, et al. The influence of positive margins and nerve invasiue in adenoid cystic carcinoma of the head and neck treated with surgery and radiation. Int J Radiat Oncol Biol Phys,1995,32(3):619~626
[51] Fordice J, Kershaw C, EL-Naggar A,et al. Adenoid cystic carcinoma of the head and neck: predicators of morbidity and mortality. Arch Otolaryngol Head Neck Surg, 1999, 125(2):149~152
[52] Greene FL, Page DL, Fleming ID, et al. AJCC cancer staging handbook. 6th ed. New York: Springer-Verlag,2002:81~87
[53] Simpson WJ,Parzarella T,Carruthers JS,et al. Papillary and follicular thyroid cancer:impact of treatment in 1578 patients. Int J Radiat Oncol Biol Phys, 1988, 14: 1063~1068
[54] Paryani SB, Chobe RG, Scott W,et al. Management of thyroin carcinoma with radioactive I. Int J Rad Biol Phys,1996,36:83~86
[55] AR Shaha,JP Shah,TR Loree. Patterns of failure in differentiated carcinoma of the thyroin based on risk groups. Head and Neck, 1998,20(1):26~30
[56] Tse DT, Neff AG, Onofrey CB. Recent development in the evaluation and treatment of lacrimal gland tumors. Ophthalmol Clin North Am, 2000,13:663

（俞志英）

第十五章 中枢神经系统肿瘤

第一节 中枢神经系统放射治疗总论

中枢神经系统肿瘤包括颅内、椎管内原发性肿瘤和继发性肿瘤两大类。颅内原发性肿瘤起源于颅内各种组织,可发生于脑组织、脑膜、脑神经、垂体、血管及胚胎残余组织等。椎管内原发性肿瘤起源于椎管内各种组织,可发生于神经根、硬脊膜、血管、脊髓及脂肪组织等。颅内、椎管内继发性肿瘤是指身体其他部位的恶性肿瘤转移或侵入颅内、椎管内形成的转移性肿瘤。中枢神经系统肿瘤可发生于任何年龄,以 20～50 岁为多见,在儿童也很常见。男性稍多于女性。

一、病 理 分 类

按 WHO 国际疾病分类法将中枢神经系统肿瘤分为九大类,见表 15-1。

表 15-1 中枢神经系统肿瘤的 WHO 分类

（一）神经上皮性肿瘤
  1. 星形细胞瘤
  2. 少突胶质瘤
  3. 室管膜肿瘤
  4. 混合性胶质瘤
  5. 脉络丛肿瘤
  6. 来源未明的神经上皮肿瘤
  7. 神经元和混合神经元——胶质瘤
  8. 松果体肿瘤
  9. 胚胎性肿瘤（PNET——原始神经上皮性肿瘤）
（二）颅神经和脊神经的肿瘤
（三）脑膜的肿瘤
（四）淋巴造血细胞的肿瘤
（五）生殖细胞瘤
（六）囊肿和类肿瘤病变
（七）腺垂体肿瘤
（八）肿瘤的局部扩散、未分类肿瘤
（九）转移性肿瘤

起源于神经上皮组织的肿瘤又有多种组织类型,同时还有恶性程度的分级,见表15-2。

表 15-2　主要神经上皮组织肿瘤的 WHO 分类与恶性程度分级

肿瘤组织	肿瘤类型	级别
星形细胞瘤	室管膜下巨细胞型	Ⅰ级
	毛细胞型	Ⅰ级
	低级别	Ⅱ级
	多形性黄色瘤性星形细胞瘤	Ⅱ、Ⅲ级
	间变性	Ⅲ级
	胶质母细胞瘤	Ⅳ级
少枝胶质瘤	低级别	Ⅱ级
	间变性	Ⅲ级
少枝-星形细胞瘤	低级别	Ⅱ级
	间变性	Ⅲ级
室管膜肿瘤	室管膜下室管膜瘤	Ⅰ级
	粘液乳头状	Ⅰ级
	低级别	Ⅱ级
	间变性	Ⅲ级
脉络丛肿瘤	乳头状瘤、癌	Ⅰ、Ⅱ、Ⅲ级
神经元/胶质肿瘤	节细胞瘤	Ⅰ级
	节细胞胶质瘤	Ⅰ、Ⅱ级
	婴儿多纤维性节细胞胶质瘤	Ⅰ级
	胚胎发育不良性神经上皮瘤	Ⅰ级
松果体肿瘤	松果体细胞瘤	Ⅱ级
	松果体母细胞瘤	Ⅲ级
胚胎性肿瘤	髓母细胞瘤	Ⅳ级
	其他 PNET	Ⅳ级
	髓上皮瘤	Ⅳ级
	神经母细胞瘤	Ⅳ级
	室管膜母细胞瘤	Ⅳ级

二、分　期

按 1997 年 UICC 分期法,见表 15-3。

表 15-3　TNM 分期(UICC,1997)

T　原发肿瘤
　T_x　原发肿瘤不能确定
　T_0　未发现原发肿瘤
　幕上肿瘤
　T_1　肿瘤<5 cm,限于一侧
　T_2　肿瘤>5 cm,限于一侧
　T_3　侵及脑室系统
　T_4　超越中线至对侧半球或侵至幕下

续表 15-3

　　幕下肿瘤
　　　T_1　　肿瘤<3 cm,限于一侧
　　　T_2　　肿瘤>3 cm,限于一侧
　　　T_3　　侵及脑室系统
　　　T_4　　超越中线至对侧半球或侵至幕下
　M　远处转移
　　　M_x　　远处转移不能确定
　　　M_0　　无远处转移
　　　M_1　　有远处转移
　G　组织病理分级
　　　G_x　　分化程度不能确定
　　　G_1　　高分化
　　　G_2　　中分化
　　　G_3　　低分化
　　　G_4　　未分化
　R 分类　用 R 表示治疗后有无残瘤肿瘤
　　　R_x　　有无残留肿瘤不能确定
　　　R_0　　无残留肿瘤
　　　R_1　　显微镜下有残留肿瘤
　　　R_2　　肉眼下可见残瘤肿瘤
　临床分期
　　　I_A 期　　$G_1 T_1 M_0$
　　　I_B 期　　$G_1 T_{2\sim3} M_0$
　　　II_A 期　　$G_2 T_1 M_0$
　　　II_B 期　　$G_2 T_{2\sim3} M_0$
　　　III_A 期　　$G_3 T_1 M_0$
　　　III_B 期　　$G_3 T_{2\sim3} M_0$
　　　IV 期　　$G_{1\sim3} T_4 M_0$,G_4 任何 TM,任何 GT M_1

三、放射治疗在脑肿瘤治疗中的地位

在全部脑肿瘤中胶质瘤占 40% 以上,其次为垂体瘤、脑膜瘤、转移瘤(各占 10% 左右),少数为颅咽管瘤、肉瘤、血管母细胞瘤、淋巴瘤等。胶质瘤多呈浸润性生长(如星形细胞瘤、多形性胶质母细胞瘤、髓母细胞瘤、室管膜瘤),难以手术全切除;垂体瘤、颅咽管瘤虽为良性,但单纯手术易复发,故多数脑肿瘤需行术后放疗。有些肿瘤位于重要功能区(如丘脑、脑干、松果体区肿瘤),难以手术,故以放疗为主。另外,还有不能手术切除或复发的脑膜瘤、血管母细胞瘤、淋巴瘤、转移瘤等均可进行放疗。可见,放疗在脑肿瘤的治疗中具有重要的地位。近年来,随着三维立体定向放疗的普遍开展,更进一步拓展了放疗在脑脊髓肿瘤治疗中的作用。术后放疗及单纯放疗对各种脑瘤的治疗价值,已被公认,下面将分别叙述。

四、放射治疗的有利条件和不利条件

(一) 有利条件
1. 除个别情况外,中枢神经系统肿瘤不向颅外或椎管外转移,也无淋巴转移。
2. 某些肿瘤对放射线特别敏感(如髓母细胞瘤、松果体生殖细胞瘤等)。
3. 头颈部组织对放射的耐受性相对较高。

(二) 不利条件
1. 恶性神经胶质瘤呈弥漫浸润性生长,难以准确定位。
2. 胶质瘤在形态上很不一致,病理取材不能反映全貌,对预后及敏感性不能全面估计。
3. 多数神经胶质瘤对放疗并不敏感,治疗比(TR)小,其所要求的肿瘤杀灭剂量往往接近正常脑组织出现放射性损害的剂量。因辐射剂量只能限制在正常脑脊髓组织可以接受的范围之内,故而影响疗效。

五、治疗方法的选择

(一) 手术治疗
手术的目的在于尽可能地切除肿瘤、明确病理诊断、改善症状、减轻肿瘤负荷和清除坏死及缺氧组织,为其他辅助治疗创造条件。随着显微神经外科手术的进展,许多以前认为不能手术切除的肿瘤(如髓内肿瘤)现也能成功切除,治疗效果有了明显的提高。恶性度低的神经胶质瘤(Ⅰ级)、脑膜瘤、小脑星形细胞瘤、血管母细胞瘤等单纯手术能治愈,全切除后一般不需放疗。

(二) 放疗
1. **术后放疗** 脑肿瘤因解剖部位及浸润性生长等因素,多数难以手术全切除,故无论肉眼"全切"与否,均需进行术后放疗。但小脑星形细胞瘤、血管母细胞瘤及低度恶性的神经胶质瘤(Ⅰ级)、脑膜瘤全切后一般不需行放疗。

关于手术与放疗的间隔时间,建议在2~4周内,一般不超过1个月。但垂体瘤宜在手术1个月后进行,以保证受肿瘤长期压迫和术后水肿的视神经得以恢复。

(1) 敏感性较好的做根治性放疗,如髓母细胞瘤、血管母细胞瘤、室管膜瘤、垂体瘤、颅咽管瘤等。

(2) 放疗不敏感的,可延长生命如恶性度高的星形细胞瘤(Ⅲ、Ⅳ级等)。

2. **单纯放疗** 对放疗敏感的肿瘤如髓母细胞瘤、松果体生殖细胞瘤或部位不宜手术的脑干、丘脑、第三脑室肿瘤可行单纯放疗。放疗前可先做分流减压术或去颅板减压术,可能时做切取活检术。减压术后颅内水肿减轻,改善了乏氧环境,同时可提高每次照射量,缩短放疗疗程,从而提高肿瘤的放射敏感性,提高肿瘤的治愈率。

苏州大学附属第一医院报告199例脑及脊髓肿瘤的放疗结果,其中全切加放疗、部分切除加放疗和单纯放疗的5年生存率分别为30.3%(10/33)、31.6%(12/38)和52.2%(12/23)。单纯放疗前进行去颅板、分流减压术能延长部分病例的生存期,在死亡者中,进行减压术者与未进行减压术者的平均生存期分别为27.2个月和8.8个月($P<0.05$)。

3. 立体定向放疗　γ刀或X刀适用于脑脊髓3～4cm以下的良、恶性肿瘤或功能性定位区,根据病变组织(早发反应性或晚发反应性)行一次性或分次大剂量立体定向照射。也可用立体定位手术将永久性的或可取出的放射源植入肿瘤内,使局部产生高剂量。适用于不能手术切除的深部肿瘤及经常规综合治疗后复发的恶性胶质瘤。目前已成功植入的有 ^{192}Ir、^{198}Au、^{125}I 和 ^{32}P 等。

4. 高LET射线放疗　从理论上讲,高LET射线对氧的依赖性小,在组织中可引起更多的电离,能更有效地消灭肿瘤细胞。目前用于临床的有快中子和质子治疗,负π介子及氖、氩离子的治疗也在研究中。但快中子治疗恶性胶质瘤的临床结果是令人失望的,与常规光子治疗比较,其生存期和生存率均无明显差异。全脑光子加局部快中子治疗Ⅲ、Ⅳ级星形细胞瘤,结果是80%在1年内复发,68%死亡。经尸体解剖发现,快中子治疗肿瘤局部控制率虽有所提高,但在脑白质中,弥漫性退行性变也比预期的高得多。

5. 放疗与化疗及其他治疗的综合　放疗与化疗的综合治疗能延长患者的生存期和推迟肿瘤复发的时间,采用手术与放疗及化疗的综合治疗,高级别胶质瘤的5年生存率由单纯放疗的10.3%提升到32.1%,平均生存期由7个月提升到20个月。常用化疗药物有CCNU、BCNU、Me-CCNU、VCR、PCZ、VM-26、DDP、MTX、TAX等。放疗后血脑屏障(BBB)发生暂时性抑制,通透性增加,但照射结束后2～3周即可开始恢复,故若配合化疗须在放疗后2～3周及时进行。放疗与乏氧细胞增敏剂的综合治疗尚待进一步探讨,过去使用最多的是Misonidazole,但由于其对神经的毒性作用限制了用量,临床试验已将其否定。目前认为较有效且毒性较小的放射性增敏剂,有电子亲和增敏剂SR-2508和嘧啶类衍生物BudR(5-溴脱氧嘧啶)等。

六、肿瘤放射敏感性

放射敏感性一般来说依次排列如下:髓母细胞瘤和松果体瘤(生殖细胞瘤、母细胞瘤)、垂体腺瘤和室管膜细胞瘤、颅咽管瘤、视神经胶质瘤(极性胶质母细胞瘤)、颅内肉瘤、神经胶质母细胞瘤、少枝胶质细胞瘤和低度恶性的星形细胞瘤。

七、放射治疗方法

(一) 放射源

可选用X线、^{60}Co、高能X线、高能电子束、快中子及放射性核素(^{192}Ir、^{198}Au、^{125}I、^{32}P等)。近年来,立体定向放疗(X刀、γ刀)、适应放疗和调强放疗的使用已日趋广泛。

(二) 设野与照射方法

(1) 颅内中线部位的肿瘤,采用两侧野加前额正中野的三野垂直照射;(2) 肿瘤明显局限于一侧大脑半球或小脑半球,可采用同侧2～3野垂直照射,或采用同侧两野交叉照射(选用合适的楔形滤过板),高能电子束可设单野照射;(3) 后颅窝中线部位的肿瘤,采用后枕部两个野交叉照射(选用合适的楔形过滤板),或用两侧局部小野对穿垂直照射。照射野大小是根据X线、CT、MRI检查及手术所见来决定的,胶质母细胞瘤的照射野应大一些,包括周围水肿区,垂体瘤、颅咽管瘤的应极小,脑表面脑膜瘤尽量用切线照射或用电子束照射。髓母细胞瘤、恶性室管膜瘤、小脑恶性星形细胞瘤、松果体的生殖细胞瘤和母细胞瘤及部分原发性中枢神经系统淋巴瘤要进行全脑和全脊髓照射。全脑脊髓轴照射时应注意野衔接处的剂量均匀性(可用每周更换衔接点或治疗时使治疗床前后来回移动等方法)。

(三) 辐射剂量

对不同肿瘤应给予不同的照射量,下面将分别介绍。儿童酌减20%左右并适当延长疗程。也可用超分割放疗方法,每天照射2次,每次1.2Gy,6周内共照射72Gy,相当于常规分割照射60Gy/6周。鉴于恶性胶质瘤的放射反应类似早反应组织(α/β约为10),而正常脑脊髓组织属晚反应组织(α/β约为2),这样超分割放疗对肿瘤提高了约12%的生物当量剂量,而对正常脑组织却降低了5%的当量剂量,提高了肿瘤控制的可能性,又保护了正常脑组织。但每天照射3次,每次1.9~2.0Gy的加速放疗,放射性毒性反应明显增加,放射性脑坏死的发生率高达10%。

八、放 射 反 应

(一) 即时反应

放疗初的即时反应可导致脑组织一时性充血水肿(无菌性炎症),可发生或加重颅内高压(乳头水肿、去骨瓣处变硬突出、头痛、恶心、呕吐、意识不清等),严重者可引起死亡。为了避免脑水肿的发生,对原有颅内高压特别是脑中线肿瘤患者在放疗开始阶段3~4d可用小剂量照射(每次1.0~1.5Gy),逐步加量,或配合肾上腺皮质激素治疗,放疗前做去颅板减压术或分流减压术。一旦发生,应减少每天辐射剂量及用激素或脱水疗法。

(二) 早发性延迟反应

此反应为放疗后的早期综合征(一般在放疗后的几周至3~4个月发生),可出现中枢神经系统症状和体征,用皮质激素有效。此反应可能是暂时性的脱髓鞘作用,不要误为肿瘤复发。

(三) 晚发性延迟反应

此反应发生在放疗后数月至数年,病理机制尚不清楚,除少数由于脱髓鞘作用引起的自身免疫反应外(此时用小剂量放疗也可发生),放疗造成的晚期脑血供障碍是最重要的因素。临床症状轻者可无症状,重者可因脑脊髓损害的部位出现相应的神经系统症状,甚至发生脑脊髓坏死而致死。用常规分割放疗,此并发症不常见。放射性脑坏死有时很难与肿瘤复发鉴别,动脉造影时显示坏死区呈无血管占位;CT强化扫描显示局部占位,表现为可增强的低密度肿块或不呈增强的囊性区,周围有不规则或环状密度增高区。临床表现为逐渐加重的嗜睡、记忆力及智力减退及头痛、恶心、呕吐等颅内高压症。治疗主要是大剂量皮质激素、神经营养药物、B族维生素、能量合剂和脱水剂等,必要时行手术切除或减压术。

脑脊髓为晚反应组织,对每次照射量的依赖性较强,而对总疗程天数的依赖性较小。以往用Ellis的NSD公式($D = NSD \cdot N^{-0.24} \cdot T^{-0.11}$)来衡量脑脊髓的放射生物学效应,现发现NSD公式将照射次数(每次照射量)估计过低,而对疗程天数估计过高。Cohen等通过大量资料的分析验算,得出人体脊髓放射性耐变量的单击多靶(MT)模式和线性平方(LQ)模式的NSD当量式。MT模式:$D = 1017 \cdot N^{-0.24} \cdot T^{-0.06}$;LQ模式:$D = 1134 \cdot N^{-0.35} \cdot T^{-0.07}$。介于两者之间的当量式是$D = NSD \cdot N^{-(0.8\pm0.04)} \cdot T^{-(0.07\pm0.01)}$。放射性脑病发生率为5%的脑耐受剂量($D_{BT}$)计算式为：$D_{BT}=769 \cdot N^{-0.56} \cdot T^{-0.03}$，也有人建议用生物当量剂量来衡量脑脊髓的放射性耐受量，公式为：$D_{BT}=D_{BE} \cdot N^{-0.45} \cdot T^{-0.05}$，$D_{BE}=D \cdot N^{-0.412} \cdot T^{-0.066}$，其中$D_{BE}$为脑放射当量剂量。脊髓的放射性耐受量还与脊髓受照的长度、节段有关。为此唐启信等设计并建议用D_{SE}公式(spinal corrd irradiatiom equivalent dose；D_{SE}，脊髓放射当量剂量)来计算脊髓的放射性耐受量，认为脊髓的放射剂量耐受阈值约为D_{SE} 1585 ret左右，超过此值就有发生放射性脊髓病的危险。公式为$D_{SE}=NSD \cdot (1+Kn) \cdot L \cdot S$，式中$Kn$为放射次数因素，$Kn$安$=(1.39-n^{0.1})/1.5$，$n$为放射次数。L为受照脊髓长度因素，长度<10 cm，L=1.0；<15 cm，L=1.1；<20 cm，L=1.15；>20 cm，L=1.25。S为脊髓节段部位因素，颈髓S=1.1，胸髓、腰髓 S=1.0。近年认为，按线性二次方程(LQ公式；α/β方程)计算的α/β比值，可选择适当的分次照射剂量，以避免严重的放射损伤。放射生物学效应是一个十分复杂的问题，按公式计算的数值只能作为临床参考。少数患者于较低剂量下照射即可发生放射性损伤，而多数患者则能耐受较高剂量的照射。Marcusgr等报道颈段脊髓放射性脊髓病的发生率仅占 0.18%(2/1112)，辐射剂量均<50 Gy；而>50 Gy的 75 例却无 1 例发生放射性脊髓病。另外，患者的年龄、内分泌变化(如 Cushing 病)、化疗、加温疗法及超分割放疗等均可影响正常脊髓组织的放射敏感性。组织学上白质的敏感性高于灰质，这可能由于白质的血供差，或由于机体对白质中髓鞘磷脂的自身免疫反应所致，后者可能是引起个体差异的原因。

另外，晚发性后遗症尚可有视神经和(或)视交叉的损伤，视丘下部及脑垂体功能低下所致的内分泌失调等。

由于正常脑脊髓组织的耐受性低，脑脊髓胶质瘤的放射敏感性差(TR 小)。因此，如何提高脑脊髓肿瘤的放射敏感性和保护正常脑脊髓组织，是当今脑脊髓肿瘤研究的重要课题之一，我们对此也做了一些探索性的工作。

第二节 星形细胞瘤

按 WHO 分类及分级方法，星形细胞瘤主要包括：(1) 毛细胞星形细胞瘤(pilocytie astrocytoma，Ⅰ级)；(2) 星形细胞瘤(astrocytoma，Ⅱ级)；(3) 恶性星形细胞瘤(anaplastic astrocytoma，Ⅲ级)；(4) 胶质母细胞瘤(glioblastoma，Ⅳ级)。

一、星形细胞瘤Ⅰ、Ⅱ级

星形细胞瘤(astrocytoma)Ⅰ、Ⅱ级约占颅内肿瘤的 20%，生长缓慢，术后有较长的自然生存期，经长期随访，证实放疗对不全切除者有明显益处。照射野针对脑瘤局部并扩大 1~2 cm 边缘，照射剂量为 50~55 Gy/25~30 次。近年的临床随机研究证实，高剂量照射不能提高生存率，反增加脑坏死的发生率，低剂量(50.4 Gy/28 次)照射组和高剂量(64.8 Gy/36 次)照射组的 5 年生存率分别为 72% 和 64%，放射性脑坏死的发生率分别为 2.5% 和 5%。因此，低级别星形细胞瘤不宜用高剂量照射。因大、小脑及Ⅰ、Ⅱ级预后不同，生存率应分别统计。苏州大学附属第一医院报道大脑星形细胞瘤Ⅰ、Ⅱ级的 5 年生存率为 26.7%(8/30),而小脑星形细胞瘤达 75%(9/12)。Wara 等分析 122 例大、小脑星形细胞瘤,进行全切除不加放疗的 14 例,10 年后均无瘤生存,而不全切除加放疗与未加放疗者的 5 年生存率分别为 46% 和 19%,其中Ⅱ级分别为 25% 和 0%。因此,本病应尽量争取切除,对不全切除者进行术后放疗。小脑星形细胞瘤术后放疗有较高的生存率和良好的生存质量,苏州大学附属第一医院报道 31 例的 5 年、10 年生存率分别达 76.3% 和 76%,长期存活者均能参加工作或上学。

二、星形细胞瘤Ⅲ、Ⅳ级

星形细胞瘤Ⅲ级(恶性星形细胞瘤,异形性星形细胞瘤,未分化星形细胞瘤)、Ⅳ级(多形性胶质母细胞瘤)发生率较高,占全部脑肿瘤的 20% 以上,预后极差,是目前脑肿瘤治疗研究的重点。以往常把Ⅲ、Ⅳ级混同对待,造成不同作者的治疗结果差异较大。Leibcel 等将各级星形细胞瘤分开统计,Ⅲ级单纯手术无 1 例存活满 5 年,加术后放疗提高到 18%,Ⅳ级无论放射与否均无 1 例 5 年生存,但放疗延长了平均生存期,该组肿瘤具有广泛浸润的特征,用全脑照射一度曾被作为常规,但究竟是否需行全脑照射意见尚不一致。Salazar 等主张全脑照射 40~60 Gy,肿瘤区再加 10~20 Gy,5 年生存率达 18%。但另一些研究表明全脑照射并没有增加放疗效果,反而增加了合并症和后遗症。Ramsey 等报道用局部野照射的平均生存期为 20.4 个月,而全脑照射仅 8.5 个月。苏州大学附属第一医院报道 43 例的 5 年生存率为 11.1%,用全脑照射和局部照射的结果相似。Hochberg 等用 CT 研究胶质母细胞瘤,发现多中心表现的仅占 4%,且复发者中 90% 为肿瘤区或其周围 2 cm 内的局部复发。可见,适当扩大照射野较为合理。目前较一致的观点是根据 CT 和 MRI 精确定位,照射野超出肿瘤边缘 3~4 cm 或包括周围水肿区外 2~3 cm,以减少正常脑组织的放射性损伤。胶质母细胞瘤对放疗有明显的剂量-效应关系,不管其他参数,当辐射剂量从 50 Gy 增至 60 Gy 时,中位存活时间从 28 周延长到 42 周。由于恶性胶质瘤对放疗不敏感(尸体解剖表明,60~80 Gy 尚不足以杀死肿瘤细胞),故目前正在进一步探讨和研究新的治疗方案,如超分割照射,外照射加放射性同位素组织间照射,放疗与化疗、免疫治疗、乏氧细胞增敏剂的综合治疗以及基因治疗和高 LET 射线应用、硼中子俘获疗法等。近年来,国内外研究较多并取得较好效果的是术后放疗加化疗。桥虹等报道术后放疗加后期同步化疗 28 例,5 年生存率达 32.1%,而术后单纯放疗组仅 10.3%($P<0.05$)。Mada 等报道术后放疗加动脉内化疗 83 例,胶质母细胞瘤的平均生存期达 20 个月,间变性星形细胞瘤达 48 个月。

三、视神经及视交叉胶质瘤

视神经及视交叉胶质瘤(gliome of the optic nerve and chiasm)多为低级别的星形细胞瘤,生长缓慢,手术难以全切除,放疗可抑制肿瘤生长,减轻症状,改善视力。术后放疗能降低肿瘤复发率,提高生存率。李京生等报道术后放疗 26 例,89% 的患者视力好转或维持稳定。Rovalic 等报道 33 例单纯放疗及部分切除术后放疗的结果,全部患者均采用局部野照射,辐射剂量为 50 Gy 左右,5 年、10 年生存率分别为 94%、81%。

第三节 少枝胶质细胞瘤

少枝胶质细胞瘤是一种来源于少突上皮细胞的脑肿瘤,过去认为其占胶质瘤的6.3%,近年来,随着病理诊断水平的提高,人们发现很多少枝胶质细胞瘤被误认为星型胶质细胞瘤,其实际占胶质瘤的比例高于25%。本病生长缓慢,病程长,手术切除预后良好。若不能手术切除或手术后有残留,则可进行放疗。常用量D_T 60～65 Gy/6～7周,照射野针对肿瘤区。黄荣等报道109例,常规照射55～60 Gy,5年肿瘤无复发生存率为47.2%。化疗对少枝胶质细胞瘤特别有效,主要用PCV方案(甲基苄肼、CCNU、VCR)。

第四节 室 管 膜 瘤

室管膜瘤(ependymoma)因其生长部位及分化程度不同,预后亦不同,故治疗应分别对待。术后放疗能降低复发率,提高生存率。Garrett等报道颅内室管膜瘤50例,进行全脑及全脑脊髓轴照射的5年生存率为49.5%,明显高于局部照射的16.7%;剂量>45 Gy和<45 Gy分别为50%和14.3%。Paucino等近年的研究表明,全脑、全脊髓照射未能提高生存率,也未能预防脊髓转移,主张行局部野照射。脊髓室管膜瘤多为高分化者,进行局部照射的5年生存率为65%～83%,故以局部野照射为好。因低分化及位后颅凹的室管膜瘤易发生脑脊液播散,故目前较一致的意见是:对低分化及位后颅凹部位的室管膜瘤进行全脑脊髓轴照射(D_T 35～40 Gy),后缩野局部加量(D_T 10～15 Gy);对幕上高分化的进行全脑照射(D_T 45～50 Gy),局部加量(D_T 5～10 Gy),或局部大野照射D_T 55 Gy;脊髓室管膜瘤一般用局部野照射,D_T 45～50 Gy。

第五节 髓母细胞瘤

髓母细胞瘤(medulloblastoma)又称成髓细胞瘤,起源于髓帆的原始的神经外胚叶,多发于儿童的小脑,是高度恶性的肿瘤之一,易侵犯小脑半球、第四脑室,并沿蛛网膜下腔播散。治疗以手术和放疗为主,辅以化疗能提高疗效。髓母细胞瘤对放、化疗都比较敏感,并有较高的治愈率。Bloom等报道160例的治疗结果,全组总的5年生存率为42%,其中肿瘤全切、次全切除、部分切除加放疗的5年生存率分别为62%、41%和27%($P<0.05$),辅以化疗的为65%。因此,手术应尽可能地切除肿瘤组织,必要时辅以化疗。本病治疗失败的主要原因是局部复发(占80%)及脊髓播散。故放疗多采用全脑脊髓照射加后颅凹提高剂量的方法,用光子(^{60}Co或高能X线)对全脑照射35～40 Gy,后颅凹加量达50～55 Gy,用

高能电子束全脊髓照射 30～35 Gy。Sun 等报道脑脊髓照射＞30 Gy,后颅凹≥50 Gy治疗 36 例的 5 年、10 年生存率分别达 63%和 40%。Packer 等采用低剂量(23.4 Gy)全脑全脊髓照射,后颅凹加量至55.8 Gy并辅以化疗的方法治疗 65 例,5 年生存率达(79±5)%,取得了较好的疗效,减轻了脑脊髓的放射反应,也是一种较好的方法。照射技术中应注意相邻野衔接处的剂量均匀性。综合手术、放疗、化疗的 5 年总生存率可达 60%～80%。

成髓细胞瘤治疗前尽量不用"脑脊液引流术",不少学者证实 V-P 引流术可增加肿瘤细胞播散的可能性,明显降低患者的生存率。

第六节 脑干肿瘤

脑干(包括丘脑)肿瘤(brain-stem tumors)为儿童较常见的颅内肿瘤,占颅内肿瘤的 5%～15%。经尸检和活检证实,脑干肿瘤多为星形细胞瘤,且多半是多形性胶质母细胞瘤。因其解剖部位和生理功能的重要性,难以手术全切除,化疗疗效不佳,故治疗以放疗为主。因过去临床不太强调病理诊断和手术的重要性而进行单纯放疗,带有一定的盲目性,故治疗效果至今无明显提高。放疗后的临床好转率一般在 59%～71%,5 年和 10 年的生存率分别为 17%～39%和 15%～27.8%。苏州大学附属第一医院自 1975 年 5 月至 1989 年 2 月采用手术(部分切除和托氏分流术)加放疗治疗 12 例,单纯放疗治疗 22 例,放疗中及放疗后 3 个月内的临床好转率为 83.3%,5 年和 10 年生存率分别为 33.3%和 41.7%,长期存活者多有较好的生存质量,能继续工作或上学。由于颅内胶质瘤呈浸润性生长,边界不清,立体定向放疗的效果相对较差,且不良反应重,对脑干肿瘤的危险性更大,故常规放疗仍是目前治疗脑干肿瘤的主要放疗方法。

影响脑干肿瘤预后的主要因素有病理类型、肿瘤生长部位、照射野的大小、辐射剂量和治疗方式等。级别高的脑干星形细胞瘤预后极差,仅少数能存活 2 年以上。苏州大学附属第一医院治疗的 Ⅱ 级以上者也无 1 例存活满 2 年。照射野的大小与预后无明显关系,故目前多数学者采用或建议用两侧相对局部野照射。照射范围根据 CT 和 MRI 精确定位,包括肿瘤及其边缘 2～3 cm正常组织。用局部野照射的主要理由是:(1) 用全脑及大野照射未能提高生存率,反而增加脑组织的放射性损伤;(2) 脑干肿瘤的播散方式主要是局部直接蔓延,很少发生脑脊髓播散;(3) 治疗失败的主要原因是肿瘤局部复发或未控,经 CT 及尸检发现,88%复发在照射野内,极少超出照射区。辐射剂量与预后有一定的关系,但提高剂量不能相应提高生存率。Shibamoto 等用较高的剂量治疗 79 例,儿童 45～60 Gy,成人 57～65 Gy,总的 5 年生存率为 17%;而 Ryoo 等用 40～55 Gy治疗 40 例,5 年生存率达 35%。剂量过高不但不能提高生存率,反易引起脑干的损伤,故照射剂量应适中,一般以 50～55 Gy为宜,手术和放疗的综合治疗能改善预后,提高生存率。苏州大学附属第一医院进行术后放疗的 3 年生存率为 50%,而单纯放疗的仅 11.1%($P<0.05$)。因此,脑干肿瘤的治疗方案应首选手术和放疗的综合治疗。手术以分流减压术为主,争取切除和活检,放疗以两侧相对的局部野照射为主,剂量以 50～55 Gy为宜。

第七节 脑 膜 瘤

脑膜瘤(meningioma)约占颅内肿瘤的15%,大多可以手术全切。Stafford等报道581例,全切者占80%,次全或大部切除者占20%,全切和大部切除者的5年、10年生存率分别为80%、75%和61%、39%。以往认为脑膜瘤对放疗抗拒,现证实放疗是有效的。放疗可改善临床症状和体征,降低术后复发率,提高生存率。对肿瘤不全切除及复发性脑膜瘤不宜再手术者,或不愿手术者可行根治性放疗,照射野针对肿瘤局部,适当扩大2~4cm,位于脑表面的尽量用切线照射。辐射剂量为D_T 50~55 Gy/5~6.5周。Glaholm等报道186例,其中手术(部分、次全切除)加放疗的10年无瘤生存率为77%,单纯手术仅34%,单纯放疗32例的10年无瘤生存率为46%,神经系统症状、体征改善38%。Tdylor报道132例,其中次全切除未加放疗的局部复发率为69%,加放疗降至15%;全切除、次全切除未加放疗者,10年无瘤生存率分别为77%和18%,次全切除加放疗者为82%。复发性脑膜瘤单纯手术的10年无瘤生存率为30%,加放疗可提高到89%。病理分型与预后也有一定的关系,其中以良性血管母细胞型预后最好,恶性脑膜瘤的预后较差,5年生存率仅为33%。

第八节 松果体瘤

生长在第三脑室后部松果体区的肿瘤统称为松果体瘤(pineal tumors),占颅内肿瘤的0.4%~2%。

一、病理类型

以往的组织学分类和命名比较混乱,近年来对该区肿瘤的分类,比较明确,可归纳为4类:(1)生殖细胞源性肿瘤,包括生殖细胞瘤、畸胎瘤、胚胎细胞癌、绒毛膜癌等;(2)松果体细胞源性肿瘤,包括松果体细胞瘤和松果体母细胞瘤;(3)其他细胞源性肿瘤,包括胶质瘤、节细胞胶质瘤、脑膜瘤;(4)囊肿,包括单纯囊肿和表皮样囊肿等。生殖细胞源性肿瘤占松果体区肿瘤的50%以上。生殖细胞瘤和松果体母细胞瘤对放射线敏感,但具有较强的侵袭性,常发生脑室壁和脑膜的种植性转移,脊髓腔也可转移(占10%~15%)。

二、放射治疗方法

松果体区生殖细胞瘤对放疗、化疗有高度敏感性,近年国内外文献报道全脑、全脊髓照射加局部加量或局部放疗与化疗综合治疗等均取得了非常好的效果,全脑全脊髓照射30~35Gy,局部追加照射15~20Gy。只限于局部生长的肿瘤,对放射线中等敏感或不敏感的类型则采用局部野照射,剂量为55~60Gy。对于病理诊断不明确的松果体瘤,可先采用局部野照射20Gy后观察其敏感性,复查CT,如肿瘤有明显消退的为生殖细胞瘤或松果体母细胞瘤,即扩大到全脑全脊髓照射,若不消退则局部加量达55~60Gy。

三、疗　效

松果体瘤放疗有较好的疗效,治愈率高,后遗症也较少。冯耀卿报道101例,全组总的5年生存率为76.2%,存活者中71.7%临床症状消失而基本治愈。Konovalov等报道松果体区肿瘤700例,术后放疗者的5年、10年生存率,在生殖细胞瘤分别达到95%和88%,高级别的胶质瘤达80%和50%。王德昌等报道颅内生殖细胞瘤30例,5年、10年生存率分别达93.1%和87.6%。

第九节　颅咽管瘤

颅咽管瘤(craniopharyngioma)源于原始的Rathke囊的残存部分,是鞍区常见的良性肿瘤,约占颅内肿瘤的3%~9%。本病虽为良性且多为囊性肿瘤,但难以手术全切除,单纯手术的手术死亡率、致残率及术后复发率均较高,故多数作者主张进行保守性手术(部分切除或活检)加根治性放疗。刘原照等报道术后放疗颅咽管瘤44例,5年生存率为78.9%,照射剂量为45~56Gy。颅咽管瘤对放疗有明显的剂量-效应关系,提高剂量能提高生存率。Bloom等报道68例,其中<50Gy的10年生存率为67%,50~55Gy为89%,56~65Gy为100%,放疗后90%的患者无严重的神经系统方面的缺陷,82%的患者视觉良好。颅咽管瘤的照射剂量应达55~65Gy。照射范围根据手术所见及CT、MRI精确定位,以两颞侧相对的局部小野(4cm×5cm~6cm×8cm)照射为主,也可加一前额正中野。立体定向^{32}P间质内放疗治疗囊性颅咽管瘤也有较好的临床效果,可供选择。

第十节　脉管源性肿瘤

脉管源性肿瘤(vascular tumors)分为脑血管瘤(血管畸形)和血管母细胞瘤(真性肿瘤)。

一、脑血管瘤

脑血管瘤实际上为血管畸形(动静脉畸形),当出现症状时才考虑治疗。位表浅者单纯手术,位深部不宜手术者可进行放疗。瘤体受照射后即发生栓塞性动脉内膜炎、弥漫性硬化及血管周围基质的纤维化变,进而小血管闭塞,瘤体缩小乃至消失。剂量为40~50Gy/4~

5周。用立体定向放疗时,由于靶组织和正常组织均属晚反应组织,单次大剂量照射20~25Gy即可奏效,但血管闭塞须在1~2年后。

二、血管母细胞瘤

为血管源性良性肿瘤,潜在恶性,多发生于小脑,约70%~80%为囊性,20%~30%为实体性。囊性肿瘤多数可手术全切除而治愈;对少数肿瘤较大、部位较深不易全切者,可进行术后放疗。实体性肿瘤由于常累及脑干,手术不易全切除,且手术死亡率和伤残率较高,故可采用保守性手术(部分切除或减压活检术)加放疗的综合治疗,照射野仅需针对肿瘤区,辐射剂量以45~55Gy为宜。Sung等报道24例术后放疗者,其中次全切除19例,单纯活检5例,17例囊性,7例实体性,用20~36Gy治疗组的5年、10和15年的生存率分别为54.5%、27.3%和8.1%;而用40~55Gy治疗组则分别达90.5%、56.5%和56.5%。苏州大学附属第一医院采用45~55Gy治疗4例实体性肿瘤,其中3例次全切除者,放疗后残留肿瘤全部消失,全部患者均长期生存,长期观察无肿瘤复发现象。

第十一节 脊 索 瘤

脊索瘤(chordoma)极少见,起源于残余的胚胎脊索,可发生在沿脊索的任何部位,多见于颅底及骶尾部。本病手术不易彻底,术后可迅速复发,但极少转移。Work等报道27例,其中18例行两次或多次手术,全切除者的平均复发时间仅8个月,术后放疗可延长至2.12年。张永禄等报道10例(其中蝶骨底8例,骶尾部2例),经术后中等剂量(45~60Gy)照射,其中复发者采用超分割放疗(每日4次,每次1Gy,间隔3h),治疗后10年存活50%,无放射合并症。本病的治疗应首选手术,术中尽量切除肿瘤,术后放疗剂量以50~60Gy为宜。长期观察中如发现复发,则宜采用超分割放疗,骶尾部者取骶部12cm×15cm一个后野,蝶骨底区肿瘤取颞侧6cm×8cm两平行对穿野。

第十二节 颅 内 肉 瘤

原发性的颅内肉瘤(intracranial sarcomas)极少见,可起源于软脑膜或血管壁组织。有纤维肉瘤、脑膜肉瘤、黑色素瘤等。治疗以手术为主,加放疗可延长生存期,有些可治愈。常用局部野照射,D_T 50~60Gy/5~6周。预后较颅外同类型的肉瘤为好。

第十三节 原发性中枢神经系统淋巴瘤

原发性中枢神经系统淋巴瘤(primary central nervous system lymphoma，PCNSL)极少见，约占整个恶性淋巴瘤的2%，占颅内肿瘤的0.3%～1.5%，近年发病率有上升趋势。本病好发于先天性或获得性免疫功能缺陷的患者。病变好发于基底节、胼胝体及脑室周围之白质、丘脑、脑干。小脑的侵犯率为15%～30%，偶尔累及脊髓，但极少同时并有中枢神经系统以外的累及。病灶约60%呈单发性，40%为多发性。本病易在中枢神经系统内播散，常侵犯到脑室，累及到软脑膜和眼，而且复发时常远离原发肿瘤部位。目前，已逐渐形成了标准的治疗方案：对无免疫抑制的患者，确诊后，首先行全脑照射40～50Gy，再对病灶及周围水肿区追加剂量达60～65Gy，以后再用高剂量MTX单药或CHOP、PCV方案全身化疗和(或)MTX鞘内化疗。如果脑脊液中有肿瘤细胞或肿瘤侵及脑室壁，应行全脑脊髓轴照射。对有免疫抑制的PCNSL患者，辐射剂量和治疗方案应趋于保守，对预后较好的患者(非爱滋病性免疫抑制、爱滋病毒携带者但未发病、$CD4^+>200$)可接受标准的治疗方案，而对预后差者(KPS评分低者、$CD4^+<200$、进展型AIDS)可缩短疗程，剂量用30～40Gy。对预后的有利因素为：(1)年龄<60岁；(2)治疗前体质状况KPS评分≥70；(3)症状持续时间不超过4周；(4)放疗剂量≥55Gy；(5)中枢神经系统中无恶性细胞。本病自然生存期1.8～3.3个月，单纯放疗的中位生存期12～18个月，5年生存率3%～4%，放疗加化疗的中位生存期达41～44.4个月。应用立体定向放疗结合大剂量MTX、VM-26、Me-CCNU的多药化疗，效果好于常规放疗及化疗。本病应与恶性淋巴瘤中枢神经系统累及相鉴别，后者应以全身化疗为主，也可辅以中枢神经系统放疗。

第十四节 中枢神经细胞瘤

中枢神经细胞瘤(central neurocytoma)，又称中央神经细胞瘤，占颅内肿瘤的0.1%，是中枢神经系统中源自神经元的肿瘤，主要分布于侧脑室内、透明隔和胼胝体等部位，部分可长入第三脑室，引起导水管阻塞，发生梗阻性脑积水。其对放疗极为敏感有效，手术切除肿瘤的目的在于解除梗阻性脑积水。肿瘤全切或部分切除者，术后结合放疗，可使患者获得长期生存。照射剂量一般为40～60Gy。Yasargil报道，中枢神经细胞瘤用单纯手术全切者均在3年内复发，而结合术后放疗，多数患者可长期生存。

第十五节　脉络膜丛乳头状瘤

脉络膜丛乳头状瘤(choriopapilloma)起源于脑室脉络膜丛上皮细胞,与室管膜瘤具有相同的胚胎起源,占颅内肿瘤的0.4%～0.6%,占儿童脑瘤的2%～5%,较罕见。脉络膜丛乳头状瘤多见于脑室内,有沿脑脊液种植转移的趋势。

肿瘤80%～90%呈良性表现,生长缓慢,易于手术彻底切除,预后好。10%～20%属间变型,为恶性脉络膜丛乳头状瘤,多见于儿童侧脑室和成人第四脑室。由于肿瘤位于脑室内,随肿瘤增大可引起阻塞性脑积水和颅内高压症。

目前大多数良性脉络膜丛乳头状瘤可手术彻底切除治愈,不必予以术后放疗,但对切除不尽者应予肿瘤区局部放疗,而有外侵者则应按恶性脉络膜丛乳头状瘤处理。

恶性脉络膜丛乳头状瘤约60%可肉眼彻底切除,其5年生存率达40%～50%,手术切除程度是影响预后的主要因素,手术不彻底者须予放疗。恶性脉络膜丛乳头状瘤脑脊液细胞学阳性率为44%,应在尽可能多地切除肿瘤后,辅以全脑脊髓轴照射。对于有脑脊液播散的患者,更应予以全脑脊髓轴照射。恶性脉络膜丛乳头状瘤生长于缺乏血脑屏障保护的脑室脉络膜,血供丰富,对化疗具有一定敏感性。鉴于大野、高剂量放疗对儿童生长发育的严重影响,建议对3岁以下的幼儿,可先选择化疗(全身加鞘内)、延期放疗或化疗加瘤床局部放疗,但尚未得出最后结果。

脉络膜丛乳头状瘤与室管膜瘤同源,根据室管膜瘤的放疗经验,照射剂量应给予50～55Gy。

第十六节　脑垂体腺瘤

一、组织学分类

以往脑垂体腺瘤(pituitary adenoma)分类是根据光镜及苏木精-伊红染色附加PAS和橘黄G染色所证实的主要细胞的类型而定,有嫌色细胞瘤、嗜酸性细胞瘤、嗜碱性细胞瘤和混合细胞瘤。这种分类不能反映垂体瘤真正的生物学特点,已不适应现代临床要求。近年Racudot等提出的分类为:

(一) 分泌性腺瘤

1. 营养激素腺瘤　(1) 泌乳素(PRL)腺瘤;(2) 生长激素(GH)腺瘤。
2. 促激素性激素腺瘤　(1) 促肾上腺皮质激素(ACTH)腺瘤;(2) 促甲状腺激素(TSH)腺瘤;(3) 促性腺激素(GNH)腺瘤。

(二) 非分泌性腺瘤

二、治疗方法选择

随着显微神经外科的进展,目前多主张先手术后放疗,对于微腺瘤可采用经口鼻蝶窦或经额入路进行肿瘤切除术。对较大的肿瘤可进行部分切除、减压。因单纯手术的复发率高,部分切除不进行放疗者,复发率高达50%,肉眼全切不进行放疗复发率达21%;而部分切除加放疗复发率为10%,肉眼全切加放疗可无复发。因此有人认为不管病期早晚或肿瘤切除是否,术后均应进行放疗或单纯放疗为宜,也有人认为除视力严重损害需进行手术减压外,可将放疗作为首选。但高剂量的单纯放疗常可导致垂体功能低下,且疗效显示较慢。因肿瘤对视神经和视交叉的长期压迫所导致的损害及术后的视神经水肿在术后需有一段恢复期,故术后不宜立即放疗,应间隔1个月以上。

目前对脑垂体腺瘤治疗的疗效评价更为谨慎,其治愈标准为:(1)血浆内分泌激素的基础值恢复正常;(2)垂体分泌动力学恢复正常;(3)临床症状缓解;(4)垂体瘤的生长停止或萎缩、消退。但血浆内分泌激素水平下降缓慢,有时需待半年后才逐渐降至正常(约半数患者需2~4年)。

三、放射治疗技术

(一) 照射方法

以往多采用耳前两侧对穿小野照射,野大小为4cm×4cm~5cm×5cm。根据CT检查和手术所见肿瘤向鞍外发展者,应适当扩大照射野。近年,通过治疗计划比较各种治疗设计方案,选用前额正中及两侧耳前的三野照射,能使靶区剂量更为均匀,且减少了正常组织的受量。

(二) 辐射剂量

脑垂体腺瘤与辐射剂量有明显的效应关系,以往所用剂量偏低,近年逐渐提高。Grigsby等分析长期存活的94例,当辐射剂量从<30Gy增至50~54Gy时,其肿瘤控制率从28.6%增至94.1%。因此,脑垂体腺瘤的辐射剂量不应<50Gy。

四、疗效分析

脑垂体腺瘤无论单纯放疗,还是术后放疗,都有其重要的临床价值。张炳兴等报道,单纯放疗、单纯手术和术后放疗组的总有效率分别为86.5%、93.2%和96.5%。疗效评定包括视力、视野、临床症状、体征、内分泌功能及CT与激素测定等。Grigsby等报道术后放疗组的10年无瘤生存率达89.4%。放疗可使80%以上患者的血浆GH、ACTH、PRL恢复到正常水平,但对GNH、TSH的影响不大。因激素恢复需在治疗后几个月至几年,故治疗后需长期随访。

五、放射治疗并发症

脑垂体腺瘤放疗并发症较少见,但辐射剂量过大或多程放疗,有引起脑垂体及视神经损伤的可能。垂体功能损伤的主要表现为某种激素或多种激素的分泌不足,治疗主要是长期小剂量药物替代疗法。成人 GH 缺乏,无症状,可不予治疗;儿童 GH 缺乏,可用人 GH 治疗,每日每公斤体重 0.2～0.6 IU,分次肌肉注射,若有垂体其他内分泌激素的缺乏,可同时应用甲状腺素、肾上腺皮质激素等。放疗疗程中少数患者可出现头痛及视神经症状加重,可能为瘤体液化或出血所致,明确诊断后应立即手术处理。

第十七节 椎管内肿瘤

椎管内肿瘤分为髓内肿瘤、髓外硬脊膜下肿瘤及硬脊膜外肿瘤三大类。髓外肿瘤约占70%,主要为神经鞘膜瘤、脊膜瘤、皮样囊肿等,术后不需放疗,故以下重点介绍髓内肿瘤。

一、髓内肿瘤

髓内肿瘤(intramedullary neoplasm)多数为室管膜瘤、星形细胞瘤,少数为神经胶质母细胞瘤、少枝胶质细胞瘤、脊索瘤、畸胎瘤、脂肪瘤和血管瘤等。髓内肿瘤多呈浸润性生长,一般不能用手术全切除,手术切除肿瘤常易损伤脊髓组织,导致术后症状加重,严重者造成永久性致残甚至死亡,尤其是颈段髓内肿瘤直接切除往往会导致手术中呼吸停止,结果得不偿失,故有些医生采用保守的手术加术后放疗。显微外科手术使髓内肿瘤的切除率提升到60%左右,全切术后预后良好,也可不做放疗。

(一) 照射方法

髓内肿瘤多为高分化肿瘤,照射野一般仅针对肿瘤区,用背部窄条状单野照射。野宽4～6cm,野长超出肿瘤边缘2～3cm或延长1～2个椎体。对低分化的肿瘤及脑脊液细胞学阳性者可行全脊髓照射。

(二) 照射剂量

目前尚无统一的剂量标准,过去用 30～50 Gy,近年增至 45～55 Gy。辐射剂量与预后有一定的关系,<45 Gy肿瘤复发、死亡率高达 90%,>45 Gy降至 25%～30%。苏州大学附属第一医院用 32～60 Gy,治疗 8 例,长期存活的 4 例中有 3 例剂量达 52～60 Gy,无放疗后的不良反应。结果提示,高剂量照射能提高生存率,且不一定发生放射性脊髓病。

以往认为45 Gy/4.5～5 周是脊髓的放射耐受量,现认为50 Gy/25 次/5 周是安全的。常规分割照射时,放射性脊髓病的发生率极少。Linstadt 等用 45～54.7 Gy治疗 42 例,其中仅1 例发生放射性脊髓病。因此,脊髓肿瘤的辐射剂量不应低于50 Gy。

(三) 放疗疗效

以往对放疗的价值有所争议。现已证明,术后放疗能改善神经功能,提高生存质量和生存率。室管膜瘤术后放疗的5年生存率达70%~93%，星形细胞瘤达60%~91%，且多数为次全切除、单纯活检和去椎板减压术者。苏州大学附属第一医院治疗8例，除2例严重神经损害者未能恢复活动能力外，余6例均有好转，长期存活者能继续工作或上学。

二、髓外肿瘤

髓外肿瘤（extramedullary neoplasms）适应放疗的主要有转移性肿瘤、淋巴瘤及脉管源性肿瘤等。敏感性根据原发肿瘤的病理性质而定。辐射剂量限于脊髓的耐受量内。

复习思考题

1. 中枢神经系统肿瘤放疗的有利和不利条件。
2. 中枢神经系统肿瘤放疗敏感性排列。
3. 正常脑脊髓组织的放射反应分几种？处理原则分别有哪些？为什么应特别注意每次剂量不能过大？
4. 应行全脑脊髓轴照射的中枢神经系统肿瘤有几种？
5. 中枢神经系统肿瘤中有哪些良性肿瘤放疗有效？
6. 脑垂体腺瘤的分类、治疗方法选择和放疗技术。

参 考 文 献

[1] 殷蔚伯,谷铣之主编．肿瘤放射治疗学．第3版．北京：中国协和医科大学出版社,2002
[2] 潘宏铭,徐 农,耿宝琴主编．肿瘤内科诊治策略．上海：上海科学技术出版社,2002
[3] 黄 强,陈忠平,兰 青主编．胶质瘤．北京：中国科学技术出版社,2000
[4] 许昌韶主编．高等教育教材：肿瘤放射治疗学．北京：原子能出版社,1995
[5] 许昌韶,高耀明,黄 强,等．中枢神经系统神经胶质瘤57例放疗疗效分析．江苏医药,1980,(4):19~20
[6] 黄 强,杜子威,许昌韶,等．环己亚硝脲治疗脑胶质瘤的远期疗效分析．中华神经精神科杂志,1982,15(3):147~148
[7] 许昌韶,钱铭辉．中枢神经系统肿瘤的放射治疗．国外医学：肿瘤学分册,1980,(4):166~169
[8] 许昌韶,钱铭辉．中枢神经系统肿瘤放射治疗的新认识．国外医学：临床放射学分册,1986,(4):249~252
[9] 高耀明,许昌韶,姚德元,等．199例脑及脊髓肿瘤的放射治疗．肿瘤,1986,6:202~204
[10] 许昌韶,高耀明,姚德元,等．脑与脊髓肿瘤的单纯放射治疗．中国放射肿瘤学,1988,3:89~90
[11] 高耀明,许昌韶,姚德元,等．小脑星形细胞瘤的术后放射治疗．肿瘤防治研究,1997,24:375~376
[12] 李京生,杨明琪．视神经及视交叉胶质瘤．北京医学,1995,17:144~177
[13] 黄 荣,徐本华,谢海群,等．109例少突胶质细胞瘤的疗效及预后因素分析．中华放射肿瘤学杂志,2003,12:159~161

[14] 高耀明,许昌韶,惠国桢. 脑干肿瘤的术后放疗和单纯放疗的治疗价值. 中国肿瘤临床,1994,24:198
[15] 高耀明,惠国桢. 脑干肿瘤的治疗方法进展与预后因素分析. 肿瘤防治研究,1992,19:191~192
[16] 张秀荣,李 健,M Schlienger. 脑膜瘤的放射治疗. 中华放射肿瘤杂志,1996,5:160~163
[17] 冯耀卿. 松果体区肿瘤的放射治疗疗效 101 例分析. 中国放射肿瘤学,1991,5:74~77
[18] 王德昌,刘原昭,田丽红,等. 30 例原发性颅内生殖细胞瘤治疗的远期疗效. 中华放射肿瘤学杂志,2001,10:183~185
[19] 刘原照,刘明远,肖素华,等. 颅咽管瘤的预后因素分析. 中华放射肿瘤学杂志,1995,4:102~103
[20] 高耀明,许昌韶,姚德元,等. 小脑实体性血管母细胞瘤的术后放射治疗. 苏州医学院学报,1990,10:157
[21] 吕胜青,杨 辉,周 政,等. 松果体区中枢神经细胞瘤一例报告. 中国神经肿瘤杂志,2004,2(2):138~139
[22] 吕纪马,吴雪林,徐国镇. 脉络丛乳头状瘤术后放射治疗 4 例报告和文献复习. 中华放射肿瘤学杂志,1999,8(3):167~169
[23] 翟小明,许昌韶. 原发性中枢神经系统淋巴瘤的治疗. 国外医学:临床放射学分册,1999,(1):56~58
[24] 季永领,陆雪官,许昌韶,等. 原发性中枢神经系统淋巴瘤诊疗进展. 实用肿瘤杂志,2004,19(3):264
[25] 朱雅群,田 野,许昌韶. 成髓细胞瘤的放射治疗. 国外医学:临床放射学分册,1998,(6):374
[26] 张炳兴,张 纪,陈国雄,等. 垂体腺瘤的放射治疗及其长远效果——386 例分析. 中华肿瘤杂志,1990,12:63~65
[27] 高耀明,董天华. 脊髓肿瘤的放射治疗与脊髓耐受量的关系探讨. 苏州医学院学报,1993,13:27~28
[28] 高耀明,许昌韶. 脊髓髓内肿瘤的放射治疗. 肿瘤,1988,8:25~27
[29] 周菊英,涂 彧,俞志英,等. 脑胶质瘤细胞 SHG-44 的热、放射敏感性及 Fas/FasL 表达. 辐射研究与辐射工艺学报,2003,21(3):222~224
[30] 周菊英,涂 彧,俞志英,等. 加温对脑胶质瘤细胞 SHG-44 的放射增敏效应. 中华放射肿瘤学杂志,2003,12(4):275~276
[31] 楚建军,苏燎原,许昌韶,等. 脑胶质瘤 SHG-44 细胞动力学特征的实验研究. 徐州医学院学报,2002,22(6):494~497
[32] 楚建军,苏燎原,许昌韶,等. SHG-44 脑胶质瘤细胞辐射敏感性及筛选方法分析. 中华放射医学与防护杂志,2003,4:332~335
[33] 楚建军,苏燎原,许昌韶,等. 羟基丁酸对放射性脑损伤的保护作用. 中国航天医学杂志,2003,5(2):1~3

[34] 桥 虹,张丽珍,丁 谙,等.高分级胶质瘤术后放射治疗加后期同步化疗的前瞻性研究.中华放射肿瘤学杂志,2003,12:36~39

[35] Mada JS, Chowhan N, Tfayli A, et al. Therapy for patients with high grade astrocytoma using intraarterial chemotherapy and radiation therapy. Cancer, 2000, 88: 2350~2356

[36] Mercusgr RB, Million RR. The incidence of myelitis after irradiation of the cervical spinal cord. Int J Radiat Oncol Biol Phys, 1990, 19:3~8

[37] Shaw E, Arusell R, Scheithauer B, et al. Prospective randomized trial of lower-versus high-dose radiation therapy in adults with supraentorial lower-grade glioma:initial report of a North central cancer treatment group/radiation therapy oncology group/Eastern cooperative oncology group study. Journal of Clinical Oncology, 2002, 8: 2267~2276

[38] Paulino A, Wen B, Buatti J, et al. Intracranial ependymomas: an analysis of prognostic factors and patterns offailere. American Journal of Clinical Oncology, 2002, 56: 87~94

[39] Sun IM, Yeh SA, Wan CJ, et al. Postoperative radiation therapy for medull oblastoma-high recurrence rate in the subfrontal region. Journal of Neuro-Oncology, 2002, 58:77~85

[40] Konovalov AN, Pitsk helauri DI. Principles of treatment of the pineal region tumors. Surgical Neurology, 2003, 59:250~268

[41] York TE, Kaczarai A, Abi SD, et al. Sacral chordoma:40-year experience at a major cancer center. Neurosurgery, 1999, 44:79~80

[42] Sasaki R, Murakami M, Okamoto Y, et al. The efficacy of conventional radiation therapy in the management of pituitary adenoma. Int J Radiat Oncol Biol Phys, 2000, 47:1337~1345

[43] Freilich RJ, Fracp B, Deangelis LM. Primary central nervous system lymphoma. Neurologic Clinics, 1995, 13:901~914

[44] Linstadt DE, Wara WM, Leibel SA, et al. Postoperative radiotherapy of primary spinal cord tumors. Int J Radiat Oncol Biol Phys, 1989, 16:1397~1403

(高耀明)

第十六章 胸部肿瘤

第一节 食管癌

一、概述

食管癌(esophageal carcinoma)是我国常见的恶性肿瘤之一,发病范围分布很广,而且在华北、四川、福建与广东交界地区以及江苏等地有许多高发区,我国的病人数占全世界的一半以上,其导致的死亡数进入癌症死亡的前5位。食管癌的确切病因尚不清楚,其发生与所生活地区的生活条件、饮食习惯、存在强致癌物、缺乏一些抑制肿瘤生长的物质以及遗传易感性等因素有关。

食管是连接咽与胃的通道,上端在第6颈椎水平起自环状软骨下缘,下端在第11胸椎水平下止于胃的贲门,成人的食管长度在男性约为25～30 cm,女性约为23～28 cm。国际分段标准见图16-1所示,自食管入口至胸骨柄上缘为颈段,其下的胸段食管又分上、中、下3段,自胸骨柄上缘平面至气管分叉(隆突)平面为胸上段,气管分叉平面至贲门平面的中点以上为胸中段,以下为下段(包括腹段食管)。病变跨段时以病变中点在何段为准。

食管管壁由黏膜层、黏膜下层和肌层组成,它无浆膜层。癌细胞可沿黏膜扩展到管周全径,并向上、下浸润,穿过肌层易透过疏松的外膜侵入邻近器官,最终可引起食管穿孔、食管-气管瘘、食管-纵隔瘘等严重后果。其管壁有两组淋巴网(黏膜下层与肌间淋巴网)并互相沟通,淋巴输出管穿出食管壁,病变所在位置与转移淋巴结的部位有明显关系,食管及其周围相关淋巴结的解剖示意图见图16-2。国外学者根据手术后病理检查的结果,总结了上、中、下段肿瘤手术后所发现的不同部位转移淋巴结的百分比,其结论如图16-3所示。一般来说,颈段食管淋巴进入气管旁淋巴结、颈深淋巴结及锁骨上淋巴结;胸上段食管淋巴大部分进入颈段食

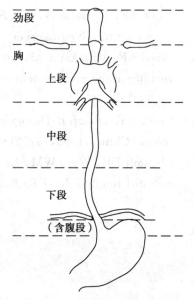

图 16-1　食管国际分段标准

管淋巴管所达的淋巴结中,一小部分向下进入食管中 1/3 的引流淋巴结;食管中段的淋巴引流到隆突下、支气管旁及心包纵隔淋巴结,同时可向上、下两方向引流;食管下段的淋巴引流大部分向下,进入贲门旁及胃左动脉旁淋巴结。上、中、下 3 组最终均可汇入到锁骨上淋巴结组。另外,有研究表明当 X 线片上食管病变长度<5cm 时,其淋巴结转移率在 50% 以下,而>5cm 者可达 80%~90%。晚期的血行转移主要发生在肝、肺、骨等处。

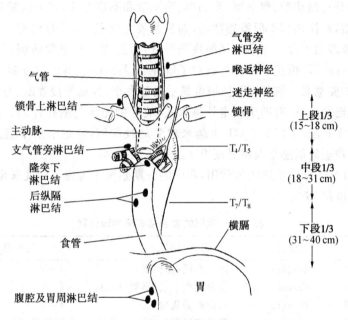

图 16-2　食管及其周围相关淋巴结的解剖示意图

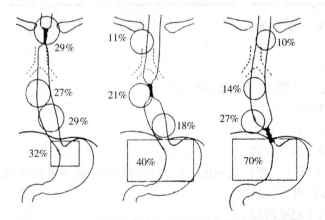

图 16-3　上、中、下段食管肿瘤不同部位转移淋巴结的百分比

二、临床特征与诊断

本病多见于中、老年男性患者,以进行性吞咽困难为特征,早期表现不典型,且轻微或时隐时现,可表现为胸骨后不适、进食痛、咽部及食管内有异物感、呃逆等。随后除了进食梗阻外,可出现呕吐、前胸后背部疼痛、体重减轻、呕血与黑便、声音嘶哑与呛咳、锁骨上淋巴结肿

大、恶液质等一系列晚期征象，其中胸部疼痛等常提示肿瘤的外侵。根据病史、体格检查、食管X线钡餐检查、食管细胞学（拉网）及食管镜检查，诊断大多可以确立。肿瘤的病理组织学分类90%以上为鳞状上皮癌，少数为腺癌、鳞腺癌、粘液表皮样癌、未分化癌及癌肉瘤等。

早期食管癌在X线钡餐检查时可无明显异常，而中晚期病例可出现黏膜的增粗、中断与破坏、管壁僵硬、钡剂滞留、蠕动消失、充盈缺损、溃疡、食管扭曲成角以及软组织影等一系列征象，由此可分为髓质型、蕈伞型、溃疡型、缩窄型和不定型等，其中以髓质型最多见，缩窄型对放疗较抗拒，而溃疡型不但敏感性差，而且易发生穿孔，治疗时要密切观察。食管黏膜的脱落细胞检查多用于食管癌高发区的现场普查，可发现一些早期病例。内镜检查与组织活检可以确定诊断。而内镜下超声检查对了解肿瘤侵犯深度、淋巴结分期、选择治疗方案以及判断预后有重要意义。胸部CT扫描可显示癌灶大小、肿瘤外侵程度、与邻近纵隔和器官的关系，判断淋巴结转移，有助于制定外科术式、放疗的靶区与治疗计划。正电子发射断层扫描（PET）以及更先进的PET/CT也越来越多地被应用，它把解剖学信息和功能性信息结合成像，使得检查的敏感度及特异度有了进一步的提高。

国际上以TNM分期系统较为常用，我国的分期系统中考虑了病变长度的情况，其具体内容见表16-1和表16-2。

表16-1 我国的食管癌临床病理分期

	分 期	病变长度	病变范围	转移情况
早期	0	不规则	限于黏膜（原位癌）	（—）
	Ⅰ	<3 cm	侵及黏膜下层（早期浸润）	（—）
中期	Ⅱ	3～5 cm	侵犯部分肌层	（—）
	Ⅲ	>5 cm	侵透肌层和外侵	局部淋巴结（＋）
晚期	Ⅳ	>5 cm	明显外侵	局部淋巴结或器官转移（＋）

UICC的TNM分期系统：

原发肿瘤（T）

T_{is} 原位癌。

T_1 肿瘤侵及粘膜、固有层或粘膜下层。

T_2 肿瘤侵及肌层。

T_3 肿瘤侵及食管外膜。

T_4 肿瘤侵及邻近器官。

淋巴结（N） 颈段食管癌的区域淋巴结包括颈部和锁骨上淋巴结，胸段食管癌的区域淋巴结包括纵隔和胃周淋巴结。

N_0 无区域淋巴结转移

N_1 有区域淋巴结转移

远处转移（M）

M_0 无转移

M_1 有转移 颈段食管癌胸内淋巴结转移为M_1，胸段食管癌锁骨上淋巴结转移为M_1。

表 16-2 UICC 的 TNM 分期与我国标准的对照

国际 TNM 分期				我国分期
0	T_{is}	N_0	M_0	0
Ⅰ	T_1	N_0	M_0	Ⅰ
Ⅱ	T_2	N_0	M_0	Ⅱ
	T_3	N_0	M_0	Ⅲ
Ⅱ	T_1	N_1	M_0	
	T_2	N_1	M_0	
Ⅲ	T_3	N_1	M_0	
	T_4	任何 N	M_0	Ⅳ
Ⅳ	任何 T	任何 N	M_1	

三、治疗原则与放射治疗

食管癌治疗方案的选择主要根据病变部位、临床分期和患者全身状况而定。手术是首选方法,若患者全身情况良好、有较好的心肺功能储备又无远处转移,应考虑手术治疗,特别是当颈段癌长度＜3 cm、胸上段癌长度＜4 cm、胸下段癌长度＜5 cm 时肿瘤被切除的概率较高。手术后 0 期患者的 5 年生存率可达 95％,Ⅰ期患者为 50％～80％。但大多数患者就诊时病变较晚,据不完全统计首诊者中 70％有淋巴结转移,30％伴远处转移,而仅有 25％患者病变长度＜5 cm。

虽然食管癌单纯放疗的疗效很不理想,世界各国数百例以上的回顾性分析显示,总的 5 年存活率均在 20％以下,2 年生存率在 30％～40％,但放疗的适应证宽,放疗可缓解 80％患者由肿瘤引起的梗阻症状。除了有食管穿孔、远处脏器转移、明显恶液质等患者外,大部分患者都可接受放疗,只是治疗的目的分别为根治性与姑息性。对于早期患者,特别是病变位于颈段及胸上段者,相反手术难度大且并发症发生率高,应考虑首选根治性放疗。胸中段病变,病变长度为 5 cm 或 7 cm 以内时,手术与放疗效果相似,两种均可选用。胸下段癌则以手术为首选。有些病例虽然病变偏长,但在积极对症、支持治疗和放疗疗程中对放射有良好反应的情况下,姑息性放疗可变为根治性放疗。手术与放疗的综合在临床上也被广泛采用,对于食管病变较长或外侵明显的病灶,可考虑行术前放疗,其目的是缩小肿瘤、降低癌细胞活力、提高手术切除率,但它对生存率的影响目前尚无定论,因此术前放疗没有作为常规。术后放疗主要适用于姑息切除术、吻合口镜下见有癌细胞、有转移淋巴结或大血管壁与邻近器官有残存的患者,术后预防性照射对 T_3、T_4 与 N_1 期者可能有益。

食管癌单纯化疗的有效率很低,常用的化疗药物有 5-Fu、DDP、MMC 等,目前对同期放、化疗研究较多,5-Fu、DDP 等不但发挥了细胞毒作用,而且还有放射增敏作用。

四、放射治疗的实施

(一) 定位与设野

由于食管位于胸廓内的中心位置,两侧被肺组织所包围,邻近周围的重要脏器有心脏、大血管、气管和脊髓。CT定位时患者要用可塑材料进行体位固定,作三维计划时在每层面勾画出靶区、脊髓、心脏与肺,身体轮廓与食管位置的变化是计划中面临的主要问题,有时为了保证正常组织的安全,难以进一步提高肿瘤剂量而影响了放疗疗效。临床上通常采用先大野照射,再缩野肿瘤局部加量的技术。根据食管钡餐和CT检查等结果,大野照射时包括食管癌病变的范围和纵隔、食管及气管旁淋巴结区,照射野宽一般为5～6cm,肿瘤外侵时再外放1.5～2.5cm,上、下界各超过病变3～5cm,全长一般为15cm,在模拟机下设计多野(3～4野)交叉照射,大野到45～50Gy时缩野照射。多用一前野加两后斜野,用挡铅块或使用多叶光栅使射束适形,非共面野和调强治疗可以使剂量分布达到更佳。腔内近距离放疗在食管癌的治疗中有较广泛的应用,不但可用于早期、小且表浅肿瘤的单纯放疗,局部晚期患者可达到缓解梗阻的姑息性减症目的,对根治剂量外照射后仍有肿瘤残留的患者,可作为推量补充照射。中段食管癌前野加两后斜野的剂量分布见图16-4,上段食管癌两前斜野的剂量分布见图16-5。

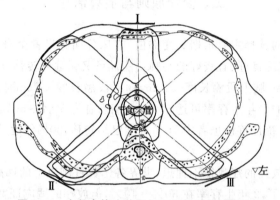

图16-4 中段食管癌前野加两后斜野的剂量分布

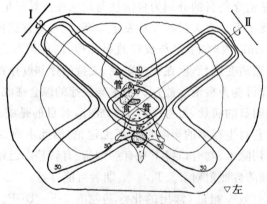

图16-5 上段食管癌两前斜野的剂量分布

(二) 照射剂量

常规分割条件下肿瘤的根治量应达到60～75Gy的水平,术后辅助性治疗为45～50Gy,术前放疗是20～40Gy。超分割与加速超分割治疗都可以被采用,但最佳的时间-剂量关系值得进一步探讨。食管癌病灶对射线的反应性是影响疗效的重要指标,因此在患者治疗结束时应予以X线钡餐复查,观察病变段食管的管壁柔韧性、黏膜及管腔的变化情况。

食管癌治疗后失败的主要原因是局部复发与肿瘤未控,占60%~85%,其次为远处转移、大出血、食管瘘等。

(三) 放疗副反应与损伤

放疗的副反应与损伤主要有放射性食管炎、气管黏膜反应、肺炎与脊髓损伤。在目前治疗条件下,除非患者对射线的敏感性过高,可保证脊髓不超过总的安全剂量。一般单次量<2Gy时,脊髓损伤是可以避免的。气管黏膜受到30~40Gy照射时有急性反应,主要表现为异物感与干咳。临床工作中应受到重视的是食管穿孔及出血的危险性,对已有肿瘤外侵征象和表现为溃疡的食管癌患者,在治疗前和治疗过程中都要予以密切观察和认真处理,照射剂量也应减少。根据RTOG和NCI制定的放射毒性反应标准,急性反应指发生于开始放疗后90d内的反应。食管受到照射后,患者可出现胸骨后烧灼感、吞咽困难伴吞咽疼痛,通常发生于开始放疗后2周,剂量相当于16~20Gy,其轻重程度不一,可持续到治疗结束后的1~2周。一般不需处理,必要时可用抗生素、激素、局麻和硫糖铝等药物,和(或)暂停放疗。其发生率及其严重程度与放疗的剂量、分割方式、受照体积和是否综合应用化疗等因素有关。对食管的放射性后期反应目前缺乏系统的研究,其原因是长期生存的患者不多,生存者仅有轻微的症状,主要表现为良性狭窄及由于肌肉和(或)神经损伤导致的吞咽困难,较少出现的并发症有假憩室发生和瘘管形成。

第二节 肺 癌

一、概 述

原发性支气管肺癌简称肺癌(carcinoma of the lung),系指起源于支气管黏膜和肺泡的癌肿,不包括转移性肺癌和气管癌。肺癌是世界范围内最为常见的恶性肿瘤之一,特别是近几十年来,在全世界范围内肺癌的发病率与死亡率呈明显的上升趋势,许多国家已占男性恶性肿瘤的首位,占女性的第2、3位。中国肿瘤防治办公室的报告是,我国肺癌的死亡率由20世纪70年代的7.09/10万上升到90年代初的17.54/10万,增加了近2.5倍,在国内城市地区其发病率和死亡率都占恶性肿瘤的首位。肺癌作为一个严重威胁人类健康的疾病之一,已经引起全球的广泛关注。有关专家指出,造成肺癌发病率持续上升的主要原因是不断加剧的环境污染,特别是大气污染和吸烟。

肺癌的发病率在40岁以后迅速上升,在70岁达高峰,70岁以后略有下降。在所有病例中,40岁以下的仅占10%左右,男女比例约为2:1。原发性肺癌主要分小细胞肺癌和非小细胞肺癌两大类,其中后者为多见,约占全部病例的80%。在非小细胞肺癌中,临床Ⅰ、Ⅱ期病例根治性手术后的5年生存率约为40%,但遗憾的是可手术病例仅占全部病例的20%~30%,而约40%的患者在确诊时就为局部晚期,另外约40%的患者确诊时已发现有远处转移,因此提高肺癌治疗疗效的关键还是早期发现、早期诊断和早期治疗。

二、应用解剖及病理学

肺位于胸腔内,左右各一,中间隔以纵隔,上方为高出锁骨侧端 1~3 cm 的肺尖,下面为位于膈肌之上的肺底。左肺被叶间裂分为上、下两叶,右肺被叶间裂分为上、中、下三叶。两肺的内侧面中间各有一肺门,是支气管、血管、淋巴管和神经出入肺的部位。肺门的位置在前方约对胸骨角下方水平,后方相当于第 4~6 胸椎棘突的高度,并位于背中线与肩胛骨脊柱缘连线之间。

右肺的淋巴引流是其上叶的前内部分引流至右气管旁淋巴结,特别是至奇静脉弓处的大淋巴结;上叶的后外侧部分、中叶及下叶的上部引流至右气管旁及气管支气管间淋巴结和隆突下淋巴结;下叶下部则直接引流到隆突下淋巴结。左肺上叶的上部引流至左气管旁淋巴结和前纵隔淋巴结;上叶的下部及下叶的上部、中部引流至前纵隔淋巴结、左气管旁淋巴结及隆突下淋巴结;下叶的下部至隆突下淋巴结,也可至对侧上纵隔淋巴。肺癌淋巴转移的主要几组淋巴结所在部位如图 16-6 所示。

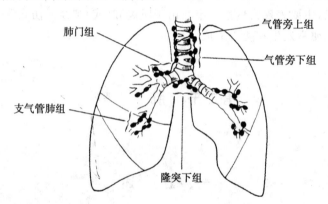

图 16-6　肺癌主要几组转移淋巴结所在部位

(一)肺癌的大体分型

1. **中央型**　较常见,约占所有肺癌的 60%~70%。肿瘤发生在管及叶支气管以上,位于肺门附近,又可分为管壁浸润型、管内外混合型、肺门肿块型等。

2. **周围型**　约占 30%~40%。发生在肺段或更小的支气管,位于肺野周围,又可分为结节型、团块型、空洞型等。

3. **弥漫型**　该型较少见,仅占 2%~5%。癌组织起源于末梢的肺组织,沿肺泡管及肺泡弥漫性生长,形成大小不等的多发性结节散布于多个肺叶内,难与转移癌相鉴别。

(二)病理组织分型

1998 年 7 月,国际肺癌研究协会与世界卫生组织(WHO)将肺癌按细胞类型分为 9 种组织学型态,具体为:鳞状细胞癌、小细胞癌、腺癌、大细胞癌、腺鳞癌、多型性肉瘤样或含肉瘤成分癌、类癌、唾液腺型癌与未分类癌。临床上以前四种最常见。

1. **鳞状细胞癌(鳞癌)**　在肺癌中最为常见(约占 50%),50 岁以上男性占多数,在中央型肺癌中多见,并有向腔内生长的倾向,早期即可发生肺不张或阻塞性肺炎。鳞癌生长速度较为缓慢,因而病程相对较长,通常先经淋巴转移,血行转移发生较晚。它对放疗、化疗较敏感。

2. **小细胞癌**（小细胞未分化癌，SCLC） 发病率比鳞癌低，发病年龄较轻，多见于男性，大多为中央型肺癌。癌细胞多为类圆形或菱形，胞浆少，类似小淋巴细胞，形如燕麦穗粒，故又称为燕麦细胞癌。小细胞癌细胞质内含有神经内分泌颗粒，可引起类癌综合征。小细胞癌恶性程度高，生长快，较早出现淋巴和血行广泛转移。对放疗和化疗也较敏感，但预后较差。

3. **腺癌** 发病年龄较小，女性相对多见。多数起源于较小的支气管上皮，倾向于管外生长，多为周围型肺癌。腺癌一般生长较慢，但有时在早期即发生血行转移，淋巴转移则较晚发生。

4. **大细胞癌** 此型肺癌甚为少见，约半数起源于大支气管。细胞大，胞浆丰富，胞核形态多样，排列不规则。大细胞癌分化程度低，但转移较小细胞未分化癌晚，手术切除机会较大。

上述四种常见病理类型肺癌的主要生物学特点见表16-3。由于小细胞肺癌（SCLC）与其他几种肿瘤在生物学行为、临床特征与治疗方案等方面均存在着较大的差异，临床工作中常把鳞癌和腺癌等肿瘤统称为非小细胞肺癌（NSCLC）。此外，一些肺癌患者同时存在不同类型的癌组织，如腺癌内有鳞癌组织，鳞癌内有腺癌组织或鳞癌与小细胞癌并存，称为混合型肺癌。

表 16-3 不同病理类型肺癌的生物学与临床特点

病理类型	好发部位	生长速度	原发肿块	肺内蔓延	远处转移	肺外表现
鳞癌	中央型	较慢	+++	++	+	++
腺癌	周围型	较慢	+	+	+++	+
大细胞癌	周围型	中等	+++	++	+	+
小细胞癌	中央型	较快	++	++	+++	+++

注：+少见，++常见，+++多见

三、肿瘤侵袭与转移的特点

（一）直接蔓延

肺癌常直接破坏、侵入邻近支气管及邻近的组织，产生相应的症状。如阻塞或压迫气管和食管，可发生呼吸困难和吞咽梗阻感；侵犯胸膜或心包可产生胸水和心包积液；侵犯或压迫上腔静脉可造成上腔静脉压迫征；侵犯胸壁可引起肋骨破坏和局部软组织肿块；侵犯喉返神经、膈神经、迷走神经和颈交感神经丛可分别出现声嘶、横膈麻痹、心率加速和 Horner 综合征等。

（二）淋巴转移

图 16-6 中所示为主要的转移淋巴结群，肺癌沿淋巴道常依次转移至同侧肺门淋巴结、隆突下淋巴结、纵隔淋巴结、锁骨上淋巴结，最终血行转移。隆突下淋巴结转移后就形成双侧纵隔的交叉转移。右肺上叶的淋巴较少引流到隆突下淋巴结，一般直接引入右纵隔并向右锁骨上转移，左上叶的淋巴也可直接到纵隔淋巴结向左锁骨上转移。纵隔淋巴结包括气管旁、气管支气管、奇静脉（右）、主动脉弓上和弓下（左）、气管后、前纵隔等淋巴结，也可发生

交叉或"越站"转移。胸膜受累可转移到腋下,下叶肿瘤可向肺下静脉、气管旁和腹主动脉旁转移,横膈受累更易引起膈下转移。

临床资料的统计表明,首诊患者中有同侧肺门和隆突下淋巴结转移的约占75%,周围型和中央型鳞、腺癌的纵隔淋巴结转移率分别为25%～50%和60%～70%,而小细胞未分化癌纵隔转移率在90%以上,腹部淋巴结转移在50%以上。不同原发部位的肺癌,其纵隔淋巴结的转移情况也存在较大区别,详见表16-4。

表16-4　不同原发部位肿瘤的纵隔淋巴结转移率(%)

原发部位	同侧上纵隔	对侧上纵隔	隆突下
左肺上叶	60	21	18
左肺下叶	40	35	24
右肺上叶	81	79	11
右肺中叶	41	26	33
右肺下叶	56	6	37

(三)血行转移

由于肺的活动量大,使肿瘤压力变化大,同时肺癌本身易侵犯血管,故易造成血行转移。常见的转移器官有肝、肾上腺、骨、脑、肾、胰、肺和软组织等。此外,胃肠道、脾及甲状腺等处也可发生转移。由于胸部有奇静脉系统和椎静脉直接沟通,肺癌的脑转移发生率远较其他癌为高。

(四)种植性转移

肺癌在手术、针刺活检时也有可能引起种植性转移,肺癌侵及脏层胸膜后可直接播散到胸腔内。

四、临床特征、诊断与分期

(一)临床表现

肺癌开始时发病隐匿,一旦出现明显的症状时,往往已为晚期病例,而且肺癌的症状有多种多样,缺乏特征性,因此亦常常导致误诊。肺癌的症状和体征取决于原发病灶和转移灶的情况,一般症状应该是从无到有,从轻到重,但也时有反复。肺癌的症状可分为肺内症状和肺外症状两大类。

1. 肺内症状　主要有咳嗽、咯血、胸痛、发热、胸闷与气急等。

2. 肺外症状　主要有声嘶呛咳、进食梗阻、上腔静脉压迫征、Horner综合征等,肿瘤转移至脑、肝、骨、肾上腺等处出现相应的症状,以及如肥大性肺性骨关节病、男性乳房发育、神经肌肉综合征、高钙血症等副癌综合征。

(二)影像学检查

由于起病多隐匿,临床上难以早期发现,对于40岁以上的患者,特别是有长期吸烟史的男性患者,出现相应的临床表现时应予以认真检查,并与肺良性疾病进行鉴别。诊断与分期的常用检查方法及其价值如下:

1. 胸部X线检查　是肺癌诊断最基本和最常用的手段之一,它能客观地表现出肺部病变的部位、大小、形态以及与周围组织器官的关系,并便于治疗后评价疗效、跟踪随访。

2. CT检查 能对胸部平片的可疑病灶作出鉴别诊断,同时能更准确地评价肺外受侵情况和淋巴结转移情况,因此CT对临床分期比胸部平片更为准确,在制定治疗计划时显得尤为重要。据报道,增强CT检查中对纵隔内直径>1.0cm肿大淋巴结的诊断敏感性为79%,特异性为78%。

3. MRI检查 对鉴别肺门及纵隔区的血管或是淋巴结有帮助,对观察肿瘤(特别是肺尖部)是否有外侵有帮助。

4. SPECT与PET检查 提高了肺部原发病灶及纵隔转移淋巴结诊断的敏感性,并可以同时发现多处的转移灶。

5. 超声检查 对诊断有无肝、肾、肾上腺转移及腹膜后、锁骨上淋巴结转移有肯定的临床意义,也用于检查有无胸水和胸水的定位。

(三) 病理学检查

影像学检查只能作出肺癌的临床诊断,确定肺癌的诊断需要通过组织病理或细胞学检查。尤其通过病理检查确定病理分型从而指导治疗显得尤为重要。临床上获取病理标本的方法主要有以下几种:

1. 痰细胞学检查 方法简便,但阳性率较低,需反复多次检查。一般认为中央型肺癌的检出率高于周围型肺癌。小细胞肺癌的细胞学诊断与病理组织学诊断的符合率最高,其次为鳞癌,腺癌最低。

2. 支气管镜检查 操作方便,患者痛苦较少,可直观地观察病变的范围,并可取活检或刷检,阳性率高。

3. 经皮细针穿刺活检 对可疑的周边病灶比支气管镜检查更为可靠,通常在X线透视和CT指引下进行。

4. 纵隔镜检查 是一种对于纵隔转移淋巴结进行评价和取活检的外科手段。患者需在全麻下运用纵隔镜通过胸骨上切口达气管前、气管旁和隆突下淋巴结,或通过左侧胸骨旁切口达主动脉肺区。

5. 胸腔镜检查 是对那些可能适合根治性手术或放疗,但伴有可疑胸膜播散或恶性胸水的患者进行诊断的手段。

6. 开胸活检 是损伤最大的检查方法,主要在其他方法无法确诊的情况下采用,有时也是必要的。

(四) 肿瘤标记物

肿瘤标记物检查在肺癌中最多,其中包括蛋白质、内分泌物质、酶、肽类和各种抗原物质,如CEA、CA-50、CA-125、CA-199、NSE、LDH-3等,但因均缺乏特异性,只能作为临床诊断和随访的参考指标。

(五) 临床分期

非小细胞肺癌目前临床上采用美国联合癌症分类委员会(AJCC)和国际抗癌联盟(UICC)2002年制定的TNM分期方法,其内容见表16-5和表16-6。

表 16-5　肺癌的 TNM 分期

原发肿瘤（T）

T_x　　原发肿瘤不能评价：痰、支气管冲洗液找到癌细胞，但影像学或支气管镜没有可视肿瘤

T_0　　没有原发肿瘤的证据

T_{is}　　原位癌

T_1　　肿瘤最大径≤3cm，周围为肺或脏层胸膜所包绕，镜下肿瘤没有累及叶支气管及以上（即没有累及主支气管）

T_2　　肿瘤大小或范围符合以下任何一点：
　　　　肿瘤最大径＞3cm
　　　　累及主支气管，但距隆突≥2cm
　　　　累及脏层胸膜
　　　　扩展到肺门的肺不张或阻塞性肺炎，但不累及全肺

T_3　　任何大小的肿瘤已直接侵犯下述结构之一者，胸壁（上沟癌）、膈肌、纵隔、胸膜、心包，肿瘤位于距隆突 2cm 以内的主支气管但尚未累及隆突；全肺的肺不张或阻塞性炎症

T_4　　任何大小的肿瘤已直接侵犯下述结构之一者，纵隔、心脏、大血管、气管、椎体、隆突；恶性胸腔积液或恶性心包积液；原发肿瘤同一叶内出现单个或多个卫星结节

区域淋巴结（N）

N_x　　区域淋巴结不能评价

N_0　　没有区域淋巴结转移

N_1　　转移至同侧支气管周围淋巴结和（或）同侧肺门淋巴结，和原发肿瘤直接侵及肺内淋巴结

N_2　　转移至同侧纵隔和（或）隆突下淋巴结

N_3　　转移至对侧纵隔、对侧肺门淋巴结、同侧或对侧斜角肌或锁骨上淋巴结

远处转移（M）

M_x　　远处转移不能评价

M_0　　无远处转移

M_1　　有远处转移

注：任何大小的不常见的局限于支气管的表浅肿瘤，即使累及主支气管，也定度为 T_1；大部分肺癌患者的胸腔积液是由肿瘤所引起的，但如果胸水的多次细胞学检查未能找到癌细胞，胸水又是非血性和非渗出性的，临床判断该胸水与肿瘤无关，这种类型的胸水不影响分类；同侧非原发肿瘤所在叶的其他肺叶出现转移性结节定义为 M_1，在原发肿瘤所在的叶内出现癌性卫星结节定义为 T_4，在其他叶出现的癌性结节包括粟粒病灶定义为 M_1；心包积液的定义原则等同于胸腔积液。

表 16-6　TNM 与临床分期的关系

隐性癌	T_x, N_0, M_0	Ⅲ$_a$ 期	T_1, N_2, M_0
0 期	T_{is}, 原位癌		T_2, N_2, M_0
Ⅰ$_a$ 期	T_1, N_0, M_0		T_3, N_1, M_0
Ⅰ$_b$ 期	T_2, N_0, M_0		T_3, N_2, M_0
Ⅱ$_a$ 期	T_1, N_1, M_0	Ⅲ$_b$ 期	T_4, 任何 N, M_0
Ⅱ$_b$ 期	T_2, N_1, M_0		任何 T, N_3, M_0
	T_3, N_0, M_0	Ⅳ期	任何 T, 任何 N, M_1

TNM 分期法也可适用于小细胞肺癌，但由于小细胞肺癌进展迅速，就诊时病变往往已

较广泛，TNM 的各亚组很难适用且缺乏实际意义。因此，小细胞肺癌的分期多参照国际肺癌研究会（LASLC）1989 年的局限期与广泛期的分期标准，其具体内容如下：

局限期：病变仅限于一侧胸腔，有或无同侧肺门、同侧纵隔、同侧锁骨上淋巴结转移，可合并少量胸腔积液、轻度上腔静脉压迫综合征。

广泛期：凡是病变超出局限期者，均列入广泛期。

五、治 疗 原 则

肺癌必须采用综合性治疗的原则及其疗效目前已得到了公认。在对每一例肺癌患者选择治疗模式时，需要考虑的主要因素有肿瘤的病理类型、临床分期和患者的身体状况。一般而言，小细胞肺癌有易播散的特性，在选择局部手术或加放疗以控制局部病灶的同时，全身化疗的作用也很重要；而非小细胞肺癌则应尽可能争取早期手术治疗，以后再设法控制残存或播散的病灶。在治疗的同时还应积极提高患者的机体免疫力，巩固疗效。通过综合治疗，早期患者可提高治愈率和生活质量，中期患者则也有部分可以治愈并能延长生存期，晚期患者则达到改善生活质量的目的。

（一）非小细胞肺癌的治疗原则

Ⅰ、Ⅱ期患者应首选手术治疗，以选择肺叶切除较为合适；区段切除或楔形切除虽然风险相对较小，但复发率高；对淋巴结有转移的患者仍可做根治性手术。由于本期患者术后常有局部复发和远处转移，应考虑术后的辅助性治疗。术后放疗虽然可以降低肿瘤的局部和区域复发率，但几乎所有的随机性研究均表明患者的生存率未得到提高。因此，目前的处理是：对于已行根治性全切的患者不再给予术后放疗；对未能全切除的患者，术后放疗的作用是肯定的，但必须选择合适的照射技术和照射剂量，尽可能保护残留的肺组织；术后以顺铂为基础的化疗能略为改善总的生存率。

对于Ⅲ期患者是否选择手术治疗和选择何种手术方式目前有较多的争议，肺功能较好的 T_3 患者，可以考虑做全肺切除术，但预后受 N 期别的限制；T_4 患者则很少进行手术治疗，术前化疗、术前放疗加化疗的研究正在进行之中。

Ⅳ期患者以全身化疗为主，辅以局部姑息性放疗加扶正支持治疗。

（二）小细胞肺癌的治疗原则

小细胞肺癌以综合治疗为主，放疗和化疗有较好的近期疗效，有效率在 80% 左右，但远期疗效很差。目前对小细胞肺癌的治疗仍然处在不断积累经验的过程中，对局限期患者首选化疗加放疗和（或）手术切除。对广泛期患者则以化疗为主加局部放疗。

（三）外科治疗的方式

肺癌的治疗以手术治疗为主。手术治疗的原则是最大限度地切除肿瘤及其转移病灶，最大限度地保留患者有正常功能的组织和器官。目前肺癌常用的手术方式有以下几种：

1. **肺叶切除术** 它是目前的标准术式，临床应用最为普遍，适用于周围型肺癌和累及段支气管口及部分叶支气管口的中央型肺癌。

2. **全肺切除术** 仅适用于中央型肺癌累及左右主支气管的下端和跨上下两叶的病变，或肿瘤累及肺动脉总干的患者。

3. **肺部分切除术** 包括肺楔型切除和肺段切除术。主要适用于肺功能较差、不能耐受较大范围手术的周围型肺癌患者。

4. 肺叶袖状切除　主要适用于病变位于叶支气管开口处或累及支气管下端,而管外基本正常的患者。单纯肺叶切除难于保证切缘干净,而采用支气管袖状切除术,既保证了切缘干净,又避免了全肺切除所带来的一系列危害。

5. 胸腔镜肺切除术　该技术具有创伤小、恢复快的优点。但技术要求高,目前临床上尚未广泛应用。

(四) 内科化疗

由于肺癌在诊断时就有约 2/3 的患者已没有手术指征,1/2 的患者已有临床或潜在的转移,因此内科化疗在肺癌的综合治疗中占据了重要的地位。对肺癌有效的抗癌药物很多,尤其是近几年来随着新药的不断涌现,化疗对肺癌疗效的提高发挥了很大的作用。小细胞肺癌的常用化疗方案有 CE 方案(CBP 与 VP-16)、CAP 方案(CTX、ADM 和 DDP)、VIP 方案(VP-16、IFO 和 DDP)等,非小细胞肺癌的常用化疗方案有 PE 方案(CDDP 与 VP-16)、NP 方案(NVB 与 DDP)、MVP 方案(MMC、VDS 加 DDP)等,两者都有一些二线、三线的方案可供选择。

(五) 肺上沟瘤的治疗

肺上沟瘤是非小细胞肺癌中一个独特的临床亚型,在原发性肺癌中大约占 3%。它是指发生在肺上沟区的支气管源性肿瘤,肺上沟是锁骨下动脉跨跃肺尖部形成的凹陷。临床上诊断该肿瘤不仅要在肺尖部发现肿瘤,同时还必须伴有胸壁的侵犯,并由此导致疼痛和(或)神经功能紊乱的症状。此外,它还可能侵犯胸壁肌肉、肋骨、胸椎椎体、锁骨下血管、臂丛神经的下端以及交感神经链的上干末端,包括星状神经节等。肿瘤侵犯臂丛神经可导致 Pancoast 综合征,临床表现为肩、手疼痛并沿手臂放射,同时伴上肢无力以及肌肉萎缩等。侵犯星状神经节可导致 Horner 综合征。术前放疗加手术切除是其经典的治疗方法,对切缘阳性的患者还加术后放疗。近 10 年以来,同期放、化疗后加手术及术后巩固性化疗的应用取得了较好的效果,不但患者有较好的耐受性,并发症发生率在可接受的范围,而且手术切除率和肿瘤的病理反应率、患者生存率均得到了提高。

六、放射治疗的作用与方法

(一) 放疗的作用

1. 早期非小细胞肺癌的根治性放疗

虽然 I、II 期患者手术治疗的 5 年生存率分别为 50%~70% 和 45%~60%,但部分早期患者因心肺功能差、合并其他内科疾病或患者体弱不能耐受手术治疗,也有患者拒绝手术治疗,此时放疗是一种有效的手段。国内外回顾性分析的结果表明根治性放疗可使部分患者获得长期生存。

2. 非小细胞肺癌的术后放疗

非小细胞肺癌就诊时仅有约 20% 的患者能行根治性手术,并且手术切除的患者中,失败的原因主要是局部复发和(或)远处转移。为提高局部控制率和生存率,术后放疗过去被广泛应用于 N_1(II 期)和 N_2(III A 期)的患者,但随着临床经验的积累,目前认为术后放疗主要应用于术后有肿瘤残存以及 N_2 或 $T_{3~4}N_1$ 的患者。放疗时应明确治疗体积、优化剂量分布、降低正常肺和心脏的受照射体积和剂量,总剂量<60Gy,在与化疗联合应用时要注意毒性的加强。

3. 局部晚期非小细胞肺癌的放疗

放疗在以往被认为是该期的标准治疗方案,能够提高患者的生存率并对大部分患者起到姑息治疗的作用。近年来的研究显示化疗合并放疗能够进一步提高疗效。放疗与化疗的综合有序贯化、放疗和同期放、化疗两种。前者的优点是化疗可以同时作用于大体肿瘤与亚临床转移病灶,并指导放疗与放疗后化疗方案的选择。后者是近年来的方向,结果显示其局部控制率和生存率均优于单纯放疗。

4. 局限期小细胞肺癌的放疗

小细胞肺癌由于恶性度高、生长快、远处转移率高、对化疗敏感,故全身化疗是其主要的治疗手段,但由于胸部照射能够提高局部控制率和生存率,目前已成为综合治疗的重要一环。

(二) 放疗的方法

1. 根治性放疗

当肿瘤局限于一侧胸腔或锁骨上淋巴结、同一照射野能包入全部肿瘤者可行根治性放疗。另外,术后复发肿瘤较局限时也可行根治性放疗。肿瘤处在不同部位时,常用照射野范围见图 16-7 所示。当照射剂量达到 40~50Gy 时要复查胸片或 CT,调整放疗计划,也可采用三维适形放疗。大野前后对穿与缩野照射的两维照射剂量分布见图 16-8 和图 16-9。对 $T_{1\sim3}N_0M_0$ 的患者,靶区包入临床病灶并外放 1~2cm,不一定预防性照射淋巴引流区。$T_{1\sim4}N_{1\sim3}M_0$ 的患者,靶区应包括原发病灶及肺门或纵隔转移淋巴结以及其他受侵的组织和器官,考虑到器官的运动,建议横向直径外放 1cm,纵向径外放 1.5~2cm。肿瘤的照射总剂量在常规分割条件下为 60~70Gy。

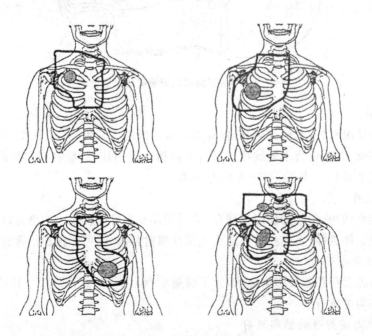

图 16-7 不同部位肺癌常用照射野范围

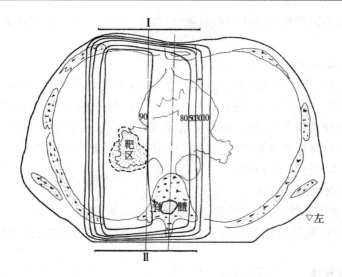

图16-8 肺癌大野前后对穿的剂量分布

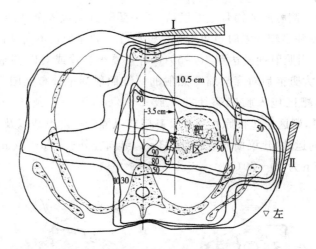

图16-9 中央型肺癌缩野照射的剂量分布

2. 术前放疗

患者一般情况较好,无远处转移,但局部病变浸润范围较大,可以手术,但手术难度较大的患者和肺尖癌患者,应行术前放疗。照射野包括原发病灶、同侧肺门和纵隔淋巴引流区。照射剂量一般为40Gy。放疗后2~4周内手术。

3. 术后放疗

手术未能全切肿瘤、术后病理有残存、术后局部复发可能性较大的患者,应行术后放疗。照射方法同根治性放疗,手术残端一定要包括在照射野内,尽可能保护正常的肺组织。

4. 姑息性放疗

晚期肺癌患者存在各种临床症状,为了缓解症状,可行姑息性放疗。其适应证广,只要全身状况允许均可施行。

5. 预防性与治疗性的脑部照射

肺癌患者的脑转移率很高,不但预防性全脑照射有减少与推迟脑转移的作用,对局限期的小细胞肺癌患者在诱导治疗后达到 CR 或接近 CR 后可给予脑预防性照射，而且对已发生脑转移的患者，全脑放疗与目前已有的其他治疗方法相比，是有效率较高、治疗方法简单、副作用较少的首选方案。一般采用全脑照射 30~40 Gy。

6. 三维适形放疗及近距离腔内放疗

三维适形放疗与近距离腔内放疗的目的均为提高肿瘤区剂量，同时降低周围正常组织受量。近距离腔内放疗主要用于姑息性治疗的患者，其治疗时间短、缓解气道阻塞症状见效较快，其示意图见图 16-10。三维适形放疗可提高靶区的精确性与均匀性，并减少周围正常组织的剂量，该技术成为发展的主要方向，适应于病变较局限、估计有较长生存时间和治疗后局部复发的患者。

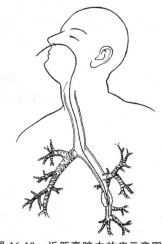

图 16-10　近距离腔内放疗示意图

七、肺的放射性反应与损伤

急性放射性肺炎是肺癌放疗较多见而且危害较大的并发症。肺照射 20 Gy 后即可以产生永久性损伤，30~40 Gy 后所照射的肺呈现急性渗出性炎症，病理检查可见血管壁增厚、内皮细胞肿胀、纤维栓子形成、肺泡间隔水肿、胶原纤维肿胀等改变。受照射过程中，若出现咳嗽、咳痰、发热、胸痛、气短等症状，查体发现啰音，X 线片显示和照射野一致的肺炎改变，即为急性放射性肺炎。若不产生相应的临床表现，照射结束后病理改变逐渐吸收、消散，缓慢形成不同程度的进行性血管硬化及肺实质的纤维变，即为放射性肺纤维化。肺纤维化多发生于照射后 6 个月左右，逐渐加重，到 1 年时达到稳定。放射性肺炎的形成与受照射面积的关系最大，与剂量和分割有关，与机体的个体差异、有无慢性肺疾病等也有关，联合应用抗癌药物可促使肺炎的发生。放射性肺炎的治疗主要以足量肾上腺皮质激素加抗生素等为主，预防其发生是关键。

肺癌放疗时其他主要的副反应有食管炎、心脏损伤和脊髓损伤等，其发病机制、临床表现与治疗可参阅本书其他章节。

第三节　纵隔肿瘤

一、概　述

纵隔作为一个腔隙，前为胸骨，后为胸椎，两侧为纵隔胸膜，上连颈部，下止膈肌。纵隔内有心脏、大血管、食管、气管、神经、胸腺、胸导管、丰富的淋巴和结缔组织。纵隔的分区有多种描述，比较简单的划区法是：以胸骨角与第 4 胸椎下缘的水平连线为界，把纵隔分成上、下两部，在气管、心包前面的间隙为前纵隔，在气管、心包后方的间隙称为后纵隔，当中部分为中纵隔。进行解剖分区的临床意义是可以综合其他因素来决定病变的病理性质，纵隔解剖分区的情况见图 16-11 所示。

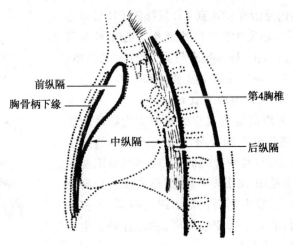

图 16-11 纵隔解剖分区法

由于纵隔内组织器官较多,且来源复杂,所以该区域肿瘤种类繁多,原发性与转移性都有,原发性肿瘤中以良性多见,但也有相当一部分为恶性。有作者将纵隔各区中常见肿瘤进行了分类,其结果见图 16-12 和表 16-7。

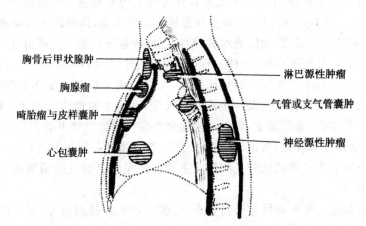

图 16-12 纵隔肿瘤的好发部位

表 16-7 纵隔各区的解剖结构和肿瘤分类

上纵隔	前纵隔	中纵隔	后纵隔
解剖结构			
横向主动脉、大血管、胸腺、淋巴结	升主动脉、腔静脉、胸腺	心脏、心包、气管、肺血管、淋巴结	交感神经链、迷走神经、食管、胸导管、降主动脉、淋巴结
相关常见肿瘤			
淋巴瘤	淋巴瘤、畸胎瘤	淋巴瘤、结节病	神经源性肿瘤
甲状腺肿瘤	胸腺肿瘤	心包肿瘤	淋巴瘤
胸腺肿瘤	生殖细胞肿瘤	血管瘤	食管肿瘤
甲状旁腺肿瘤	副节细胞癌	气管肿瘤	甲状腺肿瘤
气管圆状瘤	甲状腺肿瘤		脊柱肿瘤
支气管囊肿			

胸腺瘤在纵隔肿瘤中最为常见,约占 10%～20%,其相关内容在下文专门论述。另外常见肿瘤如胸内甲状腺肿瘤、恶性淋巴瘤、纵隔型肺癌、纵隔生殖细胞瘤、气管肿瘤等,虽然在临床工作中也很重要,但其相应内容要阅读其他书籍。

其他较常见的肿瘤有:(1)神经源性肿瘤:多起源于交感神经,大多位于后纵隔脊柱旁。一般无明显症状,长大后压迫神经干或恶变侵蚀时可发生疼痛。其中恶性的有神经母细胞瘤及节细胞神经母细胞瘤,良性的有神经节细胞瘤。(2)起源于外周神经的神经鞘瘤和神经纤维瘤。(3)畸胎瘤与皮样囊肿:多位于前纵隔,接近于心底部的心脏大血管前方,根据来源可分成表皮样囊肿、皮样囊肿和畸胎瘤3种。10%的畸胎类瘤为恶性。(4)纵隔囊肿:较常见的有支气管囊肿、食管囊肿和心包囊肿,均属良性,多呈圆形或椭圆形,壁薄,边缘界限清楚。

二、诊断与治疗

一般而言,纵隔肿瘤的症状与体征取决于肿瘤的大小、部位、生长方向和速度、质地、性质等。良性肿瘤由于生长缓慢,向胸腔方向生长,可生长到相当大的程度尚无症状或很轻微。相反,恶性肿瘤侵蚀程度高,进展迅速,故肿瘤较小时已经出现症状。常见症状有胸痛、胸闷、刺激或压迫呼吸系统、神经系统、大血管、食管的症状。较特异性的临床表现主要与神经系统、呼吸系统、大血管和食管的压迫有关。除了临床表现、肿瘤生长部位对诊断有重要参考意义外,一些检查将有助于诊断与鉴别诊断,这些手段包括胸部影像学检查(X线透视、正侧位胸片、断层摄片、CT、MRI和超声等)、放射性核素扫描、肿大淋巴结活检、内窥镜(气管镜、食管镜、纵隔镜等)。

绝大多数原发性纵隔肿瘤只要无明显禁忌证,即使是良性肿瘤或囊肿,由于会逐渐长大,压迫毗邻器官,甚至恶变或继发感染,均应进行开胸探查,力争完整切除肿瘤。对不能完整切除或无法切除者则应标记肿瘤范围,以便术后可根据病理性质进行放疗和(或)化疗。

放疗分单纯放疗和与手术综合治疗两大类,单纯放疗又根据患者和肿瘤两方面的情况分为诊断性放疗、姑息性放疗和根治性放疗。(1)诊断性放疗不应轻易使用,因为一些肿瘤对放射线不敏感,放疗后可能会造成诊断不清。诊断性放疗主要用于经临床仔细检查未能取得病理证实、而患者压迫症状明显需要急诊减轻症状者,一般常用于前、中纵隔的巨大肿瘤。放疗剂量为 10～20 Gy/1～2 周,应注意对患者至少每周透视1～2次以观察肿瘤对放射线的反应性。(2)根治性放疗主要用于淋巴类肿瘤、不宜手术的患者、对射线敏感性较高的生殖细胞瘤等。应在CT扫描的基础上,通过TPS作治疗计划,一般采用多野等中心照射。总剂量根据不同病理类型和放疗敏感性而定,根据肿瘤退缩情况及时缩野。(3)姑息性放疗主要用于晚期患者,其目的是缓解压迫症状,肿瘤区剂量一般为 20～40 Gy。(4)与手术综合的放疗又分为术前和术后放疗两种,但术前放疗不常用,对估计手术切除有困难的患者,为提高手术切除率可使用。而大多数纵隔的非良性肿瘤均需接受术后放疗,尤其是术后肿瘤有残存者,一般在术后两周开始,剂量根据不同病理类型而定。

三、胸腺瘤

胸腺瘤(thymoma)早期无症状,40～50岁为好发年龄,就诊时一般多已有胸前不适、胸痛、咳嗽和运动后心悸、气急等症状。影像学诊断常可见前上纵隔椭圆形、分叶状块影,其密度较均匀、边缘清楚。本病约15%～50%合并有重症肌无力,而重症肌无力患者中约50%～70%为胸腺不正常,15%～50%为胸腺瘤。

典型的胸腺瘤是指起源于正常胸腺的上皮样细胞,淋巴瘤、类癌、生殖细胞瘤也可以发生在胸腺内。其病理类型分为上皮细胞型(约占25%)、淋巴细胞型(占30%)和混合型(占40%)。只有包膜完整的肿瘤才称为良性,而细胞学形态虽为良性,但包膜不完整、生物学行为具有浸润性的称为浸润型胸腺瘤,具有潜在恶性,易浸润附近组织器官。而细胞学形态为癌时,称为胸腺癌。

手术是首选的治疗方法,手术时应将胸腺与周围脂肪整块切除,这样可减少肿瘤和重症肌无力复发的可能性,不能完全切除者除病理活检外,要作好标记以便放疗定位。浸润型即使已完整切除,术后仍应给予根治性放疗。非浸润型根治性手术后应密切随访,一旦复发,应再次手术加根治性放疗,已有胸内外转移与手术无法切除者,应放疗加化疗。化疗常采用DDP、CBP、ADM、CTX、类固醇激素等的联合治疗方案。

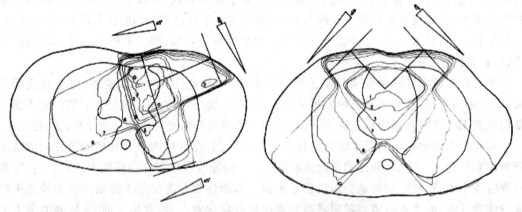

图 16-13　胸腺瘤术后放疗的剂量分布

对于手术后的胸腺瘤患者,放疗的射野范围仅需包括局部瘤床及外放1cm的范围,CT扫描后作出治疗计划,常用两前斜野或前后、斜野交叉照射,其剂量分布见图16-13所示。应注意双侧肺组织、心脏等正常器官的受量。照射剂量根据病理组织类型、肿瘤侵犯范围和手术切除程度而定,对于已手术完整切除的浸润性胸腺瘤,剂量为30～40Gy/3～4周;未能完整切除的胸腺瘤,剂量应相应提高,针对残存肿瘤区加量,其中上皮细胞型要高于淋巴细胞型。中国医学科学院肿瘤医院等单位报告胸腺瘤经手术加放疗后,其5年生存率可以达到85%以上。对于胸腺癌患者应先做全纵隔、全心包放疗,已有肺或胸膜转移者可先给予全胸或半胸加全纵隔、全心包放疗,然后局部及转移灶加量,总剂量应达60～70Gy的水平,双侧锁骨上区也要预防性照射。对于无胸腺肿瘤证据而常规治疗无效的重症肌无力患者可试以胸腺照射,其有效率与胸腺切除术疗效相同。胸腺瘤在治疗时要注意"重症肌无力危象"的出现,在手术或放疗后均可发生,此时重症肌无力症状加重,甚至引起呼吸肌麻痹而死亡,治疗前要鉴别是"危象"还是"肌无力发作",有时需立即做气管插管、辅助呼吸等紧急处理。

复习思考题

1. 简述食管的解剖特点、淋巴引流和分段法。
2. 简述食管癌的治疗原则。
3. 食管癌放疗的适应证有哪些?
4. 影响食管癌放疗疗效的预后因素有哪些?
5. 简述肺癌的病理学分型与组织学分类及其临床意义。
6. 简述肺癌的主要临床表现。
7. 目前肺癌的治疗原则是什么?
8. 目前放疗在肺癌的治疗中有哪些作用?
9. 放射性肺损伤的主要临床特点是什么?
10. 简述纵隔的分区及各区常见的肿瘤。
11. 胸腺肿瘤中放疗的适应证有哪些?

参 考 文 献

[1] 殷蔚伯,谷铣之主编. 肿瘤放射治疗学. 第3版. 北京:中国协和医科大学出版社,2002
[2] 叶任高,陆再英主编. 内科学. 第6版. 北京:人民卫生出版社,2004
[3] 吴在德,吴肇汉主编. 外科学. 第6版. 北京:人民卫生出版社,2003
[4] 申文江,王绿化主编. 放射治疗损伤. 北京:中国医药科技出版社,2001
[5] 董志伟,谷铣之主编. 临床肿瘤学. 北京:人民卫生出版社,2002
[6] 周际昌主编. 实用肿瘤内科学. 第2版. 北京:人民卫生出版社,2003
[7] 许昌韶主编. 高等教育教材:肿瘤放射治疗学. 北京:原子能出版社,1995
[8] Dobbs J, Barrett A, Ash D. Practical radiotherapy planning. 3rd ed. London: Arnold,1999
[9] Chao KSC, Perez CA, Brady LW. Radiation oncology: management decisions. 2nd ed. Philadelphia: Lippincott Williams & Wilkins, 2002
[10] Enzinger PC, Mayer RJ. Esophageal cancer. N Engl J Med, 2003, 349(23): 2241~2252
[11] Spira A, Ettinger DS. Multidisciplinary management of lung cancer. N Engl J Med, 2004, 350(4):379~392

(田 野)

第十七章 腹部消化系统肿瘤

第一节 胃 癌

一、概 述

胃癌(gastric carcinoma)是危害人类健康最常见的恶性肿瘤之一,虽然近半个世纪来其发生率已呈下降趋势,但目前它仍仅次于肺癌而列第2位,全世界范围内每年的新发病例数超过75万。2002年,中国肿瘤防治研究办公室根据12个试点地区的资料发布报告,在我国,农村地区胃癌的发病率与死亡率在男、女性中均列第1位;在城市中男、女性的发病率分别排第2与第4位,而死亡率在第3与第2位;我国每年死于胃癌的患者超过26万。胃癌常见于老年、男性和较低经济收入的人群。病因学研究发现主要的危险因素有食物中含有(间接、直接)致癌物质、高盐饮食、水果与蔬菜摄入量少、幽门螺杆菌感染等。

二、应用解剖与肿瘤的特点

胃分为三部分,上部为胃底,以下部分由通过胃小弯角切迹处的水平线分为胃体部和幽门部。胃的血液供应以及与邻近器官的关系见图17-1所示。胃的淋巴引流大多伴随动脉走行,淋巴液首先汇入沿胃大小弯分布的淋巴结(胃和胃网膜淋巴结),继而回流至腹腔轴(肝门、脾淋巴结、胰上淋巴结和胰十二指肠淋巴结),以及邻近的腹主动脉旁和远端食管旁淋巴结,大部分最终汇入腹腔淋巴结。

肿瘤可以直接侵犯邻近的网膜、胰腺、膈、横结肠、结肠系膜和十二指肠。手术后主要复发部位包括瘤床、吻合口与残端、腹膜和区域淋巴结。胃的淋巴引流通路较多,给实施淋巴结清扫手术造成了一定的困难。其主要的转移部位有肝脏、腹膜、大网膜、肺、胰腺等。不完全的统计资料表明,我国患者确诊时只有20%患者的肿瘤局限于胃壁,40%有区域淋巴结转移,而25%已有其他脏器的转移。1999年纽约纪念医院发表了对1577例患者分析的结果,手术标本中浆膜受侵与区域淋巴结阳性比例数分别高达60%和68%,原发灶的术后病理为T_1与T_2期者其淋巴结转移率分别为18%和60%。另外,20世纪80年代以来近段胃癌、胃食管交界癌的明显增加值得注意,由于该部分的胃没有浆膜覆盖,肿瘤易发生外侵和远处转移,且治疗更为复杂,因此其预后更差。

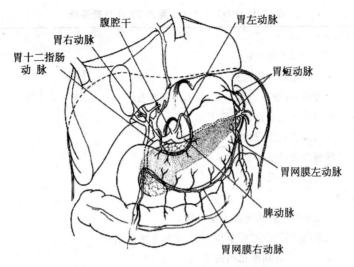

图 17-1 胃的血液供应以及与邻近器官的关系

三、临床特征与诊断

胃癌的常见临床表现有食欲减退、上腹不适、体重减轻、虚弱(大多由贫血所致)、恶心、呕吐、大便隐血甚至黑便等。胃癌的确诊主要通过上消化道 X 线钡透和内窥镜检查来完成的,其准确率约达 70% 和 90%。双重对比 X 线造影可揭示局限性的微小黏膜病变;内窥镜可直接进行观察,并进行细胞学和病理组织学检查;腹部 CT 的应用有助于了解肿瘤在腹腔内的侵犯范围;超声内镜检查是术前评估肿瘤侵犯和淋巴结转移范围较精确的方法;诊断性腹腔镜检查更有益于治疗前掌握临床分期。

肿瘤的大体分型:早期病变分隆起型、平坦型和溃疡型;中晚期有息肉型、溃疡型、溃疡浸润型、弥漫浸润型。组织学分类:腺癌最多见(占 90%~95%),它包括黏液腺癌、低分化腺癌,较少见的有腺鳞癌、未分化癌、鳞癌和类癌等。国际抗癌联盟(UICC)于 1997 年制定的胃癌 TNM 分期系统目前已在临床工作中被广泛使用,其具体内容见表 17-1。

四、治疗原则与疗效

胃癌的治疗应以手术为主,只要患者无远处转移且全身情况许可,均应进行手术治疗,肿瘤不能被手术切除的患者其生存期大多<1 年。D_2 淋巴结清扫术是目前的典型术式,D_3/D_4 术式(淋巴结扩大清除术)、联合脏器切除术等适用于较晚期的患者,但关于淋巴结切除范围的随机试验没有发现扩大清扫术能提高存活率。世界各国近年来较大宗病例的报告,单纯手术后患者总的 5 年生存率在 30%~40%;日本学者的报告已超过 50%,可能与其早期患者较多有关;Ⅰ期患者的生存率大多高于 60%。姑息性手术(肿瘤姑息性切除和短路手术)有助于减轻梗阻、出血、疼痛等症状,从而延长患者的生存时间。

肿瘤的临床期别是选择治疗方案最重要的依据。但一方面胃癌手术治疗的疗效不佳,手术后 2 年内有 40%~85% 的患者会发生瘤床与腹腔其他部位的复发,尤其是有淋巴结转

表 17-1 1997 年 UICC 胃癌 TNM 分期系统

原发肿瘤（T）
- T_X　　原发肿瘤不能确定
- T_0　　未发现原发肿瘤证据
- T_{is}　　原位癌,肿瘤侵犯黏膜层,但未侵犯固有膜
- T_1　　肿瘤侵犯固有膜或黏膜下层
- T_2　　肿瘤侵犯肌层或浆膜下层
- T_3　　肿瘤穿透脏层浆膜,但未侵犯临近组织
- T_4　　肿瘤侵犯临近组织

区域淋巴结（N）
- N_X　　区域淋巴结转移情况不能确定
- N_0　　无淋巴结转移(组织学检查 15 个以上淋巴结)
- N_1　　有 1～6 个区域淋巴结转移
- N_2　　有 7～15 个区域淋巴结转移
- N_3　　有 15 个以上区域淋巴结转移

远处转移（M）
- M_X　　远处转移不能确定
- M_0　　无远处转移
- M_1　　有远处转移

临床分期
- 0 期　　$T_{is}\ N_0\ M_0$
- I_A 期　　$T_1\ N_0\ M_0$
- I_B 期　　$T_1\ N_1\ M_0$；$T_2\ N_0\ M_0$
- Ⅱ 期　　$T_1\ N_2\ M_0$；$T_2\ N_1\ M_0$；$T_3\ N_0\ M_0$
- $Ⅲ_A$ 期　　$T_2\ N_2\ M_0$；$T_3\ N_1\ M_0$；$T_4\ N_0\ M_0$
- $Ⅲ_B$ 期　　$T_3\ N_2\ M_0$
- Ⅳ 期　　$T_4\ N_{1\sim3}\ M_0$；$T_{1\sim3}\ N_3\ M_0$；任何 T，任何 N，M_1

移者；另一方面,在只有 75％被认为可以手术的首诊患者中,约 20％开腹后被发现不能做肿瘤切除,25％只能行姑息性手术,真正根治性手术者只有 30％左右。因此,对患者采用包含有放疗、化疗等多学科综合治疗的方案成为必然。近年来,对手术治疗后和不能手术的患者而言,已有多项Ⅲ期临床试验证明包含有放、化疗综合治疗方案的疗效优于单纯手术。日本的报道表明用积极的治疗手段(术后放、化疗)能把手术后肿瘤的复发率由 40％降低到 10％。美国西南肿瘤协作组(SWOG9008)的研究结果显示,被随机分为接受化、放疗和不治疗的 603 例根治性手术患者中,辅助放、化疗组患者的 3 年无瘤生存率、中位生存期和总生存率均有明显提高。因此,目前一般认为除了 0 期与Ⅰ期患者仅做根治性手术外,其他期别的患者均应考虑予以综合治疗。

化疗按其目的包括术后辅助化疗、新辅助化疗和姑息性化疗 3 种,随着新抗癌药物的不断出现和对传统药物作用的挖潜,它在胃癌治疗中被越来越多地使用。术后辅助化疗、特别是放、化疗的综合对于存在淋巴结阳性等高风险因素的手术后胃癌患者来说,正逐步成为标

准的治疗方式。对手术无法切除、术后残余病灶等患者实施放、化疗的联合治疗也是必要的。EORTC在肿瘤未能完全切除患者的观察中发现,所有长期存活者都接受了联合治疗。而对于局部较晚期患者来说,新辅助化疗的潜在优势在于可清除微小转移灶、下调肿瘤分期、患者耐受性较好、不增加手术风险和可提高手术切除率等方面,但尚无较大样本的随机试验证实该结论。对晚期和转移性患者的姑息性化疗历史更长,其有效率可达40%～50%,患者的中位生存期为8～10个月。目前临床上尚无标准的联合化疗方案,常用的化疗方案有FAM(MMC+ADM+5-Fu)、EAP(VP-16+DDP+ADM)、FLP(CF+DDP+5-Fu)和FAM(5-Fu+ADM+高剂量MTX)等。

五、放射治疗适应证与方法

放疗在胃癌的治疗中一般可分为术后、术前、术中和姑息性等几种,目前关于放、化疗的联合使用,特别是术后辅助性治疗的研究较多。术后放疗提高肿瘤局部与区域控制率的作用已得到肯定,特别是对于T_3、T_4期和淋巴结转移的病变可以消灭亚临床病灶。对于肿瘤切除不完全或切缘呈现阳性的患者,英国的前瞻性随机试验表明,单纯手术治疗、手术加化疗与手术加放疗相比,患者的存活率和死因没有差异,但首次治疗后局部复发率分别是27%、19%和10%,术后放疗组患者复发率的降低具有统计学意义。病期较晚、估计手术有困难或不能根治性切除的患者,术前照射有使肿块缩小、提高手术切除率的作用。中国医学科学院肿瘤医院将单纯手术(199例)与术前外照射加手术(171例)患者进行了随机双盲试验,术前外照射方案为前后对穿照射野,放疗平均剂量为40Gy/20次/4周,休息3～8周后手术,结果显示该组患者的手术切除率、5年与10年生存率均有明显提高,而肿瘤的局部与区域复发率明显降低。术中放疗主要在日本和我国开展,两国的Ⅲ期试验均提示术中放疗对Ⅱ、Ⅲ期患者有提高存活率的作用。单纯放疗对不能手术切除的胃癌有一定的姑息治疗作用,其临床好转率可达50%(贲门癌可达90%),病灶完全消失率达10%。姑息性放疗也可用于复发与转移病变,可能会延长患者的生存期。

但是与其他腹部消化道恶性肿瘤一样,胃癌的放疗存在以下困难:(1)胃不但与肝、胰、肾、小肠、脊髓等重要脏器密切相邻,而且它本身活动度较大,定位较为困难;(2)胃癌的淋巴转移与局部侵犯途径较广,靶区难以准确确定;(3)胃癌多为腺癌,对放射线的敏感性低。因此对于以根治为目的的辅助性放疗患者,治疗计划设计时要十分小心。

患者一般在仰卧位钡餐透视下定位,射野包括胃及区域淋巴结。对于向后侵犯的胃癌,很难避开对脊髓和肾的照射;对于近端胃癌照射肝门和有狭窄与十二指肠端为阳性的远端胃癌,部分肾脏常被累及;食管胃交界处癌应包括食管远端3～5cm的范围。靶区的总剂量往往受周围正常重要器官受量限制,常规分次下45Gy较为安全,高于50Gy要注意高剂量体积的大小。一般多采取前后对穿野照射,射野大小在8cm×8cm～15cm×15cm,侧、斜野多用于推量照射。常规分割照射时总剂量多为45～52Gy,小野加量照射可达55～60Gy,术前放疗一般为30～40Gy。术中高能电子束放疗在胃癌及转移灶根治切除后、胃肠吻合术前一次给予,包括原发区和胃第2组淋巴结,单次剂量为20～40Gy。

胃属于对放疗相对较敏感的组织,15～30Gy照射后可出现胃酸和胃蛋白酶分泌的抑制,并可持续1年方恢复。当剂量达到50～55Gy时晚发毒副反应的发生率会超过5%,

60Gy时发生率为10%～15%。急性反应的症状主要有厌食、恶心、呕吐及体重下降,严重者可出现胃出血、穿孔。后期并发症有消化不良、胃炎、慢性溃疡等。一般的急性反应不需特别处理,必要时降低分次剂量。对于后期反应一般主张应用抗溃疡药物及可黏附于溃疡面的胶体复合物。一旦出现穿孔、严重出血及幽门梗阻等主张采用外科治疗。

第二节 原发性肝癌

一、概 述

原发性肝癌(primary liver carcinoma,简称肝癌)的发病率有明显的地域性差别,我国及东南亚国家的发病率是美国等西方国家的10多倍。它是我国最常见的恶性肿瘤之一,我国的患者数占全世界的40%左右。现有的研究表明,肝炎病毒(尤其是乙型肝炎病毒)感染、黄曲霉毒素污染食物和饮水、酗酒等导致的肝硬化是发病的相关因素。

二、临床特征

本病恶性度高且在中年男性中多见,未经治疗的患者平均生存期只有几个月。当出现上腹痛、胀满感、上腹包块、食欲减退、乏力、消瘦等临床情况时,患者多已处于中、晚期,因此临床工作中应尽可能给患者以亚临床诊断。而亚临床期的患者一般要通过普查、特别是对高危人群(主要指肝癌高发区、有肝炎病史、HBsAg阳性、肝癌家族史等人群)的普查才能发现,其中甲胎蛋白(AFP)的检测具有十分重要的意义。肝癌从大体上分为巨块型、结节型和弥漫型3种,组织学类型有肝细胞癌(占90%以上)、胆管细胞癌和混合细胞癌。

三、治疗原则与方法

手术为首选的治疗手段,常用术式有肝切除术、肝移植术与非切除性手术。据报道,肿瘤切除后小肝癌(直径≤5cm)与大肝癌患者的5年存活率分别为60%～70%与20%,但所有单纯手术患者总的5年生存率仅达10%左右。因此,肝癌的治疗强调早期有效治疗、综合治疗和反复治疗的原则。由于肝癌主要由肝动脉供血,而正常肝组织由门静脉供血为主,故介入性化疗加栓塞治疗有较好的效果而被广泛地使用,目前主要的方法有经动脉的介入化疗与栓塞(TACE)、经皮超声导引肝内门静脉支栓塞化疗(PVE)等。其他有效的方法有外照射放疗、放射免疫治疗和放射性核素(钇-90、钇-89和碘-131等)内照射治疗以及中医药治疗等。这些方法在不同临床期别中一般被综合使用,除了对局部晚期患者有效外,也作为手术后辅助治疗和作为新辅助治疗,用于手术前消灭微小病灶、缩小肿瘤体积,给部分患者提供二期手术机会。

四、放射治疗的作用与方法

肝癌细胞对放射线属于中度敏感,但全肝的耐受剂量不超过35～40Gy/3～4周,小部分肝脏接受50～60Gy照射时一般没有明显毒性反应,故肝癌的放疗是可行的,但治疗比不高。高剂量放疗适用于病变较局限且肝功能正常者。当癌灶弥散全肝伴黄疸、肝硬化、肝功能障碍等时,只能给予姑息性放疗。局部照射时范围至少要超出肿瘤边缘外1～2cm,剂量根据肿瘤大小及受照肝体积而定。如果受照射肝脏体积<25%时,肿瘤量可达60～65Gy。过去为了减少肝脏损伤曾用全肝移动条照射技术,将整个肝脏沿左、右方向(或上、下)分成若干条宽为2.5cm的条状野,前后轮流照射,根据肿瘤退缩情况再缩野补量。三维适形放疗由于有助于提高肿瘤区剂量同时减少正常肝脏受量,目前已成为首选的治疗技术。还有,超分割放疗在降低治疗毒性反应方面也有较好的作用。

放射线对肝脏的作用在早期主要表现为静脉非特异性闭塞性损伤,以后可发展为肝纤维化。临床上,轻度病变表现为肝功能指标的异常,主要采用同病毒性肝炎或肝硬化相同的治疗方法,多数患者在治疗后1～2个月可缓解。最重要的是预防,要准确地把握肝脏受照射的剂量和容积,对于年龄轻、放疗前肝功能异常、营养状况和已使用过对肝脏有损害药物的患者,尤其不可掉以轻心。

第三节 胰 腺 癌

一、概 述

胰腺肿瘤包括胰腺癌和起源于胰岛细胞或神经内分泌细胞的肿瘤两大类,本文只讨论胰腺癌(pancreatic cancer)部分。近10余年来,胰腺癌的发病率在世界范围内都呈现明显增加的趋势,在我国其发病率和死亡率均进入前10位,西方国家的发生率高于我国,在美国目前它所导致的死亡占癌症死亡的第4位。

二、应用解剖与临床特征

胰腺横卧于上腹部腹膜后间隙,相当于第1、2腰椎水平,它与其他上腹部脏器如胃、十二指肠、空肠、肝、肾、脾和腹腔大血管密切相邻(图17-2)。胰的淋巴引流主要至胰十二指肠淋巴结、胰上淋巴结、肝门、脾门和腹腔动脉与肠系膜上动脉淋巴结。

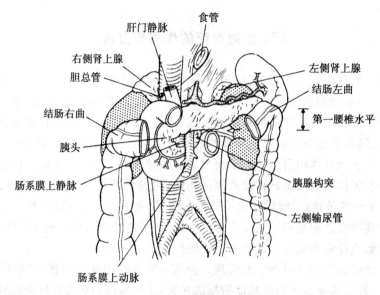
图 17-2 胰腺及其周围的毗邻器官

早期患者多无明显症状,最常见的临床症状有黄疸、腹痛、食欲减退和体重减轻等,80%左右的患者就诊时为局部晚期或已有转移。胰头部肿瘤较多见(占75%左右),常常会侵袭或者包围胆总管,导致患者出现黄疸以及胆管和胆囊的扩张。胰体、尾部癌较胰头癌则更易发生肝脏与腹膜等部位的侵犯、转移。

三、治疗原则与疗效

胰腺癌总的疗效很差,被认为是最难治的恶性肿瘤之一。1995年来自英国的13560例患者回顾性报告中只有60例活过了5年,不能手术切除的局部晚期患者生存期只有6~10个月,而已有远处转移者仅3~6个月。手术是首选的治疗手段,但所有患者中仅5%~20%有施行肿瘤切除的可能。由Whipple等人在1935年提出的胰十二指肠切除术是胰腺癌外科治疗的标准术式,但由于肿瘤常侵犯腹膜后软组织,而且解剖位置的限制,往往很难做到大范围切除而获得安全的切缘,因而手术后失败率可高达50%~85%,复发的主要部位在胰腺切除的区域、网膜腔和肝脏。日本1819例胰头癌手术结果为切除率18.3%,手术死亡率25.3%,5年生存率<5%。当然,对于患者的开腹探查仍是很重要的,而姑息性手术(胆管减压引流术、胃空肠吻合术等)也有助于减轻症状和进一步治疗。因此手术、放疗与化疗的综合治疗成为必然的选择,近年来已有多项较大样本试验证明联合放、化疗方案对术后及无法手术的患者均可延长生存期。虽然最佳治疗方案仍未明确,但运用先进的三维适形和调强适形放疗技术加同期全身化疗是现在研究的重点之一。

胰腺癌内科治疗的进步主要归功于吉西他滨(健择,GEM)等新药的使用,虽然目前的资料还不能证明患者生存期的延长是由于增加了化疗后带来的,但化疗已得到了广泛的应用。在原有较为有效的5-Fu、DDP和GEM等基础上,又有多个新药联合方案如GEM+奥沙利铂、GEM+CPT-11、GEM+泰索帝、GEM+希罗达等被应用于临床。2003年Fung等人对3458例患者进行荟萃分析的结果表明,基于5-Fu化疗的疗效显著优于最好的支持治疗,健择为主的化疗方案则优于5-Fu为基础的化疗,故健择是目前最有效的药物。

四、放射治疗适应证与方法

放疗的作用主要可分为手术后辅助性放疗(包括肿瘤已被切除、术后残留与不能切除者)、术前放疗、术中放疗、局部晚期患者的姑息性放疗等。但胰腺癌本身对放疗敏感性不高,而胰腺周围有一系列的对放射线较敏感的正常组织(胃肠道、肝、肾、脊髓等),这使得单纯放疗的疗效不理想。因而欧洲和美国研究组所进行的随机性试验均采用了放、化疗的综合治疗方案。

为了保证体位的准确性和可重复性,患者取仰卧位、双手置于前额,用激光灯定体表标记,并采用等中心技术。放疗定位常根据十二指肠钡餐造影、排泄性胰导管造影、CT和MR检查、手术中所置标记来进行。CT增强扫描并口服对比剂以显示胃肠道轮廓的定位是很重要的,根据CT图像确定靶区和邻近正常脏器的位置。靶区应包括原发肿瘤、瘤床及其邻近3～5cm的胰腺组织;由于胰头癌可以侵犯至十二指肠壁的中层,因而整个十二指肠环均应置于射野之中,射野上缘在胸$_{11}$椎体的中间或上缘水平时可将腔静脉包括在射野之内;胰体、尾部癌应包括可能受侵的胰十二指肠、脾门、肝门、腹腔动脉和肠系膜上淋巴结;考虑肿瘤向后易侵犯腹主动脉旁淋巴结,因此射野的后缘至少应在椎体前缘后1.5cm。体外照射常用三野或四野照射,其剂量分布见图17-3。姑息治疗也可用前后两野对穿,但从同一患者前后对穿野的剂量分布图17-4来看,重要器官如肾、脊髓、胃肠道的受照射量偏高,目前三维适形和调强放疗技术正成为发展方向。高能电子束术中放疗和后装组织间插植治疗主要用于局部晚期病变,其优势是可减少正常组织受照射体积,但要配合外照射治疗。总剂量主要取决于靶区体积的大小,靶区体积一般应限制在1000 cm³以内。常规分割下肿瘤剂量可达60～70 Gy的水平,术后放疗与姑息放疗为40～50 Gy,术中放疗的剂量尚无定论。放疗的毒、副反应主要发生于胃肠道、肝脏、肾脏等器官,相关内容见其他章节。

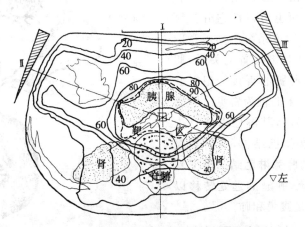

图 17-3 胰腺癌三野同中心照射剂量分布图

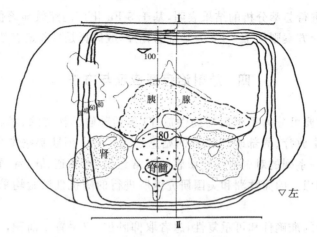

图 17-4　胰腺癌前后对穿野照射剂量分布图

第四节　胆囊和肝外胆管癌

一、概　述

胆道系统恶性肿瘤的发病率相对较低,它包括胆囊癌(gallbladder carcinoma)和胆管癌(bile duct carcinoma)两大类,尽管胆囊癌和胆管癌在临床特征、分期标准和外科治疗等方面有各自的特点,但由于在放、化疗等非手术治疗方面基本相同,因此本书把它们放在一起讨论。

胆管起自肝脏,由左、右肝管在肝门区汇合成肝总管,再与由胆囊发出的胆囊管汇合形成胆总管,因而也可以把它分为肝内、肝门和肝外3段,胆道系统解剖示意图见图17-5。由于所处解剖位置的关系,胆囊、胆管部位肿瘤对肝脏的直接侵犯以及造成的胆管阻塞在临床上较为常见。胆管黏膜下有广泛的淋巴网,其淋巴引流首先至肝门和胰十二指肠淋巴结群,然后到腹腔、肠系膜上、腹主动脉旁淋巴结。由于其属于门静脉引流系统,肿瘤的远处转移以肝脏较为多见,其次是腹膜和肺。

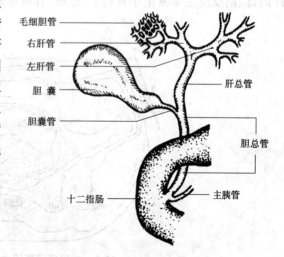

图 17-5　胆道系统解剖示意图

二、临床特征与治疗

临床上患者常表现出右上腹痛、无痛性阻塞性黄疸及其他消化系肿瘤常见的症状与体征。目前常用的影像学诊断手段与技术，如 B 超、CT、MRI、经皮胆管造影、ERCP 等，通常可以用于确定病变的范围、了解黄疸为阻塞性或非阻塞性、是否出现肝脏和淋巴结转移等情况，消化系统肿瘤标志物 CA19-9 和 CA50 等水平的变化可协助诊断。

目前胆囊和肝外胆管癌的预后较差，国内外较多病例的回顾性报告其 5 年生存率均低于 30%。外科治疗是本病的首选方法，只有进行了根治性手术的患者才有获得治愈的可能，如有报道对壶腹周围或胆总管远端的病变予以 Whipple 术式切除后，患者的长期生存率可达 30%～40%。但是由于该类肿瘤解剖位置与生物学特性的原因，首次就诊时肿瘤全切除率往往低于 20%～30%，很多情况下手术的作用主要为缓解胆道梗阻症状及延长生存期。另外，肿瘤切除术后肿瘤的局部复发率也高达 60%～85%，美国 110 例胆囊癌接受根治性手术的复发率为 86%。复发区域主要包括瘤床、术后残余肿瘤及肝门、胰十二指肠区和腹腔轴淋巴结。在各种影响预后的因素中，是否存在淋巴结转移和局部病变的程度是主要因素。胆总管远端和壶腹部肿瘤由于易被切除，而预后较好；胆囊和中部胆管病变由于早期就容易有局部侵犯而预后较差。

由于该类肿瘤大多数是腺癌，对单纯放疗与化疗的反应率也很低，因此目前的研究均集中在手术加辅助性放、化疗的联合方案方面。一些回顾性分析的疗效令人鼓舞，欧洲 EORTC 的单纯外科治疗（17 例）与接受术后放疗（38 例）相比，患者的中位生存期为 8.3 个月和 19 个月，3 年生存率为 3.1% 和 10%，差异非常显著。

三、放 射 治 疗

在患者无远处转移以及全身状况中等以上的情况下，放疗在本病中有较宽的适应证。对于肿瘤次全切除和有残留病灶的患者，可给予术后辅助性放疗，以提高生存率；而局部晚期患者外科探查与造瘘、引流术后的姑息性放疗也是必须的，可缓解症状，延长生存时间。

外照射放疗的定位过程类似于胰腺癌放疗，照射范围包括原发病灶及部分周围组织（肝门、部分肝、十二指肠、胰头等）。影响外照射疗效的原因是周围有许多剂量限制性器官，如肝脏、十二指肠、胃、脊髓、肾脏等。手术中所留的标记将有助于准确定位，射野边缘应超出可见胆管病变 2～5cm。一般要用 3～4 个照射野照射，常规分割下总剂量到 40～50 Gy，肝脏的肿瘤侵犯情况与耐受性是要考虑缩野的主要因素，根治性放疗的剂量要达到 60～70 Gy。肿瘤局部推量照射的方法主要有腔内近距离放疗、术中电子束照射和三维适形外照射。

第五节 大 肠 癌

一、概 述

大肠包括结肠和直肠两部分,结肠分为盲肠、升结肠、横结肠、降结肠和乙状结肠,直肠位于盆腔后部,在相当于第3骶椎水平与乙状结肠相接,以腹膜反折为界分为上段和下段。因此大肠癌也包括结肠癌与直肠癌(colon and rectum cancer)两大类,其中结肠癌与直肠癌的病例数之比为1:1.5,而在直肠癌中下段癌又占75%左右。

近半个世纪来该类肿瘤的发病率在世界各国尤其是发达国家呈明显上升趋势,在我国也成为了常见的恶性肿瘤。该病的确切病因还有待进一步研究,但其高危因素有过多的动物脂肪与蛋白饮食、缺乏新鲜蔬菜及纤维素食品、家族性肠息肉病等。随着分子生物学技术的发展,目前对从肠粘膜的正常细胞到腺瘤细胞再到癌细胞的多步骤、多阶段、多基因参与的过程已较为了解。

大肠肠壁由外向内有浆膜层、肌层、黏膜下层和黏膜层4层,肿瘤一般起源于黏膜层。该肿瘤在沿肠壁纵向侵犯的距离通常较短,而以向肠壁深层侵犯为主。肿瘤一旦穿透浆膜层就可向临近的盆腔、腹腔内各脏器侵及,尤其是下段直肠癌由于缺乏浆膜层的屏障作用,易向四周浸润。更严重的是由于静脉和淋巴管起源于黏膜下层,首次手术患者就有约50%发生了淋巴结转移,近30%有远处转移。而且,当病变范围超出肠壁和(或)有淋巴结转移时,即使在根治性手术后,肿瘤的局部复发率也高达30%~50%。结肠的淋巴引流主要沿肠系膜上或肠系膜下血管走行,向上与向下分别达腹主动脉旁和闭孔淋巴结。直肠的淋巴引流分别到肠系膜下动脉淋巴结和髂内淋巴结,直肠下部或侵犯肛管的直肠癌可与肛门下部淋巴引流交通而转移至腹股沟淋巴结,淋巴转移的途径是决定手术方式的依据。直肠、肛管区域淋巴

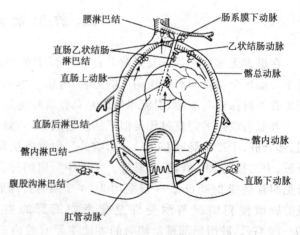

图17-6 直肠、肛管区域淋巴引流

引流见图17-6。大肠癌最常见的远处转移部位依次是肝、肺和腹膜。肿瘤致肠梗阻和手术时挤压,易造成血行转移。

二、临床特征与诊断

直肠癌和结肠下段癌最常见的表现是排便习惯与粪便形状的改变,特别是便血,其他临床表现包括腹痛、腹部肿块、肠梗阻及全身症状如贫血等。

本病的诊断过程包括对患者病史的详细询问、体格检查、内窥镜、影像学检查及实验室检查。直肠指检简单实用,但常被忽视而延误诊断。钡剂灌肠与纤维肠镜、胸片、CT 或 MR(盆腔、腹部)、超声、肿瘤标记物检查都是必须的,直肠内超声检查有助于了解病变是否局限于肠壁和是否存在淋巴结受累情况,癌胚抗原(CEA)虽然是非特异性的,但可作为治疗前、治疗中评价疗效及治疗后随访的定期测量指标。

肿瘤的大体标本可分为外生肿块型、溃疡型与缩窄型 3 种,最常见的组织学类型是腺癌,其次有粘液腺癌和未分化癌。Dukes 与 TNM 分期系统均较为常用,它们所定义的主要是病变在肠壁侵犯的范围、周围组织浸润的程度和淋巴结转移的情况,详细描述及两个系统的关系见表 17-2。

表 17-2 大肠癌分期

Dukes	TNM	含 义
A	$T_1 N_0$	淋巴结阴性,肿瘤局限于黏膜
	$T_2 N_0$	淋巴结阴性,肿瘤侵及黏膜下层未达肌层
B	$T_3 N_0$	淋巴结阴性,肿瘤侵透肌层
	$T_4 N_0$	淋巴结阴性,肿瘤侵透肌层并粘连或侵及周围器官或结构
C	$T_{1\sim 2} N_1$	淋巴结阳性,肿瘤局限于肠壁,侵及肌层
	$T_3 N_1$	淋巴结阳性,肿瘤侵透肌层
	$T_4 N_1$	淋巴结阳性,肿瘤侵透肌层和浸润或粘连于周围器官或结构

注:TNM 分期中,T_4 期的病变包括侵及脏腹膜的病变;N_1 为有 1～3 个转移淋巴结,N_2 为有 4 个以上的转移淋巴结,N_3 为转移淋巴结邻近大血管

三、治疗原则与放射治疗适应证

大肠癌宜采用以手术治疗为主的综合治疗。当肿瘤局限于黏膜与黏膜下层,又无区域性转移淋巴结时,根治性手术患者的 5 年生存率可达到 85% 以上,此时对患者主要是进行术后定期的随访。结肠癌的根治术包括右半结肠切除术、横结肠切除术和左半结肠切除术等术式;直肠癌的术式主要包括腹会阴联合直肠癌根治术(Miles 手术)、经腹直肠癌切除术(Dixon 手术)和经腹直肠癌切除近端造口远端封闭术(Hartmann 手术)等种类。目前外科的进步主要体现在采用全直肠系膜切除术以降低肿瘤局部复发率,保留肛门括约肌功能的手术以提高患者生活质量等方面。

手术治疗患者总的 5 年生存率在 50% 左右,其主要原因是患者就诊时病期偏晚。因而对肿瘤期别在 Dukes B 或 TNM T_2 期以上的患者,综合性使用放疗和(或)化疗有助于提高疗效而成为了标准方案。目前对大肠癌比较有效的化疗药物主要有 5-氟尿嘧啶(5-Fu)及其衍生物、丝裂霉素(MMC)、顺铂(DDP)、奥沙利铂(L-OHP)、Camptothecin-11(CPT-11)

等,常用的治疗方案有左旋咪唑+优福啶、5-Fu+甲酰四氢叶酸钙(CF)和 L-OHP+5-Fu/CF 等。据统计经术后辅助化疗可使 5 年生存率提高约 10%。

  手术切端距肿瘤病变较近、切端阳性、T_4 期病变特别是骨盆脏器受侵的结肠癌患者,应给予术后放疗来提高疗效。T_3 与 T_4 期、低分化、较为固定的直肠癌病灶可以采用术前放疗,目前甚至认为除部分早期病变以外,术前放疗和(或)化疗可作为直肠癌的标准辅助治疗方案。因为大量随机研究表明,术前放疗对直肠癌有较好的反应性,可大量杀伤原发病灶与转移淋巴结中的癌细胞,提高手术切除率、降低局部复发率和最终提高术后生存率,并且不影响正常组织修复、不增加手术难度和并发症。T_3 与 N_1 期根治性手术后患者还要接受术后辅助放疗,以提高肿瘤的局部和区域控制效果。手术中肿瘤范围的详细描述和所置银夹标记,可以用来确定瘤床和残余病变的范围,有助于放疗射野的设定。另外,骨盆底和腹膜的重建、使用可吸收的网眼悬带减少小肠进入盆腔体积等术式,可以减少术后放疗产生的毒性反应。对于不能手术切除或术后残留、复发的患者,姑息性放疗加化疗对缓解疼痛、出血、梗阻等症状及延长生存时间也有肯定的作用。

四、放射治疗方法

  直肠癌的术前、术后辅助性放疗以及局部晚期与肿瘤复发的姑息性放疗,其照射范围均应包括全盆腔及相应的淋巴引流区(甚至主动脉旁和腹股沟等部位),然后根据病情缩野对病灶区加量,推量的方法有继续外照射治疗和腔内近距离放疗。缩野设计可依据钡灌肠、CT 扫描或术中所置银夹的位置来确定。对于在盆腔外的局部晚期结肠癌病灶,照射野应该包括瘤床外 3~5 cm 的范围。对于直肠癌可通过直肠内超声了解肿瘤对肠壁的侵犯程度,这对于近距离放疗时采用个体化的施源器和制定治疗计划很有帮助。

  在模拟定位机下,患者取俯卧位并充盈膀胱。肠道、膀胱、阴道、肛门与会阴手术疤痕等处的造影与标记将有助于准确定位。盆腔照射野的范围一般为:上界在骶骨顶;对根治性手术后患者下界在闭孔下缘,有肿瘤存在或局部有复发危险时,应在瘤床下 5 cm 或将肛门与会阴手术疤痕包括在内;两侧界包括骨盆缘和髂内淋巴结,当盆腔脏器(膀胱、前列腺、阴道上部、子宫等)受累时,髂外淋巴结也要包括;后界包括骶前淋巴结和骶管,边界应至少在骶骨前缘后 1.5~2.0 cm,如果是局部晚期病变应包括骶管;前界应与手术吻合口或肿瘤有足够的距离,女性应包括阴道后壁。射野的范围根据肿瘤的侵犯范围有所不同,前后照射野与侧野的情况见图 17-7。

  全盆腔照射常用射野为前后两野对穿与一个后垂直野加两侧楔形野的三野照射,很显然三野照射由于明显减少了小肠和膀胱的剂量而成为首选。为了使靶区剂量分布均匀且小肠、膀胱等正常组织所受剂量最小,使用 TPS 计划设计是必须的,临床上常用的后野加两侧楔形野同中心照射的剂量分布如图 17-8 所示。目前术前放疗的剂量有 45 Gy/4~5 周、隔 2~4 周后手术和术前 8~25 Gy/1~5 次、隔 1 d~2 周后手术等多种方案,随机性实验的结果表明它们对患者的治疗效果都没有明显影响。根治术后的辅助性放疗剂量在 45~50 Gy (常规分割),如果有局部残留病变或阳性切缘,需给小野增加 10~20 Gy,追加总剂量可以提高肿瘤的局控率,但应注意正常组织的受量。对局部晚期、术后复发患者的高姑息性放疗技术没有明显不同。

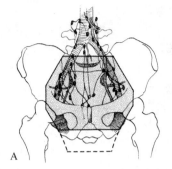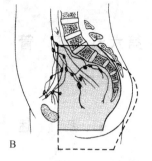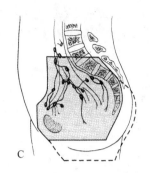

图 17-7 直肠癌射野范围示意图
（A：前后照射野；B、C：侧野）

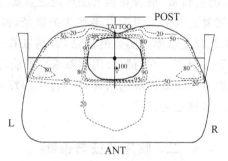

图 17-8 直肠癌术后三野照射剂量分布图

五、肠道的放射性反应与损伤

肠道受照射体积与耐受剂量是腹、盆部实施放疗的主要限制性因素。小肠晚期损伤的发生率在剂量＞50～55Gy 时会迅速增加，直肠的耐受剂量虽稍高于小肠，但直肠剂量≤50Gy 和≥80Gy 时晚期重度直肠炎的发生率分别为 2％ 和 18％。减少肠道放射性副反应与晚期损伤的工作重在预防，除了在治疗计划设计时控制超剂量照射和减少受照射体积外，正确的定位和摆位技术也可达到较好的效果。比如有学者发现采用俯卧位和侧野照射并使患者膀胱充盈时，可使小肠在盆腔内受照体积从 600～1010 mm³ 降至 145～385 mm³。另外，同期应用化疗和放疗的加重损伤作用也渐受重视。

在目前的放疗条件下，腹、盆部受到中等剂量照射后，小肠即可出现对已消化的营养物质和水的吸收障碍导致腹泻；大肠急性反应常表现为里急后重，而后期反应一般出现于治疗后 8～10 个月，常见症状为大便次数增多、便急、便血或黏液便。对于轻到中度的副反应一般采取常规、对症的保守性处理，后期的重度损伤如出血、有溃疡和穿孔危险或有瘘管形成者，应予手术治疗。不可忽视的还有骶尾部和会阴部的皮肤反应，特别是患者腹泻时皮肤反应会加重而使治疗更困难。皮肤暴露且保持干燥有利于治疗，局部可用氢化可的松软膏。症状严重时，需暂停放疗或降低单次剂量。

第六节 肛 管 癌

一、概 述

肛管上自齿状线,下到肛门缘,长约 1.5～2 cm,内层上部为移行上皮,下部为角化的复层扁平上皮。肛管癌(anal carcinoma)被认为是皮肤起源的肿瘤,该部位肿瘤生长一般较为缓慢,多好发于齿状线上方的移行带,沿着黏膜下层可侵犯直肠、向前侵犯阴道、向两侧侵犯坐骨直肠窝以及向后侵犯尾骨。其淋巴引流主要有 3 条途径,齿状线以下主要引流至腹股沟淋巴结,齿状线周和齿状线以上引流至闭孔淋巴结,近端肛管引流至肠系膜下淋巴,不同水平之间存在着许多淋巴管交通支。在行腹会阴切除术后的病理检查中发现盆腔内淋巴结转移率为 30％,约 20％ 的患者有腹股沟淋巴结转移。首次治疗后,肿瘤原发区和区域淋巴结区的复发比盆腔外器官的转移更为常见。

二、临床特征与诊断

最常见的症状是便血和肛门不适,占 50％左右。其他的症状还有肛门异物感、瘙痒和排出异物,晚期可出现严重的疼痛,出现大便失禁是因为括约肌被破坏所致。体格检查时应注意原发肿瘤的范围以及括约肌的反应能力,细致的盆腔、直肠检查也是必须的。在可触及的增大的腹股沟淋巴结中,约有一半可能是反应性增生所致,可疑的淋巴结应通过细针穿刺或切除活检来予以确定。肛管癌约为 80％为鳞状细胞癌,也有基底细胞样癌、移行细胞癌和黏液表皮样癌等。

三、治 疗 原 则

肛管癌的治疗一般认为以手术治疗为主,Miles 手术是绝对适应证,腹股沟淋巴结有转移时也可同时行淋巴结清扫手术,但手术后多数患者需作永久性结肠造瘘,造成生活上不便与困难。而在一系列随机和非随机试验的报道中,可以看到以放疗为主的联合治疗不但其生存率与外科治疗相同,同时在大多数患者中可以保留肛门的功能,而且若放疗失败仍可用手术补救,对已有腹股沟淋巴结转移的患者也是如此。虽然最佳的放、化疗方案还在探索之中,但放疗联合化疗(5-FU 和 MMC)的方案使早期肛管癌的控制率达 60％～80％,而因治疗失去肛门功能的发生率约为 5％～10％。根治性放疗适用于表浅性病灶且无腹股沟淋巴结转移;姑息性放疗则适用于病变广泛、不能手术者;对病变已侵犯直肠等周围脏器或有淋巴结转移者可予以术前放疗;术后放疗应用于中期患者。

四、放射治疗方法

放疗的方法包括外照射和组织间插植,对体积较小的肿瘤,外照射(高能 X 线、^{60}Co γ 线和高能电子束)和近距离治疗都非常有效。放疗前详细的体检与辅助检查以了解肿瘤的浸润程度(包括腹股沟区淋巴结)是十分重要的,因为不同肿瘤期别放疗方案有明显不同。T_1 期肿瘤治疗靶区只要包括原发肿瘤周围 2cm 的范围;对 T_2~T_4 期肿瘤,首程治疗靶区则要扩大到原发肿瘤、肛管、低位直肠、直肠周围和骶前淋巴结,以及会阴部皮肤、闭孔淋巴结、髂内淋巴结和腹股沟区淋巴结的预防性照射,然后缩野包括原发肿瘤。图 17-9 所示为肛管癌射野的范围。

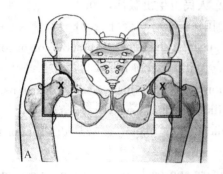 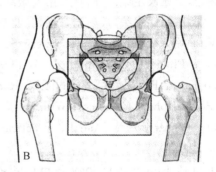

图 17-9　肛管癌前后照射野范围
(A:前野包括腹股沟区;B:后野)

外照射定位的方法与直肠癌治疗相似,患者的尿道、直肠、阴道、肛门缘等处要作出标记。治疗体位下的 CT 扫描有助于了解盆腔内的情况,并可用于二维与三维的治疗计划。对于体积较小、远段肛管的肿瘤,患者取截石位或俯卧位,用会阴野垂直照射。较大的肿瘤多用三野同中心照射,残留病灶可用组织间插植推量治疗。如果腹股沟区淋巴结受侵犯,患者取仰卧位,用三野技术联合前野电子束照射双侧腹股沟,但要注意骨盆区的剂量重叠。首程大野放疗中心轴靶区中心的剂量一般为 45~50Gy(常规分割),要同时计算皮肤、靶区最高和最低剂量。原发肿瘤通过组织间插植或缩野外照射后,总剂量要达 60~65Gy。垂直前野照射腹股沟淋巴结时,电子束能量应选择能将靶体积包括在内的 90% 等剂量曲线。会阴部的不规则形态、加上位置较低的骨盆使得照射时很难获得均匀的剂量分布,可用组织补偿物加以矫正,但同时要注意避免产生高剂量区。

虽然认为较高的剂量和联合化疗可以提高疗效,但由此导致的骨髓抑制、小肠与直肠的急性炎症和会阴区皮肤的急性重度反应等会有明显的增加,治疗的后遗症有肛门、直肠功能异常(排便急迫和排便频繁)和性功能减退等。

复习思考题

1. 目前腹部消化系统肿瘤放疗疗效不理想的原因有哪些?
2. 术中放疗与腔内近距离放疗在腹部消化系统肿瘤放疗中有何价值?
3. 胃癌术后辅助性放疗的靶区应包括哪些区域?

4. 胰腺癌术后辅助性放疗的靶区应包括哪些区域？
5. 直肠癌放疗的适应证有哪些？
6. 与手术治疗相比肛管癌的放疗有何优点？

参 考 文 献

[1] 许昌韶主编．高等教育教材：肿瘤放射治疗学．北京：原子能出版社，1995
[2] 孙 燕，周际昌主编．临床肿瘤内科手册．第4版．北京：人民卫生出版社，2003
[3] 殷蔚伯，谷铣之主编．肿瘤放射治疗学．第3版．北京：中国协和医科大学出版社，2002
[4] 周际昌主编．实用肿瘤内科学．第2版．北京：人民卫生出版社，2003
[5] 吴在德，吴肇汉主编．外科学．第6版．北京：人民卫生出版社，2003
[6] 申文江，王绿化主编．放射治疗损伤．北京：中国医药科技出版社，2001
[7] DeVita VJ, Hellman S, Rosenberg SA. Cancer: principle and practice of oncology. 6th ed. Philadelphia: Lippincott Williams & Wilkins, 2001
[8] Chao KSC, Perez CA, Brady LW. Radiation oncology: management decisions. 2nd ed. Philadelphia: Lippincott Williams & Wilkins, 2002
[9] Dobbs J, Barrett A, Ash D. Practical radiotherapy planning. 3rd ed. London: Arnold, 1999
[10] Rubin P. Clinical oncology: a multidisciplinary approach for physicians and students. 8th ed. Philadelphia: W B Saunders Co, 2002
[11] 王 竞，王金万．胃癌治疗进展．癌症进展杂志，2004，2(2)：88～93
[12] 金 晶，李晔雄．放射治疗在胰腺癌治疗中的作用．癌症进展杂志，2004，2(3)：174～180

(田 野)

第十八章 血液系统肿瘤

血液系统肿瘤包括恶性淋巴瘤（HD 和 NHL）、白血病、浆细胞肿瘤和朗罕组织细胞增多症等。放射治疗对这些疾病有着极其重要的辅助治疗作用，在有些情况下单纯放疗可达到病变的根治，下面将分别加以叙述。

第一节 霍奇金病（HD）

恶性淋巴瘤（ML）是原发于淋巴结或淋巴结外组织或器官的恶性肿瘤。ML 分为霍奇金病（HD）和非霍奇金淋巴瘤（NHL）。HD 为一单一疾病，NHL 是一组异质性疾患。传统上，早期 HD 治疗以放疗为主。近年来，早期 HD 的治疗方案正朝着降低治疗毒性，进一步提高疗效的方向演变。NHL 在病理和治疗上更是有了长足的进展。

HD 定义为在非肿瘤细胞性反应细胞的背景上具有特征性的镜形肿瘤细胞（RS）及其变异型 RS 细胞的恶性淋巴瘤，根据 RS 肿瘤细胞形态和免疫表型以及反应细胞组成的背景进行进一步的病理分类。

一、病理分型

HD 病理分类最早由 Jackson 和 Parker 提出，此后在 1966 年 Rye 会议上提出了 HD 的 4 种病理分类：

1. 淋巴细胞为主型（LP） 常见于年轻人，多为早期，全身症状少见（≤10%），预后最好；
2. 结节硬化型（NS） 纵隔受累较多，1/3 患者有全身症状，预后次之；
3. 混合细胞型（MC） 我国较多，多为晚期，预后更次；
4. 淋巴细胞消减型（LD） 仅占 HD 的 5%，多见于年龄大者，晚期多，全身症状重，预后最差。

1994 年国际淋巴瘤研究组提出了新的经修正的欧美淋巴瘤分类方案（revised European-American classification of lymphoid neoplasms，REAL），根据基因免疫表型和遗传特点将原淋巴细胞为主型 HD 分为以结节硬化和混合细胞为主的经典 HD 和结节性淋巴细胞为主的 HD 两类。此后世界卫生组织（WHO）根据 REAL 分类原则对淋巴瘤病理分类做了进一步的修改（表 18-1）。WHO 分类将原淋巴细胞为主型分为淋巴细胞富有的经典型 HD 和结节性淋巴细胞为主型（NLP）。NLP 占 HD 5%，中位发病年龄 30 岁，男性明显多见，好侵犯周围淋巴结,极少侵犯纵隔,80%为临床分期(CS)Ⅰ、Ⅱ期,常无 B 症状,NLP 10 年生存率超过 90%,后期易转化成 NHL,常死于 NHL。因 NLP 少见,故仍按上述四型论述。

表 18-1 霍奇金病(HD)的病理分类

Jackson	Lukes & Butler	Rye	REAL	WHO
副肉芽肿型	结节性淋巴细胞或组织细胞型	淋巴细胞为主型	结节性淋巴细胞为主型	结节性淋巴细胞为主型
	弥漫性淋巴细胞或组织细胞型	—	淋巴细胞富有的经典型 HD	淋巴细胞富有的经典型 HD
肉芽肿型	结节硬化型	结节硬化型	结节硬化型	结节硬化型
	混合细胞型	混合细胞型	混合细胞型	混合细胞型
肉 瘤	弥漫性纤维化	淋巴细胞削减型	淋巴细胞削减型	淋巴细胞削减型
	网状细胞	—	—	未分类

二、临 床 特 点

HD 绝大多数首发于淋巴结内,且沿淋巴管、淋巴结顺序扩展,呈向心性发展。随着肿瘤细胞恶性程度的增加,晚期 HD 可出现结外侵犯,甚至出现骨髓侵犯(见表 18-2)。

三、临 床 分 期

Ann Arbor 分期(1970)已为 1997 年的 AJCC 分期所接受(见表 18-2)。Cotswolds 分期(1989)对其作了补充,要点有:(1) 用下标 X 表示大肿块;(2) 对Ⅱ期患者标出受侵淋巴结区域数;(3) Ⅲ期患者分为Ⅲ$_1$ 和Ⅲ$_2$。大肿块定义为肿瘤最大直径>10 cm;大纵隔肿块有两种定义:(1) 肿瘤最大横径和 $T_{5\sim6}$ 间胸廓横径之比>1/3;(2) 立位胸正位片上肿瘤最大横径和胸廓最大横径之比>1/3。临床分期(CS)Ⅰ~Ⅱ期 HD 约 20% 表现为大纵隔肿块,大纵隔 HD 易直接侵犯肺、心包或胸壁。大纵隔Ⅰ~Ⅱ期单纯放疗后仍易出现膈上淋巴结和结外复发,单纯化疗后也易局部复发,故应采用综合治疗。

表 18-2 Ann Arbor 分期

Ⅰ期	病变局限于 1 个淋巴区(Ⅰ)或淋巴以外的单一器官或部位(Ⅰ$_E$)。
Ⅱ期	病变侵犯 2 个以上淋巴区,但均在横膈的一侧(Ⅱ),或淋巴以外的单一器官或部位受侵加 1 个以上淋巴区累及,但仍在横膈一侧(Ⅱ$_E$)。受累及的淋巴区可用数字注明,如Ⅱ(3)。
Ⅲ期	病变跨横膈两侧淋巴区,也可同时侵犯淋巴以外的局限的器官或部位(Ⅲ$_E$)或侵犯脾脏(Ⅲ$_S$)或两者均受侵(Ⅲ$_{SE}$)。
Ⅳ期	1 个或 1 个以上的淋巴以外器官或部位的弥漫性受侵,可伴有或不伴有淋巴结肿大。

根据临床症状,各期均可分为 A、B 两组:

A 组:无症状。

B 组:有以下症状之一或几种症状并有,病史中应注明。(1) 最近半年来,体重减轻超过原来的 10%;(2) 体温高于 38℃ 而无其他原因;(3) 夜间盗汗。

四、Ⅰ~Ⅱ期(早期)HD 的预后因素及其治疗分组

早期(Ⅰ~Ⅱ期)HD 的预后因素能够预测治疗后肿瘤复发的危险性和生存率,根据预后影响因素分为 2~3 组,即预后极好或预后好的早期 HD 及预后不良的早期 HD。这些预后因素决定首程治疗方案和临床研究计划。CSⅠ~Ⅱ期 HD 的预后不良因素包括:高龄、男性、MC 和 LD 型、B 症状、大纵隔肿块、淋巴结受侵区域多、血沉增快、贫血和低蛋白血症。至今虽尚无统一的预后因素,但表 18-3 列出了一些主要研究所采用的预后因素。一般认为将 HD 患者分为预后好的早期 HD、预后不良的早期 HD 和晚期 HD 较为恰当。

表 18-3 早期 HD 根据预后因素进行分组的定义

治疗组	GHSG 危险因素*	EORTC/GELA 危险因素**
	A 大纵隔	A′ 大纵隔
	B 结外侵犯	B′ 年龄≥50 岁
	C 无 B 症状但 ESR>50 或 ESR>30 伴 B 症状	C′ 无 B 症状但 ESR>50 或 ESR>30 伴 B 症状
	D ≥3 个部位受侵	D′ ≥4 个部位受侵
预后好的早期 HD	CSⅠ~Ⅱ期,无危险因素	膈上 CSⅠ~Ⅱ期,无危险因素
预后不良的早期 HD	CSⅠ~Ⅱ_A 期伴 1 个或多个危险因素或 CSⅡ_B 期伴 C/D,但无 A/B	膈上 CSⅠ~Ⅱ期伴 1 个或多个危险因素
晚期 HD	CSⅡ_B 期伴 A/B,或 CSⅢ~Ⅳ期	CSⅢ~Ⅳ期

* GHSG:德国霍奇金淋巴瘤研究组
** EORTC/GELA:欧洲癌症治疗与研究协作组/成人淋巴瘤协作组

五、HD 治 疗

(一) 放疗前准备
1. 明确诊断和分期(包括 A、B 分组),应尽可能取得病理诊断。
2. 了解患者的一般情况及肝、肾等重要脏器功能,纠正贫血。
3. 需进行大面积不规则野照射者,制作低熔点金属挡块。

(二) 关于淋巴瘤放疗范围的名词解释
1. 局部照射　照射肿块局部。
2. 受累野(IF)照射　照射受累淋巴区。
3. 区域性照射　照射受累及的淋巴区或加相邻淋巴区。
4. 全淋巴结照射(total nodal irradiation,TNI)　包括所谓的"斗篷野"、倒 Y 形野和锄形野(图 18-1)。(1)斗篷(mantal)野:包括全颈、锁骨下、腋、纵隔及肺门淋巴区。小斗篷(mini-mantal)则不照射纵隔及肺门。(2)倒 Y 形野:包括腹主动脉旁、髂总和髂内外动脉旁及腹股沟淋巴区。(3)锄形野:腹主动脉旁照射野部分地向左延伸包括脾脏或脾蒂(脾切后)者。
5. 次全淋巴结照射(subtotal nodal irradiation,STNI)　包括斗篷野、倒 Y 形野和锄形野(或主动脉旁区),不照射盆腔淋巴区。

6. 全淋巴样照射(total lymphoid irradiation, TLI) 包括斗篷野、全腹部和腹股沟淋巴区。TNI、STNI、TLI 均可称为大面积不规则野照射。

7. 全身照射(total body irradiation, TBI)

8. 次全身照射(subtotal body irradiation, STBI) 全身照射时,遮蔽头部和四肢。

9. 半身照射(half body irradiation, HBI)

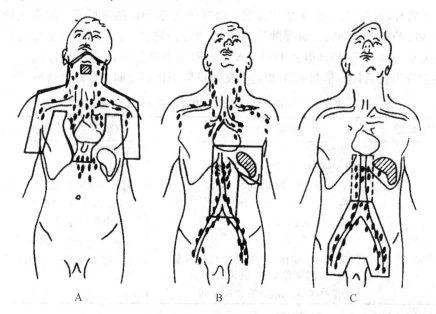

图 18-1 TNI 照射野
(A:"斗篷野";B:锄形野;C:倒 Y 形野)

(三) 预后好的早期 HD 的治疗

1. HD 单纯放疗

(1) 照射范围 PS(病理分期)Ⅰ～Ⅱ期膈上 HD 仅需做斗篷野照射,CSⅠ～Ⅱ期 HD 需行次全淋巴结照射(斗篷野+锄形野,STNI)。膈上 HD 不必做盆腔照射,这样可避免盆腔照射产生的毒副作用。未做盆腔照射者 20 年盆腔复发率仅 3%～7%。

(2) 单纯放疗的结果 美国 Anderson 癌症中心对预后良好的 CS Ⅰ$_A$、Ⅱ$_A$ 做次全淋巴结照射,10 年生存率 90%,10 年无病生存率 75%～80%,治疗 15～20 年后,非 HD 死亡原因超过 HD 本身。主要是心脏毒性和第二原发肿瘤。第二原发肿瘤的发生与照射范围有关,随着当今照射剂量的降低,特别是斗篷野前后野剂量分配改成 1:1 后,心脏毒性已有明显下降。

2. 化、放疗综合治疗

化、放疗综合治疗是近年欧美研究的热点,多组随机研究显示综合治疗能提高 10%～15% 的无病生存率,而总生存率并未提高,但却可能增加化疗对心、肺等器官的毒性危险,且化疗、放疗综合治疗后,一旦复发,挽救治疗疗效将差于单纯放疗者。Specht 等收集分析了全世界 23 组早期 HD 的随机研究,其中 13 组对放疗加辅助化疗与单纯放疗进行比较,结果与上述相似,因此不主张对预后好的早期 HD 用化、放疗综合治疗。但随着更有效的低毒化疗方案不断开发,化、放疗综合治疗可能将提高早期 HD 的生存率。

3. 化、放疗综合治疗的照射野及照射剂量

以前的放疗经验表明化疗达完全缓解(CR)后,一般放疗剂量可减少至 25~30 Gy,照射野可用受累野(IF)。因化疗已杀灭了原扩大野区域的亚临床病变,IF 一般只需包括整个受累的淋巴结区。

4. 综合治疗的化疗方案及化疗周期数

一般用 ABVD(阿霉素+博莱霉素+长春花碱+氮烯咪胺)方案,其优点是不引起绝育和第二恶性肿瘤,但 ABVD 化疗后如需照射胸部则将加大心、肺毒性,宜用表阿霉素,且要与别的方案交替使用。纵隔野宜小,照射 25 Gy。可酌情从一开始或照至一定剂量后挡去隆突下部分。综合治疗时一般先行 3~4 周期化疗,再继以放疗。

5. 预后好的早期 HD 的治疗建议

预后好的早期 HD 的最佳治疗标准至今尚未确定,但有建议对预后好的 CS I_A、II_A(LD 除外)患者,目前可作次全淋巴结照射或综合治疗。预后好的早期 HD 单纯化疗仅限于临床研究,而非标准治疗,不作为推广方案。

(四) 预后不良的早期 HD 的治疗

1. 化、放疗的综合治疗

ABVD 为目前的标准方案。Stanford 3 个月化疗方案极有可能成为 HD 的有效方案。目前主张先行 4~6 周期化疗,继以受累野而非扩大野照射。

2. 纵隔肿块残留的判断

众多文献报道放疗后 X 线胸片常呈纵隔持续增宽,但并非残留病变。其病理表现以纤维组织为主。与放疗后纵隔宽度缩小至正常者比,纵隔复发率无显著差异。但单纯化疗后纵隔增宽者复发率则较高。

(五) 晚期 HD 的治疗

以化疗为主。前瞻性和回顾性分析均证明晚期 HD 在化疗仅达部分缓解或疗前有大肿块(>5 cm 或大纵隔)时,需做受累野照射。化疗已达完全缓解者,辅助放疗目前尚有争议。

(六) HD 治疗原则

见表 18-4。

表 18-4 HD 规范性治疗指导原则

分 组	分 期	治疗建议
预后好的早期 HD	临床 I~II 期,无预后不良因素	扩大野照射(30~36 Gy)或 2~4 周期 A 方案化疗+受累野照射(20~36 Gy)
预后不良的早期 HD	临床 I~II 期,有预后不良因素	4~6 周期 B 方案化疗+受累野照射(20~40 Gy)
晚期 HD	临床 III~IV 期	6~8 周期 B 方案化疗+放疗(20~36 Gy),大肿块或残存肿瘤时做放疗

ABVD 是临床各期 HD 的标准化疗方案。对不同的研究组,可选择的化疗方案如下:

A:ABVD、EBVP 或 VBM。

B:ABVD、Stanford V 或 MOPP/ABV。

C:ABVD、MOPP/ABV、ChlVPP/EVA 或 BEACOPP。

（七）儿童 HD 的治疗

对儿童 HD 可先用 6 周期 ABVD 化疗,如未达 CR,则予以受累野照射 20～25 Gy。儿童 HD 化疗效果优于成人,获 CR 后不必放疗,即使以后再发,儿童身体已进一步发育,此时放疗对骨骼影响就较小。

六、放射治疗技术

（一）选源

最好能用直线加速器高能 X 线治疗,因其射线束窗口面积大,剂量率高,便于较近距离进行大面积不规则野照射。

（二）照射剂量

1966 年 Kaplan 报道 35～40 Gy 照射后局部复发率仅 4.4%,故以前一直采用 40 Gy。1996 年 Duhmke 等报道了至今惟一照射剂量的随机研究:376 例无不良预后因素的 I_A～II_B HD 的放疗结果表明,扩大野照射 30 Gy 后再缩野对受累淋巴结区照射 10 Gy 与扩大野照射 40 Gy 的 5 年生存率疗效相似,且扩大野照射 30 Gy 组野内无复发,证明 30 Gy 对亚临床病灶已足够。目前扩大野照射剂量已减少至 30 Gy,必将减少单纯放疗所致的远期并发症。

（三）大面积照射时的器官保护

1. 肺　在斗篷野照射时,肺被完全遮挡,但当肺门淋巴结或肺实质侵犯时,应给予同侧全肺照射。大纵隔 HD 综合治疗时,如果照射野包括化疗前的大纵隔体积将产生很高的肺毒性,因此,大纵隔 HD 化疗后肿块明显缩小时,照射野应相应缩小至纵隔和双侧肺门,靶区不必包括化疗前纵隔大肿块的范围。

2. 脊髓、喉和肱骨头　用 5 cm 厚铅挡块遮挡需保护的区域,颈髓防护用宽约 2 cm 的铅挡块。在全疗程中,前野不作遮挡,后野从开始照射即使用铅挡,下界至第 7 颈椎椎体下缘。喉及肱骨头作常规防护,但当邻近有肿瘤累及时,则可不加防护。

3. 睾丸　盆腔野照射时,用铅挡块保护双侧睾丸,防止射线对睾丸的散射剂量。

七、放射治疗反应

（一）急性反应

主要有受照区毛发脱落、咽喉痛、味觉改变、口干、放射性食管炎引起的吞咽痛、干咳、恶心、呕吐等,偶可腹泻,多数经对症处理可缓解。

（二）晚期并发症

放疗的晚期并发症包括肺和心脏毒性、甲状腺功能低下、第二原发肿瘤和 Lhemitte 综合征。在现代放射技术条件下,不应发生横断性脊髓炎和缩窄性心包炎。盆腔照射时,对于女性生殖系统会产生毒副作用,引起绝经和闭经。化疗所致的长期毒副作用主要是对生殖能力的损害和第二原发肿瘤。

第二节 非霍奇金淋巴瘤(NHL)

一、NHL 病理分类

NHL 病理上为一组异质性疾病,其病理分类远比 HD 复杂,而且分类的变化发展迅速。NHL 不仅侵犯淋巴结,也常侵犯结外组织和器官,肿瘤常有跳跃播散现象,易侵犯骨髓,较早出现血行播散,且呈离心性发展。HD 和 NHL 的临床特征比较见表 18-5。

表 18-5 HD 和 NHL 临床特征比较

临床情况	HD	NHL
原发于淋巴结	90%	结外占 1/3
邻近淋巴结扩展	90%,Ⅰ~Ⅱ期占 60%	较少,跳跃性
韦氏环	2%	多见
胃肠道	罕见	多见
纵隔	50%	不常见(淋巴母细胞淋巴瘤除外)
腹块	不常见	常见
肠系膜淋巴结	少见	常见
滑车上、腘窝、耳前	少见(向心性侵犯)	较常见(离心性侵犯)
腹股沟淋巴结	少见(向心性侵犯)	较常见(离心性侵犯)
病程进展	较慢	除低度恶性外,进展较快
B 症状	多见,30%~35%	少见,且出现较晚
CNS 受侵	罕见	可见
骨髓/白血病	少见(Ⅰ~Ⅱ期<1%)	多见

临床医师熟悉的工作分类(1982)未能区分 T、B 细胞系免疫表型,遗漏了不少 NHL,且把 H 型(免疫母细胞型)不适当地列入高度恶性组。1989 年美国 NCI 将 H 型列入中度恶性组,这较符合临床实际。

(一) WHO 分类(1997)

WHO 分类新增了不少新类型。该分类中的每个病种都是一个独立的实体(表 18-6)。

表 18-6 WHO 淋巴系肿瘤 NHL 分类方案

B 细胞肿瘤	T 和 NK 细胞肿瘤
前体 B 细胞肿瘤	前体 T 细胞肿瘤
前体 B 淋巴母细胞白血病/淋巴瘤	前体 T 淋巴母细胞淋巴瘤/白血病
(前体 B 细胞急性淋巴细胞白血病)	(前体 T 细胞急性淋巴细胞白血病)
成熟(外周)B 细胞肿瘤	成熟(外周)T 细胞肿瘤
B 细胞慢性淋巴细胞白血病/	T 细胞幼淋巴细胞白血病
小淋巴细胞淋巴瘤	T 细胞颗粒淋巴细胞白血病
B 细胞幼淋巴细胞白血病	侵袭性 NK 细胞白血病

续表 18-6

B 细胞肿瘤	T 和 NK 细胞肿瘤
淋巴浆细胞淋巴瘤	成人 T 细胞淋巴瘤/白血病(HTLV1+)
脾边缘区 B 细胞淋巴瘤(+/-绒毛淋巴细胞)	结外 NK/T 细胞淋巴瘤,鼻型
毛细胞白血病	肠病型 T 细胞淋巴瘤
浆细胞骨髓瘤/浆细胞瘤	肝脾型 T 细胞淋巴瘤
结外边缘区 B 细胞淋巴瘤,MALT 型	皮下脂膜炎样 T 细胞淋巴瘤
结外边缘区 B 细胞淋巴瘤(+/-单核细胞样 B 细胞)	蕈样霉菌病/Sezary 综合征
	间变性大细胞淋巴瘤 T/裸细胞,原发皮肤型
滤泡型淋巴瘤	外周 T 细胞淋巴瘤,无其他特征
套细胞淋巴瘤	血管免疫母细胞性 T 细胞淋巴瘤
弥漫性大 B 细胞淋巴瘤	间变性大细胞淋巴瘤 T/裸细胞,原发系统型
中心母细胞型	
免疫母细胞型	
间变型大 B 细胞型	
纵隔大 B 细胞淋巴瘤	
Burkitt 淋巴瘤/Burkitt 白血病	

(二) 美国癌症综合网络(NCCN)临床归类法

美国癌症综合网络(NCCN)称目前尚无对上述 NHL 分类法作正式临床归类,仅根据有限的资料试作临床归类,供临床治疗参考(表 18-7)。

表 18-7　NHL 临床归类(侧重实体瘤)

B 细胞	T 细胞
低度恶性(惰性淋巴瘤)	低度恶性(惰性淋巴瘤)
小淋巴细胞淋巴瘤/慢性淋巴细胞白血病(B-CLL/SLL)	蕈样霉菌病/Sezary 综合征
淋巴浆细胞淋巴瘤(LPL)	
脾边缘区淋巴瘤	
结外边缘区淋巴瘤 MALT 型	
结内边缘区淋巴瘤	
滤泡性淋巴瘤 1、2 级	
中度恶性(侵袭性淋巴瘤)	中度恶性(侵袭性淋巴瘤)
浆细胞瘤/多发性骨髓瘤	鼻腔及鼻型 NK/T 细胞淋巴瘤
套细胞淋巴瘤	肠病型 T 细胞淋巴瘤
滤泡性淋巴瘤 3 级	肝病型(T 细胞淋巴瘤)
弥漫性大 B 细胞淋巴瘤	皮下脂膜炎样 T 细胞淋巴瘤
(包括免疫母、中心母、纵隔大 B、间变型大 B)	血管免疫母细胞性 T 细胞淋巴瘤
	间变性大细胞淋巴瘤
	外周 T 细胞淋巴瘤(非特异性)
高度恶性(高度侵袭性淋巴瘤)	高度恶性(高度侵袭性淋巴瘤)
	前体 B 淋巴母细胞淋巴瘤/白血病(B-LBL/L)
伯基特淋巴瘤/白血病	成人 T 细胞淋巴瘤/白血病

(三) WHO 分类法的特点

1. 分成三大类：B 细胞、T/NK 细胞及 HD。
2. 综合形态学、免疫学表型、遗传学特征、临床表现和过程作为各个类型的分类依据。
3. 包括了淋巴细胞型白血病在内。
4. NHL 各病理类型间临床特征比较：低度、中度和高度恶性 NHL 间临床表现有很大差异。
5. 大细胞淋巴瘤(LCL)PS Ⅰ、Ⅱ 期多达 45%～50%，骨髓侵犯率低，仅 10%～14%，好侵犯韦氏环；低度恶性淋巴瘤 PS Ⅰ、Ⅱ 期少，仅 0%～20%，骨髓侵犯率高，达 30%～71%，很少侵犯韦氏环(注：LCL 包括弥漫性混合细胞瘤、弥漫性大细胞淋巴瘤及免疫母细胞淋巴瘤)。

(四) 临床分期及国际预后指数

分期仍然依据 Ann Arbor 临床分期，国际预后指数(IPI)见表 18-8。

表 18-8　NHL 国际预后指数(IPI)

指　标	0 分	1 分
年　龄	≤60 岁	>60 岁
行为状态(RTOG 标准)	0 或 1 级	2、3、4 级
Ann Arbor 分期	Ⅰ 或 Ⅱ 期	Ⅲ 或 Ⅳ 期
LDH	正常	升高
结外病变，部位数	≤1 个部位	>1 个部位

每个不良预后因素计 1 分，其积分即为 IPI：0～1 分为低危，2 分为中低危，3 分为中高危，4～5 分为高危。另外还有按年龄矫正的 IPI：年龄分为 ≤60 岁和 >60 岁两组，这种 IPI 仅有分期、LDH 和功能状态 3 项指标。IPI 主要用于侵袭性 NHL(指导治疗，判断预后)，但也适用于隐袭性 NHL。

二、NHL 治 疗

NHL 治疗原则需根据病理分类、病变部位、临床特征和 IPI 判定。

(一) 低度恶性 NHL

1. 小淋巴细胞淋巴瘤/白血病

(1) Ⅰ、Ⅱ 期：局部治疗或观察，放疗剂量 30～40Gy。(2) Ⅲ、Ⅳ 期：可定期观察。(3) 有下列情况才治疗：① 有症状；② 危及生命器官功能；③ 血细胞减少；④ 巨块型病变，至少有 6 个月病变在稳定进展；⑤ 患者意愿化疗(包括烷化类、氟代阿糖腺苷或非蒽环类联合化疗)。对观察的患者如病情进展，可行挽救化疗、局部放疗，随后也可行干细胞支持的高剂量化疗。

2. 滤泡性淋巴瘤

由于局限性病变(Ⅰ、Ⅱ 期)少见且与播散性病变的治疗有明显差异，故要特别注意骨髓和全腹 CT 的检查。滤泡性淋巴瘤 3 级应按弥漫性大 B 细胞淋巴瘤(DLBCL，工作分类中的滤泡性大细胞淋巴瘤)治疗。治疗原则如下：(1) 非巨块型 Ⅰ、Ⅱ 期：行局部区域放疗，剂量30～40 Gy,有治愈可能,放疗后复发者应按Ⅲ、Ⅳ期治疗。(2)Ⅱ期伴腹部巨块及Ⅲ、Ⅳ期者一般可观察,有下列情况者才予治疗:① 有症状;② 危及生命器官功能;③ 淋巴瘤引起白细胞减少;④ 巨块病变,至少6个月中病变在进行性进展;⑤ 患者意愿治疗。

由于现行的标准治疗方法不能治愈晚期滤泡性淋巴瘤,可进行选择性的临床研究性治疗。治疗方法可选择单药或联合化疗,伴或不伴用干扰素;局部区域性放疗(经选择的病例)或单克隆抗体治疗,伴或不伴用化疗。化疗加干扰素治疗可改善无病生存率,可能提高总生存率。对随后可能做干细胞支持的高剂量化疗者,起始化疗应避免用重度骨髓毒性的方案。

治疗有效者应一直随访,直至复发,复发时一般应做活检,以排除病理转化,特别如有LDH升高、某部位出现不相称的肿瘤、出现结外病变或新的B症状时。复发时治疗可选用挽救性化疗、局部区域性放疗、单克隆抗体治疗,也可考虑行高剂量化疗加自体或异体干细胞移植支持。

(二) 中度恶性 NHL(DLBCL)

DLBCL在成人淋巴瘤中最常见,约占40%。目前,间变性大细胞淋巴瘤和外周T细胞淋巴瘤也按照DLBCL治疗,滤泡性淋巴瘤3级也如此,虽然后者复发率高。近半数DLBCL可用常规治疗治愈。20世纪70年初形成的CHOP方案现为中度恶性淋巴瘤的标准治疗方案。20世纪80年代初及末形成的第2、3代方案,经多组随机研究证实,其毒副反应较大,远期疗效与CHOP方案相似。

1. Ⅰ、Ⅱ期 (1)非巨块型:预后很好。CHOP化疗3～4周期,如获CR,继以受累野(IF)照射40 Gy,如仅获PR,行扩大野(EX)照射,剂量≥40 Gy。(2)巨块型:6～8周期CHOP化疗,继以IF照射。

2. Ⅲ、Ⅳ期 治疗随年龄矫正的IPI积分有明显不同,对低危或低中危组(LDH正常,功能状态0或1)可行6～8周期CHOP化疗。但如可行,也推荐做较强烈的临床研究方案。对巨块型或肾功能损害者,化疗初应作水化,服用别嘌呤醇,以防发生肿瘤溶解综合征。高中危和高危组(LDH升高,功能状态2～4)做标准治疗的治愈率<50%,故应进行恰当的临床研究化疗方案,首选高剂量化疗,伴用或不伴用干细胞支持。对不适合者可全程用含蒽环类方案化疗,如CHOP化疗6～8周期。

(三) 高度恶性 NHL

淋巴母细胞淋巴瘤应按急性淋巴细胞白血病化疗。伯基特淋巴瘤应行强烈短程化疗。对巨块型病变予病灶野放疗,这两种淋巴瘤均应做中枢神经系统预防治疗,可单独鞘内注射MTX,也可鞘内注射MTX+全脑照射18 Gy。

(四) 结外 NHL

1. NHL原发于韦氏环

韦氏环包括鼻咽、口咽和下咽。韦氏环发生的NHL占全身NHL的30%左右,位居结外受侵的第1位,是最好发的结外部位,其中75%首发于扁桃体(1/3为双侧),其次是鼻咽腔,舌根较少,占2%。

Ⅰ、Ⅱ期根治性放疗的靶区范围是颅底、鼻咽腔、扁桃体、舌根、软腭、硬腭、口底和全颈淋巴结及锁骨上、下淋巴区。常用的照射野是双颞侧面颈联合野与双中下颈、锁骨上下区的前颈野,肿瘤侵及后鼻孔时再加鼻前野,原发于鼻咽腔并伴有颅神经症状者还须包括颅底线上2cm或根据病情设野。照射时必须使整个靶区剂量均匀,尤其是颈部皮肤也得接受根治剂量(50 Gy左右),而颈髓需限量于35 Gy以下。

近年来本病有较多报道,对Ⅰ期的5年生存率由38%(Hoppe,1978)上升到93%(国内,1993),均系化疗和放疗的综合治疗。单纯放疗的疗效在仅侵及鼻咽腔或扁桃体者的5年生存率为43.5%,侵及整个韦氏环者为24.5%,双侧扁桃体切除再放疗者为50%,颈部无受侵者为50%,同侧颈部受侵为53%,双侧颈部受侵为23%。

对中度恶性NHL侵及韦氏环者,其死亡原因分析85%为腹内受侵,如加用膈下区锄形野或全腹预防照射,可降低腹内受侵率,提高生存率。

2. 鼻腔、副鼻窦NHL

(1) 临床特征　① 国人约80%为NK/T细胞淋巴瘤,其次为一般外周T细胞淋巴瘤,B细胞淋巴瘤少见,鼻腔NK/T细胞淋巴瘤欧美罕见。其发生与EB病毒感染有关。② NK/T细胞淋巴瘤表现为血管中心性病变,肿瘤细胞侵犯小血管壁或血管周围组织,引起组织缺血和广泛坏死,故以往常诊断为坏死性肉芽肿或中线恶网。③ 早期绝大多数为单发,肿瘤常首发于鼻腔,并常局限于鼻腔及邻近结构。邻近器官或结构受侵以同侧上颌窦最常见,其他依次为患侧筛窦、鼻咽、局部皮肤、硬腭、软腭、眼球及口咽。首发于鼻咽、口咽及喉咽者较少。④ 在东南亚,约80%为临床I_E、II_E期,其中II_E期约占10%~20%,颈淋巴结受侵及远处结外器官转移少见。⑤ 本病临床上可主要表现为坏死型,也可为新生物型,后者颈淋巴结转移相对较多,B症状较少。放疗后局部复发较少,但两者生存率无显著差异。新生物型病理可能还包括一般的外周T细胞淋巴瘤,及少见的B细胞淋巴瘤。10多年前两者大多以中线恶网和鼻腔淋巴瘤分别报道,故两者之异同尚需积累资料,进一步研究。

(2) 治疗　① 局限I_E期(肿瘤局限于鼻腔):单纯放疗,用L形野包括双侧鼻腔、鼻翼、筛窦和患侧上颌窦,先照γ线或X线,再补充电子束,剂量为50~55 Gy;因颈淋巴结转移率<10%,故临床阴性淋巴结区不做预防照射。② 超腔I_E期(肿瘤超出鼻腔,侵犯邻近结构):如无B症状,先放疗后化疗,如有B症状则反之。射野应包括患侧前后组筛窦、上颌窦和鼻咽。因本病放疗后局部及邻近部位复发率较高,故射野宜宽大。常用"凸"形野或鼻前矩形野加双侧耳前野,剂量比宜为5:1:1,照侧野时鼻前野补加电子束。I_E期不需做颈部预防照射。③ NK/T细胞淋巴瘤对化疗抗拒,韩国、中国香港和内地均有报道。单纯放疗与放疗加CHOP化疗2~4周期的疗效相仿,化疗效果差可能与瘤细胞的多药耐药基因表达、p53基因突变及p16基因失活等因素有关,NK/T细胞淋巴瘤多有血管中心性病变,致血管腔内血栓形成或阻塞,使化疗药物难以作用于靶细胞。IPI对预后有显著影响,建议以IPI≥2分作为综合治疗指征。④ 本病对放疗敏感,Ⅰ期患者应以放疗为主,而且应尽可能先做放疗,其预后较好,局限性Ⅰ期5年生存率为70%~80%,有报道达90%左右。⑤ 超腔I_E期或有B症状者预后明显差于局限性I_E期。⑥ Ⅲ/IV_E应以化疗为主,但预后极差。常规化疗的CR率仅0%~40%,需要考虑更强或新的化疗方案。

3. 黏膜相关组织NHL(MALT淋巴瘤)

MALT淋巴瘤由Isaacson等于1983年首先提出,在结外NHL中占相当大的比例,现已是结外NHL研究的热点。该淋巴瘤可发生于胃肠、唾液腺、泪腺、结膜、眼眶、韦氏环、甲状腺、胸腺、肺、支气管等部位。正常情况下,除扁桃体与回肠末端Peyer结外,这些部位没有淋巴组织。经反复感染,如幽门螺杆菌(HP)感染,人体自动免疫而形成获得性淋巴组织,在抗原反复刺激下,获得性淋巴组织的基因发生突变,形成MALT淋巴瘤。以前所谓的唾液腺、甲状腺、肺、眼眶等部位的炎性假瘤,其实多数是低度恶性 MALT 淋巴瘤,少数为淋巴组织反应性增生。MALT 淋巴瘤常呈局限性,可长期不转移。其可能原因是肿瘤细胞具有"回归"(从淋巴管经胸导管进入血液循环,又回到黏膜)等特性。该淋巴瘤很少浸润骨髓,因而可以局部治疗为主,放疗效果好。但它有在别的黏膜相关组织(MALT)复发的危险,如甲状腺 MALT 淋巴瘤可在胃肠道复发。

(1) 胃 MALT 淋巴瘤

病变局限于胃,如幽门螺杆菌(HP)(+),先做抗 HP 治疗(阿莫西林、洛赛克、甲硝唑),3 个月后行胃镜查 HP 和病理,评价疗效(近 2/3 达 CR)。有 6 种情况:① HP(−)、NHL 有效者予观察;② HP(−)、NHL 进展者予全胃放疗,剂量为 30 Gy/4 周(胃镜证实 CR>90%);③ HP(+)、NHL 退缩或稳定者予二线抗 HP 治疗;④ HP(+)、NHL 进展者予放疗加二线抗生素治疗;⑤ 对 HP 治疗抗拒或复发者予放疗;⑥ 对放疗无效者作单药或联合化疗。一般手术仅用于对上述治疗无效者。因胃 MALT 淋巴瘤常有多个病灶,如手术则需作全胃切除,这将影响患者的生活质量。

对非局限性病变,可观察等待,直至有出血、饱胀等症状或患者要求时才予治疗。治疗包括单药或联合化疗或局部放疗(按滤泡性淋巴瘤治疗方案)。

(2) 非胃 MALT 淋巴瘤

可原发于腮腺、眼眶、结膜、甲状腺、皮肤、乳房、肺和肠道等。下列三病放疗起决定性作用:① 腮腺:患侧腮腺及引流淋巴区照射 30～40 Gy。② 结膜和眼眶:对结膜病变患侧全部结膜照射 24～30 Gy,最好用电子束,注意保护晶体。对眼眶病变,照射患侧眼眶,照射剂量 30～36 Gy,用楔形板。③ 甲状腺:如手术不彻底,常需行放疗,放疗前需作胸腔 CT 以确定有无纵隔或胸骨后扩展。

4. 蕈样霉菌病

皮肤淋巴瘤中约 50% 为蕈样霉菌病(MF),MF 和赛塞利(Sezary)综合征(SS)是皮肤 T 细胞淋巴瘤的两种主要类型。SS 是 MF 的变种,出现广泛的红皮病,且外周血中有异形细胞(C>7%)。MF 具有明显的嗜表皮性,属低度恶性淋巴瘤,自然病程长,发展缓慢,可分为 3 个阶段:① 红斑期:平均 5～10 年;② 斑块期:此期进展迅速;③ 肿瘤期:此期可转为高度恶性。MF 患者除皮肤病变外,一般无别的病变,但 10%～20% 的患者最终出现皮肤外侵犯。首先侵犯引流区淋巴结,以后才侵犯内脏。淋巴结受侵者中位生存期<2 年,内脏受侵者<1 年。MF 有专用的 TNM 分期。

MF 的治疗:① 表面化疗:用氮芥液或 BCNU 溶液涂抹,疗效较好。局限性 MF 可首先用表面化疗,但病变厚者应作放疗。② 光化学治疗(PUVA):服补骨脂素,然后照射紫外线,CR 率约 60%。CR 后需维持治疗,否则很快复发。PUVA 对较厚的病变无效。③ 局部放疗:对局限性病变可先用局部放疗,最好用电子束照射 20～30 Gy,疗效好。这种剂量不影响以后做全身皮肤电子束照射。④ 全身皮肤电子束照射(TSEBT):是治疗 MF 最有效的方法。采用 4～6 MeV 电子束,目前一般用六野照射(前后野,1 对前斜野,1 对后斜野)。应用 20° 双机架角,每 2 天为 1 个周期。全身皮肤照射 2 Gy/2 d,每周照射 4 次,总量为 32 Gy/8 周。足底、会阴、腋下、腹股沟、乳房下及头顶皮肤另需照射 4 MeV β 线 20 Gy/10 个治疗日。T_1、T_2 期 CR 率为 71%～98%。5 年生存率和无瘤生存率分别为 80%～90% 和 55%～65%;⑤ 全身化疗:单药 CR 率仅 30%,联合化疗为 35%～50%。高剂量化疗加干细胞移植支持尚在研究中,但初步结果令人失望。因化疗效果差,目前除对晚期患者外,不主张做全身化疗。

5. 原发性中枢神经系统淋巴瘤

发病部位以脑最常见,脑膜占7%,脊髓少见。病理类型以高度恶性B细胞为主,可表现多个病灶或弥漫侵犯,仅7%~8%有颅外全身播散。开颅探查切除或活检是诊断的重要手段。

单纯开颅切除复发率高。开颅探查术后进行放疗是公认的治疗措施。放疗方法:全脑40~50 Gy,原发灶加照10~15 Gy,脊髓不做预防性照射。中枢神经系统淋巴瘤对放疗不敏感,经次高剂量照射后,2年生存率28%,5年生存率3%~4%,中位生存期12~18个月。目前临床研究应用能透过血脑屏障的多种药物进行联合化疗,有可能提高生存率(详见本书第十五章)。

6. 睾丸恶性淋巴瘤

(1) 临床特点 ① 少见,占睾丸恶性肿瘤的1%~9%,NHL为1%;② 老年多见,60岁以上最常见;③ 睾丸肿瘤双侧患病率高达18%~20%;④ 预后差:5年生存率20%~40%。

(2) 治疗 比较经典的方法是手术加放疗。首先行经腹股沟精索高位结扎睾丸切除术,术后行放疗。放疗范围多数人主张应包括健侧睾丸及腹腔淋巴引流区域(腹主动脉旁淋巴结加同侧盆腔淋巴结区)。由于睾丸NHL大多为中和高度恶性,亚临床病灶的放疗剂量应≥40 Gy,以40~45 Gy为宜;临床病灶应给予45~50 Gy。放疗失败以结外部位为主,包括皮肤、胸膜、韦氏环、肺、肝、脾、骨等。并用CHOP化疗可提高生存率。

第三节 白 血 病

一、急性白血病

由于急性白血病特别是急性淋巴细胞性白血病(急淋)的化疗缓解率和缓解期不断改善,中枢神经系统白血病(简称脑白,central nervous system leukemia,CNSL)的发生率相对上升,经临床不断验证,放疗作为急性白血病的有效辅助治疗手段已被肯定。放疗对脑白的预防作用颇有成效。但对已发生脑白或睾丸白血病患者虽可缓解症状,但总的预后较差。

(一) 中枢神经系统预防性照射

1. 照射时机

在化疗诱导缓解后,即应及早进行放疗,一般在诱导缓解出现后1周开始。

2. 照射范围和方法

全脑照射用两个平行对穿野,脊髓照射用脊后野,野宽6 cm,以包括脊神经根,上接头颅侧野,下达脑脊膜盲囊(第2骶椎水平)并包括骶孔。应注意相邻野衔接区的剂量分布均匀性,防止出现剂量"热点"或低剂量区。为减轻对骨髓的抑制作用,当今的标准治疗方法已改为全脑照射加 MTX 鞘内化疗,而不再照射脊髓。方法为颅脑照射 24 Gy/14～15 次/17～18 d,放疗第 2 或第 3 天起予以鞘内化疗,12 mg/m²,每周 2 次,共 5～6 次。

3. 照射剂量

传统的预防性脑脊髓照射剂量为 24 Gy,2 岁以下儿童 20 Gy,1 岁以下 15 Gy。D'Angio 等对 18 个月～18 岁的 656 例急性白血病患者进行了临床随机试验,分成 6 组:(1)脑脊髓照射 24 Gy+腹部及性腺 12 Gy;(2)脑脊髓照射 24 Gy;(3)头颅 24 Gy+鞘内 MTX 注射(12mg/m²,2 次/周,持续 3 周);(4)单纯鞘内 MTX 化疗;(5)脑脊髓照射 18 Gy;(6)头颅 18 Gy+鞘内 MTX 化疗。结果为 5 个放疗组间的 5 年无瘤生存率和总生存率、脑白发生率和骨髓复发率均无显著统计学差异,但单纯鞘内 MTX 化疗组的脑白发生率最高。在高危组里,第 3 和第 6 组的 5 年生存率最好,骨髓复发率最低。结论是头颅照射 18 Gy+鞘内 MTX 化疗具有有效的预防中枢神经系统白血病的作用,且放疗反应不重。

(二) 中枢神经系统治疗性照射

对于首次确诊为 CNSL 的患者,常用的治疗方法为鞘内注射加全颅、全脊髓放疗。先每周或隔周行鞘内化疗以消除脑脊液中的白血病细胞,然后行全脑脊髓轴的放疗。第Ⅶ支颅神经受侵时,应包括其周围支,并应注意需包括眶后区及筛板。D_T 24～30 Gy,单用颅脑放疗效果显著变差。对已出现的脑白症状,4.5 Gy 即可有 75% 的患者达到症状缓解。应用这种方法能使 CNSL 的再次发生率降至 15%。翁霞等对曾接受全颅、全脊髓放疗和(或)鞘内注射后 CNSL 复发的 13 例急性淋巴细胞性白血病患儿进行全颅、全脊髓间隙性放疗加鞘内注射,具体方法为:全颅 150 cGy/次+全脊髓 75 cGy/次,每天 1 次,照射 3 d,第 1 天鞘内注射 MTX 8～12 mg/m²,阿糖胞苷 25 mg/m²,地塞米松 2～5 mg/次。以后每 8 周重复 1 次,总疗程 2 年 2 个月。结果生存者中无 1 例再发 CNSL,也未发现明显急性副反应。认为间隙性放疗对曾接受全颅、全脊髓放疗和(或)鞘内注射后 CNSL 复发的急性淋巴细胞性白血病患儿安全而有效。

(三) 中枢神经系统照射的放疗反应

1. 脑脊髓的早期反应

放疗初期可发生一时性的脑脊髓组织充血水肿,引起或加重颅(椎管)内高压,严重时可引起脑疝致死或截瘫。故放疗初期应加强病情观察,必要时应用皮质激素及利尿剂,疗初 3～4 d 用小剂量照射。

2. 脑脊髓早发延迟反应

放疗结束后 1.5～2 个月,约 10% 的患者可发生嗜睡综合征,伴有低热、眩晕,脑脊液中蛋白和淋巴细胞稍升高,持续 7～14 d 后可自行缓解,用皮质激素可加快恢复,不要误为发生脑白而急于行鞘内化疗。

3. 骨髓象

全脑脊髓照射后 1～2 个月,骨髓象显示普遍性增生活跃,可达 1:(200～300),约经 1～2 个月后恢复正常。

4. 其他反应

出现厌食、恶心、血象下降等情况时可对症处理,严重时暂停放疗。脱发在 3～5 个月后再生。

（四）睾丸白血病的放疗

急淋患儿睾丸白血病发生率约16%，局部放疗有效，根据睾丸大小照射11～24 Gy。单侧睾丸照射后常发生对侧复发，故应同时照射双侧睾丸。睾丸复发常致全身复发，应同时予以化疗。

（五）其他部位浸润

在不影响全身化疗的前提下，对有症状的局部浸润，可用短时间小剂量照射。姑息放疗疗效显著，照射剂量依症状或肿块消退为度。姑息放疗亦可用于骨关节疼痛、皮肤黏膜出血或结节、呼吸道或消化道肿块压迫及眶内绿色瘤。

二、慢性白血病

（一）脾脏照射

慢粒、慢淋照射巨脾可使脾脏迅速缩小，周围血和骨髓中的粒细胞系列总数下降，而分类显示成熟的中性粒细胞增加达到白血病缓解。脾脏照射引起远隔骨髓的间接变化比周围血更好，故缩脾不是脾脏照射的主要目的，而是为了争取长期缓解。照射范围不一定包括全脾，且应随脾脏缩小而缩野，每次剂量25～100 cGy（野越大，每次量应越小），总量一般不超过1000 cGy。周围血中白细胞总数急剧下降者，应在降至40×10^9/L时停止照射；缓慢下降者可在$(15～20) \times 10^9$/L时停止。骨髓被白血病细胞"挤满"时，脾照射对纠正贫血有益，而对脾亢和自身免疫性溶血引起的贫血无效。

（二）局部照射

在化疗期或缓解期中，在某个部位出现肿块时，可行局部照射，剂量以肿块消退为度。对表浅淋巴结，不超过10 Gy即已足够。

（三）全身照射（TBI）

1. 大剂量TBI加骨髓移植（BMT）

适用于高度恶性淋巴瘤、急性白血病、广泛期小细胞肺癌以及BMT前的预处理。BMT方法被认为是目前治疗白血病的首选方案，TBI作为BMT的必要的辅助手段之一而发挥着重要作用。

(1) TBI的目的

① 消灭机体内残存的恶性肿瘤干细胞。特别在经强烈化疗，体内恶性肿瘤细胞已大量减少时，消灭残存的活动病灶的作用最强；② 免疫抑制，可达到最大程度地抑制机体的免疫反应，使移植物能被受体接受，减少单独化疗的移植失败率和排斥率；③ 杀灭骨髓细胞，使骨髓腔空虚，以利于BMT的存活。

(2) TBI的技术要求

辐射设备需提供一个能够包括人体全身范围大小的辐射场，包括病变组织、器官及皮肤在内的全身被视为一个整体，使全身各部位都受到均匀的照射。一般选用直线加速器或钴-60治疗机作为辐射源，目前各地的大医院都拥有这类设备。照射方式有双机照射法、ARC照射法及射野移动法等。可根据各医疗单位的治疗环境而选定。在照射野的设计方面，单野照射方式是目前较为常用的方式，它是利用设备提供的一个足够大的射野来实现的。其特点是方法简便、直观，单野的剂量学容易掌握，一般单位均可开展。但常规放疗设备仅适用日常局部放疗,其射野一般<40 cm×40 cm,在常规情况下不能满足 TBI 条件的需要。需延长源皮距,以达到扩大照射野的目的。

TBI 可分为一次 TBI 和分次 TBI 两种方式。一次 TBI 剂量一般不超过12 Gy,国内控制在10 Gy以下。常用 3～10 Gy/单次或 10～14 Gy/多次分割。在同等剂量时,一次 TBI 要比分次 TBI 的临床症状及并发症的发生率高。大剂量TBI 后必须进行 BMT 或干细胞移植。在 TBI 时最需考虑的是肺的损伤,剂量率和照射总剂量的要求均以肺的耐受量为基准。剂量率为 0.5～4.0 Gy/min,放射性肺炎的始发剂量为7.5 Gy,达9.3 Gy时发生率为50%,而用 1～5 cGy/min剂量率照射时,并结合化疗和BMT,放射性肺炎的始发剂量可提高到9.0 Gy。剂量率降低虽可降低大多数肿瘤类型的放射生物学效应,但血液系统肿瘤细胞对剂量率变化不太敏感。

大剂量 TBI 的急性反应有胃肠道反应、腮腺炎、肝静脉阻塞综合征等。后期反应主要有间质性肺炎、白内障、肾功能减退、性腺功能损伤等。

行 BMT 时,对所用的血制品,在输注前应先一次性照射25 Gy左右。

2. 低剂量 TBI(LTBI)

根据联合国原子辐射效应科学委员会(1986)报告,剂量在0.2 Gy以内的低 LET 辐射或0.05 Gy/min 以内的高 LET 辐射称为低剂量辐射;若同时剂量率在0.05 Gy/min 以内,则称为低水平辐射。对于低剂量辐射的超敏感性,辐射剂量一般<50 cGy,而就低剂量辐射诱导的适应性反应而言则一般<20 cGy。

TBI 和 LTBI 具有各自的特点:(1) LTBI 的作用机制可能与低剂量辐射下肿瘤细胞超敏感反应、机体的免疫增强及抗肿瘤等因素有关;TBI 则主要是对肿瘤细胞的抑制和杀伤作用。(2) 照射条件不同:LTBI 为多次照射,通常 5～20 cGy/次,2～5 次/周,总量 150～300 cGy;TBI 则常为单次照射或大分割数次照射,总剂量在 8～10 Gy,1～5 次。(3) 适应证不同:LTBI 适用于慢性淋巴细胞性白血病、低度恶性淋巴瘤、神经母细胞瘤、部分难治性自身免疫性疾病和广泛性转移癌等;而 TBI 主要用于高度恶性的淋巴瘤、急性白血病、广泛期小细胞肺癌以及 BMT 前的预处理。(4) 毒副反应不同:LTBI 较轻,一般无治疗相关死亡;TBI 较重,有一定的治疗相关死亡率。(5) TBI 后必须进行 BMT 或干细胞移植,而 LTBI 则不需应用。

Richaud 等报道用 LTBI 初治Ⅰ～Ⅱ期低度恶性淋巴瘤 26 例,75 cGy×2 次,1 个月后病变区加40 Gy/20 次,结果显示完全缓解 24/26 例,中位随访期 52.6 个月,无病生存 19 例;而对Ⅲ、Ⅳ期低度恶性淋巴瘤予以 10～25 cGy/次,每周 1～5 次,总量 150～200 cGy,其有效率 60%,完全缓解率 25%,2 年生存率 45%,5 年生存率 25%。

LTBI 的急性期反应主要是轻至中度的骨髓抑制,绝大多数患者可自行恢复,不需临床处理;其远期严重并发症的报道并不多见。但当 LTBI 与烷化剂合用可能会增加 NHL 患者白血病的发生率。

第四节 其他血液病

一、浆细胞肿瘤

浆细胞肿瘤分髓内(即骨髓瘤)和髓外两种。对多发性骨髓瘤,只是对有症状的和可能发生病理性骨折的负重骨病灶进行放疗;对单发者应予以根治性放疗。骨髓瘤瘤细胞的放射敏感性属中等偏高,一般剂量用30~40 Gy/3~4周。有人主张对多发性骨髓瘤止痛用15~20 Gy,而对单发性骨髓瘤用到50~65 Gy。

髓外浆细胞瘤好发于上呼吸道和眼结膜,局部放疗常可迅即奏效而免却手术痛苦。40~50 Gy即可获得良好的局部控制率,放疗后局部控制率达79.0%~100.0%,10年总生存率达50.0%~100.0%。区域淋巴结失败率仅占4%,故一般不予引流淋巴区预防性照射。部分髓外浆细胞瘤可向多发性骨髓瘤转化,故须密切观察。

二、郎罕组织细胞增多症

郎罕组织细胞增多症(Langerhans cell histiocytosis,LCH),以往称为组织细胞增生症X,是一组病因不明的疾病,过去分为勒-雪病、韩-薛-柯病和骨嗜酸性细胞肉芽肿3种。

勒-雪病多发生在婴幼儿,发病凶险,一般不用放疗。韩-薛-柯病(儿童常见)和骨嗜酸性细胞肉芽肿(可见于各个年龄组)对放疗高度敏感,局部照射10 Gy即有明显疗效,几乎不存在放疗不良反应,又可避免手术,有作者用20 Gy剂量,苏州大学附属第一医院用17.5~45.0 Gy(中位数20 Gy),无1例复发。放疗后X线片随访可见骨结构完全恢复,但韩-薛-柯病的尿崩症状不一定消失。

三、脾脏照射治疗其他血液系统疾病

(一) 脾脏照射的其他适应证
(1) 成人慢性特发性血小板减少性紫癜(CITP);(2) 骨髓纤维化并发巨脾;(3) 脾亢。
(二) 脾脏照射方法
以脾门为中心设10 cm×10 cm野,皮下6 cm为剂量参考点,2 Gy/次,隔日1次,8~10次为1个疗程。根据脾脏缩小情况调整射野大小,隔2周重复1个疗程,照射前予以止吐药。
(三) 脾脏照射的作用机制和疗效
脾脏照射后会引起组织细胞的变性、坏死,其纤维化修复导致脾脏萎缩、功能减退和消失,从而达到类似切除脾脏的效果。脾脏切除是治疗CITP和溶血性贫血的有效方法,其机制是去除了产生抗体和免疫反应的场所。鹿全意等报道42例CITP,治疗前血小板平均为

$30\times10^9/L$,2个疗程后,总有效率83.3%,平均19d血小板达最高值。

脾脏照射对于慢性白血病、骨髓纤维化等骨髓增生性疾病所致的脾脏肿大有良好的缩小脾脏的效果,不仅迅速缩小慢性白血病的巨脾而且消灭了脾脏内存在的大量的原始肿瘤细胞,有利于减少复发。

复习思考题

1. 霍奇金病的分期和分组。制定治疗计划时应考虑哪些因素？全淋巴结照射的范围包括哪些淋巴区？辐射剂量为多少？
2. 低度、中度和高度恶性NHL的治疗原则。
3. 急性白血病患者中枢神经系统预防性照射的时机和剂量。如何与鞘内化疗配合？睾丸白血病的治疗原则。
4. 浆细胞肿瘤和郎罕组织细胞增多症的常用辐射剂量分别为多少？

参 考 文 献

[1] 殷蔚伯,谷铣之主编.肿瘤放射治疗学.第3版.北京:中国协和医科大学出版社,2002
[2] 许昌韶主编.高等教育教材:肿瘤放射治疗学.北京:原子能出版社,1995
[3] 沈志祥,欧阳仁荣主编.血液肿瘤学.北京:人民卫生出版社,1999
[4] 申文江,徐国镇主编.现代放射治疗学进展.北京:北京医科大学、中国协和医科大学联合出版社,1998
[5] 于大海,顾大中.早期霍奇金病的治疗进展.中华放射肿瘤学杂志,2000,9(1):60~63
[6] 王凤英,孙 菁,李龙根,等.Ⅰ期和Ⅱ期霍奇金病盆腔选择性放射治疗的并发症.中华放射肿瘤学杂志,1999,8(4):200
[7] 许 峰,王 瑾,吴 双,等.中线外周T细胞淋巴瘤长期随访结果.中华放射肿瘤学杂志,1999,8(4):201~203
[8] 顾仲义,朱向帜,李 枫,等.中线外周T细胞淋巴瘤的临床特点与治疗.中华放射肿瘤学杂志,1999,8(1):12~14
[9] 李晔雄,高远红,袁智勇,等.国际预后指数在韦氏环非霍奇金淋巴瘤的预后意义.中华放射肿瘤学杂志,2002,11(2):105~110
[10] 翁 霞,孙 红,吴国华,等.小儿中枢神经系统白血病间隙性放射治疗的临床研究.中华放射肿瘤学杂志,1999,8(1):35~37
[11] 李晔雄.胃粘膜相关淋巴瘤.中华放射肿瘤学杂志,2004,13(2):138~140
[12] 易俊林,黄晓东,余子豪.原发于睾丸非霍奇金淋巴瘤19例治疗效果分析.中华放射肿瘤学杂志,2000,9(1):17~19
[13] 姜 锋,傅真富,马胜林.低剂量全身放射治疗的基础研究和临床应用.中华放射肿瘤学杂志,2004,13(1):70~72
[14] 鹿全意,张 鹏,牛小青,等.脾脏照射在血液病治疗中的应用.中华放射肿瘤学杂志,2002,11(2):140
[15] 张玉晶,刘新帆,房 辉,等.脑原发淋巴瘤19例临床分析.中华放射肿瘤学杂志,2002,11(2):183~180

[16] 顾仲义. Ⅰ和Ⅱ期弥漫性大B细胞淋巴瘤的治疗进展. 中华放射肿瘤学杂志, 2003, 12(2): 142~144

[17] 王绿化, 王维虎, 黄一容, 等. Ⅰ期非霍奇金淋巴瘤的治疗及预后分析. 中华放射肿瘤学杂志, 2000, 9(1): 14~16

[18] 王维虎, 李素艳, 高黎, 等. 髓外浆细胞瘤临床分析. 中华放射肿瘤学杂志, 2004, 13(3): 211~214

[19] Duhmke E, Diehl V, Loeffleer M, et al. Randomized trial with early-stage Hodgkin's disease testing 30 Gy vs 40 Gy extended field radiotherapy alon. Int J Radiat Oncol Biol Phys, 1996, 36: 305

[20] Jerkeman M, Anderson H, Cavallin-Stahl E, et al. CHOP versus MACOP-B in aggressive lymphoma-a Nordic lymphoma group randomized trial. Ann Oncol, 1999, 10: 1079~1086

[21] Ezzat AA, Ibrahim EM, Weshi AN, et al. Localized non-Hodgkin's lymphoma of Waldeyer's ring: clinical features, management, and prognosis of 130 adult patients. Head Neck, 2001, 23: 547~558

[22] Crellin AM, Hudson BV, Bennet MH, et al. Non-Hodgkin's lymphoma of the testis. Radiother Oncol, 1993, 27(1): 99~106

[23] Richard P, Hoemi B. Combination of chemotherapy and low-dose total body irradiation foe low-grade advanced non-Hodgkins lymphoma, Abstract Es 7th annual meeting, Pen HAAG, 1992. Pen Haag: Pierre-and-Marie-Curie Cooperation Group, 1992

[24] Mead GM, Bleehen NM, Gregor A, et al. A medical research council randomized trial in patients with primary cerebral non-Hodgkin lymphoma: cerebral radiotherapy with and without cyclophosphamide, doxorubicin, vincristine and dexamethasone chemotherapy. Cacer, 2000, 89: 1359~1370

(周菊英)

第十九章 泌尿系统肿瘤

第一节 肾肿瘤

肾肿瘤(tumors of the kidney)大多为恶性,约占全部恶性肿瘤的1‰～2‰,男女发病比例为(2～3):10,发病高峰年龄为50～70岁。早期症状常不明显。肉眼血尿是最常见的临床表现,其次是腰痛和腹部肿块。腹部B超及CT扫描是最常用的检查方法。肾肿瘤病理类型复杂,临床表现特异。1951年Foot等将肾肿瘤分为肾实质细胞瘤、肾移行细胞瘤、肾胚胎癌、肾间质瘤和继发性肾肿瘤5类。1981年WHO根据肾肿瘤的组织学来源将其分为8类:肾实质上皮性肿瘤、肾盂上皮性肿瘤、肾胚胎性肿瘤、非上皮性肿瘤、混合性肿瘤、肾继发性肿瘤、未分类的肿瘤、瘤样病变。前一分类法简明扼要、比较完善和实用,我们采用此分类方法。

一、病理类型

肾肿瘤的组织学类型中主要有肾细胞癌(肾实质)和移行细胞癌(肾盏、肾盂)。起源于肾胚胎组织的肾母细胞瘤(Wilms瘤)将在本书第二十六章中讨论。具体分型有以下几种。

(一) 腺癌

主要生长在肾髓质部,很少向肾盂穿透,可向肾被膜浸润,镜下又可将腺癌分为4类:

1. **乳头状腺癌** 对放疗较敏感。
2. **颗粒细胞腺癌** 约占肾细胞癌的15%,对放疗有一定敏感性。
3. **透明细胞腺癌** 为肾细胞癌中最常见的一种类型,约占60%,放疗敏感性比以上两型为差。
4. **未分化癌** 由前3种类型演变而来,为肾癌中恶性度最高的一种,对放疗较敏感。

(二) 移行细胞癌

主要发生在肾盂。除尿道外,移行细胞披复于肾盂、输尿管和膀胱。肾盂的移行细胞癌常可沿尿路扩展。恶性度高,对放疗不太敏感。

(三) 鳞癌

极为少见,发病多与肾盂肾炎、结石病有关。

(四) 肾母细胞瘤

肾胚胎组织起源,对放疗极为敏感。

二、扩 散 途 径

(一) 直接扩散

肾实质癌生长到一定大小后,临床上可在腰部或上腹部扪及肿块,有胀痛感觉。侵及肾盂,可出现间歇性血尿,其特点为无痛性。侵犯包膜后可达肾周围组织。肾盂癌可通过尿路蔓延到输尿管和膀胱。

(二) 血行播散

肾癌侵犯血管后,使瘤细胞进入静脉引起血行播散,有时在术中可见肾静脉甚或腔静脉内充满瘤栓。肾癌有时转移极早,但有时即使肿瘤长得很大,10多年以后才发生转移。转移部位常见为肺、骨、皮下组织及脑等。肾癌通过椎后静脉丛(Batson静脉丛)转移的情况较为特殊。椎后静脉丛的侧支循环丰富,与奇静脉、腰静脉、支气管静脉、肋间静脉等体循环相通,因此肾癌可发生多种罕见的转移部位,如耳、鼻、副鼻窦、眼、舌、心脏房室结、脐、外生殖器、口角皮肤等处。

(三) 淋巴转移

肾的淋巴管分为深浅两部,深部分布在肾小管及肾间质的血管周围,浅部分布在被膜下。深浅淋巴互相交通,首先引流至肾蒂淋巴结,然后至腹主动脉旁淋巴结,并可转移至纵隔气管旁淋巴结,通过乳糜池、胸导管可达锁骨上淋巴结,有人指出左肺门下部淋巴结肿大是肾癌转移的一个指征。

三、放射治疗适应证

肾癌的主要治疗是手术切除。Ⅰ～Ⅲ期患者应行根治性肾切除及区域淋巴结清扫。Ⅰ期术后一般不需放、化疗,Ⅱ、Ⅲ期术后行辅助性放疗和化疗。Ⅳ期主要采用放疗、化疗、免疫、内分泌、激素等综合治疗。肾癌患者若有单个转移灶,应争取患肾和转移灶的切除。对多发性转移者,在条件许可的情况下,亦应切除原发灶后行综合治疗。

肾癌细胞一般对放疗不太敏感,单纯放疗效果不佳,但作为手术的辅助治疗手段,其作用已被肯定。放疗分术前放疗、术后放疗及姑息性单纯放疗3种。

(一) 术前放疗

术前照射的主要目的是使肾周围怒张的静脉减压和使肿块缩小,便于手术切除,使原先不能手术的病例变为可手术。Rickes报道16例,其中11例是原先不可手术者,经放疗成为可手术,有些病例获得15～20年的长期生存。术前放疗还可以使肾癌细胞的活力降低,有可能降低远处转移和局部种植的发生率。

(二) 术后放疗

术后放疗的目的主要是为了减少局部复发的可能性而提高根治机会。其适应证是:(1) 有肿瘤残留;(2) 原发肿块较大(>6.5 cm);(3) 侵犯肾盂及包膜甚至侵犯到肾周围脂肪组织;(4) 有引流区淋巴结转移;(5) 有肾静脉侵犯或有瘤栓。

(三) 术前放疗-手术-术后放疗

对较大肿瘤或病期较晚者,先术前放疗以便于手术,手术中发现局部复发的可能性大时，可再用术后放疗。一般先照射30 Gy/3周，休息2～4周后手术，术后再照射30 Gy/3周。

（四）姑息性单纯放疗

1. 肾区照射　病期较晚、肿块较大或因有其他原因不宜手术者，进行局部肾区照射可缩小肿块，减轻痛苦，并对减轻或制止血尿有一定疗效，但很难达到根治。

2. 转移区放疗　肾癌血行转移最好发部位为骨、肺和脑。条件许可的情况下，可先切除孤立性的转移灶，辅以一定剂量的局部放疗。对于孤立性转移灶，单纯高剂量局部照射也有一定的效果。对多发性转移病例，可照射症状最严重的部位以减轻痛苦。

四、放射治疗方法

（一）设野

不论术前或术后照射的靶区，均应包括患侧全肾区（或肾窝）、同侧肾门肾静脉、双侧腹主动脉旁淋巴结。

照射方法可用前后野照射，也可加用侧野照射以更好地保护正常组织。因解剖上的特点，左右肾照射应有区别。

在解剖横截面图上可知：(1) 下腔静脉位于中线右侧，在第2腰椎水平分出左右肾静脉。右肾静脉完全位于右侧，距体中线≥2 cm，而左肾静脉由位于体中线右侧的下腔静脉分出，越过体中线和腹主动脉进入左肾；(2) 双侧肾静脉均位于体厚的后3/5之内；(3) 如照射左肾区及肾静脉，为避开脊髓，设在腹中线右侧的斜入照射野和体中线正好形成30°夹角（图19-1）。因此，进行照射野设计时，应将CT得到的受照射部位的横截面图输入TPS进行设计。较好的治疗计划须通过选择治疗设备、射线的能量、射野的几何物理条件（如入射角、剂量比、组织补偿等）等逐步达到，使得最后射野的剂量分布满足下述要求：肿瘤剂量

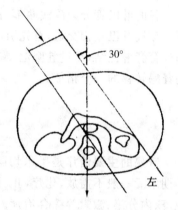

图19-1　左肾区斜入射照射野

要求准确；治疗的肿瘤区域内，剂量分布要均匀，剂量变化梯度不能超过10%，即达到90%的等剂量分布；照射野设计应尽量提高治疗区域内剂量（80%以上），降低照射区正常组织受量（低于50%）；保证肿瘤周围重要器官免受照射，至少不能超过耐受量范围。在进行肾脏放疗时要保护对侧正常肾脏（如在用侧野照射时），剂量最好控制在20 Gy/2～3周；脊髓剂量也应控制在常规分割下40～45 Gy/4周范围内；小肠的组织剂量控制在50 Gy以下。右侧病变，肝脏一部分包括在照射野内，但应尽可能减少肝的受量，使30%的肝脏体积剂量控制在36～40 Gy。行左侧肾癌术后放疗时，应考虑胃的受量，剂量应控制在50 Gy/4～5周以下。有人建议的设野方法如下：

1. 右肾　照射野设在中线右1 cm外。(1) 后野：俯卧垂照。内界在体中线右侧1 cm，外界根据病变浸润范围可一直到体缘。(2) 侧野：仰卧（或俯卧）水平侧方照射。前界在体厚的后3/5与4/5交界处，后界在后背体缘。前、侧野组合（不用楔板）使高剂量区正好落在肾窝靶区内，又能保护脊髓、小肠（图19-2）。后、侧两野剂量比可为2:1，也可1:1（图19-2）。

2. 左肾 (1)后野：俯卧垂照。内界过中线右2 cm，外界到体缘。(2)侧野：仰卧(或俯卧)水平侧方照射。野界同右肾。(3)前斜野：仰卧，机头旋转30°，线束方向向患侧肾区(可避开脊髓)。内界在体中线，外界在体中线右侧6~8 cm(一般<8 cm)。3野组合后的高剂量区落在靶区内，脊髓、小肠受量均在安全范围(图19-3)。后、侧及前斜野3野的剂量比为1∶1∶1或2∶1∶1。

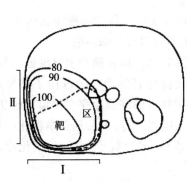

图 19-2　右肾区两野相交剂量分布

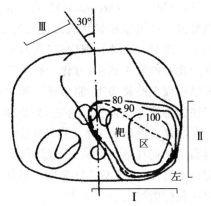

图 19-3　左肾区三野相交剂量分布

(二) 剂量

术前放疗35~40 Gy/4周左右，术后放疗一般用50 Gy左右，每次1.8 Gy。若用于转移灶的姑息止痛，可每周2次，每次D_m5 Gy，总量30 Gy，或每次5 Gy，每天1次，连续5~6 d。

五、预　后

1. 肾癌根治术后的5年生存率　Ⅰ期为51%~93%，Ⅱ期为47%~80%，Ⅲ期为12%~63%，Ⅳ期为0%~20%。Rafla报道244例肾细胞癌，其中94例进行术后放疗者的局部失败率为7%，而单纯放疗的96例中为25%。但他的分析结果表明，若有肾静脉侵犯，不管有否肾盂或包膜受累，术后放疗不能改善无瘤生存率；单有肾盂侵犯者，术后放疗也无帮助；而同时有肾盂、包膜侵犯者，则术后放疗是有益的。

2. 术前放疗　可以缩小肿块，便于手术。Saksela等报道，30~50 Gy放疗后3周行肾切除，检查标本中癌细胞出现率在术前照射组为3/17(18%)，未作术前照射组为15/21(71%)。但对局部控制率和生存率尚无确切的证据证明有益处。Messing等报道的随机临床试验表明，989例术前放疗和85例单纯手术者，两者的结果无明显差异。

3. 术后放疗和姑息放疗　Brookland等分析23例较晚期的肾盂和输尿管的移行细胞癌病例，其中12例单纯手术，11例接受40~60 Gy术后放疗，结果表明术后放疗组增加了生存时间和降低了局部失败率。Halperin等报告35例60个部位的转移灶(骨、脑、软组织)，用30~45 Gy剂量局部照射，使病变得到缓解。

第二节 膀 胱 癌

膀胱癌(bladder carcinoma)约占全部癌症的 1.23%～1.9%,男多于女,以 50～70 岁年龄组最好发。以血尿和膀胱刺激症状为主要特征性症状。

镜下病理分型有移行细胞癌(约占 90%以上)、鳞癌和腺癌。移行细胞癌又可分为低度恶性的分化好的乳头状癌、分化较好的乳头状癌和分化不良的移行细胞癌。

淋巴引流至膀胱周围、髂动脉旁和腹主动脉旁淋巴结,偶可向左锁骨上窝淋巴结转移。

以往的治疗方法以手术为主,但近年来综合治疗在膀胱癌的治疗中占据了重要地位。特别是在浸润性膀胱癌患者,手术与放疗、化疗及热疗相联合的综合治疗在保留膀胱功能的同时提高了长期存活率。0、Ⅰ、Ⅱ期行保留膀胱的手术、电烙术等,术后局部灌注化疗药物,必要时行术后放疗;Ⅲ期者行选择性部分膀胱切除术,术前、术后放疗,术后巩固化疗;Ⅳ期以放疗和化疗的综合治疗为主。

一、放射治疗适应证

(一)术前放疗

对较晚期的 B_2 期(侵犯深肌层)和 C 期(侵犯脂肪层),术前放疗的作用是使肿瘤缩小,浸润性病理分期下降,以消灭大部分膀胱癌周围的盆腔微小转移,从而可以降低局部复发率和远处转移率,进而提高生存率。而更早病期的患者用术前放疗的结果并不比单纯膀胱切除者好。中等剂量的术前放疗是标准的治疗方法,全膀胱剂量 20～40 Gy。方法:(1) 2 Gy/次,20 次,总量40 Gy;(2) 4 Gy/次,5～6 次,总量 20～24 Gy。两组疗效相同,约有 50%的有效率。

(二)术后放疗

适用于病变范围较广而估计手术未能切净的患者。如疑有膀胱内或骨盆、腹壁残余肿瘤及腹壁有肿瘤种植可能者;或进行全膀胱切除手术后,有盆腔淋巴结转移或盆腔内种植者。膀胱移行细胞癌对放疗较敏感,50 Gy剂量可杀灭亚临床病灶,60 Gy可治愈直径 2～4 cm的较小肿瘤,但要控制直径>5 cm的肿瘤,即使是 65～70 Gy剂量也难以治愈。而超过 70 Gy,膀胱及盆腔器官损伤会显著增加。术后放疗照射野根据手术病理情况决定,可采用全盆腔或全膀胱,剂量45 Gy。术后放疗的复发率高于术前放疗者。

(三)术中放疗

手术中对黏膜表浅肿瘤或手术后可能残留的肿瘤区采用适当能量的电子束进行一次性照射 15～20 Gy。

(四)单纯性姑息性放疗

对晚期患者予以根治性剂量放疗,有时可得到较满意的疗效。Coodman 等治疗 24 例,2 年生存率57.1%,4 例手术未发现残存癌。

(五) 腔内或组织间照射

适用于膀胱表浅性肿瘤,肿瘤单发或直径<5 cm 的 $T_2 \sim T_{3a}$ 病例。国外已将联合外照射及组织间放疗作为某些经选择的肌层浸润性膀胱癌保存膀胱的标准治疗方法。

二、放射治疗技术

(一) 体外照射

1. 设野　用高能射线,可设 3 或 4 野。照射范围包括髂内、髂外动脉旁淋巴结和闭孔区。四野技术也称"盒式照射法",包括前后两野和 2 个侧野,先用大野照射到 45 Gy/5 周,然后再缩野照射膀胱区,总量达 65 Gy/7 周。三野技术是用 1 个前野加背侧 2 个斜入射的楔形野,可避免直肠受量过大。

2. 放疗前准备　首先用膀胱造影或 CT 了解肿瘤范围。因肿瘤引起的尿路梗阻造成的尿潴留可影响放疗敏感性和残存的正常膀胱耐受性,故需先部分切除肿瘤。同时须控制尿路感染。

3. 定位　在缩野后照射膀胱区时,可用 12.5% NaI 进行膀胱造影,膀胱排空后注入定量造影剂,透视下定位画野。若欲行全膀胱照射时,则使膀胱处于空虚状态时定位,以利于减少周围组织剂量。行部分膀胱照射时,则每天注入与定位时造影剂量相当的生理盐水,使膀胱充盈,以保护不需照射到的膀胱区。

(二) 腔内放疗

1. 用放射性核素胶体溶液注入膀胱　常用 ^{24}Na、^{198}Au 等,适用于表浅肿瘤,但易发生放射性膀胱炎及膀胱挛缩、血尿等,复发率亦高,且防护要求高,故当今极少使用。

2. 腔内中心放射源　用后装技术将小而强的放射源置入膀胱中心,距膀胱壁一定距离(约 2 cm)。此法应注意放射源的位置固定。

3. 组织间植入　先将肿瘤外突部分切除,再在其基部插针状放射源进行放疗。此方法现也很少使用。

三、放射治疗并发症与预后

(一) 尿路并发症

早期放射性膀胱炎可出现尿频、尿急,后期可发生膀胱挛缩或尿道狭窄。

(二) 直肠反应

放疗中会出现大便次数增多、便血、里急后重等症状,后期严重者会发生直肠狭窄或穿孔。

(三) 小肠反应

放疗中会出现急性小肠炎的症状,多数经对症处理可缓解。晚发性者会发生肠梗阻或穿孔。

膀胱癌的预后与肿瘤的组织学类型与分化程度、期别、治疗方法等因素有关。采用综合治疗比单一治疗为好,特别提倡用术前放疗,较术后放疗效果为佳。对 0、A 和 B_1 期,外照射治疗的 5 年生存率为 26%~73%,而 B_2 和 C 期者为 19%~36%,该治疗结果与相同期别患者的手术治疗结果相仿。

复习思考题

1. 肾癌的扩散途径。
2. 肾癌术后放疗的指征。
3. 膀胱癌的放疗适应证和放疗定位方法。

参 考 文 献

[1] 谷铣之,殷蔚伯,刘泰福,等主编.肿瘤放射治疗学.第2版.北京:北京医科大学、中国协和医科大学联合出版社,1993

[2] 许昌韶主编.高等教育教材:肿瘤放射治疗学.北京:原子能出版社,1995

[3] Vincent TD, Evita JR, Hellman S, et al. Cancer: principles & practice of oncology. 5th ed. Philadelphia:Lippincott publishers, 1997

[4] 黄一蓉,陈志贤,余子豪,等.术后放疗在肾癌中的地位(附45例分析).中华泌尿外科杂志,1998,9:85~87

[5] 周菊英,许昌韶,俞志英,等.32例肾癌术后放射治疗.中华泌尿外科杂志,1994,15(5):382~383

[6] Kjaer M, Frederiksen PL, Engelholm SA. Postoperative radiotherapy in stage II and III renal adenocaroinoma: a randomized trial by the Copenhagen renal cancer study group. Int J Radiat Oncol Biol Phys, 1987, 13: 665~672

[7] Thresher JB, Paulson DF. Prognostic factors in renal cancer. Urol Clin North Am, 1993, 20: 247~262

[8] Cozad SC, Smalley SR, Austengeld M. Adjuvant radiotherapy in high stage transitional cell carcinoma of the renal pelvis and ureter. Int J Radiat Oncol Biol Phys,1992, 24: 743~745

[9] Moonen L, Voet H. Muscle-invasive bladder cancer treatment with external beam radiation: influence of total dose, overall treatment time and treatment interruption on local control. Int J Radiat Oncol Biol Phys. 1998, 42: 525~530

[10] Matos T, Cufter T, Cervrk J, et al. Prognostic factors in invasive bladder carcinoma treated by combined modality protocol (organ-sparing approach). Int J Radiat Oncol Biol Phys, 2000, 46: 403~409

[11] Mameghan H, Fisher R. Analysis of failure following definitive radiotherapy for invasive transitional cell carcinoma of the bladder. Int J Radiat Oncol Biol Phys, 1995, 31: 247~254

[12] Juusela H, Malmio K, Alfthan O, et al. Preoperative irradiation in the treatment of renal adenocarcinoma. Scand J Urol Nephrol. 1977, 11: 277~281

(张军宁)

第二十章　男性生殖系统肿瘤

第一节　睾丸肿瘤

睾丸肿瘤(tumors of the testis)是泌尿生殖系统常见的恶性肿瘤之一,占男性泌尿生殖系统肿瘤的3%~6%,占男性恶性肿瘤的1%~2%。睾丸肿瘤好发于青壮年。各类肿瘤发病年龄不同,取决于其病理类型。如胚胎癌和畸胎瘤多发于20~30岁,精原细胞瘤多发生于30~40岁。总之,绝大多数睾丸生殖细胞肿瘤发生于50岁以前。睾丸精原细胞瘤发生于隐睾者占15%~20%。在睾丸肿瘤患者中,常可追述到外伤史,外伤不一定是引起肿瘤的主要因素,但已患肿瘤的患者很可能因外伤使病情加重而出现症状。

一、病　理

根据世界卫生组织(WHO)的分类,把睾丸肿瘤分成生殖细胞瘤和非生殖细胞瘤两大类。95%以上睾丸肿瘤为生殖细胞瘤,但单纯为一种细胞类型者占60%,40%为混合性。生殖细胞瘤常分为5类:即精原细胞瘤、胚胎癌、畸胎瘤、内胚窦癌、绒毛膜上皮癌。

二、淋巴引流

睾丸本身及副睾的淋巴引流,先沿精索上行到达腹膜后,再沿腰大肌上行于第4腰椎水平,跨过输尿管再分支向上,向内进入腹主动脉旁淋巴结及下腔静脉淋巴结。两侧睾丸的淋巴引流有一定的差别,右侧终止于下腔静脉外侧或前方以及下腔静脉与腹主动脉之间;左侧因精索静脉发自左肾静脉,故淋巴可直接达左侧肾蒂周围淋巴结。两侧最后均可借胸导管转移至左锁骨上,少数也可转移到右锁骨上。当肿瘤侵犯到睾丸白膜和阴囊时,淋巴引流可回流至腹股沟淋巴结,故睾丸肿瘤绝对禁忌活检和穿刺,以防肿瘤播散。

三、临床表现

患者早期常无症状,睾丸肿大是早期表现,常为无痛性,有时可有睾丸酸胀感。隐睾患者常表现为逐渐增大的腹内肿块。有的患者可首先出现转移的症状,如腰背痛、腹内肿块及锁骨上淋巴结肿大等。睾丸肿瘤由于主要生在体表,一般较易诊断,但也常被误诊或漏诊。在诊断上除临床表现及体征外,必要时尚需做血清 AFP、CEA 和 β-HCG 检测、阴囊超声检查、腹腔CT扫描或淋巴造影、下腔静脉X线造影、胸部X线检查等,对制订治疗方案有参考价值。

四、治疗原则

目前对本病的治疗方案多以综合治疗为主。不论是那一种睾丸肿瘤,治疗均应做睾丸切除术,然后根据病理类型及临床分期决定进一步的治疗方法。精原细胞瘤或有精原细胞成分的睾丸肿瘤需做术后放疗;绒毛膜上皮癌原则上除进行睾丸切除外,不进一步做手术或放疗,一般只做化疗;畸胎瘤和胚胎癌早期主张做腹膜后淋巴结清扫术,术后应配合化疗和(或)放疗,晚期应以化疗为主。至于术前放疗,多不采用,只是在腹膜后肿瘤巨大的情况下,估计经过一定剂量的照射,肿瘤会缩小而有利于手术切除,这才考虑行术前放疗。

(一)手术治疗

无论是哪一类型或哪一期的睾丸肿瘤,都应做睾丸根治切除术。手术过程中应首先结扎精索血管及输精管,高位切除睾丸,避免挤压睾丸以防肿瘤播散。腹膜后淋巴结清扫术的范围包括下腔静脉前、下腔静脉旁、腹主动脉旁、腹主动脉前、动静脉间及双侧髂总淋巴结。

(二)放疗

1. 放疗适应证

术后放疗主要在下列4种情况下进行:(1)早期睾丸肿瘤(Ⅰ期),腹膜后没有转移淋巴结或临床和其他检查无肯定转移淋巴结者;(2)睾丸切除术后,腹膜后肯定有转移淋巴结者;(3)睾丸恶性肿瘤原发于腹膜后或因肿瘤巨大而手术切除不彻底者;(4)晚期,已有纵隔等处淋巴转移者或已有血行转移者行局部姑息治疗及放疗后局部复发者。放疗对睾丸恶性肿瘤中的精原细胞瘤最有效,进行术后放疗可取得很高的治愈率,且无严重的毒性反应。根据睾丸精原细胞瘤易发生淋巴转移和对放疗有高度敏感性的特点,故多主张术后常规做后腹腔淋巴区放疗。对Ⅰ、Ⅱ$_A$期患者只需进行膈下照射。对Ⅱ$_B$期以上患者可选择性地做纵隔及左锁骨上区预防性照射。Ⅱ$_C$期适用大野或全腹照射。

睾丸胚胎癌和畸胎瘤对放疗敏感性差,Ⅰ期、Ⅱ期A、B布野原则同精原细胞瘤,对复发或转移灶行补救性放疗仍非常有效,5年生存率可达50%以上。

2. 照射野的设计

(1)狗腿野(dog-leg野) 靶区为腹主动脉旁及同侧髂血管淋巴引流区。在模拟机下定位,照射范围设计如下:上界在第10胸椎下缘,两侧各距中线4~5 cm,亦即双侧肾门之内缘。患侧由上向下延伸至第4腰椎下缘,再与同侧髋臼外缘相连,由此处再向下延伸;健侧则由上向下延伸至第5腰椎下缘交点连线,最后在闭孔下缘与内外两条垂线相连,此野形状似狗腿,故称"狗腿野(dog-leg野)"。

此照射野的优点完全依据腹主动脉旁和患侧盆腔淋巴引流的解剖而设计,同时照射野各距体中线4~5 cm,两侧等宽,无左右侧病变不相等的区别(图20-1)。

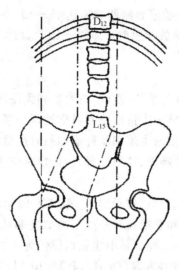

图 20-1　Ⅰ、ⅡA 期睾丸精原细胞瘤放疗的"狗腿野"

腹股沟淋巴结不是睾丸精原细胞瘤的照射靶区，未包括在狗腿野和腹主动脉旁照射野内。在既往有腹股沟手术史的患者，如果诊断时未见腹股沟淋巴结转移，仍然不需做淋巴结的预防性照射。因为阴囊和腹股沟复发少见，只有在阴囊皮肤明显受侵才考虑照射同侧阴囊。Ⅰ期睾丸精原细胞瘤不论肿瘤是否外侵或是否经腹股沟手术切除肿瘤，均不必照射腹股沟和阴囊。

（2）纵隔野　在有纵隔淋巴结转移时，需照射纵隔，包括全纵隔及肿瘤所在部位。上界在双锁骨头水平即胸切迹水平，下达 T_{10} 椎体水平，侧界包括纵隔转移灶外放 1～2 cm（图 20-2）。

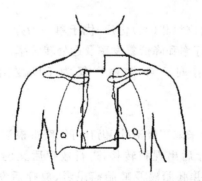

图 20-2　ⅡB 期以上睾丸精原细胞瘤放疗的纵隔-锁骨上野

（3）锁骨上野　对 ⅡB 期以上患者可做预防性或治疗性照射。

（4）腹部大野或全腹照射　依腹部淋巴结大小决定，但应及时缩野，以保护小肠和肾脏，切忌过量照射。

3. 照射剂量

精原细胞瘤对放疗高度敏感。一般说来，精原细胞瘤 Ⅰ 期以 25～30 Gy/3～4 周为宜；ⅡA 期及 ⅡB 期为 35 Gy/4～5 周；ⅡC 期全腹照射 20 Gy 后缩野，总量 35～40 Gy/4～5 周；纵隔有转移时 35～40 Gy/4～5 周；锁骨上淋巴结转移则 40 Gy/4 周；纵隔和锁骨上预防性照射,用25 Gy/3周为宜。睾丸胚胎癌和畸胎瘤需达45～50 Gy/4～5周,如有转移时,则缩野增至50～60 Gy/5～6周。术前放疗照射量应限于10 Gy/1.5周,以免造成术后病理诊断的困难,但一般不常规做术前放疗。

4. 放疗反应

胃肠道反应较为普遍,主要为恶心、呕吐、胃纳差和大便次数增多,白细胞及血小板下降也较常见,故照射速度宜慢,并给予支持疗法和对症处理。睾丸精原细胞瘤经放疗后尚无明确后遗症发生。但非精原细胞瘤的生殖细胞肿瘤如照射剂量偏高,不及时缩野和保护脏器,则有可能发生下肢水肿、放射性肠炎、放射性肾炎,治疗时应谨慎。

(三) 化疗

睾丸精原细胞瘤术后需做放疗已被公认,一般可不做化疗,而对II_B、腹腔大肿块II_C期和Ⅲ～Ⅳ期的睾丸精原细胞瘤和Ⅱ期及Ⅱ期以上的睾丸非精原细胞瘤手术后可采用化疗,尤其是绒毛膜上皮癌,化疗更为重要。目前主张以顺铂为主的联合化疗,化疗后的长期生存率在80%以上。化疗方案以PEB方案(DDP、VP-16、BLM)和EP方案(VP-16、DDP)为标准化疗方案。此方案完全缓解率分别可达58.5%～81.8%。

五、预 后

(一) 临床分期

病期越早预后越好,一旦出现转移则生存率明显下降。Ⅰ期5年生存率为95%～100%,Ⅱ期为50%～90%,Ⅲ期为0%～56%。

(二) 病理类型

就疗效来说,单纯精原细胞瘤最好,胚胎癌和畸胎瘤较差,绒毛膜上皮癌更差。

(三) 治疗方法

合理的综合治疗[手术加放疗和(或)化疗]优于单一治疗。单纯手术治疗效果较差,配合放疗或化疗可明显提高生存率和降低复发率及远处转移率。如对精原细胞瘤行睾丸切除后,不做腹膜后淋巴区照射的5年生存率仅为50%左右,进行术后放疗者可达80%～100%。

(四) 复发和转移

对复发和转移的患者,应采取积极治疗,仍有可能获得根治。苏州大学附属第一医院有2例在手术加膈下淋巴区放疗后出现肺转移,进行放疗后又已分别健康生存7年和8年。其中1例睾丸精原细胞瘤合并胚胎癌及畸胎瘤患者,放疗后9个月出现右肺巨大转移灶(10 cm×10.5 cm),经局部和纵隔照射40 Gy后,肿块仅稍有缩小,观察9个月后肿块完全消失,健在8年余,并能参加正常工作。

第二节 前列腺癌

一、临床特点

前列腺癌(prostatic carcinoma)是男性生殖系统常见的恶性肿瘤,病因尚未完全明确,一般认为与体内性激素比例失调有关。前列腺癌在欧美各国发病率高,在亚非各国发病率较低,在美国占男性癌症发病率的第1位、癌症死亡率的第2位,男性恶性肿瘤中21%为前列腺癌。我国前列腺癌的发病率为欧美国家的1/30~1/20,国外和我国的发病率均有上升的趋势。多发生于老年人,病情发展较缓慢,早期可无症状,以后可有类似前列腺肥大的症状如尿频、排尿困难、尿流变细等,并且进行性加重,一旦出现上述症状,则病变多属晚期。局部浸润者有疼痛,常为腰痛或背痛。严重的血尿是癌症较晚期的表现,有转移者根据转移的组织器官特点产生相对应的症状。血清酸性磷酸酶增高,$>167 nmol \cdot s^{-1}/L(10IU/L)$肯定有转移;碱性磷酸酶增高显示有骨转移。血清PSA测定是十分有用的指标。

直肠指诊是检查前列腺癌极其重要的方法。活体组织检查方法:(1)从会阴部做针吸活检;(2)通过直肠做针吸活检;(3)经会阴做切取活检。病理以腺癌最多,约占95%,其中60%~80%为雄激素依赖型,对内分泌治疗有良好反应;少数为鳞癌和移行细胞癌。

二、局部解剖和肿瘤扩展

前列腺为栗子状的腺体,位于耻骨联合的后方,紧贴直肠前壁,与膀胱颈和精囊紧密相连,肿瘤可直接向这些部位蔓延。淋巴引流主要到闭孔、骶前、髂内及髂外淋巴结,由此再到髂总及腹主动脉旁淋巴结。除淋巴系统转移外,常可发生血行转移至全身骨骼,多见于骨盆、腰椎、股骨及肋骨,也可转移到肺、肝和肾等。

三、临床分期

常用的分期方法有美国改良Whitmore-Jewett分期,见表20-1。

四、治疗

前列腺癌的治疗方法主要有手术治疗、放疗、内分泌治疗及化疗等。

(一) 治疗方案选择

根据患者年龄、全身状况、病变情况及转移范围而定。根据前列腺癌分期程度选择治疗方案如下:

1. A期、B_1期 前列腺癌根治术、放疗、内分泌治疗;

表 20-1　前列腺癌美国改良 Whitmore-Jewett 分期

A 期（Ⅰ期）　临床未发现的肿瘤
　A_1　肿瘤局限（累及≤5%的手术切除标本，Gleason 分级≤4）
　A_2　肿瘤弥散（累及>75%的手术切除标本，Gleason 分级>4）
B 期（Ⅱ期）　肿瘤被触及，局限于前列腺包膜内
　B_1　肿瘤侵犯≤1 个叶，肿瘤直径≤1.5 cm
　B_2　肿瘤侵犯>1 个叶，肿瘤直径>1.5 cm
C 期（Ⅲ期）　肿瘤侵及前列腺包膜，但无远处转移
　C_1　手术切缘阴性
　C_2　手术切缘阳性
　C_3　肿瘤侵犯精囊
D 期（Ⅳ期）　肿瘤有盆腔淋巴结转移或远处转移
　D_1　有盆腔淋巴结转移
　D_2　病变超出盆腔

2. B_2 期　前列腺癌根治术和盆腔淋巴结清扫术、放疗、内分泌治疗；
3. C 期　放疗、内分泌治疗；
4. D 期　放疗、内分泌治疗、化疗。

（二）放疗方法

1. 单纯外照射

主要选用高能射线，照射野应包括前列腺及精囊，采用多野照射（前野、左右侧野和左右后斜野等）。前后（AP）-后前（PA）的照射野下界为坐骨结节下缘，大小为 8 cm×10 cm～10 cm×10 cm；侧野 8 cm×7 cm。有盆腔淋巴结转移或肿瘤超出前列腺，应先进行盆腔大野照射，后再采用缩野的技术，照射范围应到髂总淋巴结，上界在 L_5 上缘，两侧边界在盆壁骨缘内界外 1～1.5 cm，照射野约为 15 cm×17 cm，外上方遮蔽。两侧野的上下界与 AP-PA 相同，前界在耻骨后外，后界在股骨头后 1～2 cm。照射剂量：盆腔淋巴引流区应达 40～50 Gy/4～5 周，然后缩野针对前列腺区再追加 20～30 Gy/2～3 周。

2. 外照射加间质放疗

外照射同上，剂量为 40 Gy/4 周。休息 1 周后，在 B 超指引下定位或根据 CT、MRI 定位，模板插植输源针，针距 1 cm。固定后摄模拟定位片，制定治疗计划。后装治疗机（高剂量率，^{192}Ir 或 ^{60}Co）治疗 3 次，每周 1 次，每次 8 Gy，或每天 1 次，连续 3 d，每次 6 Gy；或每天 2 次，连续 3 d，两次间间隔 6 h，每次 3 Gy。

3. 外照射加术中放疗

全盆腔外照射 40～50 Gy/4～5 周，休息 2～3 周后术中放疗（有经会阴方式和经耻骨方式），插入体腔筒与病灶密切接触，电子束照射 25 Gy。

4. 3D-CRT/IMRT 放疗

3D-CRT 根据 CT、MRI 的影像确定肿瘤位置、形态和体积，利用计算机得到治疗计划靶体积，根据不同的肿瘤形态，由计算机控制直线加速器上的多叶光栅（MLC），采用 4～8 个照射野在不同的角度上进行适形放疗，照射剂量 D_T 81 Gy。Zolefsky 报道行 3D-CRT

后,患者无 PSA 生化失败的 3 年生存率 T_{1C} 期为 92%,T_{2A} 期为 80%,T_{2B} 期为 72%,T_{2C} 期为 67%,T_3 期为 41%。IMRT 则通过对靶区的精确计划,可以改善剂量分布,减少正常组织的照射体积,进一步提高靶区剂量,有些肿瘤放疗中心利用 IMRT 将照射剂量提高到 86 Gy,甚至 91 Gy。在国外还有相当丰富的质子治疗经验。

(三)肿瘤组织放疗效应

自觉症状多在放疗第 2 周开始减轻,第 3 周明显好转。大部分肿块在 2~18 个月内消退,平均为 6.5 个月。Ra 报道在治疗 6 个月后 90% 有缩小,也有不少患者在放疗结束时即有缩小。放疗后针吸活检宜在 1 年后进行(此时转阴率高)。

(四)正常组织放疗反应

早期并发症有尿频、尿急、排尿困难或大便带粘液和血、里急后重等。晚期可能有尿道狭窄、小肠炎、直肠狭窄、溃疡、坏死等,少数患者可出现阳萎。

五、预　后

肿瘤分期、血清 PSA 水平和肿瘤组织学分级是前列腺癌最重要的预后因素。单纯放疗后 T_1 期肿瘤的 5 年、10 年和 15 年生存率分别为 90%、70% 和 65%;T_2 期的 5 年、10 年和 15 年生存率分别为 87%、65% 和 50%;T_3 期肿瘤的 5 年、10 年生存率分别为 55% 和 32%。$T_{1\sim2}$ 期肿瘤治疗前血清 PSA 水平 ≤4、5~10、11~20 及 >20 mg/L 患者的 5 年复发率分别为 9.2%、38%、42% 和 75%,常规放疗前 PSA>10 mg/L 的患者的生化复发率将达 50% 以上。Zelefsy 等分析 432 例接受放疗的 $T_{1\sim3}$ 期前列腺癌患者,发现 $T_{1\sim2}$ 和 T_3、PSA≤20 mg/L 和 >20 mg/L、Gleason 分级 ≤6 和 ≥7 为独立预后因素,预后良好组、预后一般组和预后不良组的 4 年无生化复发率分别为 87%、48% 和 23%;实际解剖复发率则分别为 1%、10% 和 26%。另外,内分泌治疗抗拒的肿瘤患者的平均生存期只有 6~10 个月。

复习思考题

1. 睾丸的淋巴引流规律。
2. 睾丸肿瘤的治疗原则。
3. 睾丸精原细胞瘤术后放疗的设野方法和辐射剂量。
4. 放疗在前列腺癌治疗中的地位和放疗后的肿瘤效应。

参 考 文 献

[1] 孙　燕,周际昌主编.临床肿瘤内科手册.第 3 版.北京:人民卫生出版社,1996
[2] 许昌韶主编.高等教育教材:肿瘤放射治疗学.北京:原子能出版社,1995
[3] DE Vita, ed. Cancer, principles and practice of oncology. Philadelphia: Lippincott-Raven Publishers,1997
[4] 施学辉.睾丸精原细胞瘤治疗问题探讨.癌症,1982,1:24~26
[5] 俞志英,许昌韶,姚德元,等.术后放疗在睾丸精原细胞瘤治疗中的作用.肿瘤防治研究,1990,17(4):213~215
[6] 许康雄.睾丸精原细胞瘤的放射治疗.中国放射肿瘤学,1988,2(3):21~23

[7] Qian T, Hu Y, CHen C, et al. Radiation therepy of seminoma of the testis. Int J Radiat Oncol Biol Phys, 1981, 7:717~720

[8] Fossa S D, zagars GK. Radiotherapy for testicular seminoma stage I: treatment results and long-term post-irradition morbility in 365 patients. Int J Radiat Oncol Biol Phys, 1989, 16:383~390

[9] Willan BD, MeGowan DG. Seminoma of the testis: a 22-years experience with radiation therapy. Int J Radiat Oncol Biol Phys, 1985, 11:1769~1775

[10] Thomas G M, Rider, WD, Dembo AJ, et al. Samionoma of the testis: result of treatment and patterns of failure of irradiation therapy. Int J Radiat Oncol Biol Phys, 1982, 8:165~174

[11] Grover R K, Kau shal V, Gupta BD. Tesicular germ tumors: a review of 10 years experience. Cancer, 1985, 56(6):1251~1256

[12] Sommer K, Brockmann WP, Hubener KH. Treatment results and acute and late toxicity of radiationt therapy for testicular seminoma. Cancer, 1990, 66:259~263

[13] Epstein BE, Order SE, Zinreich ES. Staing, treatment and results in testicular seminoma: a 12-year report. Cancer, 1990, 65(3):405~411

[14] Mcgowan D G. Radiation therapy in the management of localzed carcinoma of the prostate. Cancer, 1977, 39(1):98~103

[15] Taylor W J, Ricbardson RG, Hafermann MD. Radiation therapy for localized prostate cancer. Cancer, 1979, 43:1123~1127

[16] Shipley WU, Thames HD, Sandler HM, et al. Radiation therapy for clinically localized prostate cancer: a multi-institutional pooled analysis. JAMA, 1999, 28:1598~1604

[17] Zagars GK, Pollack A, von Eschenbach AC. Prognostic factors for clinically localized prostate cancer: analysis of 938 patients irradiated in the prostate antigen era. Can-cer, 1997, 79:1370~1380

[18] Zagars GK, Pollack A. Radiation therapy for T_1 and T_2 prostate cancer: prostate specific antigen and disease outcome. Urology, 1995, 45:470~475

[19] Zelefsky MJ, Leibel SA, Kutcher GJ, et al. The feasibility of dose escalation with three-dimensional conformal radiotherapy in patients with prostate carcinoma. Cancer J Sci Am, 1995, 1:142

[20] Zelefsky MJ, Wallner KE, Ling CC, et al. Comparison of the 5-year outcome and morbidity of three-dimensional conformal radiotherapy versus transperineal permanent iodine-125 implantation for early-stage prostatic cancer. J Clin Oncol, 1999, 17:517~522

（张军宁）

第二十一章 女性生殖系统肿瘤

女性生殖系统肿瘤是妇女的常见病,在女性恶性肿瘤中占首位,其中以子宫颈癌为最多,子宫体癌和卵巢肿瘤次之。

第一节 子宫颈癌

子宫颈癌(carcinoma of the uterine cervix)是我国多见的恶性肿瘤,居妇女恶性肿瘤的首位(35%～72%)。由于卫生知识的普及和防癌普查的开展,其发病率在我国有逐年下降的趋势。

一、病 理

(一) 分型

1. 大体分型 除极早期不能肉眼所见者外,一般可分为4型:(1)糜烂型:宫颈表面红润,黏膜表面有深浅不等的上皮破坏,呈颗粒状;(2)菜花型:癌组织向宫颈阴道部表面突出,表面呈大小不等的小乳头,形似菜花;(3)结节型:癌侵入宫颈组织融合形成结节状;(4)溃疡型:癌组织坏死脱落后形成深浅不等的溃疡,溃疡边缘不规则,基底较硬,表面有坏死组织。

2. 病理分类 (1)鳞状细胞癌:占90%以上,包括角化性鳞癌、非角化性鳞癌、疣状癌等;(2)腺癌:占10%以下,包括黏液性腺癌、子宫内膜样腺癌、透明细胞腺癌、浆液性腺癌、腺样囊性腺癌等;(3)其他:主要为腺鳞癌(占5%以下),极少为小细胞癌、未分化癌等。

(二) 宫颈鳞癌的发生

一般分以下三个阶段:

1. 鳞状上皮不典型增生(鳞状上皮间变) 鳞状上皮异常增生和形态改变(如细胞排列不规则、胞核增大、核深染、大小差异、核分裂相等),其又可分为:(1)轻度不典型增生(间变Ⅰ级):异形细胞局限在上皮层的下1/2内。(2)重度不典型增生(间变Ⅱ级):异形细胞达上皮细胞层的下2/3,但未达全层。轻度不典型增生是可逆性病变,经治疗后可恢复;重度者可认为是癌前期病变,但也不一定都发生癌变。

2. 原位癌 异型细胞占据鳞状上皮层全层(间变Ⅲ级),但其基底膜完整。有时可累及腺管开口和腺泡,也称浸润前期癌。

3. 浸润癌 癌细胞不仅占据上皮全层,而且某一点或某一部分穿破基底膜。分早期和晚期浸润癌,临床上 $I_B \sim IV_B$ 期均称晚期浸润癌。

二、蔓延和转移

(一) 直接浸润

宫颈癌向下浸润阴道穹隆及阴道,向上浸润宫体,向两侧浸润子宫旁组织,向前和后浸润膀胱及直肠等。

(二) 淋巴道转移

这是宫颈癌常见的转移方式,早期可转移到闭孔、髂内、髂外淋巴结;晚期可转移至髂总、骶前淋巴结,甚至腹主动脉旁及左锁骨上淋巴结。

(三) 血行转移

宫颈癌血行转移少见,约占全部患者的 4% 左右。最常见转移到肺、骨、肝等处。

三、临床表现

宫颈癌早期可无任何临床症状,仅在妇女病普查时进行防癌宫颈涂片时发现。以后病情进展,可出现以下症状。

(一) 出血

阴道流血,在早期为接触性出血(性生活或妇科检查时),以后可有不规则或经常性阴道流血,量可少可多。

(二) 白带增多

初期表现为浆液性,以后为黏液性、米汤样,合并感染时呈脓性且伴有异味。

(三) 周围浸润

癌肿浸润到周围组织时可发生一系列继发症状,如下腹胀、酸痛、下坠感、疼痛可加重,侵犯腹膜产生剧痛;侵及膀胱或直肠可有相应症状发生。盆腔广泛浸润可出现下肢水肿、坐骨神经痛等症状。

(四) 远处转移

依转移部位发生相应症状。

四、诊断和分期

(一) 诊断

根据症状和体征,妇科检查对典型宫颈癌很易作出诊断,但对早期无症状病例,需做以下辅助检查:(1)阴道脱落细胞涂片;(2)组织学活检;(3)阴道镜和阴道显微镜,可提高早期癌症的发现率。

(二) 分期

根据国际妇产科联盟(FIGD)1994年修订的分期(图21-1),列表于21-1。

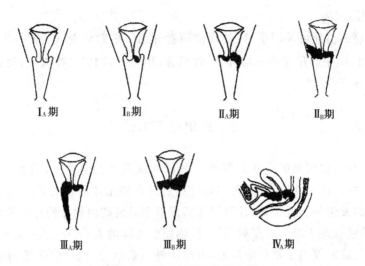

图 21-1 子宫颈癌的临床分期

表 21-1 子宫颈癌的临床分期

0 期 　原位癌、上皮内癌(0 期不列入浸润癌统计)
Ⅰ期 　癌局限于子宫颈(宫体受累,不予考虑)
　　I_A 期　镜下浸润癌,最大的间质浸润深度<3 mm,宽度<7 mm
　　I_{A_1} 期　间质浸润深度<3 mm,宽度<7 mm
　　I_{A_2} 期　间质浸润深度>3 mm,但<5 mm,宽度<7 mm
　　I_B 期　癌灶局限于宫颈或镜下间质浸润癌超出 I_{A2}
　　I_{B_1} 期　临床病灶<4 cm
　　I_{B_2} 期　临床病灶>4 cm
Ⅱ期 　癌超过宫颈,但宫旁浸润未达盆壁,阴道侵犯未达下 1/3
　　$Ⅱ_A$ 期　无明显宫旁浸润
　　$Ⅱ_B$ 期　有明显宫旁浸润
Ⅲ期 　癌浸润达盆壁,肿瘤与盆壁间无间隙;肿瘤累及到阴道下 1/3。肿瘤引起肾盂积水和肾功能损害者(其他原因引起除外)
　　$Ⅲ_A$ 期　肿瘤累及阴道下 1/3,但宫旁浸润未达盆壁。
　　$Ⅲ_B$ 期　癌浸润达盆壁,或肾盂积水,或肾无功能
Ⅳ期 　癌扩展超出真骨盆壁,或已侵犯膀胱或直肠黏膜(泡样水肿不属Ⅳ期)
　　$Ⅳ_A$ 期　癌侵犯膀胱或直肠黏膜或超出真骨盆壁。
　　$Ⅳ_B$ 期　癌扩散至远处器官

五、放射治疗适应证

(一) 宫颈原位癌

宫颈原位癌首选手术。年老或有手术禁忌证者可进行单纯腔内放疗,5 年生存率几乎达 100%。

(二) 宫颈浸润癌

宫颈浸润癌的治疗可采用手术、放疗或两者并用。多数学者认为对 0 期、I_A 期采用手术治疗；I_B 和 II_A 期用放疗和手术均可，疗效相仿；II_B～III_A 期以放疗为主；而 III_B～IV_B 期一般用化疗和放疗的综合治疗。

六、放射治疗方法

宫颈癌的放疗，照射靶区应包括肿瘤原发区和盆腔淋巴引流区，前者主要用腔内照射（近距离放疗），后者用体外照射，腔内和体外照射配合使用才能最大限度地消灭肿瘤，而又可降低并发症的发生率。近年来，外照射加高剂量率后装腔内放疗治疗宫颈癌已日趋广泛，对中、晚期宫颈癌倾向于以体外照射为主，腔内照射为辅的方式，疗效好，并发症少。对无腔内照射条件的医院或仅用于姑息治疗者，可单用外照射治疗，但疗效明显为差，且并发症发生率高。

(一) 照射范围

1. 腔内照射　在宫腔和阴道内设置放射源，其照射的有效范围包括宫颈、阴道、宫体和宫旁三角区（A 区）。

2. 体外照射　盆腔四野照射有效范围包括宫旁组织（子宫旁、宫颈旁及阴道旁组织）、盆腔壁组织和盆腔淋巴区（B 区）。盆腔大野照射范围包括下腹及盆腔。

(二) 照射技术

1. 腔内放疗　腔内放疗分传统腔内放疗和腔内后装放疗两种。传统腔内放疗有 3 种基本类型，即斯德哥尔摩法、巴黎法、曼彻斯特法。中国医学科学院肿瘤医院 1958 年根据斯德哥尔摩法设计出北京法。传统腔内放疗是将放射源置于宫颈容器和阴道容器内同时进行。(1) 斯德哥尔摩法：宫腔管置镭量 53～74 mg，阴道容器置镭量 60～80 mg，每次上镭 24～28 h，上镭共 2 次，间隔 3 周。"A"点总量相当于 75～80 Gy。(2) 巴黎法：宫腔和阴道容器置镭 6.6 mg，置镭时间持续 5 d。"A"点剂量相当于 80 Gy。(3) 曼彻斯特法：宫腔管置镭 25～35 mg，阴道容器置镭 35～45 mg，每次置镭 72 h，2～3 次间隔 1 周。"A"点剂量相当于 80 Gy，B 点剂量为 30 Gy。(4) 北京法：宫颈管分长、中、短 3 种，各装放射源 60、40、20 mg 镭当量，阴道容器每管内装放射源 10 mg 镭当量，可根据肿瘤大小及阴道宽窄任意组合 2～6 个放射源。每次置镭 20～22 h，4～5 次，间隔 1 周。"A"点剂量相当于 70 Gy。腔内后装放疗是先将不带放射源的施源器放入宫腔及阴道内，固定后用放射源输送管将导管与放射源贮源罐相连接，然后工作人员在治疗室外遥控操作后装治疗机，使放射源自动进入宫腔管及阴道施源器。在全盆照射的基础上，配合腔内后装放疗，一般每周 1 次，每次"A"点剂量 5～7 Gy，总量根据肿瘤大小和全盆照射的剂量而定。外照射后，高剂量率内照射的"A"点剂量为 55～65 Gy，低剂量率为 80～90 Gy。

腔内放疗布源原则：(1) 子宫内全径均应布源，而不管有否肿瘤累及；(2) 阴道有病变部位应包括在放射源有效照射范围内；(3) 阴道穹窿部放射源应尽量向两侧扩开，以增加盆壁剂量；(4) 尽量设法减小正常组织（膀胱、直肠）的损伤。

2. 体外照射　体外照射野见图 21-2。

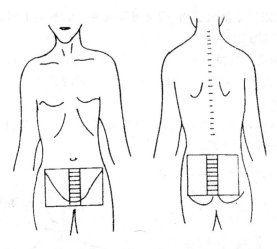

图 21-2 宫颈癌体外照射野示意图（盆腔四野照射法）

(1) 盆腔四野照射　设腹部和臀部各两个长方形垂直照射野，称宫旁野。将外照射与腔内照射相配合，使宫旁组织得到充分剂量，而保护膀胱、直肠区，使之免受放射损伤。按我国妇女的骨盆宽度，一般采用15cm×8cm大小的照射野，照射中心在"B"点，前野下缘在耻骨联合上缘下5cm左右以包括闭孔，后野与之对称（下缘约在尾骶关节下2cm）。前或后野的两野间间隔一定距离以保护直肠和膀胱，一般两前野间相距4cm，两后野间相距约5~6cm。宫颈癌发生腹主动脉旁淋巴结转移的机会极少，一旦有转移，则加照腹主动脉旁淋巴区。照射一定剂量后，可缩野针对CT或MRI显示的浸润区增加辐射剂量。若一侧的闭孔淋巴结受侵，可加"坐骨野"，嘱患者取侧卧位，患侧在上，该侧下肢屈曲，设野于坐骨结节与股骨大粗隆之间，取45°照射角，使射线束中心通过B点区域。宫旁野的外侧上、下两角可加用铅挡块防护。盆腔四野照射可与腔内照射同时进行，每周4~5次（腔内治疗当日不做四野照射），每次1.8~2.0Gy，总量40~50Gy。

(2) 全盆腔大野照射　对I_B期，用15cm×15cm全盆野已足够，其下缘与上述宫旁野相同，包括盆腔组织和淋巴区以及闭孔淋巴结；对II_A、II_B、III和IV_A期，照射野上缘再向上延伸包括髂总动脉旁淋巴区，其大小约为15cm×18cm。照射野侧缘包括骨盆边缘2cm。当阴道受累时，阴道全长应包括在照射野内。当有腹主动脉旁淋巴结转移时，可另设野照射之。照射野的四角均可用铅挡块防护，使之呈菱形。大野照射到一定剂量后应缩野照射肿瘤浸润区。近年来，随着高能远距离治疗机和高剂量率后装机的普及，多数学者采用全盆腔照射＋部分盆腔四野照射＋高剂量率腔内后装治疗的方法。先以全盆腔照射开始，照射剂量根据肿瘤期别而定，I_B~II_B期 20~30Gy；III_A~III_B期 30~50Gy，每周照5次，每次1.8~2.0Gy。盆腔照射完成后，开始腔内后装及盆腔四野垂直照射，腔内放疗当日不做四野照射。腔内治疗每周1次，宫颈及阴道可同时或分别进行，"A"点剂量每次5~7Gy，总量根据盆腔照射的剂量而定，多数为20~40Gy，早期患者50~55Gy，中、晚期患者55~65Gy。宫旁四野照射，每次1.8~2.0Gy，宫旁总量20~30Gy，加盆腔照射之量达50Gy。体外照射的治疗方法已被人们广泛接受。体外照射加腔内后装放疗，可使全盆腔受到较均匀的剂量照射。传统腔内放疗的主要不足之处是宫颈口周围组织的剂量过高，易造成宫颈周围组织的纤维化，导致阴道萎缩、输尿管狭窄，并引起肾积水、肾功能障碍等严重并发症。腔内与体外照射的配合使用，才能最大限度地消灭肿瘤，而又可降低并发症的发生率。

3. 剂量参考点　见图21-3。

(1) A点　位于阴道侧穹窿顶上方2 cm、子宫中心轴向外2 cm处，相当于输尿管与子宫动静脉交叉处，称宫旁三角区，为宫颈癌向宫旁组织浸润的必经之途。宫颈癌原发肿瘤的放射致死量以此为参考点。

(2) B点　位于A点向外3 cm，即自子宫中心轴向外5 cm处，相当于闭孔淋巴结所在部位，是宫颈癌淋巴转移的第1站。

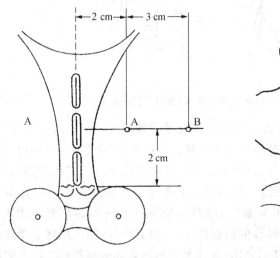

图21-3　A、B点位置

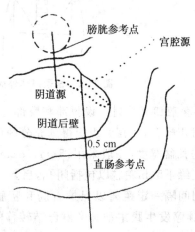

图21-4　膀胱、直肠参考点

4. 膀胱参考点　见图21-4。沿膀胱中心与阴道容器连线，过膀胱后表面一点为膀胱受量的参考点。在X线侧位片是气囊造影剂沉积的最下缘，在正位片上是气囊球体的中心。

5. 直肠参考点　见图21-4。宫腔源后端点（或阴道源中心）与阴道后壁的垂直线，距阴道后壁0.5 cm处为直肠剂量参考点。在X线侧位片上位于宫腔管源的宫口水平，正位片上位于宫口阴道放射源的中心。

6. 盆壁参考点　在正位片上，左右髋臼最高点分别划一水平及垂直线，其交点即为左右盆壁参考点。在侧位片上，该点即为左右髋臼向躯体头部方向最高点。盆壁参考点代表宫旁组织远端及闭孔淋巴结区。

7. 盆腔淋巴结的定位　见图21-5。在正位片上从骶椎$_{1,2}$交界处与耻骨联合上缘的中点连一条线，该线的中点向两侧各旁开6 cm，上方在腰$_4$椎体中点，向两侧各旁开2 cm，4点相连成梯形(Flecher梯形平面)。梯形上方两点代表腹主动脉下段淋巴结，下方两点代表左右髂外淋巴结，梯形的两侧斜边的中点代表左右髂总淋巴结。

宫颈癌的腔内放疗，通常以A点作为剂量参考点。现已广泛采用后装式放疗，应根据放射源的种类、施用器的材料和厚度（放射源与肿瘤表面的距离）定出剂量规范。在低剂量率后装放疗时，A点剂量可与镭疗时(60～75 Gy/1～2次)相仿。但若用高剂量率后装技术，因短时间高剂量照射时的放射生物效应与低剂量率有很大不同，绝不能套用镭疗的剂量要求。孙建衡等在开始腔内后装放疗取代传统腔内放疗时，采用了等效应校正系数(iso-effect correction factor)，是指假定在保持相同临床效果的情况下，后装腔内放疗与传统腔内放疗参考点(A 点)剂量比,即等效应校正系数＝腔内后装放疗剂量/腔内传统放疗剂量。他们报告 152 例用 ^{137}Cs 高剂量率后装放疗的患者,A 点的剂量率为每分钟 0.1～0.25 Gy,等剂量效应转换系数为 0.625,即用传统方法 A 点剂量 80 Gy,在用 ^{137}Cs 时则为 50 Gy,同时也应降低阴道放射源给予 A 点的剂量。在开始使用高剂量率治疗时,由于对高剂量率的生物学效应了解不足,出现了一些正常组织的损伤,目前已较清楚。外照射加高剂量率腔内后装,其生存率不低于低剂量率照射,且合并症减少。文献报道高剂量率(HDR)与低剂量(LDR)的比值一般为 0.60～0.65。

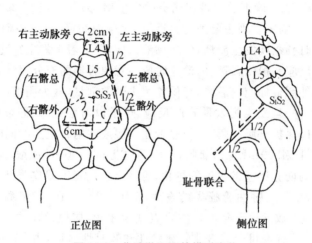

图 21-5　盆腔淋巴区的梯形定位

七、放射治疗反应

(一)宫颈及其邻近组织放射耐受量

1. 宫颈黏膜　250～350 Gy。
2. 阴道黏膜　200～250 Gy。
3. 膀胱三角区(A 区,即主韧带区)　80 Gy。
4. 膀胱黏膜　70 Gy 以下。
5. 直肠黏膜　60 Gy 以下。

(二)早期反应

1. **放射性阴道炎**　系无菌的物理性炎症,表现为充血水肿甚至发生浅表性溃疡,表面形成伪膜。有疼痛、分泌物增多等症状。在此期间应加强阴道冲洗,以避免感染,促进上皮愈合,减少粘连。

2. **感染**　宫颈癌常合并局部感染,有的患者可能合并宫腔潜在感染或慢性盆腔炎。在放疗过程中,特别是腔内治疗可能激发或加重感染。在腔内放疗前,应积极控制感染。若由于肿瘤存在,使感染不易控制时,可在抗炎治疗的同时,先予以体外照射。

3. **急性直肠反应**　在腔内治疗时,若放射源容器固定不当,直肠受量过高时,在宫颈水平的直肠前壁可发生黏膜充血水肿,肠蠕动增加或发生肠痉挛,从而出现里急后重、腹痛、腹泻甚至粘液血便等症状,多在腔内放疗后数日或数周后发生。治疗以抗炎和对症处理为原则,必要时应暂停放疗。

4. 机械性损伤　主要发生在腔内放疗时的操作过程中,如阴道裂伤、子宫穿孔等。

(三) 晚期反应

1. 生殖系变化　放射性纤维化使阴道狭窄、宫颈萎缩、宫口闭锁,后者可导致宫腔积脓。卵巢功能破坏可出现绝经期症状。

2. 盆腔纤维化　可引起循环障碍造成下肢水肿,压迫神经引起疼痛。宫旁组织纤维化可导致输尿管狭窄,并引起肾盂积水甚至肾功能障碍。

3. 迟发性直肠反应　晚期放射性直肠炎的发生率为 9%～15%,多发生在放疗后 6～9 个月甚至 1～2 年后。临床表现主要为里急后重、直肠内灼痛、排便障碍、大便变细、肛区坠痛等。放射性损伤时肠黏膜发生溃疡,引起黏液血便,严重者可发生穿孔,形成直肠阴道瘘。为避免严重的直肠反应和损伤,行腔内治疗时应注意源容器的充分固定,避免或减少直肠壁的放射受量。盆腔外照射加腔内后装,降低盆腔中轴的剂量,减少阴道的照射量可降低放射性直肠炎的发生率。一旦发生迟发性直肠反应,可予以对症处理:腹痛腹泻可用复方樟脑酊,口服次碳酸铋,以保护直肠黏膜;有便血者在口服或注射止血药的同时,可应用氢氧化铝乳剂或 0.25%普罗卡因 200mL 保留灌肠,或中药白芨 60～90g 煎成浓汁,加 0.1%肾上腺素 1～2mL 保留灌肠;为防止肠壁的过度纤维化,可适当应用肾上腺皮质激素类药物。

4. 放射性膀胱炎　放射性膀胱炎的发生率为 3.2%～10%,多数患者发病于放疗后 2～5 年,仅少数发病于放疗后 1 年内。主要表现为尿频、尿痛及血尿。根据临床表现和膀胱镜的特点,放射性膀胱炎可分为 3 类:突发性和暂时性血尿,占 35.7%;顽固性血尿,占 63.2%;膀胱阴道瘘,占 1.1%。避免膀胱过量照射及注意自身的保护可减少本病的发生。治疗以抗炎及止血为原则,严重血尿者可用稀释的福尔马林溶液做膀胱灌注。严重者可发生膀胱挛缩,膀胱壁高度增厚,必要时应进行手术治疗。

5. 放射癌　随着宫颈癌治疗效果的不断提高,长期生存患者的逐年增多,放射致癌亦受到人们的重视。放射癌约占宫颈癌放疗患者的 0.52%。其诊断标准为:(1)有放射史;(2)在放射区域内发生的恶性肿瘤,并能排除原肿瘤的复发、转移;(3)组织学证实与原发癌不同;(4)有相当长的潜伏期(5～27 年)。

八、放射治疗结果与预后因素

(一) 结果

中国医学科学院肿瘤医院曾报道 8056 例宫颈癌的治疗结果,全组总的 5 年生存率为 68.7%,其中Ⅰ、Ⅱ、Ⅲ、Ⅳ期的 5 年生存率分别为 93.4%、82.7%、63.6%和 26.6%;单纯镭疗(Ⅰ期)、腔内镭疗加四野外照射、体腔管加四野外照射、体外旋转照射的 5 年生存率分别为 96.5%、72.9%、65.6%、61.4%。体外照射加腔内后装的治疗效果与传统腔内治疗相似。李爱玲等报道 512 例的 5 年生存率为 65.4%。董照兰等报道 583 例的 5 年、10 年生存率分别为 66.6%、51.0%。Chen 等报道 377 例的 5 年生存率达 82%,其中Ⅰ$_B$、Ⅱ$_A$、Ⅱ$_B$、Ⅲ$_{A,B}$的 5 年生存率分别为 100%、93%、90%和 75%。Orton 等调查了 68 个单位共 17068 例的治疗结果,高剂量率照射组和低剂量率照射组的 5 年生存率分别为 68.1%、68.1%;严重合并症分别为 2.23%和 5.34%。

(二) 预后因素

1. **治疗方法**　Ⅰ期、Ⅱ$_A$期单纯手术与单纯放疗的疗效相仿；Ⅱ$_B$期单纯手术的疗效较单纯放疗差。术前、术后放疗能降低局部复发率，提高生存率。麻富卵等报道Ⅱ$_B$期单纯手术的5年生存率为59.0%，术前、术后放疗分别达78.0%和80.5%。化疗和放疗联合治疗中、晚期宫颈癌能提高疗效，李魁秀等报道Ⅲ$_B$期宫颈癌单纯放疗的5年生存率为40.7%，放疗加化疗组达55.8%；晚期宫颈癌单纯放疗组为44%，放疗加化疗组达64%。

2. **照射剂量和疗程**　适当的剂量和疗程能提高放射治疗比，剂量不足或过高或疗程过长均可影响预后。

3. **病理类型**　腺癌的放疗敏感性低于鳞癌，5年生存率较鳞癌低20%左右。放疗和手术的综合治疗能提高疗效。

4. **贫血**　长期慢性失血或急性大出血，使患者血红蛋白下降。中、重度贫血对局部控制率和生存率有明显的影响，5年生存率较无贫血者低30%左右。

5. **宫颈积脓**　主要由肿瘤或放疗引起宫颈管阻塞，引流不畅而造成。宫腔积脓在放疗疗程中持续不愈或放疗后出现者，应考虑肿瘤未控或复发的可能，预后不佳。

6. **盆腔感染**　包括附件炎、宫旁组织炎、盆腔脓肿等。感染伴发热者预后差；发热持续时间越长，预后越差。

7. **输尿管梗阻**　肿瘤向宫旁浸润压迫输尿管，继发肾盂积水。治疗后肾盂积水加重者预后不佳。

第二节　子宫内膜腺癌

子宫内膜腺癌(adenocarcinoma of the endometrium)占全部子宫体癌的90%左右，临床上常简称为宫体癌，居妇科恶性肿瘤的第2位。近年来发病率有增长的趋势。发病原因尚不明确，一般认为与高龄、不育、肥胖、高血压、糖尿病、月经失调有关，年轻妇女的内膜癌常发生于卵泡膜颗粒细胞瘤或多囊性卵巢综合征者。

一、病　理

(一) 分弥漫型和局限型

1. **弥漫型**　沿宫内膜弥漫性生长，呈绒毛状或多发性息肉状，表面可有坏死或溃疡。可沿子宫角向输卵管蔓延或延伸至宫颈口。

2. **局限型**　早期病变，局限于内膜的一个区，多见于子宫底或宫角部。

(二) 镜下所见

以腺癌最多见，另可有棘腺癌（腺癌伴正常鳞状上皮）、腺鳞癌（腺癌和鳞癌共生）及透明细胞癌。腺癌按癌细胞分化程度，可分为Ⅰ级、Ⅱ级和Ⅲ级。

二、扩散途径

(一)淋巴道转移

子宫肌层淋巴网丰富。子宫底部的淋巴引流沿卵巢血管走行,可经阔韧带上部、输卵管、卵巢等转移至腹主动脉旁淋巴结。位于子宫角的癌肿可经圆韧带转移至腹股沟淋巴结。位于子宫下段或宫颈的肿瘤可按宫颈癌的淋巴引流途径而转移至宫颈旁、输尿管、髂内外及髂总淋巴结。另外尚可逆行引流而转移至阴道的前壁和下段。

(二)器官扩散和转移

可通过蔓延或种植直接向邻近器官扩散,如输卵管、卵巢、膀胱、子宫直肠窝及直肠等盆腔器官和组织。

(三)远处转移

通过淋巴或血行播散至远处器官,如肝、肺、骨等。

三、诊断和分期

(一)诊断

根据年龄特征(较宫颈癌约晚10年)和临床表现(绝经期阴道不规则流血、阴道异样分泌物、疼痛、子宫增大等)可怀疑宫体癌的可能。但最可靠的诊断还需进行诊断性刮宫,以便于病理确诊。

(二)分期

一般采用国际妇产科联盟(FIGO)1970年建议、1971年启用的临床分期法(表21-2)。

表21-2 子宫内膜腺癌 FIGO 分期法

0期	原位癌
I期	癌局限于宫体
I_A期	宫腔深度不足8 cm
I_B期	宫腔深度超过8 cm
I期组织学分级:	
I级(G_1)	高分化癌
II级(G_2)	中分化腺癌,部分区域实性
III级(G_3)	实性区域为主或全部为未分化癌
II期	癌累及宫颈
III期	癌超出宫体,但未超出真骨盆(可以不累及到膀胱和直肠)
IV期	癌超出真骨盆,或明显侵犯膀胱或直肠黏膜

1988年FIGO根据大量手术病理研究的资料进行了全面的修改,今后不再引用旧的分期。但以放疗为首选治疗的患者,仍采用1971年的临床分期,引用时注明之。宫内膜癌手术病理分期列于表21-3。

表 21-3 宫内膜癌手术病理分期

Ⅰ期	I_A $G_{1,2,3}$	肿瘤局限于子宫内膜
	I_B $G_{1,2,3}$	子宫肌层受侵少于 1/2
	I_C $G_{1,2,3}$	子宫肌层受侵多于 1/2
Ⅱ期	II_A $G_{1,2,3}$	子宫腺体受侵
	II_B $G_{1,2,3}$	子宫颈间质受侵
Ⅲ期	III_A $G_{1,2,3}$	肿瘤侵犯子宫浆膜和(或)附件,和(或)腹水细胞学阳性
	III_B $G_{1,2,3}$	阴道转移
	III_C $G_{1,2,3}$	盆腔淋巴结和(或)腹主动脉旁淋巴结转移
Ⅳ期	IV_A $G_{1,2,3}$	肿瘤侵犯膀胱和(或)直肠黏膜
	IV_B $G_{1,2,3}$	远处转移包括腹腔内和(或)腹股沟淋巴结转移

四、放射治疗适应证

宫体癌的治疗以手术为主,选择性地在术前或术后并用放疗。手术与放疗的综合治疗,疗效较单用手术或单纯放疗为好。对晚期或有手术禁忌证的患者可考虑予以单纯姑息性放疗。

(一) 术前放疗

术前放疗的目的是为手术创造条件,即缩小子宫、降低癌细胞的活力,从而提高手术切除的成功率,降低局部复发率和远处播散率。一般于放疗后 2~4 周手术。术前放疗多以腔内放疗为主,照射剂量为 F 点 50 Gy,A 点 45 Gy。Ⅰ、Ⅱ期术前全量腔内放疗 5 年生存率高达 96.5% 和 90.9%,效果优于单纯手术、单纯放疗及术前非全量腔内放疗。

(二) 术后放疗

适用于手术可能未切净或盆腔内有明显残留肿瘤者、癌肿位于宫体下段或侵犯宫颈者以及瘤细胞分化不良者。术后放疗多以盆腔体外照射为主。个别阴道切除不足者可用阴道腔内照射。

(三) 单纯放疗

子宫内膜腺癌是一种对放射线较为敏感的肿瘤,单纯放疗的Ⅰ、Ⅱ期患者的 5 年生存率可达 70%~80%。单纯放疗适用于:(1) 有手术禁忌证不能手术者,如心肺功能不全、糖尿病、高血压病等;(2) 期别较晚的Ⅲ、Ⅳ期患者;(3) 拒绝手术要求放疗的各期患者。I_A 期患者可采用单纯腔内放疗;I_B 期以上及恶性程度高者均应采用腔内放疗加体外照射;单纯体外照射适用于盆腔及阴道广泛浸润而盆腔内放疗亦有困难者。

五、放射治疗方法

(一) 腔内放疗

腔内放疗的照射范围包括宫腔、宫颈及阴道,重点在宫腔。传统的腔内放疗曾沿用宫颈癌的腔内治疗方法及其治疗容器。由于不能形成宫内膜癌所需要的倒梨形剂量分布,治疗效果不理想。Heyman 倡导的宫腔填充法取得了令人满意的效果，5 年生存率由原来的 45% 提高到 65%。该方法的特点是，以多个囊状放射源容器填满宫腔，放射源与肿瘤间距短，放射源分散，使宫腔内各部得到均匀的剂量照射。同时宫腔因填满放射源容器而被撑大、拉长，宫壁变薄，也使宫壁得到有效的照射。Heyman 式填充治疗分两次进行，间隔 3 周，其中一次并用阴道照射。每次照射 15~36 h，宫腔总剂量 3000 mg/h，子宫浆膜面的剂量达到 26 Gy（距放射源 1.5 cm 处的剂量为 30 Gy）。宫腔填充法的主要缺点是防护要求高，宫腔置囊操作时间长，工作人员接受的放射剂量太大。现已普遍开展腔内后装放疗，先将不含放射源的宫腔容器置于宫腔内，根据宫腔深度及治疗需要，决定放射源移动的长度、不同贮留点及贮留时间，以获得与子宫形态近似的倒梨形剂量分布曲线。应用宫腔管治疗时以 F 点和 A 点为剂量参考点。F 点位于宫腔放射源顶端，旁开 2 cm，代表着宫底部的剂量；A 点为宫颈癌放疗时的 A 点。腔内放疗的剂量视剂量率、期别、子宫大小而定，根据是否配合体外照射及其照射方式而调整。高剂量率腔内后装放疗：I 期 F 点 40~45 Gy，A 点 36~40 Gy；II 期 F 点和 A 点均应达 45~50 Gy。每周照 1 次，每次可达 10 Gy。

术前腔内放疗可分为半量腔内照射和全量腔内照射两种，前者在照射后 2 周内手术，后者在照射后 6~8 周手术。腔内放疗后 2 周，急性反应达高峰，6 周后血管闭锁，疤痕化形成，反应渐趋稳定，此时组织界限清晰，感染机会减小。因此，半量照射后 2 周内（放疗反应出现之前）、全量照射后 6~8 周（放疗反应稳定后）手术为宜，既不增加手术并发症又不延误肿瘤治疗。全量腔内照射剂量应达 45~50 Gy，半量腔内照射不应 <25 Gy。全量腔内放疗 I、II 期的 5 年生存率高达 96.5% 和 90.9%，而非全量腔内放疗仅为 84.8% 和 51.4%，差异有显著性。

术后腔内放疗主要针对阴道残端肿瘤未切净或疑有残留者，以残端表面或黏膜下 5~10 mm 作为参考点，剂量以 20 Gy 为宜，并辅以体外照射。

（二）体外照射

体外照射应根据肿瘤的范围及术后的病理类型、淋巴结转移等情况而定。照射方法可参照宫颈癌的盆腔大野照射法和四野照射法。盆腔大野一般包括下腹和盆腔，上界在髂脊水平，下界在耻骨联合下缘，侧缘在髂前上棘附近。腹主动脉旁淋巴结阳性或疑有转移者应包括腹主动脉旁淋巴区。盆腔大野中央用 4 cm 宽的铅遮挡即为盆腔四野。体外照射配合术前腔内放疗可用盆腔四野照射法，宫旁剂量应达 40~50 Gy。亦可先行盆腔大野照射再行腔内或腔内加盆腔四野照射。若先行盆腔大野照射应相应减少腔内放疗剂量。术前体外放疗多采用盆腔大野照射，盆腔中央剂量 40~50 Gy。若阴道残端阳性或疑有残留者，应补充阴道腔内放疗。单纯体外放疗仅适用于晚期不能手术及腔内放疗者，可先行盆腔大野照射 40~50 Gy，缩野后肿瘤区追加 10~15 Gy。在可能的情况下，应尽量采用体外照射加腔内放疗。

六、预后因素

子宫内膜腺癌是一种生长缓慢、症状出现较早、转移较晚的恶性肿瘤，预后较好。影响其预后的主要因素有：

（一）临床分期

期别越高，预后越差。1985 年 FIGO 年报告 Ⅰ、Ⅱ、Ⅲ、Ⅳ期的 5 年生存率分别为 75.1%、51.8%、30.0% 和 10.6%。孙为民等报道单纯放疗 59 例，Ⅰ、Ⅱ、Ⅲ、Ⅳ期的 5 年生存率分别为 79.2%、75.3%、31.4 和 0.0%。

（二）病理分级

病理分级是判断预后的重要指标，分级越高，预后越差。Vavia 等报道 Ⅰ、Ⅱ、Ⅲ 级的 5 年生存率分别为 72%、59% 和 31%。

（三）肌层浸润

浅肌层浸润与深肌层浸润预后有显著差别，深肌层浸润淋巴结转移率高，预后差。

（四）淋巴结转移

淋巴结转移是影响预后的主要因素，有、无淋巴结转移的 5 年生存率分别为 36.4%～46.5% 和 74.4%～81.3%。

（五）年龄

年龄与预后有一定的关系，>60 岁者的存活率<56%，<60 岁者>80%。

（六）治疗方法

以手术加放疗的综合治疗为好，单一治疗方法的效果较综合治疗差。术前腔内全量放疗能明显提高生存率。孙建衡等报道术前腔内全量放疗组与非腔内全量放疗组 Ⅰ、Ⅱ 期的 5 年生存率分别为 96.5%、90.9% 和 84.85%、51.4%。术后放疗能减少盆腔复发率，提高无瘤生存率。

第三节 卵巢恶性肿瘤

卵巢恶性肿瘤(malignant tumors of the ovary)的发病率在女性生殖系统肿瘤中占第 3 位，也是预后最差的妇科恶性肿瘤之一。近年来，卵巢癌的发病率有逐步上升的趋势。就诊时病期多已较晚，治疗效果较差，5 年生存率为 25%～65%。因此，寻找早期诊断方法、合理运用各种治疗手段以改善生存率是卵巢癌诊疗中的首要问题。

一、病 理 分 类

按世界卫生组织(WHO)的卵巢肿瘤分类，主要分上皮性肿瘤(约占 70%)、性索间质肿瘤、生殖细胞肿瘤、生殖细胞-性索-间质肿瘤、卵巢网肿瘤、间皮细胞瘤、未确定细胞类型的肿瘤、非卵巢特异性软组织肿瘤、未分类肿瘤、转移性肿瘤和瘤样病变几大类。但主要的有以下几种。

（一）原发性卵巢癌

主要是腺癌，多见于 40 岁以上的妇女。

（二）实质性畸胎瘤（恶性畸胎瘤）

少见，见于青年妇女，恶性度高。

（三）卵巢囊腺癌

可分浆液性囊腺癌和黏液性囊腺癌。

（四）功能性卵巢肿瘤

分3种类型：

1. **女性化肿瘤** 有颗粒细胞瘤和卵泡膜细胞瘤两种，以前者为多见，对放疗敏感性较高，可发生在任何年龄，在幼女表现为性早熟，育龄妇女为月经失调，绝经期者可出现绝经后阴道流血。

2. **男性化肿瘤** 以含睾丸细胞瘤多见，能分泌男性激素。

3. **无性细胞瘤** 是性腺分化为女性或男性前的性细胞形成，无激素分泌。多见于年轻妇女，对放疗高度敏感。

（五）转移性瘤

原发部位以胃、结肠和直肠为多见，其次为盆腔内（宫颈、宫体、输卵管）和乳腺恶性肿瘤的转移癌。

二、蔓延和转移

（一）直接扩展

卵巢癌一旦穿破包膜，可直接侵入邻近器官，最常见的为子宫、输卵管、阔韧带和直肠、乙状结肠、大网膜、小肠、膀胱及盆腔腹膜等。

（二）腹腔播散

穿破包膜后，瘤细胞可直接种植到腹腔任何部位，最常见的部位为子宫直肠窝、漏斗骨盆韧带表面腹膜、结肠侧窝、右半横膈、肝表面和大网膜，也即腹腔液的循环途径。

（三）淋巴转移

最常见的淋巴结转移部位为腹主动脉旁、髂外、锁骨上和腹股沟等淋巴结。

（四）血行转移

随血流转移到肺、肝、脑、骨等处。

三、临床表现和诊断

早期卵巢癌无特殊症状。当肿瘤增大时可发生腹腔蔓延，出现腹胀、腹痛、泌尿道及胃肠道症状，有的可有压迫感、坠痛及阴道流血等症状。若肿瘤发生扭转，或破裂则可出现急腹痛症状。体征主要有下腹肿块，妇科双合诊或三合诊检查可扪及附件盆腔肿块。辅助检查可用CT、超声、MRI、腹腔镜、静脉肾盂造影等。实验室检查有癌胚抗原、乳酸脱氢酶、甲胎蛋白、性激素测定等。

四、分　期

FIGO（国际妇产科联盟）分期法是根据临床特征、手术所见、最后的组织学诊断及腹腔液的组织学检查而制定。有些单位采用美国癌症协会（AJCC）的分期法。1987年FIGO分期方法见表 21-4。

表 21-4 卵巢癌 FIGO 分期法

Ⅰ期 肿瘤限于卵巢内
 Ⅰ_A 期 肿瘤局限一侧卵巢，无腹水，包膜完整，表面无肿瘤
 Ⅰ_B 期 肿瘤局限两侧卵巢，无腹水，包膜完整，表面无肿瘤
 Ⅰ_C 期 Ⅰ_A 或 Ⅰ_B 病变已穿出卵巢表面；或包膜破裂；或在腹水或腹腔冲洗液中找到癌细胞

Ⅱ期 一侧或双侧卵巢肿瘤，伴盆腔转移
 Ⅱ_A 期 蔓延和（或）转移至子宫、输卵管
 Ⅱ_B 期 蔓延至其他盆腔组织，包括腹膜
 Ⅱ_C 期 Ⅱ_A 或 Ⅱ_B 期病变已穿出卵巢表面；或包膜破裂；或在腹水或腹腔冲洗液中找到癌细胞

Ⅲ期 一侧或双侧卵巢肿瘤，伴盆腔外种植或腹膜后淋巴结或腹股沟淋巴结转移，肝表面转移
 Ⅲ_A 期 腹腔内腹膜面镜下见有种植，淋巴结阴性
 Ⅲ_B 期 腹腔内腹膜种植瘤直径＜2cm，淋巴结阴性
 Ⅲ_C 期 腹腔内腹膜种植瘤直径＞2cm，或伴有腹膜后淋巴结或腹股沟淋巴结转移

Ⅳ期 一侧或双侧卵巢肿瘤伴有远处转移，包括胸水中找到瘤细胞及肝脏实质转移

注：对包膜破裂者应注明是自然破裂还是手术中破裂；对细胞学阳性者应注明是腹水还是腹腔冲洗液

五、治疗及放射治疗适应证

卵巢癌的治疗以手术为主，手术切除原发病灶及附近的转移灶，若无法切净，则尽量能使残留肿瘤直径在 2cm 以下，便于手术后的化疗或放疗，化疗是卵巢癌的重要辅助治疗之一，宜用多药联合化疗，以烷化剂疗效最好，可用于术前、术后或晚期患者的姑息治疗。放疗是一种有效的辅助治疗手段，其主要适应证有以下几种。

（一）术前放疗

可以使肿瘤缩小，粘连松解，症状改善，并能提高切除率。术前放疗多用于局限性、肿瘤固定、估计切除困难的患者。术前照射 20Gy，休息 2 周后手术；或照射 40Gy 后休息 6～8 周手术。

（二）术后放疗

术后放疗是临床上常用的方法，一般在术后 1～2 周开始放疗，其目的是消灭残余的肿瘤病灶或腹腔内播散的亚临床病变。术后放疗现多采用全腹加盆腔照射的方法，先全腹大野或移动条照射 20～30Gy，后盆腔照射 20～30Gy。

（三）姑息放疗

对晚期或复发患者可起到症状姑息的作用，延缓肿瘤发展或延长生存期。对锁骨上、腹股沟等处的淋巴转移也可用局部放疗。

六、放射治疗方法

(一) 全腹照射

近年来认识到卵巢癌发生腹腔内转移及主动脉旁淋巴结转移的几率较高,且腹膜淋巴主要引流到横膈,因此放疗应行全腹照射。全腹照射的范围包括整个腹盆腔脏器,上到横膈顶部,下达盆腔底部。亦可分割成 2～4 个小野,前后野相对照射,腹腔中平面剂量 20～30 Gy/4～6 周。

全腹照射时,患者全身反应较大,可有恶心、呕吐、腹泻、血象下降等反应,严重者被迫中断治疗。一般 30 Gy 以上,患者即难以耐受。肾脏辐射剂量不应>20～24 Gy,肝脏不应超过 25～30 Gy,在此剂量以上时,即应加铅遮挡防护。

为减轻副反应,提高照射量,增强放射生物学效应,对腹腔内无明显包块的患者,曾采用全腹移动条照射技术。照射范围为上起横膈,下至盆底,划成每条 2.5 cm 宽的连续条形野(前后对称),照射从最下一条开始,每次增加 1 条直至 4 条(10 cm),以后向上照射时保持 4 条,逐渐舍弃下方的一条。前后野隔天轮照,照射全腹一个轮回,用 ^{60}Co 时,每条受照 12 次(前后各 4 次,半影照射 4 次),肿瘤剂量(腹中平面剂量)20～28 Gy(根据病理类型调节剂量)。因在移动条照射时,每次照射的面积较小,而每次照射量较高,故相对放射生物学效应较高。为避免肝、肾损伤,右肝区用 1 个半值层、两肾区用 2 个半值层铅挡防护,既避免损伤又可保证肝、肾受到一定剂量照射。为缩短照射周期,有人采用从脐区开始向上、下方同时移动的条形野照射技术,放射反应较前者稍大。移动条照射技术是在钴治疗机的照射野较小,又有较大的几何半影情况下,不得已而为之,现已很少使用。

在全腹照射结束后,可针对肿瘤原发区或肿瘤残存区进行小范围加量照射。

(二) 盆腔照射

盆腔照射用于全腹照射后的盆腔追加剂量照射或晚期肿瘤的姑息性照射,对早期肿瘤手术后,估计腹腔播散可能性小时,也可作为预防性照射。

照射范围一般上界为脐水平,下界达盆底(耻骨联合上缘下约 5 cm)。可用下腹长方形野或菱形野。如盆腔肿块较大,可照射一定剂量(40～50 Gy)后缩野针对肿瘤区照射。

(三) 辐射剂量

需根据肿瘤的组织学类型而定,因各种类型肿瘤的放疗敏感性差异很大,放疗敏感性一般按下面的类别分为高度敏感、中度敏感和抗拒性肿瘤。

1. **高度敏感** 无性细胞瘤最敏感,其次为颗粒细胞瘤。先全腹照射 20～30 Gy,再盆腔照射 20～30 Gy,盆腔总剂量达 40～50 Gy。

2. **中度敏感** 卵巢原发性腺癌、浆液性肿瘤、实体腺癌、黏液腺癌等,一般用 D_T 40～60 Gy 以上。其中浆液性者较敏感,实体腺癌次之,黏液腺癌最差。

3. **放疗抗拒性肿瘤** 卵巢肉瘤、良性畸胎瘤恶变、恶性畸胎瘤等均对放疗抗拒。

根据敏感性类别进行剂量选择。用大野照射时,以既消灭肿瘤又保证正常组织能耐受为原则,若达到正常组织耐受量时,肿瘤仍未能杀灭,则应缩野照射以保护正常的重要脏器。

七、预 后

卵巢癌的预后受多种因素影响,如病变范围(期别)、病理类型、细胞分化程度以及治疗方法等。以往报道,Ⅰ、Ⅱ期的5年生存率高达70%～80%,而Ⅲ、Ⅳ期不足10%,总的5年生存率在30%左右。近年采用手术加放疗、化疗的综合治疗,疗效有所提高。刘孜等采用全腹大野或移动条形野照射30Gy加盆腔20Gy和DPP治疗Ⅲ、Ⅳ级上皮性卵巢癌30例,5年生存率达36.7%。李庆水等报道术后放疗(部分配合化疗)卵巢恶性肿瘤134例,总的5年生存率达64.5%。

第四节 原发性输卵管癌

原发性输卵管癌(primary carcinoma of the fallopian tube)是罕见的妇科恶性肿瘤。发病因素至今尚不明确,有些学者认为慢性输卵管炎是其诱因,因患者多见于不育妇女,且伴有亚急性或慢性输卵管炎者。由于原发性输卵管癌较少见,症状不典型,体征不特异,手术前诊断率极低,因此放疗主要用于手术后的辅助治疗或姑息治疗。

放疗一般采用外照射。放疗可使手术后残留肿块缩小、粘连松动,可争取再次手术切除。照射方法可采取全腹或盆腔照射,盆腔剂量不应低于50～60Gy/6～8周,全腹照射不超过30Gy/5～6周。放疗后可再用化疗以巩固疗效,近年来常用顺铂、CTX和5-Fu等。Klein等报道95例随机研究的结果,术后放疗组与术后化疗组的中位生存期分别为57个月和73个月,无明显差异;全子宫加双侧输卵管、卵巢切除加腹部淋巴结清扫组5年生存率达83%,未做淋巴结清扫组5年生存率为58%,差异有显著性。苏州大学附属第一医院曾报道6例,证明术后放疗的疗效与初次手术的范围有关,6例中凡仅作单侧或双侧附件切除者,均在1～2年内死亡,而进行全子宫加附件切除的3例,均存活3年8个月以上。

第五节 阴道恶性肿瘤

阴道恶性肿瘤(malignant tumor of the vagina)的发生率只占妇科恶性肿瘤的1%～2%,其中绝大多数是鳞状上皮细胞癌,其他有腺癌、肉瘤及黑色素瘤等。

当宫颈或外阴同时有癌肿存在时,阴道内的鳞状上皮细胞癌则绝大多数是宫颈或外阴癌扩延或转移而来的。同样,阴道的原发性腺癌也极少,很多是子宫内膜腺癌转移而来。故在诊断原发性阴道癌时,必须先排除子宫颈癌、外阴癌和宫内膜癌3种常见的妇科肿瘤。

对阴道癌的治疗,目前主要是用放疗、手术或两者的综合。

(一) 手术治疗

对早期患者,如肿瘤在阴道上1/3以内,可按宫颈癌手术方法进行;如肿瘤在阴道口附近,则按外阴癌手术进行;若肿瘤侵犯阴道壁较广,而未波及阴道旁组织者,可进行根治性全子宫及全阴道切除术。淋巴清扫与否则视情况而定,如膀胱或直肠受侵犯而其旁组织无明显浸润,可进行盆腔脏器清除手术。对病期较晚或有肿瘤残留者应予以术后放疗。

(二) 放疗

放疗是阴道癌的主要治疗手段,适应证宽,疗效较好。

1. 近距离放疗加体外照射　腔内照射主要针对阴道原发肿瘤区,体外照射主要针对阴道旁、盆壁及其所属淋巴区。体外照射原则与宫颈癌相同,仅是因肿瘤部位较宫颈癌为低,照射野也相应偏低。

腔内放疗不管用任何方式,阴道内剂量为80 Gy左右。若用阴道模具(敷贴器),则肿瘤基底的剂量应达60～70 Gy。

体外照射用盆腔8 cm×15 cm的四野照射法,中平面剂量40 Gy。

2. 单纯体外照射　较晚期的阴道癌在局部浸润广泛而腔内照射有困难时,可用全盆腔照射加缩野技术治疗。局部肿瘤60～70 Gy,旁组织剂量40～50 Gy。也可用以阴道肿瘤为中心的体外旋转照射法。治疗后根据肿瘤消退情况,条件允许时可补充小量腔内照射。

亦可先行盆腔大野照射,再行腔内放疗或腔内放疗加盆腔四野照射,总量应达80 Gy。体外照射加腔内放疗的疗效好于单一照射。Tewari等报道体外照射加高剂量腔内后装治疗71例,Ⅰ、Ⅱ、Ⅲ、Ⅳ期的5年无瘤生存率分别为100％、80％、61％和3％。总的5年、10年生存率均为58％。

第六节　外　阴　癌

由于多数外阴癌(carcinoma of the vulva)癌细胞高度分化,对放疗不敏感,而且会阴区皮肤放射耐受量低、反应明显,过去用低能射线易造成皮肤、黏膜的严重反应或损伤。现在由于高能射线的应用,使反应的严重性显著减轻,对不宜或抗拒手术的患者,可考虑单纯放疗,而对手术不彻底的患者则可用术后放疗。

(一) 原发区

用外照射时,设野范围超过肉眼可见肿瘤边缘2 cm以上,肿瘤剂量50～60 Gy/5～8周。为了减少正常组织损伤,可采用切线照射方法。

(二) 腹股沟淋巴区

设两个与腹股沟韧带走向相一致的14 cm×7 cm或16 cm×8 cm的照射野,剂量50～60 Gy/5～6周。若证实有腹股沟淋巴结转移,则采用宫颈癌治疗时的四野垂直照射方法,但需包括腹股沟淋巴区,肿瘤剂量达到50 Gy后,缩野加10～20 Gy。

外阴癌放疗的5年生存率约40％～60％。术后放疗能降低区域淋巴结的复发率,提高生存率。Busch等报道术后放疗92例,5年生存率达88％,明显高于单纯手术的55％。40 Gy组和60 Gy组的10年生存率分别为48％和88％。因此,照射剂量应达60 Gy。赵美毅等分析,外阴癌的预后与临床分期、肿瘤大小及有无淋巴结转移有明显关系,中、晚期外阴癌单纯放疗5年生存率44％,单纯手术66％,手术+放疗71％,建议对中、晚期外阴癌应予以综合治疗。

第七节 滋养细胞肿瘤

滋养细胞肿瘤(trophoblastic tumors)包括恶性葡萄胎(恶葡)和绒毛膜上皮癌(绒癌)。近年来,由于化疗的进展,已很少采用放疗。但恶葡和绒癌的放疗敏感性较高,局部照射常可取得意外的显著效果,特别对晚期绒癌转移病灶较大、而又对化疗产生耐药或体质状况不允许继续化疗者,可予以局部照射。对经选择的晚期病例,综合使用化疗和局部转移肿块放疗可大大提高肿瘤消退率,但放疗应以不影响化疗疗程为原则。滋养细胞肿瘤的治疗以化疗为主要手段,即使晚期广泛转移者,经化疗后仍有可能获得治愈。Wang 等采用 5-Fu 和 AT1258 联合治疗 152 例,病灶完全消失率达 88%。

一、放射治疗适应证

1. 外阴、阴道、宫颈等广泛转移灶的急性出血;
2. 脑、肝、肺等重要脏器转移急需解除症状者;
3. 盆腔内病灶未能完全切除者;
4. 化疗后的残余病灶;
5. 计划性化疗与放疗的综合治疗。

二、放射治疗技术

滋养细胞肿瘤对放疗敏感,原发肿瘤或转移灶局部照射的剂量,在恶葡约为 20~30 Gy/2~3 周,绒癌约为 30~40 Gy。

宫颈、阴道广泛转移灶的急性出血,以局部贴敷放疗效果较好,共敷 2 次,间隔 1 周,总剂量达 40 Gy 左右。

脑转移广泛者用全脑放疗,给颅中线平面剂量 30 Gy,局限性转移则用 CT 或 MRI 定位后局部照射 30~40 Gy。

为取得放疗、化疗的协同作用,以分段放疗为好。上海医科大学肿瘤医院治疗 59 例绒癌和 39 例恶葡病例,用 4 种药联合化疗(NH_2、VCR、MTX 或 5-Fu 以及更生霉素)及转移灶局部放疗的方法,获 81.4%(绒癌)~94.9%(恶葡)的生存率。放疗方法为在 3~4 个周期化疗后进行,对肺转移者先照射局部病变 20 Gy,休息 30 d 后再照射 20 Gy,放疗期间化疗继续按计划进行,放疗结束后,继续化疗 2~3 个周期以巩固疗效。对脑转移者,进行全脑照射 20 Gy/2 周,休息 2 周后再照射 15 Gy/10 d,放疗期间,化疗继续进行。

复习思考题

1. 宫颈癌的蔓延和转移方式。
2. 宫颈癌的治疗方法和放疗适应证。

3. 宫颈癌腔内放疗和体外照射的有效范围各包括哪些部位？
4. 宫颈癌放疗的剂量基准点 A、B 点的位置。
5. 宫颈癌的放疗反应及其处理原则。
6. 宫内膜癌的放疗适应证。
7. 卵巢肿瘤的转移和蔓延方式。
8. 卵巢恶性肿瘤的放疗敏感性分类和辐射剂量。
9. 卵巢肿瘤全腹照射的范围和放疗方法。

参 考 文 献

[1] 殷蔚伯,谷铣之主编. 肿瘤放射治疗学. 第 3 版. 北京:中国协和医科大学出版社,2002
[2] 潘宏铭,徐 农,耿宝琴主编. 肿瘤内科诊治策略. 上海:上海科学技术出版社,2002
[3] 孙建衡主编. 妇科恶性肿瘤放射治疗学. 北京:中国协和医科大学出版社,2002
[4] 陈昆田主编. 近距离放射治疗临床应用. 广州:华南理工大学出版社,2000
[5] 陈惠祯,谭道彩,吴绪峰主编. 现代妇科肿瘤治疗学. 第 2 版. 武汉:湖北科学技术出版社,2001
[6] 许昌韶主编. 高等教育教材:肿瘤放射治疗学. 北京:原子能出版社,1995
[7] 李爱玲,孙建衡,张 蓉,等. 子宫颈癌放射治疗 512 例临床报告. 中华妇产科杂志,2000,35:303~304
[8] 孙为民,孙建衡. 59 例子宫内膜癌单纯放射治疗. 中华放射肿瘤学杂志,2000,9:184~186
[9] 孙建衡,盛修贵,周春晓. Ⅰ、Ⅱ期子宫内膜癌治疗方法的评价. 中华妇产科杂志,1997,32:601~604
[10] 俞志英,许昌韶,姚德元,等. 原发性输卵管癌的放射治疗(附 6 例报告). 肿瘤防治研究,1988,15:150~151
[11] 赵美毅,邓蕴华,夏和顺,等. 44 例中晚期外阴癌疗效分析. 肿瘤防治研究,1996,23(6):366~367
[12] 李魁秀,房朝晖,宋藏珠,等. 化疗加放射治疗Ⅲb 期宫颈鳞癌的疗效. 中华放射肿瘤学杂志,2003,12:250~252
[13] Nag S, Erickson B, Thomadsen B, et al. The American society recommendation for high-dose-rate brachytherapy for carcinoma of the cervix. Int J Radiat Oncol Biol Phys,2000,48:201~211
[14] Logsdon MD, Eifel P J. Figo ⅢB seguamous cell carcinoma of the cervix:an analysis of plognosticfactors the balance between external beam and intracavitary radiation therapy. Int J Radiat Oncol Biol Phys,1999,43:763~775
[15] Toita T, Kadinohana Y, Ogawa K, et al. Comination external beam radiotherapy and high-dose-rate intracavitary brachytherapy for uterine cervical cancer:analysis of dose and fractionation schedule. Int J Radiat Oncol Biol Phys,2003,56:1344~1353
[16] Vavia M, Roserman J, Halle J, et al. Primary radiation therapy for medically

inoperadbl patients with endometrial carcinoma-stages Ⅰ～Ⅱ. Int J Radiat Oncol Biol Phys,1987,13:11～15

[17] Wolf J K, Mullen J, Eifel P J, et al. Radiation treatment of advanced or recurrent granulose cell tumor of the ovary. Gynecologic Oncology, 1999,73:35～41

[18] Klein W, Rosen A, Lahousen M, et al. The relevance of adjuvant therapy in primary carcinoma of the fallopian tube stages Ⅰ and Ⅱ: trradiation vs chemotherapy. Int J Radiat Oncol Biol Phys, 2000, 48:1427～1431

[19] Perez C A, Grigshy P W, Garipagaoglu M, et al. Factors affecting long-term outcome of irradiation in carcinoma of the vagina. Int J Radiat Oncol Biol Phys,1999, 44:37～45

[20] Busch M, Wangener B, Schaffer M, et al. Long-term impact of postoperative radiotherapy in carcinoma of the vulva FIGO Ⅰ/Ⅱ. Int J Radiat Oncol Biol Phys,2000, 48:213～218

[21] Tewari K S, Cappuceini F, Putha wala AA, et al. Primary invasive carcinoma of the vagina:treatment with interstitial brachytherapy. Cancer,2001,91:758～770

[22] Wang Y, Jiu L, Guan Y, et al. Chemotherapy using 5-fluorouracil and nitrocapyanum in malignant trophoblastic tumor. Gynecologic Oncology,1998,71:416～419

（高耀明）

第二十二章 乳 腺 癌

乳腺癌(carcinoma of the breast)是女性的常见恶性肿瘤之一。在我国,乳腺癌虽不及欧美地区发病率高,但在女性肿瘤中,排列也居前列,且近年来发病率有逐渐上升的趋势,5%~10%的患者在诊断时已有远处转移,各期平均 5 年生存率在 70% 左右。发病年龄以 40~60 岁为多,约占全部患者的 75%。发病与年龄、卵巢功能、婚育、哺乳以及遗传等因素有关。

第一节 病 理 分 类

乳腺癌的病理分类方法很多,目前常用的为 WHO 分类系统,它将乳腺癌的镜下形态分为非浸润性癌和浸润性癌两大类。

(一) 非浸润性癌
癌瘤尚局限于乳腺管或腺泡内,未突破基底膜。其包括导管内癌和小叶原位癌。

(二) 浸润性癌
浸润性癌常由非浸润性癌发展而来。其可分为以下类型:

1. 浸润性导管癌。
2. 浸润性导管癌伴有明显的导管内癌成分。
3. 浸润性小叶癌,侵蚀性强,多中心,容易发生远处转移。
4. 黏液腺癌,多发生在老年妇女,生长缓慢,腋淋巴结转移率低,治疗后生存率好于浸润性导管癌。
5. 髓样癌,在间质中常有大量淋巴细胞浸润,预后较好。
6. 乳头状癌。
7. 小管癌。
8. 腺样囊性癌,较为罕见。组织学表现及临床行为类似涎腺和上呼吸道的同类肿瘤。
9. 分泌性癌。
10. 大汗腺癌。
11. 伴有化生的癌,包括鳞癌、梭形细胞癌、软骨或骨样肿瘤、混合瘤等。
12. 湿疹样癌(乳头 Paget 病),初起在乳头和乳晕表皮内,有多中心倾向,可发展为浸润性癌。
13. 其他还有分叶状囊肉瘤、癌肉瘤、肉瘤及大汗腺癌、炎性乳癌、淋巴瘤等,均较少见。

第二节 应用解剖和淋巴引流

一、应 用 解 剖

成年女性的乳腺呈圆锥形。乳腺附着于两侧胸大肌筋膜之上,一般位于第2~6前肋之间,内界为胸骨缘,外界为腋前线。其外上极可延伸至腋窝,形成乳腺的腋尾部。乳腺由腺泡、乳管和乳腺小叶组成。成人乳腺有15~20个乳腺小叶,其乳管系统开口于乳头。乳腺位于皮下浅筋膜的浅层与深层之间,浅筋膜的浅层纤维与乳腺腺体之间有纤维束带相连,称乳腺悬韧带。乳腺病变累及此韧带时,即可出现皮肤凹陷(桔皮样改变)。乳腺的后面,在浅筋膜深层与胸大肌筋膜之间为乳腺后间隙,组织疏松,使乳腺可在胸前自由推动。

二、淋 巴 引 流

乳腺的淋巴系统由乳腺内部的淋巴管、乳腺向外引流的淋巴管和区域淋巴结组成。

(一)乳腺内部的淋巴管

乳腺内部的淋巴管起始于腺泡周围的毛细淋巴间隙,由腺泡沿各级乳管达乳晕下而组成乳晕下淋巴管丛,以后即向乳腺的周围引流,主要达腋窝。

(二)乳腺外的淋巴引流

乳腺外的淋巴引流以腋窝的引流为主,其次为胸骨旁淋巴结组(即内乳动脉旁淋巴结组)。另外,尚可引流到横膈下、腹壁、对侧腋窝等。

1. **腋窝路线** 自乳晕下淋巴管丛向腋窝引流,有外侧和内侧两淋巴干,腋淋巴结分为乳腺外侧组、肩胛下组、中央组、腋静脉组和锁骨下静脉组5个组。通常以胸小肌作为区分的标记,将腋淋巴结分为3组:位于胸小肌下缘以下的淋巴结为第1组(水平Ⅰ);在胸小肌上、下缘之间的为第2组(水平Ⅱ);胸小肌上缘上方的淋巴结为第3组(水平Ⅲ),也即通常所指的腋顶或锁骨下淋巴结,锁骨下淋巴结位置在锁骨中段下方,皮下1~1.5cm处。

(1)外侧干 收集乳腺外侧象限的淋巴管,直接向外达腋窝。

(2)内侧干 集合乳腺内侧象限的淋巴管,由乳腺内侧向下绕行,最后终于腋窝。

(3)胸大、小肌间1~2个淋巴结称肌间淋巴结,亦引流至腋窝的锁骨下静脉组。

2. **胸骨旁路线** 亦为乳腺淋巴引流的第1站。钱燕瑜等用闪烁显像测定胸骨旁淋巴结(内乳动脉旁淋巴结组)位于胸骨旁约1~2cm处(距中线左1.93±1.05cm,右2.70±0.93cm),深约3~4cm(平均深度左2.42±0.52cm,右3.07±0.72cm)。徐晓娜等的测定为距中线左2.78±0.60cm,右2.71±0.61cm,深度为2.73±0.64cm,最大值为5.93cm,最小值为1.36cm。但两组的测定,距中线左右的最大值均<5.0cm。各肋间各有1~2个淋巴结,以第2~3前肋间转移最多。主要收集乳腺内侧象限和中部的淋巴引流,但外侧象限也可直接注入。胸骨旁淋巴结的淋巴液引流至锁骨内端后方的最下一个深淋巴结。亦可直

接注入胸导管(左)或淋巴导管(右)或直接注入颈内静脉与锁骨下静脉汇合处,而后注入大静脉。胸骨旁淋巴结链可与纵隔淋巴结直接相通。

3. 乳腺旁路线 乳腺内下方的淋巴引流至上腹区淋巴结,再穿过腹壁到达横膈下淋巴结或肝脏。

4. 浅腹壁路线 为乳腺外下方的淋巴引流路线,与腹壁浅淋巴丛网相连。

5. 两侧交通路线 在胸骨前方(一般在第2、3肋间),经皮下淋巴管引流到对侧腋淋巴结。

6. 锁骨上淋巴结组 一般先出现腋淋巴结转移,再发生锁骨上淋巴结转移,为乳腺癌淋巴转移的第2站。有腋淋巴结转移者约1/3可发生锁骨上转移。在颈内静脉与锁骨下静脉汇合处附近的淋巴结是最容易发生转移的淋巴结,但因其位于锁骨后方、胸锁乳突肌起点的深部,难以扪及,但它的出现极易引起血行转移,应引起临床重视。在其外侧的淋巴结较为表浅,触诊容易摸到。1997年的UICC分期已将同侧锁骨上淋巴结转移就列为M_1,即为Ⅳ期的表现。

乳腺癌的淋巴结播散途径中以腋下、内乳和锁骨上为主要途径(图22-1)。

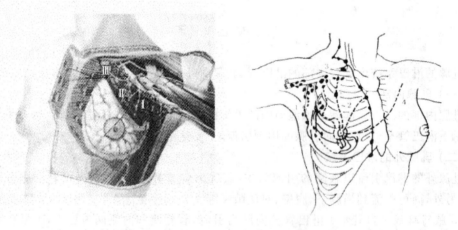

图22-1 乳腺腋淋巴结分组(左)和乳腺癌淋巴结播散的主要途径(右)
(1. 腋下;2. 内乳;3. 锁骨上)

第三节 临床表现及诊断

肿瘤的临床表现对明确诊断、分期和随后采取的治疗方案有十分重要的意义,对行术后放疗的患者,也应详细了解术前的肿瘤情况及术中所见,以便制定正确的治疗方针。

一、临床表现

(一) 肿块

应了解肿块的发生时间、大小、部位、硬度及活动度等。

（二）疼痛

约 1/3 患者有疼痛，多为钝痛、胀痛及坠痛。

（三）皮肤改变

累及皮下组织并侵犯乳腺悬韧带，局部皮肤淋巴回流障碍引起桔皮样改变。肿块极大时有溃破。湿疹样癌在乳头、乳晕表面产生皲裂、肉芽面及结痂，可逐渐扩展并浸润。炎性乳腺癌皮肤呈现红、肿、热、痛等炎症表现，并常伴有周围组织水肿。肿块及皮肤改变均可使乳腺外形轮廓改变。

（四）乳头溢液、溢血

以导管内癌最多见。但若溢液为惟一症状者则癌的可能性不大，可能为导管内乳头状瘤或乳腺囊性增生病。

（五）乳头表现

除先天原因外，乳头回缩和固定是乳腺癌的特征之一。

（六）淋巴转移

约 2/3 的患者均有腋淋巴转移。腋淋巴转移者约 1/3 有内乳及锁骨上淋巴转移。有锁骨上转移属晚期病变。

（七）远处转移征象

远处转移征象的出现虽为晚期表现，但有时经过适当治疗，仍可存活多年。乳腺癌患者的死亡原因多因远处转移所致。症状依转移部位而定。转移频率依次为肺、骨、肝、胸膜、肾上腺、脑等。

二、诊　　断

（一）临床症状和体征

如上述。

（二）影像诊断

可用钼靶 X 线片、硒干板摄影、乳腺导管造影、CT、MRI、液晶热象图、超声诊断以及功能显象（PET、SPECT）等。

（三）细胞学及组织病理学

诊断方法有乳头溢液涂片、肿块穿刺或活检。免疫组化检测 C-erbB-2 基因可作为乳腺癌的早期指标，镜下观察细胞形态、组织结构正常，但癌基因已被激活，基因水平的改变先于形态学的变化。C-erbB-2 也可作为乳腺癌的预后、化疗耐药性的指标。

（四）激素受体测定

激素受体主要有雌激素受体（ER）、孕激素受体（PR）、糖皮质激素受体（GR）等。乳腺癌内由 ER 阳性和阴性的细胞群共同组成，ER（+）细胞群占优势时，则内分泌治疗疗效较佳。

第四节　临床分期

临床分期按国际抗癌协会(UICC)1997年新的TNM分期法。其中T(原发肿瘤)应注意肿块大小、与皮肤和肌肉的粘连情况及有否炎性表现等；N(区域淋巴结)需注意淋巴结大小、多少、部位及是否固定等情况；M则表示是否有远处转移，但若同侧锁骨上区出现转移淋巴结也被视做为M_1。根据T、N、M临床表现的情况，可排列组合为具体的临床分期(见表22-1)。

一、T(原发肿瘤)

T_x：原发肿瘤无法评估。
T_{is}：原位癌，包括导管原位癌、小叶原位癌及无实质性肿瘤的乳头Paget病。
T_0：临床未查到乳腺肿块。
T_1：原发肿瘤最大直径≤2cm，皮肤未受累(除Paget病局限于乳头者外)，乳头无内陷，胸壁、胸大肌无固定。(1) T_{1mic}：最大微浸润灶<0.1cm；(2) T_{1a}：原发肿瘤最大径为0.1~0.5cm；(3) T_{1b}：原发肿瘤最大径为0.6~1.0cm；(4) T_{1c}：原发肿瘤最大径为1.0~2.0cm。
T_2：原发肿瘤最大直径>2cm，但≤5cm。
T_3：原发肿瘤最大直径>5cm。
T_4：任何直径肿瘤，直接侵犯胸壁(a)或皮肤(b)，需加以下描述：(1) T_{4a}：侵犯胸壁；(2) T_{4b}：皮肤水肿(包括桔皮症)或皮肤溃疡或皮肤卫星结节，局限于患侧乳腺；(3) T_{4c}：兼有T_{4a}和T_{4b}；(4) T_{4d}：炎性乳腺癌。

二、N(区域淋巴结)

N_x：区域淋巴结无法评估。
N_0：无区域淋巴结转移。
N_1：同侧腋窝活动转移淋巴结。
N_2：同侧腋窝转移淋巴结融合或与其他组织粘连固定。
N_3：同侧内乳淋巴结转移。

三、M(远处转移)

M_x：远处转移情况无法评估。
M_0：无远处转移。
M_1：有远处转移，或同侧锁骨上淋巴结转移。

四、分期组合

按 T、N、M 的不同排列组合,根据 1997 年 UICC 分期法的乳腺癌临床分期见表 22-1。

表 22-1 乳腺癌临床分期(UICC,1997)

期别	分期
0 期	$T_{is} N_0 M_0$
Ⅰ 期	$T_1 N_0 M_0$
Ⅱ$_a$ 期	$T_0 N_1 M_0$;$T_1 N_1 M_0$;$T_2 N_0 M_0$
Ⅱ$_b$ 期	$T_2 N_1 M_0$;$T_3 N_0 M_0$
Ⅲ$_a$ 期	$T_0 N_2 M_0$;$T_1 N_2 M_0$;$T_2 N_1 M_0$;$T_3 N_1 M_0$;$T_3 N_2 M_0$
Ⅲ$_b$ 期	T_4,任何 N,M_0;任何 T,$N_3 M_0$
Ⅳ 期	任何 T,任何 N,M_1

第五节 治疗方案和放射治疗方法

乳腺癌的治疗分局部治疗(手术和放疗)和全身治疗(化疗和内分泌治疗)两部分。关于局部治疗,对手术的术式和手术与放疗的综合方式目前仍存在一定的争议。在国外,对早期乳腺癌用保留乳房的小手术加必要的放疗已成为普遍采用的方法,而在我国尚未得到全面普及。目前我国外科对乳腺癌的手术方式仍以根治术、改良根治术为主。因此,以下的讨论原则上仍以经典式的乳腺癌根治术/改良根治术加术后放疗为主要治疗方案。

一、乳腺癌根治术/改良根治术加放射治疗

1882 年,美国 Johns Hopkins 医院的外科医生 Halsted 率先施行了第 1 例乳腺癌根治术,并提出了一个在当时相当重要的概念:积极的局部治疗可以治愈一部分癌症患者。以后有人尝试将手术范围扩大到内乳淋巴结甚至于纵隔淋巴结(扩大根治术),但结论是并没有改善单纯根治术的无瘤生存率。1948 年,英国的 Patey 和 Dyson 第 1 次总结了乳腺癌改良根治术(保留胸肌和神经血管束、并将腋淋巴结清扫限于腋静脉水平以下)的临床经验,结论是有与经典根治术相仿的无病生存率,但减轻了后遗症,该手术方法成为近 25 年来应用最多的手术形式。

对根治术后是否做术后放疗一直有很多争议。Flecher 早就认为,病变在乳腺中央,腋下淋巴结阳性,其内乳受累的概率为 50%,锁骨上有潜在病灶的机会约 20%～50%,两项相加,使这些患者在周围淋巴系统有病变的危险性至少为 60%。Jackson 及 Robbin 都有类似的报告。但若行放疗,则再发率为 1%～3%(表 22-2)。

表 22-2　根治术后不同治疗方法的局部与区域再发率(%)

	根治术后	术后放疗	术后化疗
$T_1 N_0$	≤10	4	
$T_2 N_{1\sim 3}$	15	9	≤10
N_1,≥4 个淋巴结	25~30	14	14~36
T_3		5~9	18~31

现较为一致的意见是：原发肿瘤在外侧象限的 T_1 病变、手术标本中无腋淋巴结转移者，不必进行术后放疗；原发肿瘤在乳腺中线部位、内侧象限或虽在外侧象限但有腋淋巴结转移的均应进行术后放疗。照射范围包括锁骨上、内乳、腋顶淋巴区，以及根据情况照射或不照射全胸壁。

锁骨上及腋顶淋巴区可合用一个不规则野，内乳区另外设野(胸骨旁照射野)，宽约4~5cm。经典的要求是下界达第5前肋间水平；腋顶淋巴结在良好的手术中已被清除，但临床上常见复发，故亦应予以照射，可设前后对穿照射野；全胸壁可用单纯电子束垂直野或先用光子切线野，再加电子束垂直野。放射源可选用光子、电子束或两者混合使用。剂量要求达 D_T 50Gy或以上。

目前有人对上述的放疗适应证选择和照射范围提出了质疑和争议，当今学术界的一些研究动向，可详见以下叙述。

(一) 腋窝淋巴区

标准的乳腺癌根治术和改良根治术，经腋淋巴清扫后，腋窝淋巴结的再发不常见，再发率为0%~4%，仅占所有局部/区域淋巴结复发的5%。过去认为对腋淋巴结阴性或阳性数1~3个者可不予放疗，对≥4个者或穿破淋巴结包膜的应予照射腋区。近来国内外的临床研究结果，倾向是不照射。王淑莲等回顾分析78例根治术后，腋淋巴结阳性数≥8个，均做化疗，其中34例做放疗者与40例未放疗者，其足量放疗与未放疗者的腋淋巴结复发率分别为4%与7.7%，两者无统计学差异($P>0.05$)。Marks(1992)报告腋淋巴结阳性数≥10个者，术后放疗或不放疗，均无腋淋巴结再发。腋清扫术后本身会有一定的并发症，如患侧上肢水肿、感觉异常等，重者影响功能。1998年美国癌症协会淋巴水肿专业组召开国际研讨会，呼吁各方重视，以降低与根治疗有关的淋巴水肿的危险。因此，一般不主张术后行腋窝放疗。但前提是对危险患者应予足量化疗。但目前仍有学者建议对有高危再发因素者——有水平Ⅱ及其以上水平的腋淋巴结转移、病理学检查腋淋巴转移率≥50%、转移淋巴结直径≥2cm或有肉眼或组织学结外浸润的，宜适当放宽放疗指征。特别应注意阳性淋巴结在检得淋巴结中的比例，因清扫手术彻底或病理检查不全面时，将误导对实际转移情况的判断。如Iyer等(2000)认为，腋淋巴结转移程度的准确性与淋巴结阳性数及检测到的淋巴结总数有关，并提出了评价腋清扫是否彻底的标准：T_1 病变、腋淋巴结阳性1个者，至少要检得8个，才能使淋巴结实际转移≥4个的可能性≤10%，同样，对2个或3个腋淋巴结阳性者，至少分别要检得15个或20个。而 T_2 病变有1个、2个或3个淋巴结阳性数，则至少分别要检得10个、16个或20个淋巴结才能到达相同的要求。在腋淋巴结阳性数>4个、腋淋巴结直径>3cm或侵犯至淋巴结外的周围组织时予以全腋窝照射，且出现上述任何一种情况时均应照射全腋窝，并要增设腋窝后野，剂量算至腋中心。若手术已充分清扫，淋巴结显微镜下阳性数在1～3个者,大多数学者均不主张照全腋窝。

关于腋前哨淋巴结问题:前哨淋巴结(sentinel lymph node,SLN)是最先接受肿瘤淋巴引流的淋巴结,也是最早发生肿瘤转移的淋巴结。SLN无转移,则转移到其他淋巴结的可能性小。乳腺癌97.4%的SLN位于腋窝的腋下群,0.2%位于内乳区,2.4%位于腋中群。前哨淋巴结可用淋巴闪烁显像、FDG-PET显像、γ计数器探测仪检测或生物染料法等技术进行定位。检测腋前哨淋巴结的意义在于:临床上腋窝淋巴结无转移(前哨淋巴结阴性)可不做腋窝淋巴结解剖术(清扫术)或仅予行前哨淋巴结解剖术,也可不做腋窝淋巴区放疗。Giuliano报道125例,前哨淋巴结检出率99.2%(124/125),淋巴结(+)者为46%,予以腋窝淋巴结解剖术(ALND),而淋巴结(-)者为54%(67/125),则不做ALND,中位随访期39个月,单做前哨淋巴结解剖术的67例,患者均无局部或区域复发。是否行腋窝淋巴结解剖术或腋窝淋巴区放疗,关系到患者手臂淋巴水肿的发生与否,也即患者的生存质量问题。Petrek总结自1990起的7个治疗组报告的淋巴水肿的发生率为6%～30%,既不清扫也不放疗则为0%,或清扫或放疗为2%～27%,不论是在腋清扫前或后放疗,可使危险性增加,接受腋清扫,但不放疗者为4%～7%,若加放疗,则增加到10%～14%。

(二) 锁骨上区

对锁骨上及腋顶区放疗已被大多数人接受。腋淋巴结阳性或内乳淋巴结阳性患者,其锁骨上受侵率约17%～43%,其复发率为10%～26%。Fletcher认为锁骨上区照射,虽不能改善生存率,但可使复发率降至1.5%。因此,对腋淋巴结阳性,特别是阳性数≥4个的患者,术后应做腋顶及锁骨上区放疗。

照射锁骨上区时应注意两点:(1)要包括锁骨头及锁骨下缘,因颈内静脉与锁骨下静脉汇合处附近的淋巴结位于锁骨后方、胸锁乳突肌起点的深部,临床上难以扪及,易漏诊;(2)锁骨上野的外界强调止于肩峰,即包括腋清扫不能及到的腋顶-胸小肌内侧的水平Ⅲ,以防手臂淋巴水肿的发生。

(三) 胸骨旁淋巴结(内乳链)

20世纪末,对内乳淋巴结的转移及对预后的认识是:在可手术的乳腺癌,单纯内乳转移的发生率约为5%～10%;当有腋窝淋巴结转移时,内乳的转移率约可达20%～70%;腋淋巴结阳性者,对其内乳淋巴解剖发现,有20%～50%亚临床转移。它的转移率与原发肿瘤大小、腋窝有无转移呈正相关,它的状况与预后有相关性,新的分期法仍将内乳转移定为N_3。有人研究证明,单有内乳转移与单有腋转移的预后相似。尽管它有高转移率,但临床往往却很少见其再复发。Fowble等总结7个组共4126例的结果表明,内乳复发率为0%～7%,多数试验组的临床观察也很少见有再发。乳腺各象限均有淋巴引流到内乳淋巴链,转移淋巴结多发生在第1～3肋间,由于很多人有生理性交叉现象,故一旦证实有内乳淋巴结受侵,则应同时照射双侧内乳区。Arriagade等分析1105例,对内乳区进行了手术清扫或放疗的患者,其远处转移及死亡率相仿,但若未作手术和放疗者,则转移及死亡率明显增高。Veronesi等对737例乳腺癌患者作长达30年的随访表明,做和不做内乳淋巴结清扫,其总生存率及专项生存率无明显统计差异。Obedian等对984例回顾分析表明,内乳淋巴结放疗组和未放疗组10年总生存率(72%:84%,$P>0.05$)与无转移生存率(64%:82%,$P>0.05$)均无显著性差异。Freedman总结文献中7个治疗组中内乳淋巴结阳性的治疗结果,这些治疗组均未作化疗,仅为局部放疗,其内乳淋巴结阳性而腋淋巴结阴性者的10年总生存率为62%左右,发现这些患者的预后与那些腋淋巴结阳性而内乳淋巴结阴性者均一样。Arriagada等回顾分析20年间所治疗的1195例腋淋巴结阳性的患者,用乳房切除加腋清扫,做或不做内乳淋巴结清扫和(或)放疗,结果10年无转移率在内乳清扫者为44%,内乳放疗者为42%,清扫加放疗者为40%,三者相应的10年死亡率分别为48%、42%和42%。由此说明,用或不用放疗或手术清扫加内乳区预防性放疗,结果都一样。

有学者认为照射内乳区会导致心血管和肺的放射性损伤,会增加这些患者的非肿瘤死亡率,不支持照射内乳区。但Marks等认为,如治疗得当使之不增加心肺并发症的话,则可以照射。Cuzick等及Pierce等认为,运用现代放疗技术及周密的放疗计划,可避免心肺并发症。

由此对内乳淋巴结的处理,现有两种方案:(1)定期观察、随访,不做内乳区预防性放疗;(2)改进照射技术,缩小照射范围,使用混合射线,以减少对深部的影响。

目前较为一致的意见是:腋窝淋巴结转移≥4个的内象限肿瘤患者应予内乳淋巴结放疗,或依据内乳前哨淋巴结的活检结果结合内乳淋巴结PET检查结果确定是否选择内乳淋巴结照射。

Urban曾统计各肋间内乳淋巴结转移的发生率,依次为第2肋间19%,第3肋间17%,第1肋间16%,第4肋间6%,第5肋间2%,故主要为第1~3肋间。Marks也认为上三个肋间内乳淋巴结占大多数(80%)。按Putti的统计,不同肋间淋巴结分布为:第1肋间91%,第2肋间89%,第3肋间70%,第4肋间46%,第5肋间12%,第6肋间10%。这些均说明淋巴结主要分布在头三个肋间。所以,若需照射内乳淋巴区时,其射野根据前述解剖位置(宽度和深度)进行设野,一般以中线为内界,外界距中线4~5cm,而上下范围只需照射第1~3肋间。

(四)胸壁照射

以前对胸壁照射的指征是:(1)原发瘤大(>5cm);(2)多中心肿瘤;(3)有皮肤、肌肉浸润;(4)腋淋巴结>2.5cm或固定,有腋顶淋巴结转移或手术标本中转移淋巴结的比例较高;(5)手术中估计皮瓣"不干净",有复发可能者。

但目前较为一致的看法是认为有必要对所有术后放疗的乳腺癌患者均做胸壁照射。胸壁再发在局部-区域再发中占很大比例。据Fowble的材料,胸壁再发占所有局部-区域再发的44%~69%。大多数报道均>50%,且再发后的治疗效果差,再控率为50%~77%,5年生存率仅为10%~50%。王淑莲等报道腋淋巴结阳性≥8个者,化疗后胸壁放疗者比不放疗者,其复发率显著减少,分别为7.7%(2/26)和33.3%(3/9),$P<0.05$。

胸壁照射可用光子行两个相对切线野照射,内界在胸骨中线(包括了同侧内乳淋巴结)或过中线3cm(包括了对侧内乳淋巴结,做预防照射),若对内乳区单独设野(用电子束垂直照射),则切线野内界与内乳野相接,此时的切线照射对肺的影响可大大减小。外侧界在腋中线或腋后线,上界与锁骨上野下缘相接,下界达胸骨剑突水平。为了尽量减少肺的受照剂量,可用带5°角的两切线野相交成190°的角度。用^{60}Co或高能X线照射时,因建成效应的关系,皮肤受量较低,应在皮肤表面加用等效填充物。胸壁也可单独用电子束照射或与光子混合照射。

乳腺癌照射野设置见图22-2。

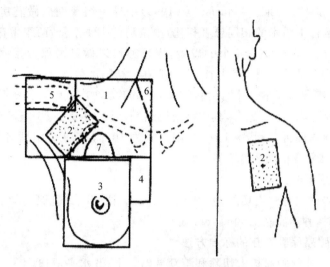

图 22-2 乳腺癌照射野设置
1. 腋-锁骨上联合野；2. 腋后野；3. 胸壁切线野；4. 内乳野
5. 肱骨头挡铅；6. 喉挡铅；7. 肺尖挡铅

目前我国较常应用根治术/改良根治术加术后放疗的方法，但对保守性手术加放疗的方法亦已引起重视，并已在很多地区得到开展。

二、乳腺癌保守性手术加术后放射治疗

这种对早期乳腺癌的治疗方法始于20世纪50年代，在国外极为盛行。美国11个州明文规定乳腺癌的治疗中，保留乳房的手术应成为一项法律义务。保留乳房手术（breast conserving therapy，BCT）不仅出于美容上的考虑，主要是为了保护上肢功能、解除心理压力和提高生存质量。美国 NSABP 组织对1800例原发肿瘤≤4cm的患者随机分组，表明典型根治性和保留乳房手术后放疗的无复发生存率和总生存率无差异，但说明保守性手术后必须予以根治性放疗，不做放疗者乳房部位的复发率比做放疗者高3.6倍。早期乳腺癌手术治疗已从传统的根治或改良根治术进展为乳房保留手术加放、化疗的综合治疗。Veronesi（2002）报道701例保乳和根治术随机试验的20年结果，生存率分别为58.3%和58.8%，证明了保乳术式的远期效果与根治术一样。美国在1985～1993年期间，保留乳房的手术在所有的乳腺癌治疗中所占比例从31%上升到54%，改良根治术从40.6%降至29.2%，根治术从1.1%降至0.2%。放疗是乳房保留手术中必不可少的治疗手段。我国近20年来亦在各地陆续开展了这一手术（加放、化疗），疗效已接近国际水平。

（一）乳房保留手术的适应证

在开展乳房保留手术的早期，其适应证为：(1) 肿块≤3cm；(2) 单中心病灶；(3) 乳区无放疗史；(4) 切缘阴性；(5) 腋下无淋巴结转移；(6) 乳晕下无病变；(7) 非乳房过大或过小者。

但现对乳房保留手术已扩大了适应证：

1. 只要肿块切除后乳房的外形能保持美观，即使是4～5cm的，也可以做乳房保留手

术，但须先用化疗和放疗降期。Mauriac 等（1999）报导一组降期后做乳房保留手术的局部晚期乳腺癌与直接行根治术的相同患者相比，中位随访 124 个月，两组生存率无显著差异。

2. 即使腋淋巴结阳性数≥4 个的患者，现在亦可以做乳房保留手术。Metha 等报告 1040 例乳腺癌行乳房保留手术，其中有 51 例腋淋巴结阳性数在 4～21 个（中位数 7 个），这些患者 10 年内乳腺复发 5 例，淋巴结转移 2 例，5 年及 10 年生存率分别是 86％和 58％。Lingos 等报告 1047 例 T_1、T_2 患者，其中腋淋巴结阳性数 4～9 个 86 例，≥10 个者 24 例，10 年首次失败为乳腺局部再发，其中 1～3 个阳性者为 10％，4～9 个阳性者为 8％、≥10 个者为 9％；区域淋巴结复发依次为 0.5％、2％、0％。

（二）保守性手术的类型

保守性手术的种类有肿块切除、乳腺楔形切除、区段切除或乳腺切除加腋清扫术。进行保留乳房的手术时，肿瘤直径必须＜4 cm。

（三）早期乳腺癌保乳治疗的标准方法

1. 外科治疗　乳腺肿瘤扩大切除和腋窝淋巴结Ⅰ、Ⅱ水平清扫。
2. 放疗　照射全乳（不照射胸壁）并对瘤床加量，以及淋巴引流区照射。
3. 辅助性化疗。

（四）手术后照射方法和照射剂量

全乳切线照射剂量50 Gy/25 次/5 周，瘤床区加照 10～16 Gy/5～8 次。因肿块切除术加放疗后，乳腺内复发者的 83％均发生在切除手术区，因此对该区的剂量应加至 64～68 Gy。因乳房未切除，在切线照射时，应加用楔形滤板，以防乳房前部剂量过高。

（五）全乳腺切线照射的缺点

1. 保乳治疗后复发部位绝大部分在原发病灶周围，全乳照射受到质疑。
2. 乳腺区剂量分布不理想，心肺等组织受量较高。
3. 疗程需 6～7 周，给放、化疗的衔接造成困难。

（六）保乳手术后乳腺放疗的进展

1. 用调强适形放疗可使乳腺内剂量分布更均匀，肺、心脏及大血管的剂量更少，乳腺及正常组织的后期放疗反应更轻，以及全乳照射与病灶区加量照射同期进行，缩短了疗程。
2. 部分乳腺短疗程放疗的照射范围从全乳腺改为仅照射 1 个象限，疗程时间从 6～7 周缩短为 1 周左右。短疗程放疗优点是解决放、化疗的衔接问题，方便患者，并减少对肺、心脏、大血管的照射剂量。
3. 部分乳腺 3D-CRT 加速分割放疗，每天 2 次，连续 5 d，共 10 次，总剂量 34 Gy 或 38.5 Gy。
4. 乳腺肿块切除术后单独近距离放疗。

三、术前放射治疗加乳腺癌根治术

这种治疗方案主要适用于较晚期的病变，如原发病灶＞5 cm，有皮肤、肌肉浸润或炎性乳腺癌。目的是使侵蚀性强的和较敏感的肿瘤周围部分"丧失活力"，由此减少乳腺癌根治术后的局部复发率和手术种植的危险。照射范围应超过手术范围，乳腺和胸壁D_T 40 Gy/4 周，淋巴引流区 40～50 Gy/4～5 周，放疗后 2～4 周手术。术前放疗后肿瘤消失者也不能放弃手术。

四、单纯放射治疗

单纯放疗指的是不用手术的局部放疗或区域性放疗。

(一)早期乳腺癌

对早期乳腺癌单纯放疗的疗效亦已被证实,局部控制率在90%以上。Clarke等报道,靶区剂量45~50Gy,局控率可高达90%~95%。欧美地区很多人主张用单纯放疗作为早期乳腺癌的根治疗法。这种方法主要用3D-CRT和IMRT或近距离插植放疗。

(二)晚期乳腺癌

1. 对大的、溃破的和不能手术的肿块放疗后,可望肿块缩小、创面愈合,由此减轻患者痛苦。

2. 骨转移止痛的有效率达90%以上。单发性转移者放疗后,有些病例可获长期缓解;对多发性者首先照射症状最重处或负重骨。方法为:每周2次,每次5Gy,共5~6次;或每次5Gy,每天1次,连续5次;或一次性照射10Gy。

3. 脑转移者可试用全脑放疗,D_T 20~40Gy/2~4周,再缩野增加剂量,定位症状可减轻或消失。

4. 纵隔照射用以解除肿大的纵隔淋巴结所导致的食管、气管、大血管受压症状。剂量40~50Gy/4~5周。

五、复发患者的放射治疗

复发患者予以放疗可控制复发灶,并有一部分病例可获长期生存。Deutsch等治疗107例,78.5%达完全缓解,局部-区域复发后的5年生存率达34.6%。中国医学科学院肿瘤医院证实复发后应予以多区照射,不能用局部照射或单区照射,局部照射的再发率为52.9%,全胸壁照射者为27.3%;单独胸壁复发未做区域淋巴结预防照射者,16.6%病例出现同侧未照射区淋巴结再发,而预防照射者则未见再发。上海肿瘤医院也证实小野照射的预后比大野或全胸壁照射为差,5年生存率在小野、大野和全胸壁照射组分别为23.7%、42.6%和41.4%,再复发率分别为59.2%、14.8%和13.8%。Bedwinek等也证明不但要照射复发区,还应做预防性照射,区域淋巴结复发时若不做胸壁预防性照射的再发率为43%,照射后为7%;锁骨上区以外复发者,做锁骨上区预防性照射的再发率为7%,不做预防性照射者为28%。

六、放射去势

乳腺癌约40%~50%是"依赖内分泌"性的,故去势或内分泌治疗仅对部分患者有效。同时因乳腺癌是由雌激素受体(ER)阳性和阴性的不同细胞群混合而成,故即使是对激素最敏感的肿瘤,内分泌治疗也难以达到根治目的。多数人认为预防性去势可延迟复发,但不延长生存期。

通常情况下,当出现转移或复发时才给予人工绝经,可用手术切除卵巢,也可用放射去势,但一般在照射后2个月才起到绝经作用。照射卵巢区25~40Gy。当前,因抗雌激素药物三苯氧胺和抗芳香化酶制剂的问世,已极少采用放射去势的方法。

七、放射治疗并发症

1. 放射性肺炎及肺纤维化,在行胸壁大面积照射时更应注意。
2. 上肢水肿,有时为手术所致,放疗可加重之。
3. 根治手术与放疗均可引起上臂功能受限,应强调加强手臂的功能锻炼。
4. 放射性骨炎、骨坏死或骨折,用千伏X线治疗时较为常见。

八、与放射治疗有关的预后因素

1. 一般认为乳腺癌根治术后放疗者与单纯根治术的生存期相仿,但前者的局部复发率和淋巴结转移率明显为低。西安医科大学附属第一医院分析210例,将患者分为保守性手术加放疗、根治术加放疗和单纯根治术3组,其5年生存率分别为79%、74.5%和66%,10年生存率分别为47.8%、54.6%和34.7%,局部复发率分别为2.1%、3.7%和8.9%。

2. 早期乳腺癌用保守治疗时,宜先切除肿块而后放疗,因亚临床病灶用45~50Gy已足够,控制率可达90%以上。但>1cm直径的肿瘤需用70Gy以上,切缘阳性者照射总量需达64~68Gy。

3. 局部晚期乳腺癌用现代放疗技术局部控制率高,但远处转移率亦高,5年生存率约20%。辅助性全身治疗(化疗、内分泌治疗)可延缓疾病进展,改善生存率。并用手术可提高局部控制率。美国华盛顿大学治疗局部晚期乳腺癌,T_3病变单纯放疗的局部失败率为45%,放疗加手术为12%;T_4者分别为65%和13%。

4. 炎性乳腺癌病程短,发展快,疗效差,5年生存率不到5%。以往以化疗、放疗为主,认为手术利少弊多。但目前的观点是应用化疗+手术+放疗的综合治疗。美国华盛顿大学治疗107例,结论是手术者的局部失败率(19%)比未手术者(70%)低。

5. 根治术后胸壁和(或)区域淋巴结复发者,放疗需用多区照射,其再发率要比局部或单区照射者低。

第六节 内科治疗

乳腺癌治疗失败的主要原因是癌细胞的血行播散,故手术后除了给予局部/区域放疗外,还应予以全身性辅助治疗(内科治疗),如化疗和内分泌治疗。一般认为联合化疗能显著降低绝经前患者的早期死亡率,但对绝经后妇女效果不大。而三苯氧胺(tamoxifen)能显著降低绝经后妇女的死亡率。认识到辅助性全身治疗能降低死亡率是乳腺癌研究的一个重要进展。乳腺癌切除术后单纯放疗与放疗协同全身化疗或(和)内分泌治疗的主要随机研究结果见表22-3和表22-4。

表 22-3 无辅助性全身治疗的乳腺癌切除术后放疗的主要随机研究结果[(S+R)/S]

研究组	病例数	局部复发率(%)	远处转移率(%)	10年总生存率(%)
Manchester Ⅰ	327/393	29/48		55/57*
Manchester Ⅱ	382/359	28/45		57/67*
Oslo Ⅰ	282/264	7/17	25/23	65/64
Oslo Ⅱ	265/277	5/11	42/54	68/63
CRC	1376/1424	11/30	33/35	73/73**
NSABP-04	352/365	5/12	31/29	59/54
Stockholm	322/317	9/32	35/42	57/50***

*10年实际生存率，**5年生存率，***15年生存率；S+R：手术+放疗，S：单纯手术

表 22-4 乳腺癌术后化疗和术后化疗加放疗的主要随机研究结果

研究组	局部复发率(%)		生存率(%)		观察时间(年)
	化疗	化疗加放疗	化疗	化疗加放疗	
British Columbia	23	13	47*	57*	15
DBCG82b	32	8	45*	54*	10
Piedmont	14	5	58	46	10
Mayo Clinic	18	4	66	68	10
Glasgow	25	12	63	68	5
Helsinki	24	7	69	65	8
M. D. Anderson	13	7	71	70	5
University of Arizona	11	11	67	62	5
DBCG82c	40	9	50	53	7
South sweden	18	6	—	—	8

*有统计学差异

一、化学药物治疗

(一) 化疗指征

1. 有淋巴结转移。
2. 组织学上肿瘤细胞分化差。
3. ER受体阴性且淋巴结阳性者(受体阳性可做内分泌治疗)。
4. 有血行转移的晚期患者。

(二) 化疗时机

术后2~4周，以应用0.5~1年为宜，长期应用可降低免疫功能。用药至少要达到预定剂量的85%以上，有效率才能提高。对高危患者术后可先给予2~3周期化疗，随后行放疗，放疗后根据情况再给予正规化疗和(或)内分泌治疗。

(三) 常用化疗方案

当前乳腺癌的化疗方法是热门的研究课题之一，新的化疗药物也不断研制成功。以下是几种较为常用、有较好效果的化疗方案。常用药物有CTX、MTX、5-Fu、L-PAM、DDP、ADM、THP(吡柔比星，对ADM耐药者可选用)、VDS和紫杉醇类(泰素、泰素帝等)等。

1. **左旋苯丙氨酸氮芥(L-PAM)** 手术后2~4周口服L-PAM 0.15mg/kg，每周连服

5d,6周为1个疗程。

2. CMF方案　CTX 100 mg/m², 口服, 第1～14天; MTX 50 mg/m², 静脉推注, 第1、8天; 5-Fu 600 mg/m², 静滴, 第1、8天。2周为1个周期, 两个周期间休息2周, 共用6个周期。

3. 含阿霉素的化疗方案　单一药物化疗时, 以阿霉素疗效最好, 但单一药物化疗不如联合化疗。CMF方案加阿霉素比CMF联合化疗为好。阿霉素总量不宜超过300 mg/m²。

4. 含长春地辛(VDS)的联合化疗　MMC 8 mg/m², 静脉推注, 第1天, 或CTX 0.6 g/m², 静脉推注, 第1天; VDS 3 mg/m², 静脉推注, 第1、8天; ADM 30 mg/m², 静脉推注, 第1天。每3周重复。有效率62.5%。

5. 含紫杉醇的化疗方案　紫杉醇是一种具有独特作用机制的抗癌药, 与顺铂和阿霉素无交叉耐药性, 对顺铂、卡铂、阿霉素在内的多种化疗药物不敏感的肿瘤也有效, 总有效率达39%～83.3%。本药在使用前应先予以防过敏预处理。

(1) 单药化疗　紫杉醇120～180 mg/m²(多用175 mg/m²), 静滴3h, 每3周重复。

(2) 联合化疗　紫杉醇110～175 mg/m²(多用135 mg/m²)。① 紫杉醇加阿霉素: 阿霉素45 mg/m², 静脉推注, 每3周重复; ② 紫杉醇加顺铂: 顺铂75 mg/m², 静滴, 每3周重复; ③ 紫杉醇加卡铂: 卡铂300 mg/m², 静滴, 每3周重复。

6. 希罗达　对蒽环类、紫杉醇耐药的转移性乳腺癌有效率约32.4%。每天分2次口服2500 mg, 连用2周, 休1周后重复, 共3个周期为1个疗程。

二、内分泌治疗

(一) 抗雌激素治疗

1. 手术或放射去势　初次手术后, 常规预防去势无必要。

2. 三苯氧胺(tamoxifen, TAM)　1971年发现雌激素受体(ER), 对ER阳性的患者治疗效果较好; 1973年研制成功TAM, 逐步成为标准治疗方法。TAM是一种非激素性雌激素拮抗剂, 能与雌激素竞争性地结合ER, 故仅对ER阳性者疗效显著, 对ER(+)的晚期乳腺癌患者有效率达77.8%, 而ER(−)者几乎无效, 且有效率与受体水平高低成正比。TAM对绝经前和绝经后的妇女均能改善无瘤生存率, 但对绝经后的病例更为有效。ER定量在100 fmol/mg以上者, TAM治疗效果更好。TAM无明显副作用。用法: 每次20 mg, 每天2次, 1个月后改为10 mg/次, 连用3～5年; 或10 mg, 每天3次, 3个月后改为10 mg, 每天2次。

(二) 抗芳香化酶制剂(aromatase inhibitors, AI)

1981年应用第1代AI, 以切断绝经后妇女的雌激素来源; 1995年推出了第3代AI。AI可特异性地抑制芳香化酶, 快速、稳定地降低雌二醇及雌酮水平, 而对醛固酮、皮质醇无影响。通过监测芳香化酶的抑制效应, 可评价AI的生化效应。

AI有第1代(1981年)非甾体类的氨基导眠能, 第2代(1992年)甾体类的兰他隆, 第3代(1995年)非甾体类的弗隆(来曲唑)、瑞宁得(阿那曲唑)和甾体类的阿诺新(依西美坦)等。

第3代AI(如来曲唑、瑞宁得、依西美坦)的生化效应约为98%, 说明这些制剂对雌激素具有很强的抑制作用。第3代AI与其他内分泌制剂相比,具有疗效高、选择性强、毒副作用少等特点,已成为绝经后乳腺癌患者内分泌治疗的主要措施之一,并向标准的内分泌治疗提出了挑战。第3代非甾体类AI不但可降低血浆中的雌激素水平从而减少肿瘤组织对雌激素的利用,而且通过抑制肿瘤组织内芳香化酶活性而降低肿瘤组织内的雌激素水平。甾体类AI的依西美坦的作用机制与非甾体类AI不同,依西美坦的结构与天然雄烷二醇相似,可作为芳香化酶的假底物,与此酶的活性部分不可逆地结合使之失活(称"自杀灭活"),从而显著降低绝经后妇女血中的雌激素浓度。

来曲唑是口服非甾体类AI,血浆半衰期为2~4d,每天口服2.5mg,达到稳定的血浆浓度需60d,其对血脂水平可能有影响,它不仅可降低雌激素水平,而且还可明显降低基质金属蛋白酶(MMP)水平,MMP在肿瘤侵袭及转移中起着十分重要的作用,说明来曲唑可抑制肿瘤细胞的增殖及侵袭,同时可显著降低孕激素受体(PR)及雌激素调节蛋白的表达,因此来曲唑比TAM具有更强的抗肿瘤增殖作用。瑞宁得也为口服非甾体类AI,可使血浆中雌激素浓度降到测不到的水平,血浆半衰期为41~48h,每天口服1mg,达到稳定的血浆浓度需7d,但对血脂无明显影响。依西美坦是口服甾体类AI,血浆半衰期为27h,每天口服25mg,达到血浆稳定浓度需7d,对血脂有不利影响,但对肾上腺皮质的类固醇和醛固酮合成无明显影响。

(三) Aminoglutethimide(AG)

AG能抑制肾上腺皮质合成甾体类激素,为乳腺癌内分泌治疗的第2线药物,对糖皮质激素受体(GR)阳性者有效率可达81.8%。用法:250mg/次,每天4次,2周后改为每天3次,连续用2~3个月以上,同时口服强的松5mg,每天3次。

复习思考题

1. 乳腺癌的淋巴转移途径。
2. 经典式乳腺癌根治术/改良根治术后放疗适应症、照射范围和方法。当今对腋窝、内乳、胸壁照射野的设计要求和是否照射的观念改变。
3. 乳腺癌前哨淋巴结的临床意义。
4. 保守性手术的种类。保留乳房手术的适应证。术后放疗的照射范围和剂量。
5. 胸壁或区域淋巴结复发性乳癌再放疗应照射的范围。
6. 乳腺癌术后化疗的指征和时机。
7. 乳腺癌内分泌治疗的意义。

参 考 文 献

[1]《实用肿瘤学》编委会. 实用肿瘤学(第二册),北京:人民卫生出版社,1979
[2] 殷蔚伯,谷铣之主编. 肿瘤放射治疗学. 第3版. 北京:中国协和医科大学出版社,2002
[3] 刘泰福主编. 现代放射肿瘤学. 上海:复旦大学出版社、上海医科大学出版社,2001
[4] 蒋国梁主编. 现代肿瘤放射治疗学. 上海:上海科学技术出版社,2003
[5] 许昌韶主编. 高等教育教材:肿瘤放射治疗学. 北京:原子能出版社,1995
[6] Perez CA & Brady LW. Principles and practice of radiation oncology. 3rd ed.

Philadelphia: Lippincott Williams & Wilkins,1997

[7] 钱燕瑜,唐谨,陈胜祖,等.乳腺癌患者内乳淋巴结的分布及其距离和深度的测定.中华肿瘤杂志,1990,12(4):307～309

[8] 徐晓娜,苏星,赵长樱.内乳淋巴结闪烁显象对乳腺癌放射治疗的意义.中华放射肿瘤学杂志.2000,9(3):178～180

[9] 王建丽,马榕,刘文君,等.乳腺癌保留乳房手术切除范围的探讨.中国肿瘤临床.2002,29(6):413～415

[10] 王淑莲,余子豪,韩嘉珠,等.乳腺癌伴腋窝淋巴结转移术后放射治疗研究.中华放射肿瘤学杂志.1999,8(4):211～214

[11] 张玉晶,高远红,刘新帆,等.乳腺癌根治术后内乳淋巴结首先复发的特点.中华放射肿瘤学杂志.2001,10(3):153～157

[12] 李建彬,徐敏,于金明.乳腺癌放射治疗研究现状.中华放射肿瘤学杂志.2003,12(2):124～127

[13] 贾存东,杨顺娥.芳香化酶抑制剂治疗乳腺癌研究进展.国外医学:肿瘤学分册,2004,31(3):200～202

[14] Hill AD,Tran KN,Akhurst T,et al.Lessons Learned from 500 cases of lymphatic mapping for breast cancer. Ann Surg,1999,229(4):528～535

[15] Marks LB,Halperin EC,Prosnitz LR,et al.Post-mastectomy radiotherepy following adjuvant chemotherapy and autologous bone marrow transplantation for breast cancer patients with ≥10 positive axillary lymph nodes. Int J Radiat Oncol Biol Phys,1992,23(5):1021～1026

[16] Fowbet B,Gorubini RL,Glick JH,et al. Breast cancer treatment:a comprehensive guid to management. Mosly:ST Lonis,1991

[17] Obedian E,Haffty BG. Interal mammary nodal irradiation in conservative by-managed breast cancer patients:is use a benefit? Int J Radiat Oncol Biol Phys,1999,44:997～1003

[18] Verones U,Marubini E,Manani L,et al. The dissection of intenal mammary nodes desnit improve the survival at breast cancer patients:30-year results of a randomized trial. Eur J Cancer,1999,35:1320～1325

[19] Hanis RR,Hadlin-Murphy P,Mo Nease M,et al. Consensus statement on post-mastectomy radiation therarpy. Int J Rdiat Oncol Biol Phys. 1999,44:989～990

[20] Giuliano AE,Haigh PI,Brennan MB,et al. Prospective observational study of sentinel lymphadenectomy without further axillary dissection in patients with sentinel node-negative breast cancer. J Clin Oncol,2000,18(13):2553～2559

[21] Ollila DW,Brennan MB,Giuliano AE. The role of intraoperative lymphatic mapping and sentinel lymphadenectomy in the management of patients with breast cancer. Advances Surg,1999,32:349～364

[22] Haigh PI,Giuliano AE. Role of sentinel lymph node dissection in breast cancer. Ann Med,2000,32(1):51～56

[23] Chu KU, Giuliano AE. Potential and pitfalls of sentinel node detection in breast cancer. Rec Resul Cancer Res,2000,157:237~249
[24] Hsueh EC, Hansen N, Giuliano AE. Intraoperative lymphatic mapping and sentinel lymph node dissection in breast cancer. Cancer J Clin,2000,50(5):279~291

(许昌韶)

第二十三章　皮　肤　癌

皮肤癌(skin carcinoma)在我国发病率较低。常见的皮肤癌有皮肤基底细胞癌、鳞状细胞癌。发病因素与紫外线照射、宿主因素、电离辐射、化学致癌物质(焦油、沥清等)以及某些皮肤癌前病变(如白癜疯、着色性干皮病等)等有关。皮肤癌发展相当缓慢,恶性程度较低,转移较少。此病因位于体表,易于早期诊断和早期治疗,治愈率可达 90% 以上。

一、病　理　分　型

(一) 皮肤原位癌

1. **鲍温病**　即皮肤原位癌,是一种较少见的早期皮肤癌,好发于躯干和臀部,最常见暴露于日光的部位。病变多数单发,初起为淡红或暗红色丘疹,渐融合汇成边缘清楚、并稍隆起的不规则形斑片,表面覆以厚痂,强行剥去,则露出颗粒状或乳头状浸润面。病理变化主要发生在表皮层内。

2. **乳房外湿疹样癌(乳房外派杰病)**　较少见,好发于大汗腺分布部位,如肛门周围、会阴、外生殖器和腋窝等。临床表现似乳腺湿疹样癌,边缘清楚并略呈堤状隆起,中央部分湿润或糜烂,上覆少量鳞屑或结痂,病变限于基底层或基底层上部。

3. **增殖性红斑**　好发于阴茎龟头、包皮和女阴。病灶为边缘清楚、略高于表面的红斑,表面干燥,如绒毯状,上覆灰白色、微亮的鳞屑。病理改变类似鲍温病,但多核上皮巨细胞较少见。

(二) 基底细胞癌(basal carcinoma)

本病多发生在 40 岁以上,男性较多见,具局部侵袭性,但极少转移,好发于颜面及颈部,且多发生在眶周及鼻部,也可见于手背、前臂及上背部等,结节溃疡型最常见。病程长,初起为细小的疣状结节,渐增大,中心部形成浅在溃破面,继续扩展,则形成边缘清楚或边缘卷曲不整齐、呈鼠咬状之溃疡,溃疡面较大时,则具有特殊的破坏力,可侵及深层组织,严重者破坏骨组织。色素型呈浅表的扁平肿瘤,由蜡状小结节聚集而成,表面有色素沉着,上面常有痂。表浅型呈中心萎缩或有斑痕,上覆鳞屑或结痂的斑点,可见边缘呈细线状隆起,可糜烂。少数囊肿型、硬斑型可不形成溃疡,但放疗敏感性较差。多数表浅型的浸润性小,放疗效果最好。

(三) 鳞状细胞癌(squamous cell carcionoma)

中年尤其老年人较多,多由紫外线照射引起,恶性度较高。本病主要为局部浸润性生长,也可外生性生长,与基底细胞癌相比发展较快,易转移至区域淋巴结,血行转移也较基底细胞癌常见。病灶多发生于头颈部,也可发生于躯干及四肢。早期临床表现与基底细胞癌相似,但发展快。肿瘤向深部发展,可侵犯肌肉和骨骼,形成较大溃疡并常引起继发感染。

肿瘤向外发展,可形成乳头状或菜花状新生物,基底也可向深部扩展。表浅型、外突菜花型者深层侵犯较少,对放疗敏感;浸润型、溃疡型发展快,侵蚀性强,常有淋巴转移和骨破坏,对放疗敏感性稍差。

(四) 汗腺癌

为皮肤附属器癌,多发于40～60岁。初起时表现为皮下结节,较大时表现为皮肤略呈淡红色,偶尔有渗液,可溃破呈菜花状,并可发生区域淋巴结转移。治疗以手术为主,对放疗敏感性较差,若病灶较晚不适于手术或有区域淋巴结转移的,可用单纯放疗,D_T 60～70 Gy/6～7周,也可配合化疗。

二、放射治疗适应证

皮肤癌的治疗方法较多,有药物、电灼、激光、冷冻、手术和放疗等。外科切除和放疗都有很高的治愈率,因此所选择的治疗方式应在能取得根治的前提下,尽可能保护外观和功能。影响治疗方式选择的因素有病灶大小、肿瘤生长部位、是否累及毗邻的骨和软骨、侵犯的深度、肿瘤病理类型及分级、既往治疗史和患者的一般状况等。手术治疗是皮肤癌治疗的主要手段。适于病变较大,尤其累及骨或软骨时宜手术,术后需要时再作修补。对放疗后残留或复发病变、瘢痕癌、放射区癌宜做手术,有淋巴结转移者做淋巴结清扫术。鲍温病、乳房外湿疹样癌及增殖性红斑等皮肤原位癌,应首选手术,疗效较好。基底细胞癌和鳞状细胞癌病变较小或局限者,采用手术或放疗,且手术切除与放疗效果相似,但手术切除常遗留疤痕,影响功能和美容,放疗则无这方面的缺陷。因此,当病灶位于头颈部,尤其是嘴、眼、耳或鼻的早期病变或头皮肿瘤与颅骨固定时应首选放疗;其他部位的病灶,有手术禁忌或不愿手术治疗者,也可首选根治性放疗。对于病期较晚、有区域淋巴结转移或软骨骨侵犯者,可进行姑息性放疗或与手术的综合治疗。术后放疗适用于切缘未切净的鳞状细胞癌,对于这类患者,术后尽早放疗可以提高局部控制率和生存率。

三、放射治疗方法

皮肤癌的放疗常采用电子束治疗。因其可通过调节电压来控制深度,改善骨和软骨对放疗的耐受性,大面积照射一般也不会对骨或深层正常细胞造成损害。

(一) 能量选择

若用千伏级X线治疗,可根据肿瘤大小和厚度选择不同能量的X线。肿瘤直径<2cm,厚度<0.5cm,用接触X线治疗;肿瘤直径>5cm,厚度≤0.5cm,用浅层或中层X线治疗;肿瘤直径>5cm,厚度>0.5cm,用深层X线治疗。千伏数选择大致为肿瘤厚度(mm)×10,如肿瘤厚度为3～5mm,可用30～50kV的X线。用电子束治疗则更为理想。

(二) 照射范围与方法

1. 确定肿瘤界线,需用手摸,了解肿瘤范围,并注意下层组织是否浸润。
2. 根据病变范围设计照射野,照射范围包括肿瘤及其边缘外0.5～1.0cm正常组织,若肿瘤浸润性生长,手触边缘不清楚或肿瘤较大时可扩大至3～4cm。周围的红晕区也应包括在内。

3. 一般采用垂直照射,对于病变较大的皮肤癌或巨大菜花状肿瘤或为了保护重要深部组织(如脑等),应尽可能采用切线加垂直照射或多野照射或电子束照射。

4. 有区域淋巴结转移者,可连同病灶一起照射,或另设野照射。区域淋巴结一般不做预防性照射。

5. 邻近不同部位,特别是不在同一平面(如鼻尖和鼻旁)的多发性肿瘤,应分别设野照射。

6. 根据照射野大小剪出各种相应形状的铅皮或铸铅模,以保护周围正常组织。眼睑皮肤癌要注意保护角膜和晶体。

(三) 辐射剂量

常规分割60～70 Gy,在30～40 Gy时缩野,也可采用快速治疗:(1) 单纯放疗7～7.5 Gy/次,共照射5次,总量35～37.5 Gy/6～7 d;(2) 术后放疗6～6.5 Gy/次,共照射5次,总量30～32.5 Gy/6～7 d。面积<5 cm^{2}可用接触X线治疗,总量60～70 Gy,每次20～30 Gy,间隔3 d,也可连续照射4～5次,每次8～10 Gy,总剂量40 Gy左右。

常规分割时,肿瘤区变为平坦柔软之肉芽面,但尚未形成放射性溃疡时即可停止照射。

(四) 放疗中的注意事项

放疗前冲洗换药,以控制感染;放疗中每天或隔天更换敷料,注意病情变化,防止继发感染;放疗结束后也须继续换药,直至愈合。

四、放射治疗反应

主要放疗反应为急性皮肤反应及慢性放射性皮炎。急性皮肤反应分为3个程度。Ⅰ度反应:在常规放疗的情况下,先有红斑,接着是脱皮、色素沉着。可以用放射防护药膏减轻症状。Ⅱ度反应:湿性脱皮,真皮层暴露,可出现湿性脱皮、白膜反应等。局部皮肤可用0.5%氢化可的松软膏,对眼球的反应可用2.5%可的松混悬液滴眼。Ⅲ度反应:溃疡、坏死,溃疡区渗液增多。慢性放射性皮炎表现为放疗后皮肤萎缩或增厚、干燥、皲裂。较严重的是后期发生的毛细血管扩张和纤维化。眼周围皮肤癌放疗时易损伤角膜和晶体,应注意保护。放射性溃疡极少见,一旦发生,可用甲$_2$-巨球蛋白、维生素B_{12}或中药治疗,若经久不愈,则可用手术治疗。

五、放射治疗疗效

皮肤癌单纯放疗有较好的效果,总的肿瘤控制率可达90%以上,Ⅰ、Ⅱ期患者的5年生存率达80%～90%以上,Ⅲ、Ⅳ期患者也可达40%～60%。长期存活者很少复发,即使复发,再程放疗也有50%～75%以上的治愈率,尤其是基底细胞癌,再程放疗无明显不良后遗症。苏州大学附属第一医院报道53例,5、10年总生存率分别为83.0%和70.4%。影响预后的主要因素是病理类型和肿瘤大小。基底细胞癌5年生存率94.4%,鳞癌77.1%;肿瘤<3 cm者5年生存率92.0%,3～5 cm者77.3%,>5 cm者为67%。

复习思考题

1. 皮肤癌首选放疗的适应证。
2. 皮肤癌放疗的照射范围和剂量要求。

参 考 文 献

[1] 汤钊猷主编. 现代肿瘤学. 上海:上海医科大学出版社,1996
[2] 许昌韶主编. 高等教育教材:肿瘤放射治疗学. 北京:原子能出版社,1995
[3] 于金明,殷蔚伯,李金生,等. 肿瘤精确放射治疗. 济南:山东科学技术出版社,2004
[4] 俞志英,许昌韶,姚德元,等. 皮肤基底细胞癌和鳞癌的放射治疗. 苏州医学院学报,1995,15(5):952~953
[5] De Vita Jr VT, Hellman S, Rosenberg SA. Cancer: principles & practice of oncology. 3rd ed. Philadelphia: JB Lippincott Company,1989
[6] Wilder RB, Kittelson J, Shimm DS, et al. Basal cell carcioma treated with radiation therapy. Cancer,1991,68(10):2134~2137

(张军宁)

第二十四章 软组织肉瘤

凡起源于黏液、纤维组织、神经纤维、脂肪、平滑肌、间皮、滑膜、血管、淋巴管等部位（内脏器官除外）的恶性肿瘤，统称为软组织肉瘤，如纤维肉瘤、脂肪肉瘤、平滑肌肉瘤、横纹肌肉瘤、滑膜肉瘤、血管源性肉瘤等。软组织肉瘤可发生于人体的任何组织部位。其中约40%发生于下肢，15%发生于上肢，30%发生于躯干（后腹膜、纵隔、胸壁和腹壁），15%发生于头颈部。本病好发于青少年。病理种类很多，名称繁杂，命名一般是组织类型名称加肉瘤。肿瘤向周围扩展，引起相应症状。晚期有远处转移，以肺转移为多见。病理学类型是影响放疗疗效的最主要因素。亚临床病灶对放疗是敏感的、有效的。有些软组织肉瘤的放疗敏感性难以预测，在同一病理类型，有时表现为对放疗抗拒，但有时放疗却能取得惊人的疗效。近年来文献提出要区别看待软组织肉瘤的放疗敏感性和放疗反应性，放疗敏感性是瘤细胞本身对放射线的反应，放疗反应性则为放疗后肿瘤消退的快慢。软组织肉瘤即使给予相当高的剂量也常有较差的放疗反应性，即消退缓慢，常误认为放射性抗拒。在常见的软组织肉瘤中，放疗较敏感的肿瘤有多发性出血性肉瘤、黏液肉瘤等。临床分期和组织学分级系根据4个因素：即T、N、M和G（组织学分级）。

近年来Enneking认为软组织肉瘤分级不需过细，将其简化为低度和高度恶性两级（G_1、G_2）；淋巴转移和血行转移一样严重，也就是N等于M，可以删除N，而提出GTM分期法。一般认为GTM分期比较符合软组织肉瘤的发展规律，且使用方便，适用于临床。GTM分期见表24-1。

表24-1 软组织肉瘤GTM分期法

期	分期	描述
Ⅰ期	$I_A\ G_1 T_1 M_0$	低度恶性，原发肿瘤位于筋膜内或肌间隙内，无转移
	$I_B\ G_1 T_2 M_0$	低度恶性，原发肿瘤已超出筋膜内或肌间隙内，不管是否侵犯骨质、重要血管和神经
Ⅱ期	$II_A\ G_2 T_1 M_0$	高度恶性，原发肿瘤位于筋膜或肌间隙，无转移
	$II_B\ G_2 T_2 M_0$	高度恶性，原发肿瘤已超出筋膜或肌间隙，无转移
Ⅲ期	$G_{1,2} T_{1,2} M_1$	有淋巴结转移或血行转移的肉瘤，不管原发肿瘤的生长范围，也不管其病理分级

第一节 治疗原则

多数软组织肉瘤对放疗不敏感，临床上有明显肿块时单独放疗的局部控制率仅29%~33%。以往本病的治疗以手术为主。由于这类肿瘤没有真正的包膜，在假包膜周围的正常组织中,甚至在远隔部位也可有显微瘤灶存在,做肿瘤切除术后局部复发率高达48%～77%,局部广泛切除术后的复发率仍达30%,即使截肢后残端复发率也达18%。保留肢体手术与放疗的综合治疗采用局部切除术消灭原发肿瘤的大病灶,用中等剂量的照射控制周围的显微病灶,使患者避免因扩大手术范围而造成的残废,也可避免因高剂量照射引起的后期并发症,达到既控制局部肿瘤又能保留有良好肢体功能的目的。保守性手术与高剂量、大野照射相结合的方法有较好的疗效,其中5年局部控制率和5年生存率分别达80%～94%和60%～75%;另外,软组织肉瘤易发生血行转移。软组织肉瘤死亡的主要原因是远处转移,其中以肺转移为最多见(21%～38%),其次为骨转移(4%～7%)、肝转移(2%～5%),而淋巴转移则少见。因此,为了减少或防止远处转移,必须有计划地给予化疗等综合措施,以提高疗效。常用化疗药物有阿霉素、异环磷酰胺、氮烯咪胺等。现多采用阿毒素、IFO与DTIC联合化疗。故目前倾向于手术、放疗和化疗等综合治疗。

一、放射治疗适应证

1. 以保留肢体手术(局部切除术、广泛切除术)与放疗的综合治疗取代截肢术或半骨盆切除术。若肿瘤局部已有广泛侵犯,放疗时需对肢体全周做高剂量照射;若肿瘤已侵犯至骨、动脉或神经者则不宜做保留肢体手术和放疗,仍应做截肢术。此外,若肿瘤分化好,所在部位允许做广泛切除而不造成明显功能障碍者可做单独手术治疗。

2. 肿瘤局部切除手术后,或广泛切除后仍有残留,或估计手术可能不彻底者,应进行术后放疗。

3. 肿瘤较大或界线不清者,恶性度高、估计手术不易切除者,应在切取活检后进行术前放疗。

4. 有手术禁忌证和拒绝接受手术治疗者,或因解剖部位(如后腹膜肉瘤)不能手术者,或多次手术复发不能再手术者,可进行单纯放疗。

5. 病变范围广,已有远处转移者,可进行姑息放疗。

二、放射治疗方法

(一) 照射范围

照射野应包括瘤床、所有的手术疤痕及怀疑受累的全部组织及肌群。肢体软组织肉瘤倾向于沿长轴方向扩展,照射的上、下缘必须远离肿瘤边缘。肿瘤直径<5cm和恶性度低的肿瘤,照射野包括肿瘤外5cm;肿瘤直径>5cm和组织学分级G_2的肿瘤,超出肿瘤外7cm;肿瘤组织直径>10cm和组织学分级G_3的肿瘤应超出肿瘤外10～15cm,照射一定剂量后用缩野技术。目前大多数作者认为,初始照射野包括瘤床、手术疤痕外5～7cm即可。软组织肉瘤区域淋巴结转移率较低,因此,不必常规行区域淋巴结预防性照射。当肿瘤接近淋巴区时,照射范围应包括邻近的淋巴区。

(二) 辐射剂量(常规分割)

1. 术前放疗 术前D_T 50Gy,休息3～4周手术,术后或术中再加10～20Gy,使总量达65Gy左右。

2. 术后放疗　D_T 50~70Gy，可先用大野照射 50~55Gy，后缩野再加 10~15Gy；或按病理分级，分别给予不同的辐射剂量，G_1、G_2 和 G_3 的辐射剂量分别为 60、65 和 70Gy。术后放疗时间应选择在伤口愈合或拆线后 1~2 周内进行。

3. 单纯放疗　D_T 65~75Gy，姑息性放疗用 40~50Gy。目前大多数作者主张用常规分割治疗方法，每次剂量以 1.8~2Gy 为宜，原发病变区总量以 65Gy 为宜。

（三）注意事项

1. 肢体软组织肉瘤早期一般不沿横向扩散，肢体病变不要照射肢体的全周，至少应留出一定宽度的正常组织不受照射，以避免发生肢体全周的纤维化、功能受限、肢体水肿以及缺血性坏死、溃疡等。

2. 胸壁及腹壁的病变，应尽量采用切线照射，避免损伤内脏。

3. 病变侵犯关节或邻近关节，应减少关节的照射量或避免照射，以免影响关节功能。

4. 病变位于足跟等易摩擦、碰撞部位，应减少照射量。

5. 软组织肉瘤易累及肢体浅表组织，不宜用很高能量的 X 线照射。

6. 多数软组织肉瘤放疗后消退缓慢，有时需观察半年以上。在治疗时不要因肿瘤缩小不明显而无限增加剂量。

第二节　纤维肉瘤

纤维肉瘤（fibrosarcoma）是常见的软组织肉瘤，高发年龄为 30~55 岁，女性略多于男性。可发生于身体任何部位，但以大腿及膝部最常见，其次为躯干与四肢的末端，包括前臂与小腿。低度恶性，很少发生淋巴转移，可发生远处转移，但局部复发率高。治疗首选手术治疗，应行广泛切除术，不必常规清扫区域淋巴结。术前、术后放疗能改善预后，降低局部复发率。对不宜手术者，如肿瘤位于鼻咽及上颌窦并有广泛骨质破坏者、多次手术后复发、后腹膜等的纤维肉瘤及隆突性皮肤纤维肉瘤，单纯放疗有一定的疗效，有些可治愈。一般认为对化疗不敏感，临床上一般不采用。对分化不良及肿瘤细胞幼稚的病例，可以试用化疗，但疗效不肯定。设野包括原发肿瘤区及周围肌群，并超出手术疤痕外 2~3cm，不必常规做淋巴引流区的预防性照射。辐射剂量以 50~65Gy 为宜。纤维肉瘤的治愈率较高，5 年生存率可达 74% 以上。初次治疗与再次治疗的疗效不同，其 5 年生存率分别为 95% 及 66%。苏州大学附属第一医院采用保守性手术＋放疗治疗 7 例，随访 5~10 年，有 6 例无瘤生存，其中 1 例腹壁纤维肉瘤，大小为 9cm×13cm×13cm，照射 50Gy 后，肿块逐渐消退，健康生存 5 年以上。

第三节　脂肪肉瘤

脂肪肉瘤（liposarcoma）在软组织肉瘤中比较常见，居第 2 位，约占各类软组织肉瘤的

16%~18%。可发生于身体任何部位，尤以四肢及后腹膜为多见。脂肪肉瘤与其他类型软组织肉瘤不同，易出现肺外转移，高达59%~71%；肺外转移部位也广泛，包括肾、脑、腹膜后、肝、头颅甚至心脏。治疗以广泛切除术或根治性切除术为主，但手术后复发率高，术前、术后放疗能降低局部复发率，提高生存率，即使单纯放疗也有较好的疗效。因此，目前认为手术加放疗的综合治疗是最佳的治疗方案，除分化良好的脂肪肉瘤外均应做术后放疗或术前放疗。对分化良好型脂肪肉瘤行局部广泛切除即可，而多形性脂肪肉瘤则以根治性切除术为宜。对不宜手术者、分化差的及胚胎性黏液脂肪肉瘤也可进行单纯放疗。放疗的效果问题，意见尚不统一。有作者认为黏液越多，放疗效果越好；但也有人认为，分化越差则放疗效果越好。McNeer等对116例脂肪肉瘤作术前、术后放疗和单纯手术比较，其5年生存率分别为100%、87%和60%。设野包括原发区和亚临床病灶，淋巴引流区不需常规照射。辐射剂量：术前放疗40~60Gy/4~6周，术后放疗50~70Gy/5~7周。

第四节 恶性纤维组织细胞瘤

恶性纤维组织细胞瘤(malignant fibrous histiocytoma)是由成纤维细胞、组织细胞及畸形巨细胞组成的恶性肿瘤，多发生于肢体的软组织内，少数可发生于胸壁及其他部位。恶性纤维组织细胞瘤可分为4型：通常型(席纹状/多形型)、巨细胞型、黏液型和黄色瘤型。恶性纤维组织细胞瘤局部复发率高达41%~51%，远处转移率为14%~55%。转移部位依次为肺、淋巴结、肝、骨。肿瘤深度与转移有关，肿瘤位于皮下，不侵犯筋膜时，转移率不足10%；而侵犯皮下筋膜时，转移率为27%；侵犯骨骼肌时，43%发生转移。治疗以广泛性、根治性切除手术为主，但手术后局部复发率高。如肿瘤较深，应注意术后易复发，尽量在术中避免深部基底残留。肿瘤如过于广泛，侵犯主要神经、血管及关节时，可试行术前化疗或动脉灌注化疗，必要时应用术前放疗，3~4周后再手术，常能使肿瘤与正常组织出现"空壳状"界限，易于手术切除。如化、放疗无效，不排除截肢可能。术后应坚持化疗至少半年。术后放疗能降低局部复发率，广泛切除的病例应行术后放疗。有些病例单纯放疗也可治愈。程广源报道12例的治疗结果，12例中放疗后有4例无瘤生存5年以上，1例口咽肿瘤患者单纯放疗后健在4年余。辐射剂量一般为50~60Gy。术前放疗剂量不宜超过50Gy。

第五节 滑膜肉瘤

滑膜肉瘤(synovival sarcoma)约占各类软组织肉瘤的15%，多发生于肢体关节外，几乎不发生于关节腔内，但可发生在无正常滑膜组织的咽旁区、腹壁、腹腔。该瘤区域淋巴结转移率高达23%，易发生血行转移。由于该瘤有一层假包膜，往往切除不易彻底。局部复发率高达14%~70%。故对滑膜肉瘤应考虑广泛切除术和区域淋巴结清扫术或根治性手术为主，辅以放疗(后装内照射、外照射)、化疗的综合治疗。也有人认为滑膜肉瘤的放疗敏感性同脂肪肉瘤,对局部切除者可进行术后放疗;对肿瘤较大,不易彻底切除者可进行术前放疗。设野应包括原发肿瘤区及邻近淋巴引流区。辐射剂量以60Gy为宜。由于肿瘤恶性度高,需行术前选择性动脉插管化疗。手术后原则上均应行化疗,ADM、IFO、DTIC为常用药物。滑膜肉瘤的肿瘤大小与预后有关,直径<4cm者,预后较好。组织学类型与预后也有关,纤维型5年生存率56%,上皮型29%。

第六节 黏液肉瘤

黏液肉瘤(myxosarcoma)多发生于皮内、皮下筋膜及肌肉内,常见于上下肢、肩部和臀部。该瘤多呈浸润性生长,易复发,但不转移。该瘤对放疗敏感,但反应迟缓,放疗后巨大肿瘤的完全消失需0.5~1年以后。治疗以手术彻底切除为主,也可考虑术后放疗或单纯放疗。

第七节 多发性出血性肉瘤

多发性出血性肉瘤(kaposi sarcoma)是一种来源不明的低度恶性肉瘤。病灶呈多发性,常先累及皮肤,以后逐渐发展累及内脏器官。皮肤病变可见境界清楚的结节或境界不清的斑块,外观呈青紫色或深褐色。结节稍隆起于皮肤,也可长成息肉状,有坏死及溃疡形成。本病对放疗高度敏感,治疗以放疗为主,6~7Gy可使病灶消退,一般用15~20Gy。

第八节 血管源性肉瘤

血管源性肉瘤(vascular sarcoma)有血管内皮肉瘤和血管外皮肉瘤,均较少见。治疗原则以广泛切除为主,但易复发和转移,术后放疗能降低局部复发率。彭大为等报道7例血管外皮肉瘤的5年生存达6/7例,其中5例进行术后放疗。对较大的肿瘤进行术前放疗可使肿瘤缩小,以利于手术切除。对较小的肿瘤,单纯高剂量照射有可能使肿瘤完全消退。张红星等报道1例单纯放疗后存活12年。设野包括原发瘤区及邻近淋巴引流区。辐射剂量以75Gy左右为宜。

第九节 恶性黑色素瘤

恶性黑色素瘤(melanoma)又称为黑色素瘤,是指来源于神经嵴的黑色素细胞在免疫缺陷、遗传因素及多种理化因素等影响下恶变而形成的一种恶性肿瘤。恶性黑色素瘤的生物学行为高度恶性,早期即可发生区域淋巴结及血行转移,即使经根治性手术后亦可复发或转移。对晚期有转移的患者,放疗和化疗很少能明显延长存活期。在几种常见恶性肿瘤中,恶性黑色素瘤的无病存活及带瘤存活的比率很低,位居倒数第 3 名(倒数前两名分别是直肠癌和肺癌)。手术是治疗黑色素瘤的一种主要方法,进行病灶广泛切除,中晚期加区域淋巴结清扫。尽管全身化疗的缓解率很低,但对晚期恶性黑色素瘤仍是主要的治疗方法。氮烯咪胺是最有效的治疗转移性恶性黑色素瘤的化疗药物。以往认为黑色素瘤对放疗抗拒,现认识到该瘤对大分割照射有较好的敏感性。放疗常可减轻转移性恶性黑色素瘤的症状,特别是对有中枢神经系统和骨骼转移的患者。放疗对Ⅲ期恶性黑色素瘤淋巴结切除术后及发生远处转移的恶性黑色素瘤有局部控制作用。

一、放射治疗目的与适应证

(一) 根治性放疗
1. 肿瘤位于头颈部、足跟等部位,为不影响功能和美容可首选根治性放疗。
2. 有手术禁忌证及患者拒绝手术者也可进行根治性放疗。

(二) 术前放疗
适用于身体各部位的黑色素瘤。术前放疗有助于防止肿瘤扩散,并能提高生存率。

(三) 术后放疗
手术后对原发肿瘤区及区域淋巴区做预防性放疗,能降低局部复发率。

(四) 姑息放疗
大分割照射对全身各部位的转移灶均有一定的姑息作用,尤其是皮肤与软组织的转移灶有较好疗效。

二、低(大)分割放射治疗的原理

黑色素瘤对常规分割照射抗拒是因为黑色素瘤的细胞辐射存活曲线有一宽大的"肩区",Dq 值为 $2.74 \sim 2.92 Gy$。这是由于:(1) 黑色素瘤含乏氧细胞多;(2) 黑色素瘤细胞对放疗敏感性有明显的异质性(个体差异和病灶差异),α/β 比值从小到大幅度很大($2.5 \sim 18G$),其中 α/β 比值 $\leqslant 5 Gy$ 者辐射存活曲线"肩区"宽大,辐射引起的亚致死性损伤的修复能力很强;(3) 在放疗过程中可迅速再增殖。采用低(大)分割照射(每周<5 次,每次>2Gy)的作用机制是降低黑色素瘤细胞对辐射损伤的修复能力,从而提高瘤细胞的辐射效应,而对乏氧细胞用大分割照射是不利的。

三、放射治疗方法

黑色素瘤低(大)分割放疗多为每周照射 2 次、每次 4～6 Gy,总量 40 Gy 左右。设野包括肿瘤边缘外 2～3 cm 及邻近淋巴引流区。对于眶区、鼻部等部位的肿瘤,可行术后 CRT 或 IMRT,靶区应严格控制,一般按原肿瘤位置外扩 5～10 mm 即可。黑色素瘤的放疗效果与总剂量无明显关系,而与分次量密切相关,故总剂量一般不超过 40 Gy。另外,肿瘤被照射后有一段逐步消退的过程,一般要观察数月。但也有人认为低(大)分割照射效果与常规分割照射无差异,用常规分割照射时剂量应达 65～70 Gy 或以上。

四、预　　后

低(大)分割照射的疗效明显好于常规照射者,Habermals 等用分次量 ≥6 Gy,每周 1～2 次,总剂量 30～40 Gy 治疗皮肤转移 33 例,有效率为 88%,而分次量 2～2.5 Gy 治疗的 11 例无 1 例有效。Harwood 等报道头颈部黏膜黑色素瘤分次量 >4 Gy 的病灶完全消失率达 86%,而分次量 <4 Gy 仅 28%。Strauss 等用分次量 3～4 Gy,总剂量 21～33 Gy 治疗颅内转移性黑色素瘤 12 例仅 3 例缓解,而用分次量 4～7 Gy 治疗的 6 例全部好转。也有人报道颅内黑色素瘤低、高分次量照射效果相似,但高分次量照射引起较严重的晚期并发症,故对颅内黑色素瘤的适宜的分次照射方法值得进一步探讨,特别是对重要功能区要慎用大分割照射。虽然有报道对低(大)分割照射法提出质疑,但这可能与作用机制和不同瘤细胞的生物学特性有关,低(大)分割照射的主要机制为降低瘤细胞对放射的亚致死性损伤的修复能力,而用常规分割或超分割放疗则主要是针对乏氧细胞。另外,黑色素瘤有明显的放疗敏感异质性,其 α/β 比值在 6～18 Gy 或 2.5～15 Gy,α/β 比值小者(≤5 Gy)表明存活曲线的肩部宽,细胞系对放射性损伤的修复能力强,也支持采用大分割治疗。苏州大学附属第一医院在国内首次报道 1 例用大分割照射治愈的病例。因此,对黑色素瘤的放疗方案应个体化处理(不同病例和不同病灶),建议对病灶附近无重要晚反应组织的患者可用低(大)分割放疗。

第十节　横纹肌肉瘤

横纹肌肉瘤(rhabdomysarcoma,RMS)是起源于横纹肌的恶性肿瘤,发病率较高,多见于儿童期。世界卫生组织将其分为多形型、腺泡型和葡萄状胚胎型 3 型。葡萄状胚胎型 6 岁以下儿童多见,好发于头颈部及泌尿生殖道;腺泡型 6 岁以上儿童及青少年多见,常累及躯干、肢体及会阴部等部位;多形型少见,多见于成人,以肢体和躯干受累为主。RMS 属高度恶性肿瘤,易出现淋巴及远处转移,预后较差。其中,葡萄状胚胎型预后最好,腺泡型预后最差。根据原发肿瘤的部位、病理类型及临床分期,采用综合治疗原则。Ⅰ期以手术切除为主,术后给予辅助性化疗 2 年,不需放疗;Ⅱ期病变可行手术切除,术后给予瘤床区域性放疗,再行辅助性化疗2年;Ⅲ期则以化疗为主,活检后行化疗,使肿瘤缩小后做延期手术,避免行大范围的致残性手术,术后酌情行区域性放疗,再辅助化疗1~1.5年;Ⅳ期以化疗和放疗为主,当到达CR或PR时,再行残留肿瘤手术切除。眼眶RMS,可行完全或部分切除,术后给予眼眶放疗,再行冲击性化疗,以后根据病期给予辅助性化疗1~1.5年;鼻咽部及中耳RMS,应先行诱导化疗,再考虑切除残留肿瘤和(或)局部放疗,术后给予辅助性化疗1.5年;泌尿生殖系RMS先行化疗,直至肿瘤缩到最小时,再行保守性手术和(或)放疗,术后辅助性化疗1.5年;对四肢RMS,如肿瘤可以完全切除,不造成严重毁形和功能障碍时,则首选手术切除,切除范围要大,争取根治性切除,术后行辅助化疗2年。葡萄状胚胎型RMS单纯放疗有较好疗效。Sugerman等报道眶内RMS单纯放疗的长期存活率达66.7%(10/15)。RMS的预后与肿瘤部位、临床分期及病理类型有关。预后最好的部位是眼眶和泌尿生殖道,其次是四肢、躯干,最差的是鼻咽及中耳。病期越晚,预后越差。总的2年生存率70%左右。辐射剂量为50~60Gy/5~6周。照射野包括瘤床、周围2~5cm正常组织及邻近淋巴引流区。

复习思考题

1. 软组织肉瘤的治疗原则。
2. 软组织肉瘤放疗的照射范围和照射剂量。
3. 低(大)分割照射治疗黑色素瘤的作用机制。

参 考 文 献

[1] 刘复生,刘彤华主编. 肿瘤病理学. 北京:北京医科大学、中国协和医科大学联合出版社,1997
[2] 汤钊猷主编. 现代肿瘤学. 上海:上海医科大学出版社,1993
[3] 谷铣之,殷蔚伯,刘泰福,等主编. 肿瘤放射治疗学. 北京:北京医科大学、中国协和医科大学联合出版社,1993
[4] 许昌韶主编. 高等教育教材:肿瘤放射治疗学. 北京:原子能出版社,1995
[5] 易俊林,余子豪,刘新帆,等. 术后放射治疗在原发肢体软组织肉瘤治疗中的作用. 中华放射肿瘤学杂志. 2000,9:95~98
[6] 周际昌主编. 实用肿瘤内科学. 第2版. 北京:人民卫生版社,2003
[7] Perez CA, Brady LW. Principles and practice of radiation oncology. 3rd ed. Philadelphia: JB Lippincott company, 1997
[8] 许昌韶,俞志英,姚德元,等. 25例软组织肉瘤的放射治疗. 苏州医学院学报,1989,9(4):304~305
[9] 钱永章. 100例软组织肉瘤的术后放疗分析. 中国放射肿瘤学,1991,5(2):70
[10] 许昌韶,高耀明,俞志英等. 软组织纤维肉瘤的放射治疗,中国放射肿瘤学,1989,3(2):80~82
[11] 毛伟敏. 脂肪肉瘤预后因素的探讨——附58例分析. 肿瘤防治研究,1990,18(3):175~176
[12] 程广源. 软组织恶性纤维组织细胞瘤的放射治疗(附12例报告). 中国肿瘤临床,

1989,16(5):294～295
[13] 高耀明,许昌韶.黑色素瘤大分割放射治疗.中华肿瘤杂志,1990,12(1):77～78
[14] 顾仲义.对恶性黑色素瘤是否还提倡做大分割放射治疗.中华放射肿瘤学杂志,2001,10(2):114
[15] 唐启信.恶性黑色素瘤的放射生物学特点与放射治疗方案选择.中华放射肿瘤学杂志,2001,10(4):231
[16] 王忠明,许昌韶.恶性黑色素瘤的诊疗进展.中国医刊,2003,38(4):22～24
[17] Enneking WF. Musculoskeletal tumor staging:1988 update [Review][11 refs]. Cancer Treat Res,1989,44:39～49

(张军宁)

第二十五章 骨 肿 瘤

骨肿瘤可分为原发性与继发性两种。凡发生在骨骼系统各种组织，如骨、软骨、纤维、脂肪、造血等组织和神经组织及未分化网状内皮结构等的肿瘤均属原发性骨肿瘤。通过直接浸润、血行或淋巴系统转移而在骨组织内形成的肿瘤为继发性骨肿瘤。原发于骨的肿瘤比较少见。骨肿瘤的诊断是一个很重要的问题，特别是恶性肿瘤，误诊常造成难以挽回的后果。常规的影像检查技术包括骨的 X 线平片、CT 扫描、血管造影、MRI 及全身的放射性核素骨扫描。由于肺转移率高，必须给予胸部平片和 CT 扫描检查。最后确诊需要经穿刺活检或切开活检行病理检查。

对于良性骨肿瘤的治疗为避免复发，以彻底手术切除为主。恶性肿瘤以手术、放疗、化疗等综合治疗为宜。骨肿瘤及瘤样增生性病变对放疗的敏感性各有不同。骨嗜酸性肉芽肿、骨血管瘤、动脉瘤样骨囊肿等敏感性较高，D_T 25~35 Gy/3~4 周，即有显著疗效；多发性骨髓瘤、尤文肉瘤、骨巨细胞瘤 D_T 45~55 Gy/5~6 周有效；脊索瘤、骨肉瘤、软骨肉瘤、骨纤维肉瘤对放疗不敏感，一般都作为术后补充放疗，D_T 60~65 Gy/6~7 周。有些良性骨肿瘤，如巨细胞瘤、骨血管瘤、造釉细胞瘤等对放疗也有较高敏感性。

下面分别介绍几种采用放疗有一定疗效的骨肿瘤。

第一节 骨 血 管 瘤

一、临床表现

骨血管瘤(angiomas of the bone)实为血管畸型，脊柱为好发部位，其中以下胸椎至上腰椎骨为多，颅骨其次，长骨很少。多无症状，有些可有局部疼痛，患部肿胀或肿块，肿块为骨性硬度。若肿瘤穿破骨皮质，侵及椎管，可产生脊髓压迫症状，如感觉异常、神经根痛及瘫痪等。X 线表现为骨纹增粗和蜂窝状疏松栅状改变，原发于椎体者栅状改变更具特异性。MRI 与 CT 片能更清楚地显示血管瘤的范围，甚至于横突和小关节的病变，以及向椎管硬脑膜延伸的征象。血管造影更有临床价值。

二、治 疗

本病因病变弥漫，手术中出血量多，手术切除不彻底而易复发。临床诊断已确定者，应避免活检引起大出血。因对放疗敏感,单纯放疗可达到相当好的效果。照射范围包括病灶及其周围 $1.0\sim1.5\,\mathrm{mm}$,D_T $30\sim35\,\mathrm{Gy}/3.5\sim4$ 周。位于脊柱的血管瘤,常合并截瘫,在有可能的情况下应先做椎板截除手术,解除脊髓压迫,手术后再给予放疗仍可获得较好的效果。设野包括病灶所在椎体及上、下各 1 个正常椎体,D_T $30\sim40\,\mathrm{Gy}/4\sim5$ 周,半年后摄片可见骨质硬化。

第二节 骨巨细胞瘤

骨巨细胞瘤(giant-cell tumor of the bone)亦称破骨细胞瘤,是常见的骨肿瘤。在原发性骨肿瘤中约占 15%～20%。按组织学细胞分化程度分为 I、II 和 III 级;按 X 线变化亦可分为 I、II 和 III 级。骨巨细胞瘤 I、II 级为良性病变,但具有侵袭性临床表现,手术切除后局部复发率高,多数学者认为具有潜在恶性;III 级临床表现为恶性。恶性者生长迅速,且可远处转移。

一、临床表现

本病多见于 20～40 岁间,很少在 20 岁以前发生。好发于四肢长骨的骨骺端,其中以股骨下端、胫骨上端和桡骨下端最多,约占全部病例的 60%～70%,尤多见于膝关节附近。局部疼痛是主要症状,伴有局部肿胀,且因骨质膨隆,扪诊时有捏乒乓球感。典型的 X 线表现为肿瘤偏心性生长和蜂窝状、肥皂泡状的囊性阴影,肿瘤穿过骨皮质可形成软组织肿块。

二、治疗方法

(一) 手术治疗

手术为骨巨细胞瘤的首选治疗方法,应尽量做局部广泛切除手术,对破坏范围小的 I、II 级病例,可考虑行刮除术。对少数破坏广泛且侵犯邻近重要神经和血管时的 II 级、术后复发或 III 级病例,可考虑做更大范围甚至截肢手术。但手术后易复发。Goldenberg 报告 218 例骨巨细胞瘤,手术后总复发率为 35%,单纯刮除者约为 77.8%,截肢者为 22.7%。但也有人报告本病手术后有 60%～100% 可治愈。有作者认为手术整块切除是最佳手术方式。手术与放疗的综合治疗可明显降低复发率和提高生存率。

(二) 放疗

1. 放疗适应证 (1) 对不能彻底截除者,如骶骨、颅骨、脊椎骨等处,在局部刮除手术后 2 周即应放疗;(2) 刮除手术后有残留者;(3) 对于破坏广泛的 I、II 和全部 III 级者,手术后宜补充放疗,防止复发;(4) 不宜手术者或转移者,放疗有一定的作用,可控制发展,改善症状。

2. 放疗技术 放疗范围根据 X 线与 CT 所提示的肿瘤大小与软组织肿块的范围来决定,应包括肿瘤全部,肿瘤外 2cm 与邻近肿胀的软组织、皮肤及过去做过的经皮闭合穿刺点。

如病变在长骨,则需包括瘤外 5~7 cm,注意保护关节腔、脊髓等组织。椎骨巨细胞瘤如有脊髓压迫症,应先做椎板减压,同时活检,然后放疗。良性病变 D_T 40~50 Gy/4~5 周,恶性病变应给予 D_T 60~70 Gy/6~8 周。

有人认为本病放疗后可增加恶变率,但骨巨细胞瘤本身就有 10%~15% 发生恶变,所以不能认为全是放疗所致的恶变。应注意对放疗结束后近期内出现的骨质吸收及后期的纤维囊性 X 线影像学改变,切不可误认为恶变或复发而进行不必要的截肢,对此应有正确的判断和仔细的随访观察。放疗后 3 个月复查 X 线,一般可见肿瘤缩小,可出现骨小梁再钙化。如放疗后一度病变钙化后又出现骨吸收应考虑癌变。另外,对于良性骨巨细胞瘤治疗 5 年后的复发者,应高度怀疑其发生了恶变,手术后恶变者比放疗后恶变者的组织学分级为低。

三、预　　后

5 年生存率为 60%~100%。复发率为 40%~80%,且复发者病理可升级,恶变或转移率约 6.8%~30%。病理分级越高,预后越差。

第三节　脊　索　瘤

脊索瘤(chordoma)是一种罕见的特殊肿瘤,起源于残余的胚胎脊索,沿脑脊髓轴生长。本病以青壮年多见,好发在颅底(蝶骨底区)、骶尾骨和椎体。一般可有局部疼痛或压迫症状;位于颅底者,可有颅神经受累。X 线表现为骨质明显膨胀,有溶骨性破坏,骨皮质破坏后形成软组织肿块。脊索瘤属低度恶性,生长缓慢,很少远处转移,但侵蚀性强,且手术难以切净,复发率高。

一、治　　疗

脊索瘤的治疗原则上以手术为主,辅以术后放疗,化疗不敏感。不论是起源于蝶枕骨或骶尾部或脊柱,手术难度均大,切除不彻底,复发率高。虽对放疗不敏感,但仍有一定抑制作用。放疗适应证:手术后残存的微小病灶;复发或不能切除的局部巨大肿瘤。

放疗方法:蝶骨底区采用双颞侧 6 cm×8 cm 平行对穿野照射;骶尾部及椎体根据肿瘤大小和累及范围而定,一般设单野照射。肿瘤剂量以 50~60 Gy 为宜。有作者认为本病只需中等剂量,增加剂量并不能完全控制脊索瘤生长,而只能增加放射性损伤的发生率。目前倾向于超分割放疗。Cummings 对肿瘤细胞再增殖的测定表明,脊索瘤的倍增时间为 6 个月,当每次给予照射 1 Gy,每 3 小时 1 次,每日照射 4 次,总剂量 20 Gy/5 d,可使肿瘤增长推迟 60 个月。另一种方法是采用低(大)分割照射,在 3 周内照射 3 次,每次照射 8 Gy,总剂量 24 Gy,照射后肿瘤消退缓慢,肿瘤生长可推迟 18 个月。

二、预 后

单纯手术疗效较差,单纯放疗后缓解的时间比单纯手术长,术后放疗效果好,化疗对本病无明显疗效。5年存活率为75%~83%,10年存活率为42%~50%。

第四节 骨非霍奇金淋巴瘤

骨非霍奇金淋巴瘤(NHL)旧称骨网状细胞肉瘤、骨组织细胞肉瘤,来源于骨髓的网状细胞,是NHL较少见的结外病变之一。在诊断时应除外全身性或继发性淋巴瘤的骨侵犯。在分期检查时未发现其他部位的病灶,可认为骨系原发瘤,若其他部位有淋巴瘤病灶,应考虑为继发性的。

一、临床表现

骨NHL多见于20~40岁的男性,病程较长,可发生于四肢长骨或躯干骨,症状主要是不甚严重的疼痛肿胀,肿瘤所在部位骨质膨大,侵犯到软组织可形成肿块。X线表现为广泛溶骨性破坏,境界不清,无骨膜反应。少数病例在晚期时出现区域淋巴结转移,较少有全身淋巴系统及内脏的转移。

二、治疗与预后

骨NHL对放疗敏感。放疗合并化疗为最佳,先行1~2个周期化疗,然后放疗,放疗后再行2~3个周期化疗。照射野须包括整个受侵骨、软组织肿块和区域淋巴结。全骨照射D_T 40Gy,然后缩小野再加10~20Gy,区域淋巴结40~45Gy,放疗前已有病理性骨折先固定后再放疗。

本病发展缓慢,预后相对较好。其5年生存率约35%~50%,单独放疗亦可有41%~55%的治愈率。它的预后与病期、病理分型、原发灶的部位、体积及邻近软组织受侵范围有关。位于长骨有明显骨皮质破坏及软组织肿胀或位于盆腔者预后差。

第五节 骨 肉 瘤

骨肉瘤(osteosarcoma)由肉瘤性成骨细胞及其产生的骨样组织和骨小梁构成,以往称为成骨肉瘤。骨肉瘤为最常见的、恶性程度最高的、最严重的一种骨恶性肿瘤,发展快,转移早,预后差。

一、临床表现

骨肉瘤好发于青少年,男性多于女性,10～25岁者占总病例的70%～80%。多见于长骨的干骺端,尤以股骨下端、胫骨上端最多见,少数可发生于腓骨、肱骨、髂骨等。

早期症状为局部疼痛,逐渐加重,尤以夜间为甚。继之可摸到肿块,软硬不定,可有轻度压痛。肿瘤体积大时,皮肤紧张发亮,呈紫铜色,表浅静脉曲张,个别病例可继发感染,导致局部溃破。由于消耗、中毒两方面的原因,患者可很快出现消瘦、贫血、发热、食欲减退、周身情况恶化等一系列症状及体征。实验室检查:贫血,血沉快,疑诊为骨肉瘤的病例,若碱性磷酸酶增高,对诊断及预后判断具有很大的意义,该酶经手术或放疗后常可下降,当肿瘤复发或转移时,又可再度增高。X线表现为骨质增生,溶骨性破坏,骨膜反应。骨膜反应典型者呈放射针状、日光线样或出现袖口征(Codeman三角)。活检以针吸为好,也可切开活检,切口应与进行根治性手术的切口一致,不打算给患者做根治性手术则不应进行切开活检。

二、治疗

骨肉瘤以手术治疗为主,应尽量采取根治术,但截肢术后的5年生存率仅5%～20%,常在近期内发生血行转移。本病对放疗敏感性差,目前公认对骨肉瘤应采用综合治疗。(1)早期病例可手术的一般做术前化疗或放疗,以后手术截肢或全骨切除加人工骨植入,术后再做联合化疗几个周期以巩固疗效,消灭可能残存的微小转移灶。(2)转移病例即不能手术的病例,一般先做化疗,以后视情况加以手术或放疗,术后再做巩固性化疗几个疗程。Steoin介绍术前放疗可提高疗效,方法为手术前大剂量照射80～100 Gy,放疗后观察半年,如无远处转移,再做截肢。辅助化疗和矫形外科技术的进步已明显改善了本病的预后,保存肢体不仅可能,而且肢体功能良好。采用综合治疗可明显改善生存率。

(一) 放疗

采用高能射线治疗。照射范围包括整个受侵骨及肿胀之软组织。先大野照射 D_T 40～50 Gy/5～6周,然后缩野,但需包括肿瘤边缘外5 cm,照射 D_T 20 Gy/2周,再缩野只包括肿瘤区,追加20 Gy/2周。对于10岁以下的儿童,剂量应适当减少。

(二) 化疗

骨肉瘤的一个重要问题是肺转移,死亡率很高。骨肉瘤对化疗不敏感,阿霉素对骨肉瘤有效率为20%～30%,顺铂、异环磷酰胺对骨肉瘤较有效。据国内外报道,在原发肿瘤切除手术前后,加用大剂量氨甲喋呤(MTX)与甲酰四氢叶酸钙(HD-MTX-CF-R),并与阿霉素、长春新碱等合并化疗,可延迟肺转移,延长生存期,1.5年无瘤存活率高达92%,而对照组仅20%。对骨肉瘤的化疗,一般都主张采用两种以上毒性不同的药物联合使用。比较常用的有阿霉素、大剂量顺铂、大剂量异环磷酰胺与其他化疗药物组成的联合方案。另外,联合使用博莱霉素+环磷酰胺+放线菌素D方案也有效。

三、预 后

单纯手术或放疗的疗效差,综合治疗可明显提高生存率。有作者应用氮芥 40～70 mg 体外循环一次性灌注肢体,2～3 周后再做截肢术,3 年生存率为 63%。薛进等报告对 13 例膝关节部骨肉瘤采用非截肢综合治疗(化疗＋手术＋放疗＋化疗),2 年无瘤生存率为 90%,3 年为 56%。

第六节 尤 文 肉 瘤

一、临 床 表 现

尤文肉瘤(Ewing sarcoma)又称未分化网状细胞肉瘤。好发于青少年,男性略多于女性。此瘤多见于四肢长骨的骨干,但全身任何骨骼均可发生。主要症状为疼痛和局部肿胀,此外尚有全身症状,如发热、白细胞增多、血沉加快及全身衰弱等。X 线特征是受侵骨弥漫性斑点状、虫蚀状溶骨,呈现如玻璃杯中有部分溶化的碎冰的现象,即所谓"融冰"样影像;肿瘤内部向周围突破,形成软组织的阴影,在骨膜下显示反应性的新生骨,常呈"洋葱皮样"反应。本病发展很快,可很早发生肺转移或全身广泛转移。但其临床表现和 X 线征象无一定的特点,所以诊断比较困难。对放疗相当敏感亦为本病的特点之一,照射后病变即可停止进展,骨破坏区迅速有修复现象,临床上常以此作为与其他骨肿瘤的鉴别点。

二、治 疗

手术治疗不是主要的方法,只是一种局部姑息性疗法,不能防止早期转移。本病对化疗和放疗极为敏感,经照射后疼痛可明显减轻,肿块迅速缩小,但治愈率很低。目前多采用放疗加化疗的综合治疗,可改善生存率。先做 4～5 个周期化疗,然后放疗。近年有作者提议除做局部外照射外,给予全身照射或全肺及全脑预防性照射,可提高疗效。

(一) 放疗

采用高能射线,先大野包括整个受侵骨的全部骨髓腔及肿瘤邻近的软组织,照射 40～50 Gy/4～5 周,然后缩野包括临床及 X 线片所见的肿瘤区外 4～5 cm,照射 10 Gy/1 周;再缩小野针对局部病灶区照射 10 Gy/1 周;原发灶在长骨一端属偏心者,另一端的骨骺应该在射野之外;总剂量为 60～70 Gy。儿童以不超过 60 Gy 为好。

肺转移患者不论病灶多少,均照射双肺。2 岁以下照射 15 Gy/2 周,2 岁以上 18～20 Gy/2.5～3 周,以后缩野对转移灶追加 20 Gy/2 周。

脑转移者先全脑照射,D_T 30～40 Gy/4～5 周,缩野针对局部病灶区加 10～20 Gy/2～4 周。

(二) 化疗

本病的特点为极早发生肺转移或全身广泛转移，多在2年内死亡，5年生存率约10%。有作者报告放疗的局部控制率为67%～77%，而补加多药化疗可提高到85%～95%。采用综合治疗总的5年生存率可提高到40%～60%。对尤文肉瘤有效的药物有环磷酰胺、阿霉素、异环磷酰胺和更生霉素等。目前对非转移性尤文肉瘤的标准化疗方案一般包含5种药物，即VCR+ADM+CTX方案与IFO+VP-16方案交替使用，共48周。IFO+VP-16是治疗尤文肉瘤的有效方案。

三、预 后

尤文肉瘤的疗效很差，多失败于远处转移，淋巴结很少累及。预后与下列因素有关：(1) 放疗加化疗的疗效优于单独放疗；(2) 伴有全身症状者预后差，常在发病后期内死亡；(3) 年龄越小，发病越急，预后越差。

第七节 骨 髓 瘤

骨髓瘤(plasmoma)是来自骨髓内未分化的网织细胞的恶性肿瘤，有向浆细胞分化的特点，故又称为浆细胞性骨髓瘤，主要侵犯骨髓，有时也可浸润软组织。有人将骨髓瘤分为骨髓瘤病、多发性骨髓瘤和单发性骨髓瘤3种，单发性者较少见。始终限于一个单独的病灶较少，多数要演变为多发性。

本病可发生于任何年龄，男性多于女性，病变好发于椎体、盆骨、肋骨、胸骨及颅骨等扁平骨。主要症状为骨骼疼痛，局部可扪及肿块。典型的X线征象为颅骨、盆骨等处出现穿凿样的溶骨性病变。

单发性骨髓瘤以放疗为主；多发性者以化疗为主，但化疗后残存的局限性病灶可做放疗。优先治疗疼痛症状明显的病灶或负重骨。照射野应根据不同的部位及肿瘤大小设计。本病对放疗较敏感，较低剂量照射即可使症状明显减轻，一般给予30～40Gy/3～4周。有效的化疗药物有米尔法兰、CTX、VCR、甲基苄肼、BCNU、CCNU、ADM。MP方案(米尔法兰+甲基苄肼)已成为治疗本病的常用方案，有效率达50%。单发性骨髓瘤预后好，多发性者预后差，采用放疗和化疗的综合治疗可提高疗效。另外，单发性骨髓瘤在随访中，应注意发生多发性骨髓瘤的可能。

第八节 郎罕组织细胞增多症

一、分型

朗罕组织细胞增多症(Langer-han cell histiocytosis, LCH)曾用名组织细胞增生症 X，多见为成人的嗜酸性肉芽肿（骨、软组织或脏器）和儿童的韩-薛-柯病。该病是一种原因不明的全身性疾病，传统上分为 3 型：勒-雪（Lettrere-Siwe，简称 LS）病，韩-薛-柯（Hand-Schuller-Christian, HSC）病和嗜酸性肉芽肿（eosiophilic granuloma, EG）。一般认为是同一组疾病的不同病理过程及 3 种不同的临床表现。骨破坏及累及脏器的程度按上述顺序递减。根据病变范围又可分为局限型和弥漫型，LS 表现为弥漫型，EG 为局限性，而 HSC 介于两者之间。通常认为对局限型者适于手术或放疗，弥漫型者则用化疗。

（一）嗜酸性肉芽肿

本病成人多见，主要发生在颅骨、肋骨、髂骨及脊椎骨，而长骨少见，可单发或多发；也可发生于骨以外的其他组织，如淋巴结、肺、肾、皮肤和软组织等。病变较局限，进展慢，病程长。未见有恶变或转移的报告，但骨质可明显破坏，出现疼痛，或引起功能障碍，脊椎病变可导致压缩性骨折，引起截瘫、后突畸形等。

（二）韩-薛-柯病

韩-薛-柯病又称黄脂瘤病，多见于 5 岁以下婴幼儿，偶见于儿童或成人。本病的特征表现为膜性骨溶骨性破坏、尿崩和突眼三联征，但也可只发生其中之一。X 线表现以扁平骨的改变最为典型，颅骨内外板均可受损，骨质缺损，边界不规则但清晰锐利，严重者呈"地图状"骨质缺损，长骨受累较少见。

（三）勒-雪病

本病呈急性全身播散性病程，多发于婴儿，发病急，进展快，预后恶劣。大多在数周或数月内死亡。本病一般不用放疗，而以化疗为主，但效果不满意，化疗后的病死率达 41.9%。

二、治疗

本病的治疗选择随临床分型及受侵程度不同，可选用手术、放疗、化疗或综合治疗。

（一）手术治疗

手术对 EG 有一定的效果，但仅适用于局限型及手术容易进行的部位，且手术后易复发，尤其是幼儿。骨 EG 单纯手术治疗约有 50% 复发。

（二）放疗

1. 放疗适应证　(1) 对单发和多发灶均可进行单纯放疗；(2) 手术不彻底或复发者；(3) 对脊椎病变有神经根刺激症状或不同程度的截瘫病例，可做病灶清除手术，手术后再做放疗效果更好。

2. 放疗方法 针对局部病灶单野照射,照射范围包括肿瘤周围 2 cm 范围正常组织。病变广泛者可首先治疗引起症状的病灶,如突眼照射眼眶,有尿崩症者照射鞍区(但治疗后尿崩症不一定消失)。有人认为颅骨病灶少于 3 个时,可局部小野照射;超过 3 个病灶或有垂体受损症状者,则应全颅照射。

3. 辐射剂量 一般认为 D_T 10～20 Gy/1～2 周已足够,有作者用 D_T 20～30 Gy/10～15 次/2～3 周,也有作者认为需用 25～40 Gy。

(三) 化疗

化疗适用于多发和病程进展快者。常用的化疗药物有氨甲喋呤、长春新碱、泼尼松等。有作者报道用琥珀酸甲基强的松龙钠 125～150 mg 直接病灶内注射,治疗 12 例 14 个病灶,2 例注射 2 次,全组病例注射后 1～2 周内疼痛迅速消除,不需进一步手术、放疗和化疗。

三、预 后

本病对放疗高度敏感,单纯放疗可获治愈,因小剂量照射,故几乎不存在放疗的不良反应及后遗症,而可免除手术痛苦,放疗可使肿块消退,疼痛消失,功能改善和骨破坏区修复(放疗后 3 个月 X 线片上可见显著改善,6 个月则进一步修复,18～24 个月完全愈合)。程广源报告 27 例骨嗜酸性肉芽肿(单纯放疗 12 例,术后放疗 15 例),照射 12～25 Gy,放疗后病灶均消失。苏州大学附属第一医院收治 19 例(EG16 例,HSC3 例),其中单纯放疗 12 例,手术切除或搔刮术后放疗 7 例;采用 ^{60}Co 远距离外照射,D_T 15.7～45 Gy(中位数 20 Gy);随访 1～11 年,原发病灶无 1 例复发。

预后与病理类型、累及范围、病情进展和发病年龄有关。EG 预后良好,LS 最差,HSC 介于两者之间;年龄越小对放疗敏感性越好;病变范围对预后起决定性作用,多发者疗效差于单发者。

复习思考题

1. 放疗对哪些良性骨肿瘤有效?
2. 骨血管瘤、骨髓瘤、郎罕组织细胞增多症的辐射剂量要求。

参 考 文 献

[1] 张天泽,徐光炜主编. 肿瘤学. 天津:天津科学技术出版社. 1996
[2] 孙 燕,周际昌主编. 临床肿瘤内科手册. 第 3 版. 北京:人民卫生出版社,1996
[3] 许昌韶主编. 高等教育教材:肿瘤放射治疗学. 北京:原子能出版社,1995
[4] Devita Jr VT, Hellmann S, Rosenberg SA. Cancer: principles & practice of oncology. Philadelphia: Lippincott Williams & Wilkins, 2001
[5] 张永禄,杨天恩. 脊索瘤的放射治疗. 中国肿瘤临床,1986,13(6):367～369
[6] 戴方义,叶常煜. 成骨肉瘤的远期疗效分析. 中华骨科杂志,1987,7(1):8～10
[7] 薛 进,毛永荣,魏新林,等. 骨肉瘤非截肢综合治疗(附 13 例报告). 实用癌症杂志,1991,6(4):295～297
[8] 申文江. 组织细胞增生症 X. 天津医药肿瘤学附刊,1983,10:167

[9] 程广源. 放射治疗骨嗜酸性肉芽肿 27 例报告. 中国肿瘤临床,1986,13(6):331~333

[10] 俞志英,许昌韶. 组织细胞增生症 X 的放射治疗. 中华血液学杂志,1988,9(7):398

[11] Anson KM, Byrne PO, Robertson ID, et al. Radical excision of sacrococygeal tumors. Br J Surg,1994,81:460~461

[12] Bacci G, Picci P, Ferrari S, et al. Primary chemotherapy and delayed surgery for non metastatic osteosarcoma of the extremities. Cancer, 1993,72:3227~3238

[13] Benk V, Liebsch NJ, Munzenrider JE, et al. Bases of skull and cervical spine chordomas in children treated by high-dose irradiation. Int J Radiat Oncol Biol Phys, 1995,31:577~581

[14] Bennett CJ, Marcus RB, Million RR, et al. Radiation therapy for giant cell tumor of bone. Int J Radiat Oncol Biol Phys, 1993,26:299~304

[15] Burgers JM, van Glabbeke M, Busson A, et al. Report of EORTC-I(OP 03 Trial 20781) investigating the value of adjuvant treatment with chemotherapy and/or prophylactic lung irradiation. Cancer, 1998,61:1024~1031

[16] Seidrer MJ, Rich TA, Ayala AG, et al. Giant cell tumor of bone: treatment with radiation therapy. Radiology, 1986,161:537~540

(张军宁)

第二十六章　儿童期肿瘤

儿童期肿瘤指发生在出生至14周岁期间的肿瘤,儿童期肿瘤有不同于成人的特点。良性者多为血管瘤、淋巴管瘤;恶性者多为血液系统、骨骼系统(包括软组织肉瘤)和中枢神经系统(CNS)的肿瘤(有关章节已有叙述),其次为肾上腺、肾及眼的肿瘤。本章主要介绍肾母细胞瘤(Wilms瘤)、神经母细胞瘤、视网膜母细胞瘤和嗅神经母细胞瘤。

第一节　儿童期肿瘤的一般情况

在20世纪初期,很少注意儿童因肿瘤而死亡的现象,那时造成儿童死亡的主要原因是感染、外伤和先天性畸形等。但到了20世纪后期,儿童期肿瘤已成为儿童死亡的主要原因之一。

一、发病率和死亡率

在美国,肿瘤是造成儿童死亡的第二大原因。每年大约有6000例新发生的儿童肿瘤病例,有2000名儿童死于肿瘤,各年龄组的发病率和死亡率见表26-1,引起15岁以下儿童主要死因的4种肿瘤见表26-2。

在国内,儿童肿瘤的发病率虽比成人为低,但涉及的肿瘤种类很多,如北京市儿童医院在1956～1991年间的资料中儿童肿瘤有57种之多,遍及全身各个器官,表26-3是该院在此期间最常见的7种肿瘤的发病率及与年龄的关系。

虽然各国儿童期肿瘤的发病例数在逐年上升,但其死亡率却在逐年下降。如我国1973～1988年间,儿童肿瘤死亡率下降了38%,其中急性淋巴细胞白血病、霍奇金病和软组织肉瘤分别下降了51%、55%和68%。美国在1967～1983年间常见儿童期肿瘤的生存率也有明显的改善(见表26-4)。这显然得益于医学常识的普及、科学技术的进步和医学诊疗水平的提高。

表26-1　美国10万名儿童中各年龄组的肿瘤发病率和死亡率

年龄(岁)	发病率(%)	死亡率(%)
0～4	18.1	4.3
5～9	10.1	4.6
10～14	10.5	4.0

表 26-2　1985 年引起美国 15 岁以下儿童死亡的主要 4 种肿瘤

病　种	死亡数(例)	所占比例(%)
白血病	714	54.42
中枢神经系统(CNS)肿瘤	422	32.17
非霍奇金淋巴瘤(NHL)	102	7.77
骨肿瘤	74	5.64
合　计	1312	100.00

表 26-3　常见儿童恶性肿瘤与年龄的关系(北京儿童医院)

年　龄	肝母细胞瘤	肝癌	神经母细胞瘤	肾母细胞瘤	横纹肌肉瘤	NHL	HD	恶性畸胎瘤
<3 个月	3		11	3	3	1		10
3 个月~1 岁	40	1	45	39	15	8		17
1~5 岁	16	7	131	160	64	53	26	25
5~10 岁	6	9	77	44	16	68	58	13
>10 岁	3	1	13	3	3	48	14	3
合　计	68	18	277	249	101	178	98	68

表 26-4　美国儿童恶性肿瘤生存率改善情况

病　种	5 年生存率(%)		
	1967~1973 年	1974~1976 年	1977~1983 年
白血病	15	45	61
急性淋巴细胞白血病	18	53	68
急性粒细胞白血病	0	16	26
中枢神经系统(CNS)肿瘤	45	56	54
霍奇金病(HD)	78	80	88
非霍奇金淋巴瘤(NHL)	24	43	54
软组织肉瘤	44	57	67
横纹肌肉瘤	34	53	64
Wilms 瘤	65	74	80
骨肿瘤	28	52	45
骨肉瘤	26	55	38
Ewing 瘤	23	38	46
视网膜母细胞瘤	82	89	92

二、儿童期肿瘤的特点

(一) 特定的好发部位

如白血病和中枢神经系统肿瘤约占全部儿童期肿瘤的一半以上,其中白血病占儿童期肿瘤死亡的第 1 位,其次为中枢神经系统肿瘤、非霍奇金淋巴瘤和骨肿瘤(表 26-2)。神经母细胞瘤好发于肾上腺和眼眶部,畸胎瘤多见于尾骶部、后腹膜和卵巢等部位。

(二) 年龄分布

儿童期肿瘤多见于 5 岁以内,10 岁以后的儿童恶性肿瘤发病率逐渐减少,但恶性肿瘤的种类却增多。肾母细胞瘤好发于 2 岁以内,神经母细胞瘤多见于 2～5 岁,畸胎瘤好发于 2 岁以内,骨肿瘤多见于 10 岁以后(表 26-5)。

(三) 易延误诊疗

由于儿童期肿瘤的年龄特征,不能主诉或主诉不清,经常延误诊断、延误治疗,就诊时多数已属晚期。

表 26-5 每 100 万人群不同年龄组平均每年肿瘤发病人数

病　　种	0～4 岁	5～9 岁	10～14 岁
白血病	63	32	22
中枢神经系统(CNS)肿瘤	30	26	22
肾和肾盂肿瘤	20	6	2
非霍奇金淋巴瘤(NHL)	7	9	8
霍奇金病(HD)	0	6	13
卵巢肿瘤	0	1	2

(四) 疗效较好

一般来说,儿童与成人患同一种肿瘤时,经放疗后儿童的疗效要比成人为好。如中枢神经系统肿瘤、白血病、青少年鼻咽癌等。

第二节　儿童期肿瘤放射治疗的注意事项

儿童期肿瘤放疗时,因其年龄特点,一些特别的注意事项如下:

1. 作出诊断时,由于缺乏正确的主诉,加之体检时的不合作,更应注重辅助检查。
2. 由于儿童的骨骼尚未发育完全,特别是骨骺对放射线较为敏感,过量照射可使骨骼延迟发育,甚至不发育。Riseborough 等曾报道 81 例 Wilms 瘤放疗后(早年照射野内界设在椎体中线,使同侧脊柱骨骺发育不良),平均照射 24.6 Gy 者未发生脊柱侧弯,31.6 Gy 发生 <25°的侧弯,36 Gy 发生 >25°的侧弯,X 线征象改变至少在放疗后 1 年,脊柱侧弯一般发生在放疗后 5 年,照射时年龄越小,放疗后发生的变化越大。因此,在恶性肿瘤放疗前要与家长讲清后果,说明放疗的必要性和影响骨骼发育的必然性。同时,在照射良性病变时(如皮肤黏膜血管瘤)应正确选择射线能量,并尽量避开骨骺。

3. 丘脑下部-垂体轴(HPA) 对放疗极端敏感,引起的全身内分泌影响在小儿比成人更为严重。照射过量可引起:(1) 生长激素缺乏(GHD),使生长期儿童生长速度与年龄不相称,身材矮小;(2) 性腺激素缺乏导致青春期发育障碍和原发性闭经或性早熟;(3) 促甲状腺激素缺乏,发生体重增加、嗜睡,出现生长和青春期发育障碍;(4) ACTH 缺乏引起嗜睡、低血糖和稀释性低血钠症;(5) 泌乳素分泌过多使青春期延迟或儿童生长抑制,女童出现溢乳。

4. 性腺对放疗高度敏感,应尽量避免性腺被照射。如卵巢受照射 1.5~2.0 Gy,月经就可受抑制,2.0~3.0 Gy 有可能发生不育。精原细胞对放疗也极为敏感,睾丸照射 1.0 Gy 就有可能不育,特别在治疗一侧睾丸白血病时需照射双侧睾丸,可使男孩不再发育,须与家长交待清楚。

5. 在定位和照射时,要保证良好的体位固定,可用负压气垫、热塑面(体)膜等。在照射时,原则上不允许家长陪伴在机房内。

6. 对婴幼儿,必要时可用镇静剂。如用 3~6 mL 10% 水合氯醛灌肠,待其熟睡后再给予治疗。一般不用全身麻醉法,但也有人曾使用全身麻醉法(吸入式或静脉注射)。放疗时对麻醉的要求是:(1) 保证治疗时患儿没有自主或不自主的活动;(2) 起效迅速;(3) 麻醉持续时间短;(4) 放疗结束后苏醒快,醒后不影响日常活动;(5) 可以重复给药,不易产生耐药性;(6) 麻醉时应保证患儿在不同体位时呼吸道的通畅;(7) 给药时无痛苦。

第三节 肾母细胞瘤(Wilms 瘤)

肾母细胞瘤(Wilms tumor)是肾脏高度恶性的胚胎源性肿瘤。一般认为它是由于抑癌基因功能缺失所致的间充质干细胞分化异常所引起。

早在 1828 年,Gairdner 最先描述了 1 例女童死于左肾巨大肿瘤(该瘤重达 5 kg),以后 Max Wilms(1867—1918)在他的一本有关混合肿瘤的专著中详细描述了几例此种肿瘤病例,遂以他的名字命名这种肿瘤。

一、流 行 病 学

在美国,Wilms 瘤每年的发生率为每百万人(1~14 岁)中 7.8 例。在儿童期肿瘤中仅次于神经母细胞瘤。统计国内 6 所儿科医院 2133 例恶性实体瘤中,有 503 例(24%)Wilms 瘤。该瘤 90% 见于 8 岁以内,其中位发病年龄为 3~3.5 岁,75% 发病时 <5 岁,以 1~4 岁为最多,10 岁以上者少见,但 1 岁以内者与成人一样,均十分罕见。发病率没有性别和左、右侧的差异。诊断时平均年龄为 15 个月。

二、临床表现

临床表现主要为腹部肿块(83%)、发热(23%)、血尿(21%),其他有高血压(25%~63%)、消瘦、恶心呕吐及血行转移引起的症状等。肿瘤局部浸润、自发性内出血和瘤体破裂时可引起腹痛等急腹症表现(37%)。

X线检查(平片及静脉肾盂造影)是诊断Wilms瘤的重要手段,可见肠曲移位、肿瘤内钙化、肾盏变形移位或有部分破坏缺如、肾积水及肾功能不良等征象。B超可以了解肿瘤侵犯肾脏、肾静脉或下腔静脉的情况。腹部CT平扫可用于评价:(1)肿瘤体积大小、肾功能状况、肾盂输尿管积水及后腹膜淋巴结转移情况;(2)了解肿瘤边缘与肾脏及周围邻近组织的关系;(3)了解有否肝脏转移等。怀疑有其他部位转移时可做相应的检查。

实验室检查须做血常规、尿常规、血尿素氮及肌酐、肝脏酶的测定。

鉴别诊断主要与神经母细胞瘤鉴别(见本章第四节"神经母细胞瘤")。

三、分 期

Wilms瘤的分期有两种,即TNM分类法(表26-6)和NWTS(表26-7)分级法。两种分类法各有特点,介绍如下:

(一) TNM分类法

由Cassady在1973年根据Garcia等的综述分析了各种预后因素而形成。

T_1 肿瘤容积<550 mL,无包膜、收集系统及主要静脉的侵犯,手术可完全切除。

T_2 肿瘤超出上述一项或更多项的范围,但仍能完整切除。

T_3 肿瘤巨大,已侵蚀其他器官和(或)不能完全切除。

N_0 无淋巴结转移。

N_1 肾门或腹主动脉旁淋巴结累及。

M_0 无淋巴结以外的转移。

M_1 远处转移只限于肺。

M_2 双侧肾脏累及或有肝、中枢神经系统、骨或其他部位转移。

表26-6 Wilms瘤TNM分期

	N_0	N_1	M_1	M_2
T_1	Ⅰ期			
T_2		Ⅱ期	Ⅳ期	Ⅴ期
T_3		Ⅲ期		

(二) NWTS分级(1979)

这是目前使用最广泛的分期法,详细分级见表26-7。

表 26-7　Wilms 瘤 NWTS 分级

分级	病　变　范　围
Ⅰ	肿瘤局限于肾脏且完全被切除。肾包膜完整,手术过程中肿瘤没有破裂。手术切缘阴性,没有残余
Ⅱ	肿瘤范围超出肾脏但被完全切除。肿瘤有局部扩散并穿透肾包膜侵及肾周软组织。肾外管腔结构浸润或存在瘤栓。肿瘤曾被穿刺活检或有腹腔肿瘤细胞的局部种植,手术范围内没有淋巴结累及
Ⅲ	腹腔内非血行性肿瘤侵犯,满足以下一条或多条标准 A. 活检发现肾门处、主动脉旁或以下水平淋巴结累及 B. 手术前或手术中肿瘤细胞污染腹膜,或肿瘤浸润性生长累及腹膜 C. 发现腹膜表面种植性病灶 D. 手术切缘阳性 E. 无法完整切除肿瘤
Ⅳ	血行转移,部位超过上述Ⅲ的范围,即有肺、肝、骨、脑转移
Ⅴ	双侧肾累及

注:对于预后良好组及预后不良组,分期标准相同

四、病 理 分 型

NWTS(National Wilms' Tumor Study)的组织病理学研究提示了与预后相关的因素,在第 1 期的研究中,88％的病例被划分为预后良好组,其余为预后不良组。划分标准指的是预后良好组具有典型的 Wilms 瘤病理表现而没有间变或肉瘤成分。

NWTS 定义为预后不良的 Wilms 瘤包括以下 3 种:(1) 间变型 Wilms 瘤;(2) 透明细胞肉瘤;(3) 杆状细胞瘤。后两者目前已不计入 Wilms 瘤中。

五、治疗原则和放射治疗适应证

对肾母细胞瘤的治疗,现公认的方法是手术、放疗和化疗的综合。单纯手术的生存率为 16％,手术加术后放疗者为 47.3％,手术、放疗和化疗(更生霉素、VCR)三者的综合治疗,治愈率达 60％～80％。

(一) 手术

用腹部切口,切除范围包括患侧肾脏、肾上腺、肾周围脂肪、肾蒂及腹膜后淋巴结。对两侧肾脏的肿瘤可行双侧半肾切除、肿瘤切除或一侧肾切除,另一侧进行放疗或化疗。该瘤组织较软且脆性大,易于破溃,手术操作应轻柔,以免肿瘤破溃,因术中肿瘤破溃将使局部复发率增加 1 倍。

若计划给予术后放疗,则放疗与手术的间隔时间不宜过长,一般要求在手术后 48 h 内开始照射。若手术后超过 10 d 再予以放疗,则腹部复发及对侧肾转移的发生率将大大增高,特别是组织学不良者更是如此。Tefft 分析 336 例,发现在组织学不良组中,手术后及时照射者,腹内复发率 7％,超过 10 d 者为 40％,而在组织学良好组中则差别不大(6％∶4％)。

(二) 手术加放疗

放疗的意义在于有效地提高了肿瘤的局部控制率,减少了局部复发。而对于已有局部复发者,治疗效果则相对较差。

1. 术前放疗

对巨大瘤块,估计手术困难者可先进行术前放疗,剂量在 15～25 Gy。一旦肿瘤缩小到可手术时,即应停止照射而予以手术。

2. 术后放疗

对Ⅰ期患儿,特别对2岁以下者,术后放疗益处不大。但2岁以上者,若手术后不加放疗则复发率将增高。对Ⅱ期患儿应予以术后放疗,Ⅲ期应予以全腹照射并加用化疗。对Ⅳ期者则应尽可能切除瘤块,继之放疗和化疗。

3. 放疗方法

(1) 照射范围　Ⅱ期患儿照射肾窝及引流淋巴结(肾动静脉及腹主动脉旁淋巴结),为避免放疗后遗症的脊柱侧弯畸形,设野应包括椎体全宽度,但应注意保护对侧肾脏;Ⅲ期者应全腹照射,D_T 30 Gy/4 周,再缩野照射瘤床 5～15 Gy,保护对侧肾(<15 Gy),受照部位的肝受量<30 Gy。

(2) 照射剂量　有分析发现,在 18～40 Gy 剂量范围之内与剂量不相关,18～20 Gy、21～24 Gy、25～40 Gy 的各组复发率相同。对于间变型 Wilms 瘤,放疗与化疗药物 ADM、VCR、ADR、CTX 的联合使用显著降低了腹部复发率,在治疗性的照射剂量范围内此型肿瘤亦未显示出明确的剂量效应。但有人认为对此型肿瘤的治疗剂量倾向于依年龄递增:年龄在初生～18 个月用 18～24 Gy,19～30 个月用 24～30 Gy,31～40 个月用 30～35 Gy,41 个月以上用 35～40 Gy。

(3) 全肺预防性照射或肺转移者的全肺治疗性照射　7.5 Gy/周,总量 15～20 Gy。

(三) 手术加放疗加化疗

化疗用更生霉素(放线菌素 D, AMD),每天 15 μg/kg,连用 5 d 为 1 个疗程,手术后 6 周和 3 个月后各治疗 1 个疗程,以后每隔 3 个月治疗 1 个疗程,共 6 个疗程,生存率可达 86%;也可用长春新碱(VCR)、环磷酰胺(CTX)等。

放疗方法同上述。

六、预　　后

据 Perez 等分析,预后与下列因素有关,但与年龄、性别、同期中的肿瘤大小及血管受累情况关系不大。

(一) 安全期

用 Collin 危险期来评估复发的可能性,超过 Collin 危险期则复发者极少。

Collin 公式:手术时年龄(月)+ 9 个月 = 术后安全期。例如,1 岁时手术,则若手术后 21 个月(1 岁 9 个月)时未复发即可认为已治愈。

(二) 肾包膜受侵情况

包膜侵犯阳性者,3 年生存率为 25%,阴性者为 68.3%。

(三) 组织学分化程度与分期

Wilms瘤的4年生存率,在预后良好组Ⅰ期为97%,Ⅱ期为92%,Ⅲ期为76%,Ⅳ期为82%;在预后不良组,Ⅰ~Ⅲ期为68%,Ⅳ期为55%。

(四) 肺转移

初治前出现者,生存率为30%;疗中或疗后不久出现者为14.3%。

(五) 其他脏器受累与否

其他脏器受累者预后极差。

(六) 治疗方法

手术加放疗加化疗的综合治疗的疗效比单纯手术或手术加放疗者明显为好。

第四节 神经母细胞瘤

神经母细胞瘤(neuroblastoma,NB)又称成神经细胞瘤或恶性节细胞瘤。本病为起源于肾上腺髓质和交感神经链的原始神经外胚叶细胞的恶性肿瘤。最初由Wright在1910年进行了该瘤的病理形态描述。NB约占儿童期肿瘤的7%~10%,在北美<15岁儿童的发病率为10.95/100万,0~4岁组为27.75/100万,每年的死亡率分别为4.89/100万和9.10/100万。儿童死亡率中约15%为NB。它可发生在任何部位,如上腹部、后纵隔、盆腔、颈部等处的交感神经,但主要发生在肾上腺髓质。此病在右侧者易早期转移至肝,称佩帕(Pepper)型;在左侧者易转移到眼眶和颅骨,称赫钦森(Hatchinson)型,但因本病恶性度高,早期即可有广泛转移,故此分型意义不大。本病约80%发生在2.5岁以下,95%发生在6岁以下。本病比Wilms瘤恶性度更高,在初诊时已发生广泛播散的比率也明显为高,因此预后极差。多数病例无法进行肿瘤全切除或不能切除,但它对放疗极为敏感,因此放疗在本病治疗中有极其重要的意义。

一、病 理

神经母细胞瘤(NB)是形态小的、蓝色的圆形细胞肿瘤之一,属该类肿瘤的还有非霍奇金淋巴瘤、尤文肉瘤、未分化软组织肉瘤(包括横纹肌肉瘤和原始神经外胚层瘤)。典型的NB病理亚型可有以下五种类型:

1. 神经母细胞瘤。
2. 分化性神经母细胞瘤(节细胞性神经母细胞瘤)。
3. 髓上皮瘤及神经上皮瘤(罕见)。
4. 节细胞性神经瘤(良性)。
5. 嗜铬细胞瘤(为一种功能性肿瘤,常为良性)。

二、临床表现和分期

(一) 临床表现

NB 临床表现取决于原发肿瘤发生在交感神经的哪个部位,以及它发生转移部位的临床症状。最常见的是发生在肾上腺髓质,其症状有迅速增大的上腹季肋部肿块(质硬、固定、高低不平)、局部疼痛、低热、贫血、恶液质以及广泛转移的征象(发生在左眼眶者有其特征性表现——眼球稍突出,眶周皮肤有瘀斑)。发生在肾上腺髓质者需与肾母细胞瘤鉴别(见表26-8)。发生在颈交感神经者常可引起 Horner 综合征、脊髓压迫、呼吸困难等症状。大约60％的 NB 患儿在出现临床症状时已有转移。表 26-9 是诊断时病灶扩散的方式与年龄的关系。

表 26-8　肾母细胞瘤与神经母细胞瘤鉴别表

	肾母细胞瘤	神经母细胞瘤
平均发病年龄	常见于 2～3 岁	儿童任何年龄(2.5 岁以下多见)
肿块大小	较大	较小
肿块形状	球形、边界清楚,光滑	高低不平,界限不清
血尿	少数可见	无
X 线检查		
肾盏变形、破坏	＋	－(可移位)
肿瘤钙化	＋	＋
引流淋巴结肿大	±	＋
肺转移	＋	±
骨转移	±	±
高血压	＋	－
手术	常可切除	切除困难
放射感敏性	敏感	高度敏感

表 26-9　神经母细胞瘤病灶扩散与年龄的关系[例数(％)]

肿瘤扩散方式	年　龄		合　计
	＜1 岁	＞1 岁	
局部扩散	93(39)	83(19)	176(26)
区域扩散	43(18)	54(13)	97(15)
广泛扩散	61(25)	290(68)	351(52)
Ⅳ期	44(18)	0(0)	44(7)
总　计	241	427	668

(二) 分期

神经母细胞瘤可发生在任何部位,分期按原发肿瘤所在部位分为4期(Ⅰ~Ⅳ)。另外增加Ⅳ$_s$期,该期的意义在于:虽肿瘤转移到肝、皮肤、骨髓(不是骨),但其预后仍然良好,2年生存率可达94%,该期一般均为1岁以下的患儿。以下是Evavs和D'Angio(ED)分期法。

Ⅰ期:肿瘤位于原发组织和器官。

Ⅱ期:扩展到原发组织和器官之外,但未超过中线。同侧淋巴结可受累。

Ⅲ期:肿瘤越过中线,局部淋巴结双侧转移。

Ⅳ期:有骨与软组织的远处转移或远处淋巴结转移。

Ⅳ$_s$期:局部为Ⅰ或Ⅱ期,但有肝、皮肤、骨髓中1个或1个以上部位的转移。

三、治 疗

(一) 化疗

常用药物有 VCR、CTX、DDP、VP-16、更生霉素和阿霉素等。按ED分期为Ⅳ期的婴幼儿用多药化疗已获得了75%的5年生存率。

(二) 手术

尽量做到肿瘤全切除,对Ⅰ期病变全切除者,2年生存率可达90%。有肿瘤残留或分期较晚者,需加用放疗或(和)化疗。

(三) 放疗

分单纯放疗、术前放疗和术后放疗3种。

四、放射治疗方法

(一) 设野

设野的范围包括肿瘤或瘤床外至少2cm边缘的正常组织,椎旁神经母细胞瘤可用单个后背野照射。

(二) 剂量

一般认为,神经母细胞瘤对放疗高度敏感,但确切的放射致死剂量至今尚不十分清楚。对婴儿,12Gy就可达到局部控制,但≥3岁者用45Gy尚有复发的。5Gy的单次剂量即可达到姑息效果,姑息放疗用3Gy×5次可能更为合理。对嗅神经母细胞瘤主张用到60Gy以上,但也偶尔有复发者。

建议单纯放疗剂量2岁以上用30~40Gy,2岁以下用8~12Gy;术前放疗用14~20Gy,可提高手术切除率;术后放疗用20~40Gy。Perez等分析了27例NB患儿的2年生存率与照射剂量的关系,照射≤10Gy的5例中,仅1例生存满2年(20%),10~20Gy者3/10例(30%)生存满2年,而>20Gy的患儿7/12例(58%)生存满2年。

五、预 后

分期、诊断时年龄、组织学类型以及肿瘤部位均是重要的预后因素。表26-10和表

26-11说明治疗结果与这些因素的关系。

表 26-10 神经母细胞瘤与其他预后因素的关系

患儿情况	生存例数/治疗例数	2年生存率(%)
诊断时年龄($P<0.002$)		
<1 岁	27/38	71.0
>1 岁	23/81	28.0
原发部位($P<0.01$)		
非腹部	18/27	67.0
腹部	32/92	35.0
组织学类型($P<0.002$)		
节神经性神经母细胞瘤	16/21	76.0
神经母细胞瘤	34/98	35.0

表 26-11 神经母细胞瘤各期的 2 年无瘤生存率

期别	生存例数/治疗例数	2年生存率(%)
Ⅰ	7/7	100.0
Ⅱ	21/25	84.0
Ⅲ	6/11	55.0
Ⅳ	4/62	6.0
Ⅳ$_s$	2/4	86.0

第五节 视网膜母细胞瘤

视网膜母细胞瘤(retinoblastoma,RB)是小儿眼部较为常见的恶性肿瘤,为视网膜神经层细胞分化不成熟引起。本病常为多中心起源,80%患儿有多发肿瘤灶。由于血供丰富使肿瘤生长迅速而广泛。常侵犯视神经,故若手术摘除眼球,则应尽可能长地切除视神经。在RB生长时,它可以引起视网膜剥离,内生性的肿瘤可破坏视网膜的内层到达玻璃体,呈现散在的白色颗粒。肿瘤也可形成一个有蒂的肿块(外生型)(图 26-1)。这两种生长方式可以出现在同一侧眼内,RB经常发生玻璃体内的种植。

一、发 病 率

RB 的发病率在活产婴儿为 1∶14000～1∶34000。在发病上,没有性别、种族和左、右眼的区别。大约 65%～80%的患儿为单眼性的,约 20%～35%可双眼同时发病。双侧性

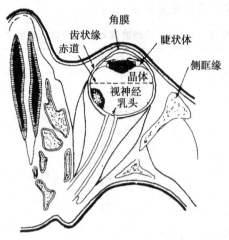

图 26-1 眼球横切面

RB 可能同时确诊,也可能先后确诊。确诊时的平均年龄为 2~4 个月,大部分患儿在 3 岁前确诊。单侧性 RB 确诊时的年龄通常要比双侧性者晚,双侧性 RB 确诊的中位年龄为 4.5 个月,而单侧性的为 22 个月。双侧病变者常有家族史。本病有家族遗传倾向,且有家族史者常为双侧病变。

二、分 期

较常用的 RB 分期法有 Reese-Ellsworth 分期法(表 26-12)和 St. Jude 儿童疾病研究医院分期法(表 26-13)两种,但前者不能充分说明与预后的关系,后者则将与预后密切相关的脉络膜、视神经远端和巩膜外侵犯列入分期内容,似更具实用性。

表 26-12 视网膜母细胞瘤 Reese-Ellsworth 分期

Ⅰ期(极好预后)	单个或多个肿瘤,直径<dd*,在赤道上或在其后面
Ⅱ期(良好预后)	单个或多个肿瘤,直径 4~10dd,在赤道上或在其后面
Ⅲ期(较差预后)	一些肿瘤到赤道前或单个肿瘤>10dd,在赤道后面
Ⅳ期(不良预后)	一些肿瘤达视网膜锯齿缘前或多源性肿瘤中有些>10dd
Ⅴ期(极差预后)	肿瘤累及视网膜一半以上或进入玻璃体

*dd:视神经盘直径——盲点

表 26-13 视网膜母细胞瘤 St. Jude 儿童疾病研究医院分期

分 期	临 床 表 现
Ⅰ期	肿瘤限于视网膜
Ⅱ期	肿瘤限于眼球内(包括玻璃体种植,伸延到视神经乳头部或脉络膜、导静脉、锯齿缘、虹膜和前房)
Ⅲ期	局限性眼眶外的扩散(包括通过巩膜的扩散)和超过视神经断面
Ⅳ期	远处转移(脑、骨髓、软组织、血道)

三、肿瘤的生长扩展和临床表现

1. **眼球内生长** 眼底血管丰富,生长迅速。临床表现为视力损害、瞳孔扩大和瞳孔内有淡黄色反光("黑朦猫眼")。
2. **穿破眼球** 肿瘤的扩展使眼球外突、破溃、出血和坏死并侵犯眼眶。眼眶内因无淋巴管,故即使穿破眼球达眼眶内,早期也不发生淋巴转移。
3. **沿视神经蔓延** 肿瘤可沿视神经蔓延到蛛网膜下腔,侵入颅内。
4. **早期即可有血行转移** 常见的血行转移部位为头皮下软组织和耳前淋巴结。另一特点为对侧的眼外转移较常见。

四、治疗原则和放射治疗适应证

美国国家癌症研究所(INC)的治疗方案如下:

(一) 一侧肿瘤未出眼眶的

1. 对限于眼内者进行眼球摘除,连接眼球的视神经必须切除10mm以上是十分重要的。视神经切面未受肿瘤侵害者不做放疗。若受侵害则应立即进行放疗(D_T45Gy/4~5周)。
2. 对侵犯球外、眼眶者进行眼球摘除,不论视神经切面有否累及,均进行术后放疗(D_T40~45Gy/4~5周)。

(二) 双侧病变而无转移

受肿瘤侵害重的眼按上述单眼病变的治疗原则处理。另一只眼睛则予以单纯放疗,如果眼的前半部没有肿瘤,则照射时应限于晶体后的眼球后半部。

(三) 有转移者用姑息放疗或化疗

化疗用 TEM(三乙烯三聚氰胺,tretamine)0.06~0.08 mg/kg,进行颈内动脉灌注。对转移性病灶的有效药物为 CTX,对局部进展性 RB 或转移性 RB 的推荐化疗方案有 CTX+VCR、CTX+VCR+ADR、CTX+VCR+DDP+VM-26 等。

姑息放疗方法见下述。沙永慧等用术前放疗,手术标本见瘤细胞消失或蜕变。

五、放射治疗方法

(一) 设野

在治疗肿瘤的前提下,尽量保护角膜、晶体和泪腺。用^{60}Co γ线或高能 X 线,颞侧野照射,野大小为4cm×4cm或4cm×5cm。设野时尽量避开晶体,其前界在眼眶骨前缘,并向后稍打角度以免对侧眼受放射性损害。在行保留眼球的单纯放疗时,单用颞侧野肿瘤可能会在射野边缘复发,小的前部复发可用冷冻疗法治疗。若用单个垂直前野,摆位方便、重复性好,但角膜、泪腺都在照射野内,白内障的发生更不可避免,因此不提倡使用。也可用前、侧两野照射,用楔形板可保证剂量均匀。有条件的单位可用 3D-CRT。

(二) 辐射剂量

40Gy左右,根据肿瘤侵蚀情况和切端有否残留,剂量可从 35~45Gy间调整。若肿瘤通过视神经累及颅内,可进行颅底或全脑照射,颅底剂量可稍偏高。肿瘤<3dd时的治愈率要比3～10dd为高。

不论单眼或双眼肿瘤,若患儿家长拒绝进行眼球摘除术,可考虑进行单纯放疗,疗后短期内随诊。进行保留眼球的外照射放疗时,临床医生应了解有关RB的6个问题:(1)在许多情况下,所有RB都有遗传的可能,因此整个视网膜均应在照射范围内;(2)可能玻璃体已发生种植;(3)原发的RB可能是多灶性的;(4)肿瘤可能经视网膜下间隙扩散;(5)视网膜分化过程是从后向前、向上、向下进行的,亚临床病灶可能存在于未成熟的视网膜内,故也应包括在治疗计划内;(6)当剂量≥50Gy时,视网膜放射性损伤的可能性增大。

六、放射治疗并发症

用35～45Gy剂量一般不会发生严重的放疗并发症。但剂量过高,会出现某些放疗并发症。

(一)失明

晶体防护不良可引起白内障(引起白内障的最低剂量为4Gy/3周～3个月)。视网膜区剂量过高(耐受量45～50Gy),可导致视网膜血管损伤、出血性视网膜炎、视网膜剥离,也可发生玻璃体出血。

(二)放射致瘤

双侧性者发生第2个球外肿瘤的倾向约占15%～20%。虽然由于本病有家族倾向,认为球外肿瘤的发生是与肿瘤易感性有关。但多数人证明球外第2个肿瘤的发生是放射所致:(1)第2个肿瘤多发生在照射野内;(2)放疗后经一段潜伏期后发生第2个肿瘤;(3)于高剂量照射后;(4)双眼肿瘤者照射侧第2个肿瘤的发生率明显高于未照射侧。

七、预 后

(一)分期

Schipper等报告凡含有用放疗的各种治疗方案的患儿,Ⅰ～Ⅴ期的治愈率分别为100%(14/14)、100%(9/9)、83%(10/12)、79%(11/14)和0%(0/5)。而对双眼病变者,Ⅰ～Ⅴ期的5年治愈率分别为95%、83%、76%、71%和32%。

(二)治疗方法

沙永慧报道100例,全组5年生存率为42%,10年生存率为36%。单纯手术组为15%,手术合并放疗组为36%。

(三)复发和死亡

通常发生在治疗后半年内(55%),下半年死亡率下降,2年后复发少见,即治疗后24个月无复发,可认为已获控制。

第六节 嗅神经母细胞瘤

嗅神经母细胞瘤起源于接近筛板的上鼻腔嗅神经上皮的神经嵴，是少见的肿瘤。嗅神经母细胞瘤不像上述的三种肿瘤，基本上都是儿童患病，成人偶见，而嗅神经母细胞瘤则大部分为成人（青春期有个小高峰，大高峰在壮年期）。但发生在儿童的嗅神经母细胞瘤有自己的一些特点，且根据 WHO 2000 神经肿瘤的病理分类法，将嗅神经母细胞瘤与神经母细胞瘤归入同一类肿瘤，故特在本章作一简单的介绍。

一、病　理

本瘤曾分为嗅神经上皮瘤（低度恶性）和嗅神经母细胞瘤（高度恶性）两种。嗅神经上皮瘤生长缓慢，病程较长，恶性潜能较低，故浸润、转移和复发较晚。临床上容易误诊。嗅神经母细胞瘤生长速度快，病程短，也易发生远处转移，属高度恶性的肿瘤。

目前，根据 WHO 2000 神经肿瘤的病理分类法，神经上皮肿瘤中包含 10 类肿瘤，其中第 8 类为神经母细胞瘤。该类肿瘤又分为嗅神经母细胞瘤、嗅神经上皮瘤、肾上腺和交感神经系统神经母细胞瘤。根据嗅神经母细胞瘤分化程度，又可分为 I～IV 级。

二、临床特点

嗅神经母细胞瘤可发生在单侧鼻腔、鼻咽和鼻旁软组织，常可侵犯筛窦和上颌窦，骨质破坏常见。颈淋巴结转移率在 10%～50%。儿童病情进展快，颈淋巴结转移率为 20% 左右。

三、临床分组

A 组：肿瘤局限于鼻腔。
B 组：肿瘤侵犯鼻腔和副鼻窦。
C 组：肿瘤扩散超过鼻腔和副鼻窦。

四、治　疗

(一) 手术

A 组可能可以通过单纯手术切除，但一般来说嗅神经母细胞瘤是很难达到完全切除的，术后复发率高达 45%～50%。多数学者认为不论 A 组、B 组和 C 组均应予以手术和放疗的综合治疗。

(二) 放疗

与手术联合治疗时,在常规分割条件下,总剂量需达 50～60 Gy。放疗计划根据 CT、MRI 为基础,常用一个前野和两个加楔形滤板的侧野,前颅凹和筛板必须包括在照射野内。设野时一定要保护垂体、视神经交叉和眼球。有条件的医院,用 3D-CRT 和 IMRT 则更好。嗅神经母细胞瘤在成人患者,不一定进行颈淋巴区预防性照射,而儿童患者则应予以颈预防性照射。术前放疗抑或术后放疗各有优缺点,但尚无更多的资料能证明哪一种方法更好。

(三) 化疗

在术前、术后或放疗前后用 VCR+CTX、DDP+5-Fu 及其他方案,一些回顾性研究证明可改善生存率,但因发病率低,尚无前瞻性随机研究的结果报道。

五、预 后

成人和儿童一起,A 组的生存率为 90%～96%,B 组为 80%,C 组为 50%～80%。

复习思考题

1. 肾母细胞瘤(Wilms 瘤)的治疗原则。手术和放疗的间隔时间对预后的意义。
2. 肾上腺神经母细胞瘤和肾母细胞瘤的鉴别要点。
3. 神经母细胞瘤分期中的 IVs 期的意义。
4. 视网膜母细胞瘤的治疗原则和放疗适应证。
5. 肾母细胞瘤、神经母细胞瘤和视网膜母细胞瘤放疗的剂量要求多少?

参 考 文 献

[1] 谷铣之,刘泰福,潘国英主编.肿瘤放射治疗学.北京:人民出版社,1983
[2] 王国民主编.儿童肿瘤放射治疗学.上海:上海医科大学出版社,2000
[3] 许昌韶主编.高等教育教材:肿瘤放射治疗学.北京:原子能出版社,1995
[4] Perez CA, Brady LW. Principles and practice of radiation oncology. 3rd ed. Philadelphia: Lippincott Williams & Wilkins,1997
[5] 申文江.儿童肿瘤的放射治疗.中华放射肿瘤学杂志,1997,6(2):125～127
[6] 周菊英,许昌韶,姚德之,等.肾母细胞瘤术前、术后放射治疗 15 例分析.苏州医学院学报,1997,17(3):597～598
[7] 王国民.上海地区视网膜母细胞瘤的调查研究.中华眼科杂志,1985,21:288～291
[8] 邵少慰,林华欢.嗅神经母细胞瘤全身广泛性转移一例并文献复习.中国神经肿瘤杂志,2004,2(2):142～143
[9] 张军宁,许昌韶.嗅神经母细胞瘤的放疗疗效报告.苏州医学院学报.1996,16(3):594～595
[10] Abramson DH, McCormick B, Fass D, et al. Retinoblastoma: the long-term appearance of radiated intraocular tumors. Cancer,1991,67:2753～2755
[11] Abramson DH, Gerardi CM, Ellsworth RM, et al. Radiation rregression paterns in treated retinoblastoma: 7 to 21 years later. J Pediat Ophthal Strabismus,1991,28:

108～112

[12] Buckley EG, Heath H. Visual acuity after successful treatment of large macular retinoblastoma. J Rediat Ophthal Strabismus, 1992, 29:103～106

（许昌韶）

第二十七章 非肿瘤性疾患的放射治疗

第一节 非肿瘤性疾患放射治疗总论

放疗应用于非肿瘤性疾患(良性病)治疗的历史悠久。1895年伦琴发现X线,1896年Freund即首先用于治疗毛痣,随后广泛应用于临床良性病的治疗,积累了许多宝贵的经验,解除了很多患者的痛苦,但也有一些经验教训值得反思。由于放疗随着历史的进展,人们对电离辐射作用于人体正常组织和肿瘤组织的作用机制的认识不断深入,以及治疗手段的不断改进,最近几年良性病放疗再次引起人们的兴趣,特别是适形放疗和腔内放疗预防血管成形术后再狭窄(术前或术后放疗)的开展,使医学界看到了放疗用于治疗良性疾患的巨大潜力。真性良性肿瘤如垂体腺瘤、骨巨细胞瘤、造釉细胞瘤、乳头状瘤等均不在本章讨论范围之内。

一、对非肿瘤性疾患放射治疗的认识

对非肿瘤性疾患(良性病)是否予以放疗,一度争议较大。目前倾向于能不用放疗的尽量不用,但当其他治疗方法缺乏或疗效不佳时不妨一试,而在某些情况下还应积极开展并加强研究。争议的主要观点有以下几点:

1. 对一些非肿瘤病变,放疗确实有效,有时小剂量即可明显奏效。有些临床上比较棘手的情况,如腮腺和胰腺手术后的腮瘘、胰瘘,可用小剂量很快达到预期的疗效。

2. 非肿瘤病变的放疗,一般所用剂量均较小,只要方法和剂量控制得当,并不会造成严重后果。

3. 在某些情况下,可用放疗代替手术,避免手术的痛苦和危险性,如骨血管瘤,特别是椎体血管瘤。

4. 已有大量文献证实,良性疾患放疗后,可发生一些并发症,如生长发育受阻(照射到骨骺)、内分泌功能低下(如照射毒性甲状腺肿后的"甲低"),甚至发生放射致瘤(如甲状腺癌、骨肉瘤等)。

5. 因有些良性疾患放疗后仍可反复发作,若滥用放疗或反复使用,可造成局部坏死或放射致癌。

因此,对良性疾患的放疗应严加控制,特别不能滥用,但若使用得当,仍有其独到的临床意义。由于对良性病的放疗仍存在着认识上的不统一,为此,近几年国内外都对良性病放疗进行了调查研究,以明确它的地位。

二、对非肿瘤性疾患放射治疗的调查报告

以下几个调查报告说明了当前医学界已对良性病放疗有了广泛的认可。现把几个调查报告所涉及的病种列出,可大致了解非肿瘤性疾患(良性病)放疗的适应证。

(一) Seegenschmiedt 等的调查研究

1996 年德国 Seegenschmiedt 等向德国 134 个医疗单位发出 3 年(1994~1996)调查表,内容包括治疗良性病的各种设备、适应证、病例数及治疗方案。结果是每年平均治疗患者 20082 例,其中炎症疾患 456 例,占 2.27%(内含汗腺炎 221 例,甲沟炎 78 例,腮腺炎 23 例,诊断不明 134 例);退行性病变 12600 例,占 63%(其中肩关节周围炎 2711 例,肱骨外上髁炎 1555 例,跟骨骨刺 1382 例,退行性骨关节周围炎 2434 例,无明确诊断 4518 例);肥大增生性病变 927 例,占 5%(含杜普伊伦挛缩即掌孪缩病 146 例,疤痕瘤 382 例,阴茎海绵体硬结症 155 例,无明确诊断 244 例);功能紊乱性病变 1210 例,占 6%(内含格雷夫斯眼病即 Graves 病 853 例,未明确诊断 357 例);其他疾患 4889 例,占 24%(内含预防异位骨化形成 3680 例)。

(二) Leer 等的调查研究

Leer 等就良性病的放疗进行了世界范围的调查。他们于 1996 年向 1348 个研究机构发送了调查表,询问其对 28 种良性疾病是否为放疗适应证的看法,以及治疗频度和治疗方案。这 28 种良性疾病为牙釉质瘤、动脉瘤样骨囊肿、鼻咽纤维血管瘤、血管瘤、强直性脊柱炎、动静脉畸形、关节炎、关节病、滑囊炎、滑膜炎、腱鞘炎、淋巴管瘤、纤维侵袭性纤维瘤病、杜普伊伦挛缩即掌孪缩病、疖病、真菌感染、脓性肉芽肿、格雷夫斯眼病即 Graves 病、海绵状血管瘤、汗腺炎、异位骨形成、组织细胞增生症、疤痕瘤、重症肌无力、翼状胬肉、阴茎海绵体硬结症、类肉瘤病及疣。前 10 位频度适应证的排列次序为:疤痕瘤、格雷夫斯眼病、异位骨形成、纤维侵袭性纤维瘤病、翼状胬肉、动静脉畸形、组织细胞增生症、关节病、鼻咽纤维血管瘤和腱鞘炎。对它们的认可率在 32%~78%。感染性疾病的认可率最低,对退行性病变的治疗有争议。世界各地对放疗适应证的看法有明显的差异,但疤痕瘤、异位骨形成、纤维侵袭性纤维瘤病、翼状胬肉等是被普遍接受的适应证。

(三) 美国 Order 和 Donaldson 的调查研究

美国 Order 和 Donaldson 于 1990 年编写了《放射治疗良性病》一书。调查研究美国 1950~1980 年间 76 种良性病的放疗情况,其中除了上述世界调查的 28 种良性病外,还提出中枢神经系统良性肿瘤,如垂体瘤、脑膜瘤、松果体瘤等;自身免疫性疾病和器官移植,如狼疮性肾炎、多发性硬化症、肾移植、心脏移植、骨髓移植等;口腔良性疾患,如腮瘘、腮腺炎;耳鼻咽喉科疾患,如中耳炎、扁桃体炎;眼科疾患,如米库利奇综合征、浆细胞瘤;消化系统疾患,如胰瘘、脾功能亢进;皮肤疾患,如毛囊炎、足底纤维瘤病;化学感受器组织病、副神经瘤等。

(四) 中国的调查研究

中国开展良性病放疗已有 50 多年历史,每年都有放疗文章发表。近 10 年来报道的有关疾病有眶内炎性假瘤、Graves 眼病、鼻硬结病、内翻性乳头状瘤、颈静脉球体瘤、前列腺增生症、原发性血小板减少性紫癜、巨大血管瘤所致血小板减少性紫癜、脑动静脉畸形、脑膜

瘤、听神经瘤、脉络丛乳头状瘤、胆瘘、色素沉着、绒毛结节性滑膜炎等。

三、非肿瘤性疾患(良性病)的放射治疗原则

(一)选择适应证"宁右勿左"

即能用其他方法治疗的尽量不要用放疗。

(二)选择射线的质"宁浅勿深"

良性疾患的放疗适应证多为皮肤病,选用射线的质宜用低千伏X线,最好用低能量电子束。但深部病变仍宜用高能射线。

(三)照射野"宁小勿大"

只要紧扣病变边缘,注意正常组织的遮蔽和防护。

(四)照射剂量"宁低勿高"

小量能奏效的,绝不要增加剂量。特别不要因病变反复发作而反复治疗。

四、治 疗 方 法

因适于放疗的良性疾患一般均在组织的浅表,故只需穿透力较浅的射线。过去常用的有低电压短距离X线(接触治疗,30~60 kV)、浅层X线(100~120 kV)、低能电子束、放射性核素^{32}P和^{90}Sr等。

对小范围的良性病(血管瘤、寻常疣、鸡眼等)可用接触X线治疗,范围较大而厚的病变用浅层X线或电子束治疗,能用切线照射的不要用垂直照射。有时第1程用浅层X线,第2、3程改用接触X线。但对深部病变仍需用高能射线。

五、疗　效

根据上述各方面的调查结果,说明良性疾患的放疗适应证很宽,特别是对一些术后容易复发的病变、术后棘手的并发症(如腮瘘、胰瘘)有着独到的、不可替代的作用。以下是部分良性病放疗的结果(表27-1)。

表27-1 部分良性病放射治疗的结果

疾病分类(报道年份)	例　数	治疗方式	治疗效果(%)
疤痕瘤(1990)	373	术后放疗	97.6
血管瘤(1990)	20012	放疗	72.0
硬纤维瘤(1989)	138	放疗	92.0
翼状胬肉(1994)	825	术后放疗	98.0
阴茎海绵体硬结症(1995)	136	放疗	87.0
脑动静脉畸形(1996)	600	放疗	80.0
预防异位骨化形成(1997)	131	术后放疗	89.0

第二节 非肿瘤性疾患放射治疗的作用机制和照射方法

我们将非肿瘤性疾患（良性病）放疗的作用机制和适应证主要分为8类，每类各举几种疾病作为例子，临床使用时可举一反三，参照应用。

一、脱 毛 作 用

（一）作用机制

毛囊受照射后，生长功能受抑制，生长中的毛发和毛囊的连结变松而易于脱落。适量照射，毛发脱落后可再生。

（二）照射方法

1. 头癣 一次4～5野照射，3～5Gy/野（或分2d），剂量需均匀。照射后第10天起脱发，1周内脱完，头发脱完后用抗真菌软膏涂拭治疗。注意避免重复感染。此病在经济发达地区已少见，并被口服药物治疗代替。

2. 须疮 需照射两侧颜面、颈部和唇周的全部胡须，以4野照射为合适。每次0.75Gy，每周2次，约4～6次，总量最多达4.5～6Gy，脱须后用药。

3. 多毛症 理论上可用放疗脱毛，但实际上少用。

二、抑制外分泌作用

（一）作用机制

射线对皮脂腺、汗腺、外分泌腺体等的抑制、破坏作用，使分泌功能受抑制乃至腺体完全萎缩。可治疗面部痤疮、腋臭、色汗症、汗疱疹、手足多汗症、腮瘘、胰瘘和胆瘘等。

（二）照射方法

1. 痤疮 6～8Gy（每周1次，每次1.5～2Gy），照射时保护毛发、眼等。

2. 多汗症、汗疱疹、腋臭 总量6～9Gy/2～3周，每周2次，每次1.5Gy。腋臭必要时3个月后可再照射1个疗程。

3. 腮瘘 腮腺手术后的腮瘘可每次照射1～1.5Gy，每天1次，总量6～8Gy。笔者曾用3～5Gy单次剂量照射几例患者，瘘口次日即愈合。

4. 胰瘘 照射胰腺，用<10Gy的照射剂量可使胰腺外分泌功能暂时受抑制，并能使已分泌的胰酶活性降低，抑制作用可在照射后6～12h出现，抑制持续时间为7～10d，从而使手术后的胰瘘有机会愈合，对顽固性胰瘘和胰性腹水患者有效。

三、止痒、止痛作用

(一) 作用机制

抑制神经末梢的感觉过敏。止痒用于神经性皮炎、湿疹、外阴搔痒症等。止痛用于强直性脊柱炎、手足的甲下血管球瘤等。

(二) 照射方法

1. 湿疹、神经性皮炎　每次 1.0～1.5 Gy,每周 1～2 次,总量 8.0～12 Gy。止痒效果佳,但不根治病因,应特别注意的是切忌反复照射。

2. 强直性脊柱炎　作为对症处理性止痛照射(病原治疗见后"免疫抑制"节)。15～20 Gy/3～4 周,每周 2 次,每次 2.5～3.0 Gy。必要时 3 个月后可重复 1 个疗程。

3. 手足甲下血管球瘤　6～8 Gy/3 周,每周 2 次,每次 1.0～1.5 Gy。

四、抑制组织增生作用

(一) 淋巴组织增生

淋巴组织对放疗敏感。适应证为不宜手术的淋巴组织增生,如鼻咽腺样体肥大、耳咽管淋巴组织增生、航空性中耳炎、不适于手术的扁桃体肿大等。每周 2～3 次,每次 1.5 Gy,总量 8～10 Gy。

(二) 疤痕瘤(keloid)

也称疤痕疙瘩,为在皮肤损伤或毛囊炎基础上的纤维组织增生。对新鲜疤痕的幼稚纤维母细胞较敏感,可直接照射。对陈旧性疤痕不敏感,需先手术切除,手术后拆线之日起即予以照射,错过时机,在手术切口上可长出比手术前还要大的疤痕瘤。照射野应包括手术缝线的针孔,如有大片植皮,则只需照射植皮的周边缝线区。每周 2～3 次,每次 2 Gy,总量 12～20 Gy/4～6 周。也可 8～10 Gy/疗程,用 2～3 个疗程,每个疗程间隔不少于 4 周。

(三) 阴茎海绵体硬结症(Peyronie病)

本病发病部位位于阴茎海绵体的白膜与阴茎筋膜之间的疏松结缔组织中,故病变多位于阴茎背侧。放疗方法类似于疤痕瘤,摄 X 线片若有钙化者则需先手术再放疗。选择的电压要较高,用 140～180 kV X 线或电子束。每周 2 次,每次 2 Gy,总量 10～15 Gy。数月后可再给予 10 Gy,总剂量不要超过 30 Gy,大多数患者在 9～12 Gy 时,症状得到改善。

(四) 角质增生

对成熟的角化组织,放疗不敏感,但在增殖期则很敏感。照射后,角质病变可自增生较快的根部脱落。适应证有鸡眼、寻常疣、甲下疣等。对大面积胼胝疗效差,因剂量过大有后遗症,而剂量过小则无效。总量 15～25 Gy(每周 1 次,每次剂量根据面积大小用 2～5 Gy)。鸡眼、甲下疣可一次给予 8～10 Gy,隔 1 周后再给 1 次。一般 1 个月后病变可脱落。在放疗前先用热水浸泡,软化后将角质层用刀片仔细削除后再行放疗,则效果更佳。

(五) 色素沉着性绒毛结节性滑膜炎(pigmented villonodular synovitis,PVNS)

本病是发生于关节、腱鞘和关节囊的滑膜增生性病变,虽是良性病变,但它有较强的侵袭性,能够破坏骨组织并扩散到周围组织。最常发生在膝关节腔内。术后放疗可防止复发。

设野包括关节及手术切口上下缘外各 2 cm,每周照射 2 次,每次 2 Gy,总量 30~50 Gy。

(六) 翼状胬肉

翼状胬肉是眼科的常见病和多发病。它是发生在结膜并可侵及角膜的一种血管纤维增生性病变,可单眼或双眼受侵犯。单纯手术复发率高达 20%~68%,而手术加术后放疗的复发率为 0%~35%。

用 β 线(^{90}Sr 施用器)或 5~20 kV 接触 X 线,一般情况下是于术后 24 h 之内给予第 1 次放疗,剂量为 10 Gy,术后第 7 天再给 10 Gy。或于术后当天、第 7 天、第 14 天分别给予照射 8 Gy 或 10 Gy,总量 24~30 Gy。

(七) 异位骨化

最常见于全髋成形术后,也可发生在创伤后。在髋及周围软组织中存在有多能间质细胞,在特殊的外伤情况下,这些多能间质细胞可以分化转变为成骨细胞,造成异位骨化。这种分化始于创伤后 16 h,在 36 h 达到反应的高峰。因此,若预防异位骨化的发生,在术前 4~6 h,甚至 1 h 予以一次性照射 7~8 Gy,而术后放疗则应在术后 1~2 d 内开始,最迟不得超过 4 d。术后放疗的剂量一般给予 20 Gy/10 次/2 周,后认为 10 Gy/5 次/5~7 d 的效果一样。因考虑到术后不久,患者搬动不便,有不少学者采用一次性 7~8 Gy 照射,效果与分次照射相同,但副作用更小。术后放疗设野包括全部髋关节和周围软组织,但须保护强化成形术时用的多孔膜。因术后患者搬动不便,且体质较差,现多用术前一次性照射法。

(八) 血管内介入放疗

近 20 年来,经皮冠状动脉成形术(PTCA)和经皮血管成形术(PTA)已成为治疗冠心病和外周血管疾病的有效手段之一。但在 PTCA 后的 6 个月内,约有 30%~60%患者的病灶血管发生再狭窄。当今对 PTCA/PTA 后血管再狭窄的机制从病理生理到分子生物学、从实验研究到临床研究都做了大量深入的工作。血管再狭窄的主要原因是血管中膜平滑肌细胞(VSMCs)的增殖所致,血管内介入放疗即是利用放射线能抑制组织增生作用的原理。关于这方面的内容可详见本书第八章。

五、消 炎 作 用

(一) 作用机制

可能的机制为放疗增进了局部的血液循环,改变了局部区域的内环境,直接破坏白细胞和淋巴细胞后原地释放抗体以及放射破坏了炎症细胞释放的酶和内毒素。但肯定不是放射直接的杀菌作用。一般急、慢性炎症均可放疗,但现因抗生素的广泛使用,已极少用放疗。

适用放疗的急性炎症有尚未化脓的疖、慢性丹毒急性发作、气性坏疽、乳腺炎、外耳道疖、甲沟炎、带状疱疹(病毒感染)等;慢性炎症如指(趾)骨髓炎、血栓性静脉炎、慢性腮腺炎、颈淋巴结核、结核性窦道、慢性腱鞘炎、鼻硬结病(鼻硬结杆菌感染)等。

(二) 照射方法

急性炎症宜用小量,总量 2~4 Gy,每次 0.75~1.5 Gy。可每天或隔天 1 次,也可上下午各 1 次,常可有立竿见影的效果。疖和乳腺炎初期每次 1.5 Gy,连续 3 d。

对浆液性耳廓软骨膜炎,每周 2 次,每次 2.0 Gy,总量 10~12 Gy。

慢性炎症的总量 8~10 Gy(腮腺炎、淋巴结核等)。指骨骨髓炎、血栓性静脉炎,用中层

X线(140~180kV),0.75Gy/次,每周2次,总量4.5Gy,常在照射3.0Gy后即可治愈。指骨骨髓炎疗前应排除死骨,保持引流畅通。鼻硬结病的照射剂量须达30~40Gy。

六、致血管闭塞作用

(一) 作用机制
射线作用于血管内皮细胞,使之发生栓塞性动脉内膜炎、弥漫性硬化及血管周围纤维化而致血管闭塞,从而治愈血管瘤。年龄越小、发展越快的血管瘤,因内皮细胞不成熟,故疗效甚好。

(二) 放疗方法
1. 皮肤黏膜血管瘤　每周1~2次,每次1.0~1.5Gy,总量8~12Gy,隔4周后可给第2个疗程。有些婴幼儿照射1~2次,血管瘤即有缩小,颜色变暗,即使停止治疗,也能完全消退。

疗效与临床类型有关,其中草莓型疗效最好,治愈后可不留痕迹;海绵型和混合型疗效也较好;红色母斑由成熟的血管内皮细胞组成,对放疗不敏感,有钙化或伴有淋巴管瘤的疗效均差。血管瘤与淋巴管瘤共生时,在放疗后血管瘤消失而淋巴管瘤依旧。

2. 肝血管瘤　推荐剂量儿童≤10Gy/1周,成人20~30Gy/3~4周。如果4~6个月后未见效果,可另加10~15Gy/1~2周。

3. 椎体血管瘤　一般20~30Gy/2周的剂量已足够,有时症状有改善但脊椎X线片上可无变化。一般建议半年后复查X片,可见到骨化。

4. 鼻咽纤维血管瘤　照射野与鼻咽癌耳前野设野相仿,但不照射颈淋巴区,当累及鼻腔时,则设野同副鼻窦癌。推荐剂量30~35Gy/3~4周。

5. 脑动静脉畸形　见本书第十五章。

七、抑制和调节内分泌作用

(一) 人工绝经
用于药物不能控制的子宫功能性大出血,照射卵巢每次1.0~2.0Gy,总量20Gy,年轻妇女需35~40Gy。

(二) 垂体腺瘤
见本书第十五章。

(三) 调节垂体功能
用于治疗前列腺肥大、高血压等,主要机制是用微量γ线照射垂体和下丘脑,使某些衰退和失调了的细胞内分泌功能兴奋起来,使之恢复正常,纠正过高或过低的激素分泌,进而调节各靶腺组织的功能。照射方法为1.2~1.3Gy/次,每周2次,总量4.8~5.2Gy/4次/7~14d。

八、免疫抑制作用

(一) 器官移植

在进行器官移植以及治疗白血病、淋巴瘤等病时为配合骨髓移植,可进行全淋巴或全身放疗(TLI 或 TBI)以抑制免疫功能,从而防止或治疗机体对移植物的排斥作用。笔者曾报告 6 例共 11 个疗程,用 ^{60}Co 照射移植肾局部治疗排斥反应。放疗后患者的主观症状和客观指标(血尿素氮、肌酐)均有明显改善,机制是放射线杀灭了浸润到移植肾的致敏淋巴细胞。方法:对移植肾局部照射,每次 1.5 Gy,隔天 1 次,总剂量不超过 15 Gy,一般照射 3 次左右即可见效。也可用 TNI 照射 20 Gy,每周 2～3 次,每次 1.0 Gy,达到全身免疫抑制作用。苏州医学院唐忠义等用经 25 Gy 照射后的猪皮(猪皮细胞辐照灭活)代替异体人皮,照射后的猪皮既灭菌,又有较长时间(约 20 d)的抗排斥作用,用以覆盖大面积烧灼伤患者的创面(作敷料用),既抢救了伤病员,又节省了异体人皮。

(二) 类风湿性关节炎

与自身免疫有关的类风湿性关节炎也可采用 TNI 照射。

(三) 格雷夫斯眼病(Graves ophthalmopathy,GO, Graves 眼病)

Graves 眼病是以眼球后及眶周软组织的浸润性病变为特征的自身免疫性内分泌疾病。由于眼肌的炎性细胞浸润,造成单个或多个眼肌肥厚使眼球外突,故又可称为浸润性突眼或内分泌性突眼、恶性突眼。该病在眼眶疾病中占首位,临床表现呈多样性,治疗比较困难。目前认为,此病的发病机制是由于患者抑制性 T 细胞的免疫监视和调节功能有遗传性缺陷,当机体发生对精神刺激、感染等应激反应时,体内免疫稳定性被破坏,"禁株"细胞失去控制,导致甲状腺刺激性免疫球蛋白(TSI)的 B 细胞增生,在辅助性 T 淋巴细胞的辅助下分泌大量自身抗体 TSI 而致病。甲状腺功能可以亢进,也可以正常或低下。

对该病的放疗始于 20 世纪 40 年代,以往照射球后及垂体,1973 年以来的临床研究表明,单纯球后照射与照射球后加垂体者效果无显著差异。近年来,接受放疗的多为带有明显水肿征象的病例,对于活动性突眼可获得较好的疗效。Graves 眼病球后照射主要是杀伤眼外肌组织中的淋巴细胞。用 4 cm×4 cm 或 4.5 cm×4.5 cm 照射野,照射野限于球后部,避开晶体、泪腺及蝶鞍,射线向后约成 5°角,以避开对侧晶体。照射剂量为 20 Gy/10 次/2 周。放疗对 Graves 眼病活动期(2～4 周内)的炎性症状如畏光、流泪、眼痛有明显效果,但若炎性浸润被纤维组织所代替,则疗效甚差。但放疗对该病所致的突眼、眼肌运动障碍以及病变累及到角膜和视神经者也均有较好的疗效。

眼眶内的假性淋巴瘤(pseudolymphoma)(包括假瘤和增生)、非典型淋巴样增生均以淋巴细胞广泛浸润产生炎症性症状为特征,照射 20 Gy/10 次/2 周,局部控制率 75% 左右。放疗后应密切随访,因有 29% 的患者可发展为全身淋巴瘤。

(四) 多发性硬化症

对慢性多发性硬化症,用 TNI 照射,先予斗篷野照射 20 Gy,后行倒 Y 野照射 20 Gy(包括脾脏),每次 1.8 Gy。治疗后辅助 T 细胞的百分比下降,辅助/抑制 T 细胞比值降低。

(五) 脾脏照射

1. 脾脏照射机制　去除了产生抗体和免疫反应的场所(类同脾切除)。

2. 适应证 (1)成人慢性特发性血小板减少性紫癜(CITP);(2)骨髓纤维化并发巨脾;(3)脾亢。

3. 脾脏照射方法 以脾门为中心设10 cm×10 cm照射野,皮下6 cm为剂量参考点,2 Gy/次,隔日1次,8~10次为1个疗程。根据脾脏缩小情况调整射野大小,隔2周重复1个疗程。放疗前予以止吐药。

4. 治疗结果 CITP42例,治疗前血小板$30×10^9/L$,2个疗程后,总有效率83.3%,平均19 d血小板达最高值。

第三节 非肿瘤性疾患放射治疗后的潜在危害性

用放疗治疗非肿瘤性疾患应严格遵循良性病放疗四大原则,能用其他治疗方法者尽量不要用放疗,并以小范围、小剂量为基本原则,特别切忌反复照射。已有大量证据证明,由于以往对放射线引起的后果认识不足,即使良性病放疗后也可造成较为严重的后果,主要有以下几种情况:

1. 良性皮肤病经不适当的放疗后,可发生照射区皮肤萎缩、变薄、色素减退、毛细血管扩张,这不仅影响美容,而且还可发生破溃、放射性溃疡和癌变。曾有骨科医师长期在X线机荧光屏下进行骨折复位而致手指皮肤癌,也有著名放射学专家早年对放射线认识不足,使用X线反复照射足部真菌感染以止痒,造成双足放射性疼痛,最后不得不行双足截肢术。

2. 婴幼儿处于生长发育阶段,细胞分裂旺盛,对放射线特别敏感。儿童骨骺照射剂量超过4~4.5 Gy,就会造成该处骨的生长发育受阻,导致骨的畸形。婴幼儿常发生骨关节附近的血管瘤,照射时应引起高度重视。

3. 遗传影响:性腺接受较低剂量照射,可增加后代先天性异常及癌的发生率。

4. 内分泌功能影响:如甲状腺受照射后,可能造成甲状腺功能低下,甲状腺素分泌不足,又可反馈性地引起丘脑下部-垂体轴过量分泌促甲状腺激素,反复刺激甲状腺而致癌。

5. 放射致癌:对受照射组织,如剂量掌握不当,特别是反复照射者,有发生癌变的可能。表27-2是日本原子弹爆炸后幸存者在全身低剂量照射后,各种组织和器官发生致死性癌症和遗传疾病的概率;表27-3是强直性脊柱炎放疗后患者中的死亡观察值和死亡预期值的比较。

表27-2 各种组织和器官低剂量照射后不良反应概率(ICRP报告)

组织或器官	致死性癌症概率*	遗传性疾病概率*	权重因子(WT)	标准化概率*
性腺		1.00	0.20	
红骨髓	0.50		0.12	0.75
结肠	0.85		0.12	0.75
肺	0.85		0.12	0.75
胃	1.10		0.12	0.75

续表 27-2

组织或器官	致死性癌症概率*	遗传性疾病概率*	权重因子(WT)	标准化概率*
膀胱	0.30		0.05	0.31
乳腺	0.20		0.05	0.31
肝	0.15		0.05	0.31
食管	0.30		0.05	0.31
甲状腺	0.08		0.05	0.31
皮肤	0.02		0.01	0.07
骨表面	0.05		0.01	0.07
其他	0.50		0.05	0.31
总和	5.00	1.00	1.00	5.00

*概率为$(10^{-2}/Sv)$

表 27-3 14111 例强直性脊柱炎放疗后患者中的死亡观察值(O)和死亡预期值(E)

	男			女			合计		
	O	E	O/E	O	E	O/E	O	E	O/E
全部病例	1048	900	1.7	261	161	1.6	1759	1062	1.9
							(131)	(81)	(1.6)*
白血病	28	5	5.1	3	1	3.0	31	6	4.8
结肠癌	23	13	1.8	5	4	1.2	28	17	1.6
受重度照射部位的其他癌肿	234	150	1.6	25	18	1.4	259	168	1.6
受轻度照射部位的其他癌肿	54	46	1.2	25	20	1.2	79	68	1.2
恶性肿瘤合计	339	214	1.6	58	43	1.4	397	257	1.6
							(18)	(19)	(0.9)*
其他病因分析	1159	686	1.7	203	119	1.7	1362	805	1.7
							(113)	(62)	(1.8)*

*括号中为一组强直性脊柱炎未受照患者的数据

复习思考题

1. 良性疾患的放疗原则。
2. 放射线对良性疾患的作用机制有哪些?各举1例说明。
3. 疤痕瘤放疗的时机。
4. 各型皮肤血管瘤的放疗效果。

参 考 文 献

[1] 曾逖闻,刘明远,周觉初,等主编.现代良性病放射治疗学.北京:人民军医出版社,2003
[2] 蒋国梁主编.现代肿瘤放射治疗学.上海:上海科学技术出版社,2003
[3] 许昌韶主编.高等教育教材:肿瘤放射治疗学.北京:原子能出版社,1995

[4] 梁铎,汪绍训主编.X线治疗学,北京:人民卫生出版社,1962
[5] Perez CA, Brady LW. Principles and practice of radiation oncology. 3rd ed. Philadelphia: Lippincott Williams & Wilkins, 1997
[6] 惠周光摘译.关于良性疾病放射治疗的适应证和方案的调查.中华放射肿瘤学杂志,2000,9(2):94
[7] 许昌韶.头颈部医源性外照射对甲状腺和甲状旁腺的危险性.国外医学:临床放射分册,1984,(2):117
[8] 傅保成.良性前列腺增生症的间接微量 ^{60}Co 治疗 102 例报告.中国放射肿瘤学,1989,3(3):184
[9] 许昌韶,吴万春.肾移植排斥反应的局部放射治疗.中华器官移植杂志,1984,5(2):72
[10] 翟忠舟,丁力,杨永岩,等.色素沉着绒毛结节性滑膜炎手术后放射治疗的意义.中华放射肿瘤学杂志,1999,8(3):188
[11] 陈娜,刘秀英,林培成.鼻硬结病一例.中华放射肿瘤学杂志,2001,10(3):165
[12] 唐忠义,陆兴安.辐照灭菌猪皮治疗Ⅱ度烧伤.中华整形烧伤外科学杂志,1990,6(3):187～188
[13] 陆全意,张鹏,牛小清,等.脾脏照射在血液病治疗中的作用.中华放射肿瘤学杂志,2002,11(2):140
[14] Healy WL, Lot CM, Desimone AA, *et al*. Single-dose irradiation for the prevention of heterotopic ossification after total hip arthroplasty. J Bone Joint Surgery, 1995, 77-A: 590
[15] Leer JWH, van Houtte P, Davelaar J. Iudications and treatment schedules for irradiation of benign diseases: a survey. Radiother Oncol, 1998, 48: 249
[16] Seegenschmiedt MH, Katalinic A, Makoski H-B, *et al*. Radiation therapy of benign diseases: pattems of care study in Germany. Strahlenther Oncol, 1999, 175: 541

(许昌韶)

附表1 每周1次治疗的TDF值

剂量/次 (cGy)	次数																
	4	5	6	7	8	9	10	11	12	13	14	15	16	17	18	19	20
20	0	0	0	1	1	1	1	1	1	1	1	1	1	1	1	1	1
40	1	1	1	2	2	2	2	2	3	3	3	3	4	4	4	4	4
60	2	2	2	3	3	4	4	4	5	5	6	6	6	7	7	8	8
80	3	3	4	4	5	6	6	7	8	8	9	9	10	11	11	12	13
100	4	4	5	6	7	8	9	10	11	11	12	13	14	15	16	17	18
110	4	5	6	7	8	9	10	11	12	13	14	15	16	18	19	20	21
120	5	6	7	8	9	11	12	13	14	15	16	18	19	20	21	22	24
130	5	7	8	9	11	12	13	15	16	17	19	20	21	23	24	25	27
140	6	7	9	10	12	13	15	16	18	19	21	22	24	25	27	28	30
150	7	8	10	12	13	15	17	18	20	22	23	25	27	28	30	32	33
160	7	9	11	13	15	17	18	20	22	24	26	28	29	31	33	35	37
170	8	10	12	14	16	18	20	22	24	26	28	30	32	34	36	38	40
180	9	11	13	15	18	20	22	24	26	29	31	33	35	37	40	42	44
190	10	12	14	17	19	22	24	26	29	31	33	36	38	41	43	45	48
200	10	13	16	18	21	23	26	28	31	34	36	39	41	44	47	49	52
210	11	14	17	20	22	25	28	31	33	36	39	42	45	47	50	53	56
220	12	15	18	21	24	27	30	33	36	69	42	45	48	51	54	57	60
230	13	16	19	22	26	29	32	35	42	42	45	48	51	54	58	61	64
240	14	17	21	24	27	31	34	38	44	44	48	51	55	58	62	65	68
250	15	18	22	26	29	33	36	40	47	47	51	55	58	62	66	69	73
260	15	19	23	27	31	35	39	43	50	50	54	58	62	66	70	74	77
270	16	21	25	29	33	37	41	45	53	53	57	62	66	70	74	78	82
280	17	22	26	30	35	39	43	48	56	56	61	65	69	74	78	82	87
290	18	23	27	32	37	41	46	50	60	60	64	69	73	78	82	87	92
300	19	24	29	34	39	43	48	53	63	63	68	72	77	82	87	92	96
320	21	27	32	37	43	48	53	59	64	69	75	80	85	91	96	101	107
340	23	29	35	41	47	53	58	64	70	76	82	88	94	99	105	111	117
360	26	32	38	45	51	57	64	70	77	83	89	96	123	109	115	121	128
380	28	35	42	49	56	62	69	76	83	90	97	104	111	118	125	132	139
400	30	38	45	53	60	68	75	83	90	98	105	113	120	128	135	143	150
420	32	40	49	57	65	73	81	89	97	105	113	121	129	138	146	154	
440	35	43	52	61	70	78	87	96	104	113	122	130	139	148	156		
460	37	47	56	65	74	84	93	102	112	121	130	140	149	158			
480	40	50	60	70	80	89	99	109	119	129	139	149	159				
500	42	53	63	74	85	95	106	116	127	138	148	159					
520	45	56	67	79	90	101	112	124	135	146	157						
540	48	60	71	83	95	107	119	131	143	155							
560	50	63	76	88	101	113	126	139	151								
580	53	66	80	93	106	120	133	146	160								
600	56	70	84	98	112	126	140	154									
700	71	89	107	124	142	160	178										
800	87	109	131	153	174												
900	105	131	157														
1000	102	154															

附表2 每周2次治疗的TDF值

剂量/次 (cGy)	次数																				
	4	5	6	7	8	9	10	11	12	13	14	15	16	17	18	19	20	21	22	23	24
20	0	0	0	1	1	1	1	1	1	1	1	1	1	1	1	1	2	2	2	2	2
40	1	1	1	2	2	2	2	3	3	3	3	4	4	4	4	5	5	5	5	5	6
60	2	2	2	3	4	4	4	5	5	6	6	7	7	8	8	9	9	9	10	1	11
80	3	4	4	5	6	6	7	8	8	9	10	10	11	12	13	13	14	15	15	16	17
100	4	5	6	7	8	9	10	11	12	13	14	15	16	17	18	18	20	21	22	23	24
110	5	6	7	8	9	10	11	13	14	15	16	17	18	19	21	22	23	24	25	26	27
120	5	7	8	9	10	12	13	14	16	17	18	20	21	22	23	25	26	27	29	30	31
130	6	7	9	10	12	13	15	16	18	19	21	22	24	25	27	28	30	31	32	34	35
140	7	8	10	12	13	15	17	18	20	21	23	25	26	28	30	31	33	35	36	38	40
150	7	9	11	13	15	17	18	20	22	24	26	28	29	31	33	35	37	39	40	42	44
160	8	10	12	14	16	18	20	22	24	26	28	30	32	35	37	39	41	43	45	47	49
170	9	11	13	16	18	20	22	25	27	29	31	33	36	38	40	42	45	47	49	51	53
180	10	12	14	17	19	22	24	27	29	32	34	37	39	41	44	46	49	51	54	56	58
190	11	13	16	19	21	24	26	29	32	34	37	40	42	45	48	50	53	56	58	61	63
200	11	14	17	20	23	26	29	31	34	37	40	43	46	49	52	54	57	60	63	66	69
210	12	15	19	22	25	28	31	34	37	40	43	46	49	52	56	59	62	65	68	71	74
220	13	17	20	23	27	30	33	36	40	43	46	50	53	56	60	63	66	70	73	76	80
230	14	18	21	25	28	32	35	39	42	46	50	53	57	60	64	67	71	75	78	82	85
240	15	19	23	27	30	34	38	42	45	49	53	57	61	64	68	72	76	80	83	87	91
250	16	20	24	28	32	36	40	44	48	52	56	61	65	69	73	77	81	85	89	93	97
260	17	21	26	30	34	39	43	47	51	56	60	64	69	73	77	81	86	90	94	99	103
270	18	23	27	32	36	41	45	50	54	59	64	68	73	77	82	86	91	95	100	104	109
280	19	24	29	34	38	43	48	53	58	62	67	72	77	82	86	91	96	101	106	110	115
290	20	25	30	35	41	46	51	56	61	66	71	76	81	86	91	96	101	106	111	117	122
300	21	27	32	37	43	48	53	59	64	69	75	80	85	91	96	101	107	112	117	123	128
320	24	29	35	41	47	53	59	65	71	77	83	88	94	100	106	112	118	124	130	136	142
340	26	32	39	45	52	58	65	71	78	84	91	97	104	110	117	123	129	136	142	149	155
360	28	35	42	49	57	64	71	78	85	92	99	106	113	120	127	134	141	148	155	163	
380	31	38	46	54	61	69	77	84	92	100	108	115	123	131	138	146	154	161			
400	33	42	50	58	66	75	83	91	100	108	116	115	133	141	150	158					
420	36	45	54	63	72	81	90	99	107	116	125	134	143	152							
440	38	48	58	67	77	87	96	106	115	125	135	144	154								
460	41	52	62	72	82	93	103	113	124	134	144	155									
480	44	55	66	77	88	99	110	121	132	143	154										
500	47	59	70	82	94	105	117	129	141	154											
520	50	62	75	87	100	112	124	137	149	162											
540	53	66	79	92	105	119	132	145	158												
560	56	70	84	98	112	125	139	153													
580	59	74	88	103	118	132	147	162													
600	62	78	93	109	124	140	155														
700	79	98	118	138	157	177															
800	97	121	145	169																	
900	116	145	174																		
1000	136	170																			

附表 3 每周 3 次治疗的 TDF 值

剂量/次 (cGy)	\ 次数																
	4	5	6	8	10	12	14	15	16	18	20	22	24	25	26	28	30	32	34	35
20	0	0	1	1	1	1	1	1	1	2	2	2	2	2	2	3	3	3	3
40	1	1	2	2	3	3	4	4	4	5	5	6	6	6	7	7	8	8	9	9
60	2	2	3	4	5	6	7	7	8	9	10	10	11	12	12	13	14	15	16	17
80	3	4	4	6	7	9	10	11	12	13	15	16	18	19	19	21	22	24	25	26
100	4	5	6	8	10	13	15	16	17	19	21	23	25	26	27	29	31	33	36	37
110	5	6	7	10	12	15	17	18	19	22	24	27	29	30	32	34	36	39	41	42
120	6	7	8	11	14	17	19	21	22	25	28	30	33	35	36	39	42	44	47	48
130	6	8	9	13	16	19	22	24	25	28	31	34	38	39	41	44	47	50	53	55
140	7	9	11	14	18	21	25	26	28	32	35	39	42	44	46	49	53	56	60	61
150	8	10	12	16	20	23	27	29	31	35	39	43	47	49	51	55	59	62	66	68
160	9	11	13	17	22	26	30	32	35	39	43	47	52	54	56	60	65	69	73	75
170	10	12	14	19	24	28	33	36	38	43	47	52	57	59	62	66	71	76	80	83
180	10	13	16	21	26	31	36	39	41	47	52	57	62	65	67	72	78	83	88	90
190	11	14	17	22	28	34	39	42	45	51	56	62	67	70	73	79	84	90	96	98
200	12	15	18	24	30	36	43	46	49	55	61	67	73	76	78	85	91	97	103	106
210	13	16	20	26	33	39	46	49	52	59	66	72	79	82	85	92	98	105	111	115
220	14	18	21	28	35	42	49	53	56	63	70	77	84	88	92	99	106	113	120	123
230	15	19	23	30	38	45	53	57	60	68	75	83	90	95	98	106	113	121	128	132
240	16	20	24	32	40	48	56	60	64	72	80	89	97	101	105	113	121	129	137	141
250	17	21	26	34	43	51	60	64	69	77	86	94	103	107	111	120	129	137	146	150
260	18	23	27	36	46	55	64	68	73	82	91	100	109	114	118	127	137	146	155	
270	19	24	29	39	48	58	68	72	77	87	96	106	116	121	125	135	145	154		
280	20	25	31	41	51	61	71	76	82	92	102	112	122	127	133	143	153			
290	22	27	32	43	54	65	75	81	86	97	108	118	129	135	140	151				
300	23	28	34	45	57	68	79	85	91	102	113	125	136	142	147	159				
320	25	31	38	50	63	75	88	94	100	113	125	138	150	157	163					
340	27	34	41	55	69	82	96	103	110	124	137	151								
360	30	38	45	60	75	90	105	113	120	135	150	165								
380	33	41	49	65	82	90	114	122	131	147	163									
400	35	44	53	71	88	106	124	132	141	159										
420	38	48	57	76	95	114	133	143	152											
440	41	51	61	82	102	123	143	153												
460	44	55	66	88	109	131	153													
468	47	58	70	93	117	140	164													
500	50	62	75	100	124	149	174													
520	53	66	79	106	132	159														
540	56	70	84	112	140	168														
560	59	74	89	118	148	178														
580	62	78	94	125	156															
600	66	82	99	132	165															
700	83	104	125	167																
800	103	128	154																	
900	123	154																		
1000	145	181																		

附表 4　每周 4 次治疗的 TDF 值

剂量/次 (cGy)	次数															
	4	5	6	8	10	12	14	15	16	18	20	22	24	25	26	28	30	32	34	35
20	0	0	1	1	1	1	1	1	1	2	2	2	2	2	2	2	3	3	3	3
40	1	1	2	2	3	3	4	4	4	5	5	6	7	7	7	8	9	9	9
60	2	2	3	4	5	6	7	8	8	9	10	10	12	13	13	15	16	17	18
80	3	4	5	6	8	9	11	12	13	14	16	17	19	20	10	21	23	25	27	27
100	4	6	7	9	11	13	15	17	18	20	22	24	26	28	29	29	33	35	37	39
110	5	6	8	10	13	15	18	19	20	23	26	28	31	32	33	36	48	41	43	45
120	6	7	9	12	15	18	20	22	23	26	29	32	35	36	38	41	44	43	50	51
130	7	8	10	13	16	20	23	25	26	30	33	36	40	41	44	46	49	53	56	58
140	7	9	11	15	18	22	26	28	30	33	37	41	44	46	48	52	55	59	63	65
150	8	10	12	16	21	25	29	31	33	37	41	45	49	51	53	58	62	66	70	72
160	9	11	14	18	23	27	32	35	36	41	45	50	54	57	59	64	68	73	77	79
170	10	12	15	20	25	30	35	38	40	45	50	55	60	62	65	70	75	80	85	87
180	11	14	16	22	27	33	38	41	44	49	54	60	65	68	71	76	82	87	93	95
190	12	15	18	24	30	35	41	45	47	53	59	65	71	74	77	83	89	95	101	103
200	13	16	19	26	32	38	45	49	51	58	64	70	77	80	83	90	96	102	109	112
210	14	17	21	28	34	41	48	52	55	62	69	76	83	86	90	97	103	110	117	121
220	15	19	22	30	37	44	52	56	59	67	74	82	89	93	96	104	111	119	126	130
230	16	20	24	32	40	48	56	60	64	71	79	87	95	99	103	111	119	127	135	139
240	17	21	25	34	42	51	59	64	68	76	85	93	102	106	110	119	127	136	144	148
250	18	23	27	36	45	54	63	68	72	81	90	99	108	113	117	126	135	144	153	158
260	19	24	29	38	48	57	67	72	77	86	96	105	115	120	125	134	144	153
270	20	25	30	41	51	61	71	76	81	81	102	112	122	127	132	142	152
280	22	27	32	43	54	64	75	81	86	97	107	118	129	134	140	150	161
290	23	28	34	45	57	68	79	85	91	102	113	125	136	142	147	159
300	24	30	36	48	60	72	84	90	96	107	119	131	143	149	155
320	29	33	40	53	66	79	92	99	105	119	132	145	158	165
240	29	36	43	58	72	87	101	109	116	130	145	159
360	32	40	47	63	79	95	111	119	126	142	158
380	34	43	52	69	86	103	120	129	137	155
400	37	46	56	74	93	112	130	139	149	167
420	48	50	60	80	100	120	140	150	160
440	43	54	65	86	108	129	151
460	46	58	69	92	115	138	161
468	49	61	74	98	123	148	172
500	52	65	79	107	131	157
520	56	70	83	111	139	167
540	59	74	88	118	147	177
560	62	78	94	125	156
580	66	82	99	132	165
600	69	87	104	139	173
700	88	110	132	176
800	108	135	162
900	129	162
1000	152

附表 5 每周 5 次治疗的 TDF 值

剂量/次 (cGy)	次数																
	4	5	6	8	10	12	14	15	16	18	20	22	24	25	26	28	30	32	34	35	36
20	0	1	1	1	1	1	1	2	2	2	2	2	2	2	2	3	3	3	3	3	3
40	1	1	2	2	3	3	4	4	4	5	6	6	7	7	7	8	8	9	9	10	10
60	2	3	3	4	5	6	7	8	8	9	10	11	12	13	13	16	16	17	18	18	18
80	3	4	5	6	8	10	11	12	13	15	16	18	19	20	21	24	24	26	27	28	29
100	5	6	7	9	11	14	16	17	18	20	23	25	27	28	30	34	34	36	39	40	41
110	5	7	8	11	13	16	18	18	20	21	24	26	29	32	34	37	38	42	45	46	47
120	5	8	9	12	15	18	21	21	23	24	27	30	33	38	39	42	45	48	51	53	54
130	6	9	10	14	17	20	24	24	25	31	34	37	43	44	48	51	54	58	60	61
140	7	10	11	15	19	23	27	27	29	31	34	38	42	48	50	53	57	61	65	67	69
150	8	11	13	17	21	25	30	30	32	34	38	42	47	53	55	59	64	68	72	74	76
160	9	12	14	19	23	28	33	33	35	37	42	47	51	58	61	66	70	75	80	82	84
170	10	13	15	21	26	31	36	36	39	41	46	51	57	64	67	72	77	82	87	90	92
180	11	14	17	22	28	34	39	39	42	45	50	56	62	70	73	79	84	90	95	98	101
190	12	15	18	24	31	37	43	43	46	49	55	61	67	76	79	85	91	97	104	107	110
200	13	17	20	26	33	40	46	46	49	53	59	66	73	82	86	92	99	105	112	115	119
210	14	18	21	28	36	43	50	53	57	64	71	78	85	89	92	99	107	114	121	124	128
220	15	19	23	31	38	46	53	57	61	69	76	84	92	95	99	107	115	122	130	134	137
230	16	20	25	33	41	49	57	61	65	74	82	90	98	102	106	114	123	131	143	143	147
240	17	22	26	35	44	52	61	65	70	79	87	96	105	109	113	122	131	140	148	153	157
250	19	23	28	37	46	56	65	70	74	84	93	102	112	116	121	130	139	148	158		
260	20	25	30	40	49	59	69	74	79	89	99	109	118	123	138	138	148	158			
270	21	26	31	42	52	63	73	78	84	94	105	115	126	131	136	146	158				
280	22	28	33	44	55	66	77	83	89	100	111	122	133	138	144	155					
290	23	29	35	47	58	70	82	88	93	105	117	128	140	146	152						
300	25	31	37	49	62	74	86	92	98	111	123	135	148	154							
320	27	34	41	54	68	82	95	102	109	122	136	136	149	163							
340	30	37	45	60	75	89	104	112	119	134	149	149	164								
360	33	41	49	65	81	98	114	122	130	147	163										
380	35	44	53	71	88	106	124	133	142	159											
400	38	48	57	77	96	115	134	144	153												
420	41	52	62	83	103	124	144	155													
440	44	55	67	89	111	133	155														
460	48	59	71	95	119	142	166														
480	51	63	76	101	127	152															
500	54	67	81	108	135	162															
520	57	72	86	115	143	172															
540	61	76	91	121	152																
560	64	80	96	128	161																
580	68	85	102	136	169																
600	71	89	107	143	179																
700	91	113	136	167																	
800	111	139	167																		
900	133	167																			
1000	157																				

附表 6　分程治疗的衰减系数

T(d)	休息时间 R(d)											
	5	10	15	20	25	30	35	40	50	60	90	100
5	0.93	0.89	0.86	0.84	0.82	0.81	0.80	0.79	0.77	0.75	0.73	0.72
10	0.96	0.93	0.90	0.89	0.87	0.86	0.85	0.84	0.82	0.81	0.79	0.77
15	0.97	0.95	0.93	0.91	0.90	0.89	0.88	0.87	0.85	0.84	0.82	0.80
20	0.98	0.96	0.94	0.93	0.91	0.90	0.89	0.89	0.87	0.86	0.84	0.82
25	0.98	0.96	0.95	0.94	0.93	0.92	0.91	0.90	0.89	0.87	0.85	0.84
30	0.98	0.97	0.96	0.95	0.94	0.93	0.92	0.91	0.90	0.89	0.87	0.85
35	0.99	0.97	0.96	0.95	0.94	0.94	0.93	0.92	0.91	0.90	0.88	0.86
40	0.99	0.98	0.97	0.96	0.95	0.94	0.93	0.93	0.91	0.90	0.89	0.87
45	0.99	0.98	0.97	0.96	0.95	0.95	0.94	0.93	0.92	0.91	0.89	0.88
50	0.99	0.98	0.97	0.96	0.95	0.95	0.94	0.94	0.93	0.92	0.90	0.89

附表 7　TDF 与 NSD 的对应值

TDF	5	10	15	20	25	30	35	40	45	50	55	60
NSD	253.6	398.1	518.1	624.7	722.2	812.9	898.8	980.4	1058	1134	1206	1276
TDF	65	70	75	80	85	90	95	100	105	110	115	120
NSD	1344	1410	1475	1538	1600	1660	1720	1778	1834	1891	1950	2002
TDF	125	130	135	140	145	150	155	160	165	170	175	180
NSD	2005	2109	2161	2213	2264	2315	2365	2412	2463	2512	2559	2605
TDF	185	190	195	200								
NSD	2653	3698	2745	2791								

附表 8 $^{60}Co\gamma$ 线百分深度量表(SSD=60 cm)

照射野 (cm^2)	0	4×4	5×5	6×6	7×7	8×8	10×10	12×12	15×15	20×20
BSF	1.000	1.015	1.018	1.022	1.025	1.029	1.035	1.041	1.051	1.063
深度(cm)										
0.5	100.0	100.0	100.0	100.0	100.0	100.0	100.0	100.0	100.0	100.0
1.0	94.9	96.6	97.0	97.2	97.5	97.7	98.0	98.1	98.1	98.3
2.0	86.2	89.8	90.6	91.1	91.6	91.9	92.5	92.9	93.0	93.3
3.0	77.9	83.4	84.3	85.1	85.7	86.2	87.0	87.5	87.9	88.4
4.0	70.8	77.2	78.4	79.3	80.1	80.6	81.0	82.1	82.6	83.3
5.0	64.3	71.3	72.6	73.6	74.5	75.2	76.2	77.0	77.6	78.5
6.0	58.3	65.7	67.1	68.2	69.1	69.8	71.0	71.9	72.7	73.7
7.0	53.0	60.4	61.8	62.9	64.0	64.7	66.0	67.0	68.0	69.2
8.0	48.1	55.4	56.8	57.9	59.0	59.8	61.2	62.3	63.4	64.9
9.0	43.8	50.8	52.2	53.3	54.3	55.2	56.7	57.8	59.1	60.7
10.0	39.9	46.5	47.9	49.0	50.1	50.9	52.4	53.8	55.0	56.8
11.0	36.4	42.6	43.8	45.0	46.1	47.0	48.4	49.7	51.1	52.9
12.0	33.1	38.9	40.2	41.4	42.4	43.3	44.9	46.1	47.6	49.5
13.0	30.2	35.7	37.0	38.1	39.2	40.0	41.6	42.9	44.3	46.3
14.0	27.5	32.8	34.0	35.1	36.1	37.0	38.6	39.8	41.3	43.3
15.0	25.1	30.1	31.3	32.4	33.3	34.1	35.7	37.1	38.6	40.5
16.0	22.9	27.7	28.8	29.8	30.7	31.5	33.1	34.4	36.0	37.9
17.0	20.9	25.5	26.5	27.4	28.4	29.2	30.7	32.0	33.6	35.3
18.0	19.1	23.5	24.4	25.3	26.2	27.0	28.4	29.7	31.3	33.2
19.0	17.4	21.5	22.5	23.4	24.3	25.0	26.5	27.7	29.2	31.3
20.0	15.9	19.8	20.8	21.6	22.4	23.2	24.6	25.8	27.3	29.2
22.0	13.4	16.7	17.5	18.3	19.1	19.8	21.1	22.3	23.8	25.6
24.0	11.2	14.1	14.9	15.6	16.3	17.0	18.2	19.3	20.7	22.5
26.0	9.3	12.0	12.7	13.4	14.0	14.6	15.8	16.8	18.0	19.8
28.0	7.8	10.2	10.8	11.4	12.0	12.6	13.7	14.6	15.8	17.3
30.0	6.5	8.7	9.2	9.7	10.2	10.7	11.7	12.6	13.8	15.2

附表9　⁶⁰Coγ线百分深度量表(SSD=70 cm)

照射野(cm²)	0	4×4	5×5	6×6	7×7	8×8	10×10	12×12	15×15	20×20
BSF	1.000	1.015	1.018	1.022	1.025	1.029	1.035	1.041	1.051	1.063
深度(cm)										
0.5	100.0	100.0	100.0	100.0	100.0	100.0	100.0	100.0	100.0	100.0
1.0	95.1	96.8	97.2	97.4	97.7	97.9	98.2	98.3	98.4	98.5
2.0	86.8	90.4	91.2	91.7	92.3	92.6	93.1	93.5	93.6	93.9
3.0	78.8	84.3	85.3	86.0	86.7	87.2	88.0	88.5	88.8	89.3
4.0	71.9	78.3	79.5	80.5	81.3	81.8	82.8	83.4	83.9	84.6
5.0	65.6	72.6	74.0	75.0	75.9	76.6	77.7	78.4	79.1	80.0
6.0	59.7	67.2	68.6	69.7	70.7	71.4	72.7	73.5	74.4	75.4
7.0	54.5	62.0	63.4	64.6	65.7	66.4	67.7	68.7	68.9	71.1
8.0	49.7	57.1	58.5	59.7	60.7	61.6	63.0	64.1	65.3	66.8
9.0	45.4	52.5	53.9	55.1	56.1	57.0	58.5	59.8	61.1	62.8
10.0	41.5	48.3	49.6	50.8	51.9	52.8	54.3	55.6	57.0	58.8
11.0	38.0	44.3	45.6	46.8	47.9	48.8	50.3	51.6	53.1	55.0
12.0	34.7	40.6	41.9	43.1	44.2	45.1	46.8	48.1	49.6	51.6
13.0	31.7	37.4	38.7	39.9	41.0	41.8	43.5	44.8	46.3	48.4
14.0	29.0	34.4	35.6	36.8	37.8	38.7	40.4	41.7	43.3	45.4
15.0	26.6	31.7	32.9	34.0	35.0	35.9	37.5	38.9	40.6	42.6
16.0	24.3	29.2	30.4	31.4	32.3	33.2	34.8	36.2	37.9	39.9
17.0	22.2	27.0	28.0	29.0	29.9	30.8	32.4	33.8	35.4	37.5
18.0	20.3	24.9	25.9	26.8	27.7	28.5	30.1	31.4	33.1	35.2
19.0	18.6	22.9	23.9	24.8	25.7	26.5	28.0	29.4	31.0	33.0
20.0	17.1	21.1	22.1	23.0	23.9	24.6	26.1	27.4	29.0	31.0
22.0	14.4	17.9	18.7	19.6	20.4	21.1	22.4	23.7	25.3	27.4
24.0	12.1	15.2	16.0	16.7	17.4	18.2	19.5	20.7	22.1	24.1
26.0	10.0	12.9	13.6	14.4	15.1	15.7	16.9	18.0	19.3	21.2
28.0	8.5	11.1	11.7	12.3	12.9	13.5	14.7	15.7	17.0	18.7
30.0	7.2	9.4	10.0	10.5	11.1	11.6	12.6	13.6	14.8	16.4

附表 10 ^{60}Coγ 线百分深度量表(SSD=100 cm)

照射野 (cm²)	0	4×4	5×5	6×6	7×7	8×8	10×10	12×12	15×15	20×20
BSF	1.000	1.015	1.018	1.022	1.025	1.029	1.035	1.041	1.051	1.063
深度(cm)										
0.5	100.0	100.0	100.0	100.0	100.0	100.0	100.0	100.0	100.0	100.0
1.0	95.5	97.2	97.6	97.8	98.1	98.3	98.7	98.7	98.8	98.9
2.0	87.9	91.5	92.3	92.8	93.4	93.7	94.3	94.6	94.8	95.1
3.0	80.4	86.8	87.0	87.7	88.4	88.9	89.7	90.2	90.6	91.1
4.0	74.0	80.5	81.7	82.7	83.5	84.1	85.0	85.7	86.2	86.9
5.0	68.0	75.2	76.6	77.6	78.6	79.3	80.4	81.2	81.9	82.8
6.0	62.4	70.0	71.5	72.7	73.7	74.7	75.7	76.7	77.5	78.6
7.0	57.3	65.1	66.5	67.7	68.8	69.7	71.0	72.1	73.2	74.6
8.0	52.6	60.3	61.8	63.0	64.1	65.0	66.5	67.7	69.0	70.6
9.0	48.5	55.8	57.2	58.5	59.6	60.5	62.2	63.5	64.9	66.7
10.0	44.6	51.6	53.0	53.3	55.4	56.4	58.1	59.4	60.9	62.9
11.0	41.4	47.6	49.0	50.3	51.5	52.5	54.1	55.5	57.1	59.2
12.0	37.8	44.0	45.4	46.6	47.8	48.8	50.5	51.9	53.6	55.7
13.0	34.8	40.7	42.1	43.3	44.5	45.5	47.2	48.7	50.3	52.5
14.0	32.0	37.7	39.0	40.2	41.3	42.3	44.1	45.6	47.2	49.6
15.0	29.5	34.9	36.1	37.3	38.4	39.4	41.1	42.7	44.5	46.8
16.0	27.1	32.4	33.6	34.6	35.6	36.6	38.3	39.9	41.8	44.1
17.0	24.9	30.0	31.1	32.1	33.1	34.1	35.8	37.3	39.2	41.5
18.0	23.0	27.8	28.8	29.9	30.9	31.8	33.4	34.9	36.8	39.1
19.0	21.2	25.7	26.8	27.8	28.8	29.6	31.3	32.8	34.6	36.9
20.0	19.5	23.8	24.9	25.8	26.8	27.6	29.2	30.7	32.5	34.8
22.0	16.7	20.4	21.3	22.2	23.1	23.8	25.3	26.7	28.6	30.9
24.0	14.1	17.4	18.3	19.1	19.9	20.6	22.1	23.5	25.1	27.5
26.0	11.9	14.9	15.8	16.5	17.3	18.0	19.3	20.6	22.1	24.3
28.0	10.1	12.8	13.6	14.2	14.9	15.5	16.9	18.1	19.6	21.5
30.0	8.6	11.1	11.7	12.3	12.9	13.4	14.6	15.6	17.1	19.1

附表11 ^{60}Co 组织-空气比(TAR)

照射野(cm²) 深度(cm)	0	4×4	5×5	6×6	7×7	8×8	10×10	12×12	15×15	20×20	25×25
0.5	1.000	1.015	1.018	1.022	1.025	10.29	1.035	1.041	1.051	1.063	1.073
1.0	0.965	0.996	1.003	1.009	1.015	1.021	1.031	1.038	1.048	1.062	1.072
2.0	0.905	0.956	0.967	0.976	0.985	0.992	1.004	1.014	1.025	1.040	7.052
3.0	0.845	0.915	0.928	0.940	0.950	0.959	0.974	0.985	0.999	1.016	1.029
4.0	0.792	0.872	0.888	0.902	0.914	0.924	0.940	0.953	0.968	0.987	1.002
5.0	0.742	0.822	0.847	0.862	0.875	0.887	0.905	0.919	0.936	0.957	0.974
6.0	0.694	0.786	0.805	0.821	0.835	0.847	0.867	0.883	0.902	0.925	0.944
7.0	0.650	0.743	0.762	0.778	0.793	0.807	0.827	0.845	0.866	0.893	0.913
8.0	0.608	0.700	0.719	0.736	0.751	0.765	0.787	0.806	0.830	0.859	0.881
9.0	0.570	0.659	0.677	0.695	0.710	0.724	0.747	0.768	0.793	0.825	0.849
10.0	0.534	0.620	0.638	0.655	0.671	0.685	0.709	0.730	0.756	0.790	0.816
11.0	0.501	0.581	0.600	0.616	0.632	0.647	0.672	0.692	0.719	0.755	0.782
12.0	0.469	0.546	0.563	0.580	0.596	0.611	0.636	0.658	0.685	0.722	0.750
13.0	0.44	0.513	0.530	0.547	0.563	0.578	0.603	0.626	0.653	0.690	0.720
14.0	0.412	0.482	0.499	0.515	0.531	0.545	0.571	0.594	0.622	0.660	0.691
15.0	0.386	0.454	0.470	0.485	0.501	0.515	0.540	0.563	0.593	0.633	0.662
16.0	0.361	0.427	0.443	0.458	0.472	0.485	0.510	0.533	0.564	0.605	0.634
17.0	0.338	0.402	0.417	0.431	0.445	0.458	0.483	0.506	0.536	0.577	0.608
18.0	0.317	0.378	0.393	0.406	0.420	0.433	0.457	0.479	0.509	0.551	0.582
19.0	0.297	0.355	0.369	0.383	0.396	0.409	0.433	0.455	0.485	0.526	0.557
20.0	0.278	0.333	0.347	0.361	0.374	0.386	0.410	0.431	0.461	0.502	0.534
22.0	0.246	0.293	0.306	0.318	0.330	0.342	0.364	0.384	0.413	0.456	0.488
24.0	0.215	0.258	0.270	0.281	0.292	0.303	0.324	0.345	0.373	0.412	0.446
26.0	0.187	0.228	0.238	0.249	0.259	0.270	0.290	0.308	0.336	0.373	0.405
28.0	0.164	0.200	0.210	0.221	0.230	0.239	0.257	0.276	0.302	0.339	0.368
30.0	0.144	0.178	0.186	0.195	0.203	0.212	0.228	0.244	0.268	0.305	0.335

附表12 ^{60}Co 组织最大剂量比(TMR=TAR/BSF)

照射野(cm²)	0	4×4	5×5	6×6	7×7	8×8	10×10	12×12	15×15	20×20	25×25
BSF	1.000	1.015	1.018	1.022	1.025	1.029	1.035	1.041	1.051	1.063	1.073
深度(cm)											
0.5	1.000	1.000	1.000	1.000	1.000	1.000	1.000	1.000	1.000	1.000	1.000
1.0	0.965	0.981	0.985	0.987	0.990	0.992	0.996	0.997	0.997	0.999	0.999
2.0	0.905	0.942	0.950	0.955	0.961	0.964	0.970	0.974	0.975	0.978	0.980
3.0	0.845	0.901	0.921	0.920	0.927	0.932	0.941	0.946	0.951	0.956	0.959
4.0	0.792	0.859	0.872	0.883	0.892	0.898	0.908	0.915	0.921	0.929	0.934
5.0	0.742	0.817	0.832	0.843	0.854	0.862	0.874	0.883	0.891	0.900	0.908
6.0	0.691	0.774	0.791	0.803	0.815	0.823	0.838	0.848	0.858	0.870	0.880
7.0	0.650	0.732	0.749	0.761	0.774	0.784	0.799	0.812	0.824	0.840	0.851
8.0	0.608	0.690	0.706	0.720	0.733	0.743	0.760	0.774	0.790	0.808	0.821
9.0	0.570	0.649	0.665	0.680	0.693	0.704	0.722	0.738	0.755	0.776	0.791
10.0	0.534	0.611	0.627	0.641	0.655	0.666	0.685	0.701	0.719	0.743	0.760
11.0	0.501	0.572	0.589	0.603	0.617	0.629	0.649	0.665	0.684	0.710	0.729
12.0	0.469	0.538	0.553	0.568	0.581	0.594	0.614	0.632	0.652	0.679	0.699
13.0	0.440	0.505	0.521	0.535	0.549	0.562	0.583	0.601	0.621	0.649	0.671
14.0	0.412	0.475	0.490	0.504	0.518	0.530	0.552	0.571	0.592	0.621	0.644
15.0	0.386	0.447	0.462	0.475	0.489	0.500	0.522	0.541	0.564	0.595	0.617
16.0	0.361	0.421	0.435	0.448	0.460	0.471	0.493	0.512	0.537	0.569	0.591
17.0	0.338	0.496	0.410	0.422	0.434	0.445	0.467	0.486	0.510	0.543	0.566
18.0	0.317	0.372	0.386	0.397	0.410	0.421	0.442	0.460	0.181	0.518	0.542
19.0	0.297	0.350	0.362	0.375	0.386	0.397	0.418	0.437	0.161	0.495	0.519
20.0	0.278	0.328	0.341	0.353	0.365	0.375	0.396	0.414	0.439	0.472	0.498
22.0	0.246	0.289	0.301	0.311	0.322	0.332	0.352	0.369	0.393	0.429	0.455
24.0	0.215	0.254	0.265	0.275	0.285	0.294	0.313	0.331	0.355	0.388	0.416
26.0	0.187	0.225	0.234	0.244	0.253	0.262	0.280	0.296	0.320	0.351	0.377
28.0	0.164	0.197	0.206	0.216	0.224	0.232	0.248	0.265	0.287	0.319	0.343
30.0	0.144	0.175	0.183	0.191	0.198	0.206	0.220	0.234	0.255	0.287	0.312

附表13 ^{60}Co 散射空气比(SAR)

d(cm)	散射半径							
	2	4	6	8	10	15	20	25
0.5	0.014	0.026	0.037	0.048	0.058	0.076	0.085	0.089
1	025	048	066	078	089	107	118	123
2	045	080	102	116	127	149	160	167
3	061	103	130	147	161	184	198	205
4	071	121	151	170	186	210	228	239
5	076	134	166	189	206	235	255	266
6	080	141	176	201	219	252	272	284
7	081	143	181	209	229	267	290	304
8	080	142	185	214	236	278	301	315
9	078	140	183	216	240	284	312	327
10	075	136	181	215	242	288	318	336
11	071	132	178	213	241	289	322	330
12	069	128	174	210	239	290	324	342
13	066	124	170	207	237	290	325	345
14	063	120	168	204	235	288	326	347
15	060	116	162	200	231	286	325	347
16	058	112	157	196	227	283	322	346
17	056	106	153	191	223	279	318	343
18	054	104	146	186	218	275	313	339
19	052	101	144	161	213	270	309	335

附表 14 6 MV X 线百分深度量表（SSD＝100 cm）

照射野 (cm²)	0	2×2	4×4	6×6	8×8	10×10	12×12	15×15	20×20	25×25
TAR_0	1.000	1.003	1.007	1.012	1.017	1.022	1.027	1.032	1.039	1.044
深度(cm)										
1.0	100.0	100.0	100.0	100.0	100.0	100.0	100.0	100.0	100.0	100.0
2.0	93.0	95.1	96.8	96.8	96.8	96.8	96.8	96.8	96.8	96.8
3.0	60.2	92.2	94.3	94.5	94.7	94.9	95.0	95.2	95.3	95.3
4.0	84.6	86.7	89.2	89.8	90.2	90.7	91.0	91.3	91.8	92.0
5.0	79.3	81.5	84.3	85.8	86.1	86.7	87.2	87.7	88.1	88.2
6.0	74.3	76.5	79.5	80.9	81.9	82.7	83.3	83.9	84.3	84.4
7.0	69.3	72.0	75.0	76.6	77.9	78.9	79.6	80.3	81.0	81.2
8.0	64.9	67.5	70.4	72.2	73.8	75.0	75.8	76.7	77.6	78.0
9.0	60.7	63.5	66.3	68.3	70.7	71.3	72.2	73.2	74.3	74.9
10.0	57.0	59.8	62.2	64.3	66.1	67.6	68.6	69.7	71.0	71.7
11.0	53.4	56.2	58.6	60.7	65.2	64.0	65.1	66.3	67.7	68.6
12.0	50.0	52.6	55.0	57.1	58.9	60.4	61.5	62.8	64.3	65.4
13.0	46.9	49.5	51.7	53.8	55.6	57.2	58.4	59.8	61.8	62.4
14.0	43.9	46.3	48.4	50.5	52.3	53.9	55.2	56.6	58.3	59.3
15.0	41.2	43.5	45.7	47.8	49.5	51.0	52.3	53.7	55.4	56.4
16.0	38.6	40.7	42.9	45.0	46.7	48.1	49.3	50.7	52.4	53.5
17.0	36.2	38.5	40.6	42.5	44.3	45.7	46.9	48.3	50.0	51.5
18.0	34.0	36.2	38.2	40.0	41.8	43.2	44.4	45.8	47.5	48.6
19.0	32.0	34.0	36.0	37.8	39.5	40.9	42.0	43.5	45.1	46.2
20.0	30.0	31.8	33.8	35.5	37.1	38.5	39.6	41.4	42.7	43.8
22.0	26.4	28.3	30.1	31.8	33.3	34.6	35.7	37.0	38.6	39.6
24.0	23.4	25.2	26.8	28.4	29.8	31.0	32.1	33.4	34.9	36.0
26.0	20.6	22.3	23.9	25.3	26.6	27.7	28.8	30.1	31.6	32.4
28.0	18.2	17.9	21.2	22.5	23.7	24.8	25.8	27.0	28.5	29.4
30.0	16.1	17.6	18.9	20.1	21.2	22.2	23.2	24.3	25.8	26.5

附表15 6 MV X线组织-空气比(TAR)

照射野 (cm²) 深度(cm)	0	4×4	6×6	7×7	8×8	10×10	12×12	15×15	20×20	25×25
1.5	1.000	1.003	1.007	1.012	1.017	1.022	1.027	1.032	1.039	1.042
2.5	0.500	0.970	0.982	0.992	1.000	1.008	1.015	1.021	1.027	1.030
3.0	0.830	0.950	0.970	0.980	0.990	0.995	1.000	1.005	1.011	1.020
4.0	0.888	0.910	0.940	0.955	0.965	0.972	0.980	0.988	1.000	1.005
5.0	0.848	0.870	0.901	0.920	0.940	0.950	0.955	0.963	0.975	0.983
6.0	0.808	0.830	0.868	0.888	0.910	0.920	0.930	0.938	0.950	0.960
7.0	0.770	0.795	0.832	0.855	0.875	0.890	0.900	0.911	0.930	0.940
8.0	0.735	0.760	0.800	0.825	0.845	0.862	0.873	0.880	0.910	0.918
9.0	0.700	0.728	0.762	0.790	0.810	0.830	0.848	0.861	0.885	0.895
10.0	0.670	0.697	0.730	0.760	0.780	0.801	0.820	0.836	0.861	0.870
11.0	0.638	0.665	0.698	0.727	0.747	0.770	0.787	0.806	0.832	0.845
12.0	0.609	0.635	0.666	0.695	0.716	0.740	0.757	0.777	0.805	0.820
13.0	0.581	0.608	0.637	0.666	0.688	0.710	0.728	0.749	0.778	0.793
14.0	0.553	0.580	0.610	0.638	0.660	0.682	0.700	0.723	0.750	0.769
15.0	0.529	0.553	0.583	0.611	0.632	0.655	0.673	0.696	0.725	0.741
16.0	0.503	0.529	0.558	0.585	0.607	0.629	0.648	0.669	0.698	0.715
17.0	0.428	0.505	0.534	0.560	0.582	0.603	0.622	0.644	0.672	0.690
18.0	0.460	0.483	0.511	0.537	0.558	0.580	0.597	0.621	0.648	0.667
19.0	0.440	0.460	0.490	0.512	0.535	0.555	0.575	0.597	0.625	0.643
20.0	0.420	0.440	0.470	0.492	0.514	0.534	0.553	0.575	0.602	0.622
22.0	0.382	0.402	0.430	0.451	0.473	0.492	0.510	0.534	0.560	0.580
24.0	0.349	0.368	0.393	0.414	0.435	0.453	0.472	0.493	0.520	0.540
26.0	0.318	0.336	0.360	0.380	0.400	0.417	0.435	0.455	0.482	0.500
28.0	0.290	0.308	0.330	0.350	0.368	0.384	0.401	0.421	0.448	0.465
30.0	0.265	0.283	0.302	0.322	0.338	0.354	0.371	0.389	0.415	0.432

附表16 6 MV X 线组织最大剂量比（TMR＝TAR/TAR$_0$）

照射野 (cm^2)	0	2×2	4×4	6×6	8×8	10×10	12×12	15×15	20×20	24×24
TAR$_0$	1.000	1.003	1.007	1.012	1.017	1.022	1.027	1.032	1.039	1.042
深度(cm)										
1.5	100.0	100.0	100.0	100.0	100.0	100.0	100.0	100.0	100.0	100.0
2.5	0.950	0.967	0.974	0.980	0.983	0.986	0.988	0.988	0.988	0.988
3.0	0.930	0.947	0.962	0.968	0.973	0.974	0.974	0.974	0.978	0.978
4.0	0.888	0.907	0.932	0.944	0.949	0.952	0.954	0.957	0.962	0.964
5.0	0.948	0.867	0.894	0.909	0.924	0.929	0.931	0.933	0.938	0.943
6.0	0.808	0.828	0.861	0.877	0.895	0.900	0.906	0.909	0.914	0.921
7.0	0.770	0.793	0.825	0.843	0.860	0.871	0.876	0.883	0.895	0.902
8.0	0.735	0.758	0.794	0.815	0.831	0.843	0.850	0.853	0.876	0.881
9.0	0.700	0.726	0.756	0.781	0.796	0.812	0.826	0.834	0.852	0.859
10.0	0.670	0.695	0.724	0.751	0.767	0.784	0.798	0.810	0.829	0.835
11.0	0.638	0.663	0.692	0.718	0.734	0.753	0.766	0.781	0.801	0.811
12.0	0.609	0.633	0.661	0.687	0.704	0.724	0.737	0.753	0.775	0.787
13.0	0.581	0.606	0.632	0.658	0.676	0.695	0.709	0.726	0.749	0.761
14.0	0.553	0.578	0.605	0.630	0.649	0.667	0.682	0.701	0.722	0.738
15.0	0.529	0.551	0.578	0.604	0.621	0.641	0.655	0.674	0.698	0.711
16.0	0.503	0.527	0.554	0.578	0.597	0.615	0.631	0.648	0.672	0.686
17.0	0.482	0.503	0.530	0.553	0.572	0.590	0.606	0.624	0.647	0.662
18.0	0.460	0.482	0.507	0.531	0.549	0.567	0.581	0.602	0.624	0.640
19.0	0.440	0.459	0.486	0.506	0.526	0.543	0.560	0.578	0.602	0.617
20.0	0.420	0.439	0.466	0.486	0.505	0.522	0.538	0.557	0.579	0.597
22.0	0.382	0.401	0.427	0.446	0.465	0.481	0.497	0.517	0.539	0.557
24.0	0.349	0.367	0.390	0.409	0.428	0.443	0.460	0.478	0.500	0.518
26.0	0.318	0.335	0.357	0.375	0.393	0.408	0.424	0.441	0.464	0.480
28.0	0.290	0.307	0.327	0.346	0.362	0.376	0.390	0.408	0.431	0.446
30.0	0.265	0.282	0.300	0.318	0.332	0.346	0.361	0.377	0.399	0.415

附表 17　8 MV X 线百分深度量表(SSD＝100 cm)

照射野 (cm²)	4×4	6×6	8×8	10×10	12×12	15×15	20×20
深度(cm)							
0.0	10.0	11.0	13.0	15.0	17.0	20.5	24.0
0.2	46.0	47.0	48.0	49.0	51.0	54.8	56.0
0.5	72.0	73.0	74.0	75.0	77.0	78.0	80.0
1.0	92.0	92.5	92.5	93.0	93.5	94.5	95.5
2.0	100.0	100.0	100.0	100.0	100.0	100.0	100.0
3.0	97.5	97.5	97.5	97.5	97.5	97.5	97.5
4.0	92.5	93.0	93.5	94.0	94.0	94.0	94.5
5.0	88.0	88.5	89.0	89.0	89.5	90.0	90.5
6.0	83.0	84.0	85.0	85.0	85.5	86.0	86.5
7.0	79.0	80.5	80.5	81.0	82.0	82.5	83.0
8.0	75.0	76.5	76.5	77.5	78.0	79.0	80.0
10.0	67.5	69.0	69.0	70.0	71.0	72.0	73.5
12.0	60.0	62.0	63.5	64.5	65.5	66.5	67.5
14.0	54.0	55.5	57.0	58.5	59.5	60.5	62.0
16.0	48.0	49.5	51.5	52.5	54.0	55.0	56.5
18.0	42.5	44.5	46.0	47.5	48.5	50.0	51.5
20.0	38.5	40.0	41.5	43.0	44.0	45.5	47.0
22.0	34.5	36.0	37.5	39.0	40.0	41.5	43.0
24.0	31.0	32.5	34.0	35.5	36.5	38.0	39.0
26.0	27.5	29.0	30.5	32.0	33.0	34.5	35.5
28.0	24.5	26.0	27.5	29.0	30.0	31.5	32.5
30.0	22.0	23.5	25.0	26.5	27.5	28.5	29.5

附表 18 8 MV X 线组织最大剂量比 ($TMR = TAR/TAR_0$)

照射野 (cm²)	4×4	6×6	8×8	10×10	12×12	15×15	20×20	25×25
深度 (cm)								
2.0	1.000	1.000	1.000	1.000	1.000	1.000	1.000	1.000
3.0	0.995	0.995	0.995	0.995	0.995	0.995	0.995	0.995
4.0	0.960	0.965	0.973	0.978	0.981	0.983	0.984	0.985
5.0	0.929	0.939	0.944	0.949	0.954	0.959	0.960	0.961
6.0	0.895	0.904	0.914	0.924	0.929	0.934	0.934	0.935
7.0	0.868	0.878	0.888	0.898	0.904	0.910	0.914	0.916
8.0	0.840	0.852	0.863	0.873	0.882	0.889	0.894	0.896
9.0	0.812	0.825	0.837	0.847	0.857	0.867	0.872	0.876
10.0	0.782	0.798	0.809	0.822	0.832	0.843	0.848	0.854
11.0	0.752	0.767	0.780	0.795	0.806	0.817	0.827	0.834
12.0	0.723	0.737	0.754	0.767	0.782	0.794	0.805	0.815
13.0	0.693	0.709	0.727	0.743	0.758	0.772	0.785	0.796
14.0	0.666	0.683	0.701	0.718	0.735	0.748	0.763	0.775
15.0	0.640	0.657	0.676	0.692	0.711	0.726	0.741	0.753
16.0	0.615	0.633	0.651	0.668	0.687	0.702	0.718	0.733
17.0	0.591	0.607	0.627	0.644	0.662	0.680	0.697	0.712
18.0	0.567	0.585	0.603	0.622	0.639	0.658	0.677	0.692
19.0	0.546	0.563	0.581	0.599	0.617	0.637	0.657	0.672
20.0	0.523	0.542	0.559	0.578	0.597	0.616	0.636	0.653
22.0	0.483	0.501	0.518	0.538	0.556	0.577	0.598	0.613
24.0	0.446	0.463	0.481	0.500	0.518	0.541	0.562	0.577
26.0	0.412	0.429	0.446	0.464	0.484	0.507	0.528	0.542
28.0	0.380	0.398	0.414	0.432	0.452	0.475	0.497	0.509
30.0	0.351	0.368	0.384	0.401	0.421	0.445	0.466	0.478

附表19 10 MV X 线百分深度量表（SSD=100 cm）

照射野 (cm²)	0	2×2	4×4	6×6	8×8	10×10	12×12	15×15	20×20	25×25
TAR_0	1.000	1.003	1.007	1.012	1.017	1.022	1.027	1.032	1.039	1.044
深度(cm)										
2.5	100.0	100.0	100.0	100.0	100.0	100.0	100.0	100.0	100.0	100.0
3.0	98.6	98.7	98.8	98.9	99.0	99.0	99.0	99.0	99.0	99.0
4.0	92.7	94.3	94.8	94.9	95.1	95.3	95.7	96.0	96.3	96.4
5.0	87.7	89.8	90.2	90.7	91.2	91.7	92.0	92.2	92.6	93.0
6.0	82.9	85.2	85.8	86.4	87.0	87.5	88.0	88.5	89.2	89.8
7.0	78.1	91.0	81.8	82.2	83.1	83.8	84.4	85.0	85.7	86.2
8.0	74.0	77.0	77.7	78.3	79.4	80.0	80.8	81.4	82.2	82.8
9.0	70.0	73.0	73.8	74.7	75.8	76.6	77.4	77.9	78.9	79.5
10.0	66.1	69.5	70.2	71.6	72.4	73.2	74.2	74.8	75.7	76.3
11.0	62.4	66.0	66.8	67.6	68.8	69.9	71.0	71.8	72.5	78.1
12.0	58.9	62.7	63.4	64.3	65.8	67.0	68.0	68.8	69.6	70.1
13.0	55.6	59.4	60.3	61.2	62.7	63.8	64.9	65.9	66.8	67.3
14.0	52.5	56.5	57.3	58.2	59.8	61.0	62.0	63.0	63.9	64.6
15.0	49.6	53.6	54.5	55.3	56.9	58.1	59.2	60.2	61.3	61.9
16.0	46.9	51.0	51.9	52.8	54.2	55.5	56.5	57.7	58.7	59.3
17.0	44.3	48.4	49.2	50.1	51.7	52.9	54.0	55.1	56.2	56.9
18.0	41.8	46.0	46.9	47.7	49.2	50.6	51.7	52.8	53.9	54.6
19.0	39.5	43.6	44.5	45.4	46.9	48.2	49.2	50.5	51.7	52.3
20.0	37.3	41.4	42.4	43.2	44.6	46.0	47.0	48.3	49.5	50.2
22.0	33.3	37.4	38.3	39.1	40.6	41.9	42.9	44.1	45.4	46.2
24.0	29.7	33.7	34.6	35.5	36.9	38.2	39.2	40.5	41.8	42.6
26.0	26.5	30.4	31.3	32.1	33.5	34.8	35.7	37.1	38.4	39.5
28.0	23.7	27.4	28.3	29.0	30.4	31.6	32.6	34.0	35.2	36.4
30.0	21.1	24.7	25.5	26.3	27.6	28.8	29.7	31.1	32.3	33.5

附表 20　10 MV X 线组织最大剂量比（TMR）

照射野 (cm²)	0	4×4	5×5	6×6	8×8	10×10	12×12	15×15	20×20	25×25
深度(cm)										
2.5	1.000	1.000	1.000	1.000	1.000	1.000	1.000	1.000	1.000	1.000
3.0	0.990	0.995	0.995	1.000	1.000	1.000	1.000	1.000	1.000	1.000
4.0	0.960	0.970	0.975	0.975	0.980	0.980	0.985	0.990	0.995	0.995
5.0	0.925	0.940	0.945	0.950	0.955	0.960	0.965	0.970	0.975	0.975
6.0	0.890	0.910	0.915	0.920	0.930	0.935	0.940	0.950	0.955	0.955
7.0	0.855	0.880	0.890	0.895	0.905	0.815	0.920	0.930	0.935	0.940
8.0	0.820	0.855	0.860	0.870	0.880	0.890	0.895	0.905	0.910	0.915
9.0	0.790	0.810	0.835	0.845	0.855	0.865	0.875	0.885	0.895	0.895
10.0	0.760	0.800	0.805	0.820	0.830	0.840	0.850	0.860	0.870	0.875
11.0	0.730	0.770	0.780	0.790	0.805	0.815	0.825	0.840	0.850	0.855
12.0	0.700	0.745	0.755	0.765	0.780	0.795	0.805	0.820	0.830	0.835
13.0	0.670	0.720	0.730	0.740	0.755	0.770	0.780	0.795	0.810	0.815
14.0	0.645	0.695	0.705	0.720	0.730	0.750	0.760	0.775	0.790	0.795
15.0	0.620	0.670	0.685	0.695	0.710	0.725	0.740	0.750	0.770	0.775
16.0	0.595	0.650	0.660	0.670	0.685	0.700	0.715	0.730	0.750	0.755
17.0	0.575	0.625	0.640	0.650	0.665	0.680	0.695	0.710	0.730	0.735
18.0	0.550	0.605	0.620	0.630	0.640	0.660	0.675	0.690	0.710	0.720
19.0	0.530	0.585	0.595	0.605	0.620	0.640	0.655	0.670	0.690	0.700
20.0	0.510	0.565	0.575	0.585	0.600	0.620	0.635	0.650	0.670	0.680
22.0	0.470	0.525	0.540	0.545	0.560	0.580	0.595	0.615	0.635	0.645
24.0	0.435	0.485	0.500	0.510	0.525	0.545	0.560	0.575	0.600	0.615
26.0	0.400	0.450	0.465	0.475	0.490	0.510	0.525	0.545	0.565	0.690
28.0	0.370	0.420	0.435	0.445	0.460	0.480	0.495	0.510	0.535	0.550
30.0	0.340	0.390	0.405	0.415	0.430	0.450	0.465	0.480	0.505	0.520

附表 21　15～31 MV X 线百分深度量表（SSD＝100 cm）

能量(MV)	15			20	22	24	31
照射野(cm²)	25	100	200～400	500cm² 以上			
深度(cm)							
0.5	61.5	64.5	68.0				
1.0	81.0	82.0	86.5	85.0	70.0	70.0	
2.0	98.5	98.0	98.5	94.0	90.5	88.5	83.5
3.0	100.0	100.0	100.0	100.0	99.0	98.5	94.0
4.0	98.0	98.0	97.5	99.5	100.0	100.0	99.5
5.0	94.5	94.5	94.0	98.0	99.5	98.0	100.0
6.0	90.5	91.0	90.0	95.0	97.5	97.0	99.0
7.0	86.5	87.0	87.5	91.0	93.0	94.0	96.0
8.0	83.0	84.0	84.5	87.0	90.0	90.0	93.0
10.0	76.0	77.0	77.5	80.5	82.0	83.5	88.0
12.0	69.0	71.0	71.5	74.0	76.0	77.0	82.0
14.0	62.5	64.5	65.5	68.5	70.5	71.5	76.5
16.0	57.0	59.0	60.0	63.5	65.0	66.0	71.5
18.0	52.0	54.0	55.0	58.0	60.0	61.5	66.0
20.0	47.5	55.0	51.0	53.0	56.0	57.0	62.0
22.0	44.0	46.0	47.5	(49.5)	(51.0)	(52.5)	57.0
24.0	40.5	42.5	44.0	(42.5)	(48.0)	(49.0)	53.0
26.0	(36.0)	(38.5)	(39.5)	(42.0)	(44.5)	(45.0)	
28.0	(33.5)	(35.0)	(37.0)	(39.0)	(41.0)	(42.5)	
30.0	(30.5)	(32.5)	(34.0)	(35.5)	(38.0)	(39.5)	

附表 22 15～31 MV X 线组织最大剂量比(TMR)

能量(MV)	15			20	22	24	31
照射野(cm²)	25	100	200～400	500cm² 以上			
深度(cm)	×0.01	×0.01	×0.01	×0.01	×0.01	×0.01	×0.01
0.5	58.5	61.5	65.0				
1.0	78.0	79.0	83.0	80.0	65.5	65.5	
2.0	96.5	96.5	96.0	93.5	86.0	84.5	78.0
3.0	100.0	100.0	100.0	98.0	96.5	96.0	89.5
4.0	100.0	100.0	99.0	100.0	99.0	99.0	97.0
5.0	98.5	98.5	98.0	100.0	100.0	100.0	99.5
6.0	95.5	95.5	96.5	99.0	99.0	100.0	100.0
7.0	93.5	94.0	94.5	96.5	97.0	99.0	99.5
8.0	91.0	92.0	92.0	94.5	95.0	96.5	98.0
10.0	86.5	87.5	88.5	90.0	91.0	92.5	96.0
12.0	81.5	83.5	85.0	86.0	87.0	88.5	93.0
14.0	76.5	79.0	80.0	82.0	83.5	85.0	89.5
16.0	72.5	75.0	77.0	78.5	80.0	81.5	86.5
18.0	68.5	71.0	73.5	74.5	76.5	78.0	83.0
20.0	65.0	67.5	69.5	71.5	73.0	75.0	80.5
22.0	61.0	64.5	66.0	68.0	69.0	72.0	77.0
24.0	57.5	60.5	62.5	65.0	67.0	69.0	73.5
26.0	54.0	57.5	59.5	62.0	64.0	66.0	
28.0	51.5	54.5	57.0	59.0	61.5	63.5	
30.0	48.5	52.0	54.0	56.5	59.0	61.0	

附录 肿瘤放射治疗学课时分配参考表(72 学时*)

章　节	内　　容	参考学时数
上篇(总论)		36
第一章	绪论	2
第二章	临床肿瘤学简介	4
第三章	放射治疗核物理基础	2
第四章	放射治疗的剂量单位和有关术语	2
第五章	肿瘤临床放射生物学概论	6
第六章	临床放射生物学研究的主要实验方法	2
第七章	外照射放射治疗机	4
第八章	三维立体定向放射治疗	3
第九章	近距离放射治疗	3
第十章	正常组织反应和损伤及其处理原则	4
第十一章	放射治疗计划的设计和实施	4
下篇(各论)		36
第十二章	头颈部肿瘤放射治疗总论	2
第十三章	鼻咽癌	4
第十四章	其他头颈部肿瘤	4
第十五章	中枢神经系统肿瘤	2
第十六章	胸部肿瘤	2
第十七章	腹部消化系统肿瘤	2
第十八章	血液系统肿瘤	3
第十九章	泌尿系统肿瘤	1
第二十章	男性生殖系统肿瘤	2
第二十一章	女性生殖系统肿瘤	2
第二十二章	乳腺癌	3
第二十三章	皮肤癌	1
第二十四章	软组织肉瘤	2
第二十五章	骨肿瘤	2
第二十六章	儿童期肿瘤	2
第二十七章	非肿瘤性疾患的放射治疗	2
合　计		72

*若包括临床见习可延长至80～100学时。